Kalender   Computertomographie

Zum Autor

Willi A. Kalender, geb. 1949, Studium der Physik und der Medizinischen Physik in Bonn und Madison, Wisconsin, 16 Jahre tätig in der CT-Entwicklung der Siemens AG, Bereich Medizinische Technik, seit 1995 Professor und Direktor des Institutes für Medizinische Physik (IMP) der Universität Erlangen-Nürnberg.

Aktuelle und zusätzliche Informationen zum Autor, zu weiteren Projekten und Arbeiten, insbesondere auch zu neuen Entwicklungen in der CT, können jederzeit auf der IMP Homepage www.imp.uni-erlangen.de eingesehen und abgerufen werden.

Computer-tomographie

Grundlagen, Gerätetechnologie, Bildqualität, Anwendungen

von Willi A. Kalender

2., überarbeitete und erweiterte Auflage 2006

Publicis Corporate Publishing

Bibliografische Information Der Deutschen Bibliothek
Die Deutsche Bibliothek verzeichnet diese Publikation in der Deutschen
Nationalbibliografie; detaillierte bibliografische Daten sind im Internet
über http://dnb.ddb.de abrufbar.

www.publicis-erlangen.de/books

ISBN-13: 978-3-89578-215-2
ISBN-10: 3-89578-215-7

Verlag: Publicis Corporate Publishing, Erlangen
© 2006 by Publicis KommunikationsAgentur GmbH, GWA, Erlangen

Printed in Germany

Vorwort

Mit der Röntgen-Computertomographie (CT) kam die Schichtbildgebung in der radiologischen Diagnostik erstmals zu breitem Einsatz und damit zum Durchbruch. Die CT ist heute einer ihrer wesentlichen Bestandteile und kann als technisch ausgereiftes sowie klinisch breit akzeptiertes Verfahren angesehen werden. Sie hat die klassische Röntgenübersichtsaufnahme in vielen Bereichen ergänzt bzw. ersetzt.

Einer stürmischen technischen Entwicklung in den siebziger Jahren folgte eine Phase relativer Ruhe in den achtziger Jahren. Hierzu trug auch die Erwartung bei, dass die Bedeutung der CT, bedingt durch die Einführung der Kernspintomographie, stetig zurückgehen würde. Entgegen solchen Erwartungen befindet sich die CT heute aber erneut in einer Phase rascher technischer Entwicklung und Erweiterung des Anwendungsspektrums. Die Entwicklung der Spiral-CT und der damit verbundene Übergang von der Aufnahme einzelner Schichten zur schnellen Aufnahme kompletter Volumina hat entscheidende neue Akzente gesetzt und erhebliche Entwicklungspotenziale in technischer wie in klinischer Hinsicht aufgezeigt. Die Einführung von Mehrzeilendetektorsystemen und Aufnahmezeiten im Subsekundenbereich stellen den vorerst letzten Höhepunkt dieser Entwicklungen dar.

Das vorliegende Buch soll technische und physikalische Aspekte der Computertomographie behandeln, von der konventionellen Einzelschichtaufnahme bis zur Volumenaufnahme mit Mehrschicht-Spiral-CT (MSCT). Die Grundlagen der CT werden im Eingangskapitel für „CT-Einsteiger" anschaulich und detailliert dargestellt. Leser, die mit diesem Stoff vertraut sind, können das Kapitel überspringen oder anhand der Bilder rekapitulieren. Die mathematischen Grundlagen, die ebenfalls zum Verständnis der Folgekapitel nicht vorausgesetzt werden, sind in Kapitel 9 zusammengefasst.

In den Kapiteln 2 bis 4 werden neben den notwendigen Grundlagen vor allem auch jeweils die neuesten Entwicklungen und zukunftsorientierte Überlegungen tiefergehend behandelt. Kapitel 2 ist den technischen Konzepten in der CT und den damit verbundenen Scanmöglichkeiten gewidmet, Kapitel 3 der Spiral-CT und Kapitel 4 Fragen zur Bildqualität. Die Schwerpunkte werden auf für den Anwender relevante Fragen gelegt. Hierzu gehören insbesondere auch die Möglichkeiten und Ergebnisse der neuen Mehrzeilendetektorsysteme und der zugehörigen Scan- und Rekonstruktionsoptionen. Die routinemäßige Verfügbarkeit von hoher Auflösung in allen drei Dimensionen ist das herausragende Ergebnis.

Wegen der prinzipiellen und in Europa hoch aktuellen Bedeutung des Strahlenschutzes werden Fragen der Patientendosis und Möglichkeiten zur Dosisreduzierung in Kapitel 5 separat und in breitem Umfang dargestellt. Ein Schwerpunkt wird auf Möglichkeiten zur Dosisreduktion gelegt, wobei neue Konzepte wie Röhrenstromregelung und eine Belichtungsautomatik für CT erläutert werden. Die CT soll durch Maßnahmen zur Dosisreduktion und durch Information über die tatsächlich zu erwartenden Organdosiswerte von dem Pauschalurteil „Hochdosisverfahren" befreit werden.

Die unterschiedlichen 2D- und 3D-Darstellungsformen und Befundungsmöglichkeiten werden in Kapitel 6 erläutert. Die interaktiven Formen, deren Bedeutung mit den heute verfügbaren Datenmengen stetig steigt, werden durch Beispiele und interaktive Übungsmöglichkeiten auf der CD-ROM ergänzt. In Kapitel 7 folgen prinzipielle Anmerkungen und klinische Beispiele zu Spezialanwendungen, wobei die Bildgebung am Herzen als eine der zukunftsträchtigsten neuen CT-Anwendungen detailliert behandelt wird. Kapitel 8 gibt einen Ausblick auf zukünftige Entwicklungen.

Die Darstellungen im Buch werden durch Bildbeispiele, Videoclips und interaktive Möglichkeiten zur CT-Bilddarstellung und -bearbeitung auf der beigefügten CD-ROM unterstützt. Im Text wird jeweils durch das Symbol CD-ROM auf diese Ergänzungen hingewiesen. So können Beispielbilder aller Körperabschnitte und einige Volumendatensätze aufgerufen, gefenstert, vergrößert und interaktiv durchmustert werden. Dies soll gerade den Einsteigern – wie Studenten oder Fachfremden, die keinen Zugriff auf ein CT-Gerät und auf CT-Daten haben – die Möglichkeit geben, sich mit den Ergebnissen der CT in realistischer Weise vertraut zu machen.

Das Buch wendet sich an ein breites interdisziplinäres Publikum in dem Bemühen, Grundlagen und Anwendungen der CT zu erklären. Dabei stehen Physik und Technik im Vordergrund, radiologische Aspekte werden nur am Rande angesprochen. Besondere Vorkenntnisse sind nicht erforderlich. Zu speziellen Problemen oder Fragestellungen wird auf weiterführende Literatur verwiesen. Wichtige Fachbegriffe sind im Glossar zusammengefasst und werden dort noch einmal kurz definiert.

Die Beurteilung, ob die gesteckten Ziele erreicht wurden, bleibt dem Leser überlassen. Der Autor ist für Anregungen und Kritik jederzeit offen und dankbar.

Vorwort zur 2. Auflage

Es gibt kein Lehrbuch, das nicht nach einiger Zeit durch Änderungen und Ergänzungen auf den neusten Stand gebracht werden muss. Für die Computertomographie, die weiterhin ein rasantes Entwicklungstempo aufweist, trifft dies in besonderem Maße zu. Die Tatsache, dass die erste Ausgabe ausverkauft wurde, war ein weiterer und erfreulicher Anlass für die erneuten Bemühungen. Der Grund dafür, dass die 2. Auflage später in Druck ging als angekündigt, war der Versuch, auch die neusten Entwicklungen wie z. B. die „z-flying focal spot"-Technologie, und neueste Anwendungen, z. B. navigierte Interventionen und Kleintierbildgebung mit CT, mit einzuschließen.

Die Struktur des Buches wurde in der komplett überarbeiteten 2. Auflage im Wesentlichen beibehalten. Die Bearbeitung der einzelnen Themen zeigt neue wichtige Entwicklungen auf. Die Darstellung und Bewertung der neuesten Röntgen- und Detektortechnologien, Implementierungen der Kegelstrahl-CT wie 64-Schicht- und Flachbilddetektor-CT sowie ein Abschnitt zu den neuen PET/CT-Kombinationsscannern wurden in Kapitel 2 ergänzt. Neue Rekonstruktionsansätze für die Kegelstrahl-CT mit 16, 64 und mehr simultan gemessenen Schichten in Kapitel 3 und ein neues, stark erweitertes Kapitel 9 zu den entsprechenden mathematischen Grundlagen der Bildrekonstruktion tragen den Entwicklungen Rechnung. Ergebnisse zu den neusten 64-Schicht-Scannern und zur Flachbilddetektor-CT wurden in Kapitel 4 einbezogen. Kapitel 5 ist wiederum komplett dem wichtigen Thema Dosis gewidmet, ergänzt um neue Ergebnisse zum Thema Dosisautomatik für CT; wieder war es in diesem Kapitel das Ziel aufzuzeigen, dass die CT ein „Niedrigdosisverfahren" sein kann und soll. Neben wesentlichen Ergänzungen in Kapitel 7 zu den Themen bildgestützte Interventionen und Mikro-CT wurde natürlich auch Kapitel 8, dass der „Zukunft der CT" gewidmet ist, komplett überarbeitet und mit einigen persönlichen Erwartungen und Wünschen erweitert.

Die Literaturangaben wurden aktualisiert, jedoch wiederum im Umfang beschränkt. Wie in der ersten Auflage erhebe ich keinen Anspruch, eine komplette Bibliografie bereitzustellen. Vorrang hat der Versuch, den selbsterklärenden Charakter dieses Lehrbuches so gut wie möglich beizubehalten.

Aktualisiert wurde auch die CD-ROM zu diesem Buch. Die Reaktionen auf die erste Ausgabe waren sehr positiv und verbunden mit vielen Anfragen nach der Verfügbarkeit der Bilder für eigene Präsentationen, Lehrmaterialien oder Ähnliches. Genau dies war eine der Absichten bei der Erstellung der CD-ROM. Die Angabe der Quelle wird von mir begrüßt und vom Verlag erwartet.

Das neue Deckblatt des Buches zeigt den Paradigmenwechsel in der modernen CT auf: Kein Bild stellt die Anatomie in einer einfachen x/y-Ebene dar; alle zeigen die Anatomie mit hoher isotroper Auflösung und erlauben damit, 2D- und 3D-Darstellungen ohne jede Einschränkung entsprechend der anatomischen Strukturen zu orientieren. Die moderne CT hat sich vom Schicht- zum Volumenbildgebungsverfahren entwickelt, sie ist heute komplett „3D".

Viel Spaß beim Lesen zum Thema Computertomographie

Willi Kalender
Erlangen im Februar 2006

Danksagungen

Es ist nicht möglich, allen, die direkt oder indirekt zur Erarbeitung des Materials und zum Gelingen dieses Buches beigetragen haben, namentlich Dank zu sagen. Hierzu gehören auch viele Kollegen und Kooperationspartner, die mich während zweieinhalb Jahrzehnten Arbeit in der CT-Entwicklung unterstützt haben und als Diskussionspartner zur Verfügung standen.

Herauszuheben sind die Kollegen der Erlanger Radiologie, die unter der Leitung von Werner Bautz engagiert an allen aktuellen CT-Projekten mitgearbeitet haben. Ich danke ganz herzlich Katharina Anders, Ulrich Baum und Michael Lell für die Auswahl und Bereitstellung der CT-Bilder sowie Meri Karakaya, Sieglinde Scheuerer und Andreas Blaha für die technische Assistenz.

Alle aktuellen CT-Bilder in diesem Buch und auf der CD-ROM wurden am SOMATOM Sensation 64 erstellt, das dem Institut für Medizinische Physik (IMP) seit April 2004 von Siemens Medical Solutions als Leihgabe zur Verfügung gestellt wurde. Diese Unterstützung und die Kooperationsbereitschaft der beteiligten Kollegen möchte ich explizit anerkennen und mich dafür bedanken. Die Ergebnisse, zum Beispiel zur Bewertung der Bildqualität, zur Dosisreduktion und zur Bildgebung am Herzen, sprechen für den Erfolg dieser Kooperation.

Ein besonderer Dank geht an die Mitarbeiter des eigenen Institutes, die auch die Zusatzaktion „Buch" gelassen, konstruktiv kritisch und nimmermüde mitgetragen haben: Marie-Theres Reim für die Hilfe bei Bildern und Text-Layout, Christianne Leidecker, Dirk Ertel, Marek Karolczak, Maria Henke, Markus Nagel, Robert Lapp, Thomas Riedel und Yannis Kyriakou für das Korrekturlesen einzelner Kapitel. Besonderen Dank schulde ich Marc Kachelrieß für viele hilfreiche Diskussionen sowie für das Bereitstellen seines Skriptes, das als Grundlage für Kapitel 9 diente. Wer sich hinter den genannten Namen verbirgt, erfahren Sie unter www.imp.uni-erlangen.de/team.

Der größte Dank geht an Marlene, die die Bearbeitung des Buches ebenfalls gelassen wie immer, konstruktiv kritisch und nimmermüde mitgetragen hat. Wer sich hinter diesem Namen verbirgt, erfahren Sie nur privat.

Inhaltsverzeichnis

Historischer Überblick 14

1 Grundlagen der Computertomographie 18
1.1 Allgemeine Überlegungen zur Schichtbildgebung 18
  1.1.1 Computertomographie – ein digitales Verfahren 18
  1.1.2 Warum bieten Schichtbilder höheren Kontrast? 21
1.2 Prinzip der CT 24
  1.2.1 Was wird in der CT gemessen? 24
  1.2.2 Wie wird ein Objekt gemessen? 26
  1.2.3 Wie wird ein CT-Bild berechnet? 28
  1.2.4 Was wird im CT-Bild dargestellt? 31

2 Technische Konzepte 37
2.1 Entwicklungsstufen und -ziele 37
  2.1.1 Die siebziger Jahre – vom Schädel- zum Ganzkörper-Scanner . . 37
  2.1.2 Die achtziger Jahre – schnelle Einzelschichtuntersuchungen . . . 39
  2.1.3 Die neunziger Jahre – schnelle Volumenaufnahmen 40
2.2 Standardgerätekonfiguration 41
  2.2.1 Konstruktiver Aufbau 41
  2.2.2 Röntgenkomponenten 46
  2.2.3 Filter, Blenden und Kollimierung 51
  2.2.4 Datenerfassungssystem 53
2.3 Aufnahmemodes und Untersuchungsparameter 64
  2.3.1 Übersichtsaufnahme 64
  2.3.2 Einzelschichtaufnahmen – Sequentielle CT 65
  2.3.3 Materialselektive Aufnahmen – Zwei-Spektren-CT 67
  2.3.4 Serienaufnahmen – Dynamische CT 67
  2.3.5 CT-Fluoroskopie – Interventionelle CT 68
  2.3.6 Volumenaufnahmen – Spiral-CT 68
2.4 Spezielle Scannerkonzepte 69
  2.4.1 Elektronenstrahl-CT 69
  2.4.2 „Dynamic Spatial Reconstructor" 71
  2.4.3 Kegelstrahl-CT-Scanner 72
  2.4.4 PET/CT-Kombinationsscanner 75

3 Spiral-CT 79

3.1 Erste Überlegungen und Versuche 79

3.2 Aufnahmeprinzip und -technik bei Spiral-CT 81

3.3 Bildrekonstruktion bei Spiral-CT 84

   3.3.1 Grundlegender Ansatz zur z-Interpolation (360°LI) 85

   3.3.2 z-Interpolation mit Datenrebinning (180°LI) 87

   3.3.3 Variationen zu 180° z-Interpolationsalgorithmen 88

3.4 Besonderheiten bei Mehrschicht-Spiral-CT 91

   3.4.1 z-Interpolation bei Mehrschicht-Spiral-CT (180°MLI) 91

   3.4.2 z-Filterung bei Mehrschicht-Spiral-CT (180°MFI) 91

   3.4.3 Spezielle Ansätze bei EKG-korrelierten Herzaufnahmen 94

3.5 Überlegungen zur Kegelstrahl-Spiral-CT (M ≥ 16) 97

   3.5.1 Ansätze für bis zu 64 Schichten 97

   3.5.2 Ansätze für 64 und mehr Schichten 99

4 Bildqualität 102

4.1 Messgrößen und -verfahren für die konventionelle CT 103

   4.1.1 CT-Werte, Kontraste und Homogenität 103

   4.1.2 Bildpunktrauschen 105

   4.1.3 Ortsauflösung – Auflösung bei hohem Kontrast 107

   4.1.4 Kontrastauflösung – Auflösung bei niedrigem Kontrast 119

   4.1.5 Artefakte 122

4.2 Messgrößen und -verfahren für Spiral-CT 125

   4.2.1 Generelle Überlegungen 125

   4.2.2 Rauschen 126

   4.2.3 Schichtempfindlichkeitsprofile 129

   4.2.4 Ortsauflösung in z-Richtung 131

   4.2.5 Überlegungen zur Mehrschicht-Spiral-CT 138

   4.2.6 Überlegungen zur Kegelstrahl-Spiral-CT 141

   4.2.7 Artefakte bei Spiral-CT 143

   4.2.8 Effekte verbesserter Abtastung in z-Richtung 145

4.3 Überlegungen zur Flächendetektor-CT 149

4.4 Beurteilung des Gesamtsystems 153

   4.4.1 Abhängigkeiten von Rauschen, Dosis und Ortsauflösung 153

   4.4.2 Gütefaktor 156

4.5 Abnahmeprüfung und Konstanzprüfung 157

5 Dosis 160

5.1 CT – ein Hochdosisverfahren? 160

5.2 Technische Messgrößen der Dosis 162

   5.2.1 Aufnahme einzelner Schichten 162

5.2.2 Ortsdosis 170
5.2.3 Besonderheiten bei Spiral-CT-Aufnahmen 171
5.2.4 Besonderheiten bei Mehrschicht-Spiral-CT 172
5.2.5 Vorschriften zur Dosismessung und -anzeige 174
5.3 Patientendosis bei CT 175
5.3.1 Einfluss der Scanparameter auf die Patientendosis 175
5.3.2 Einfluss der Spiral-CT auf die Patientendosis 177
5.3.3 Abschätzung von Organdosiswerten und effektiver Dosis 179
5.4 Möglichkeiten zur Dosisreduktion 182
5.4.1 Einflussnahme durch den Untersucher 182
5.4.2 Technische Maßnahmen und neue Verfahren 184
5.5 Schlussfolgerungen 194
5.5.1 Optimierung der CT-Systeme und Qualitätskontrolle 195
5.5.2 Information über Dosis, über Nutzen und Risiko 196
5.5.3 Persönliches Resumé und Empfehlungen 200

6 Bilddarstellung und -verarbeitung 202
6.1 Einfache Bildverarbeitungs- und Auswerteschritte 202
6.2 Zweidimensionale Darstellungen 203
6.3 Dreidimensionale Darstellungen 206
6.3.1 Oberflächendarstellungen 206
6.3.2 Projektionsdarstellungen 208
6.3.3 Volumenvisualisierung 209
6.3.4 Virtuelle Endoskopie 210
6.3.5 Zusammenfassende Bewertung 212
6.4 Wohin mit den vielen Bildern? 215

7 Spezialanwendungen 218
7.1 Allgemeine Überlegungen 218
7.2 Quantitative CT 222
7.3 Bildgebung am Herzen und Koronarkalkmessung 225
7.3.1 Phasenselektive Darstellung des Herzens mit MSCT 226
7.3.2 Koronarkalkmessung mit CT 231
7.4 Bildgestützte navigierte Interventionen 233
7.5 Präklinische Bildgebung mit CT (Mikro-CT) 237
7.5.1 In-vitro-Bildgebung mit Mikro-CT 238
7.5.2 In-vivo-Bildgebung mit Mikro-CT 241

8 Die Zukunft der CT 246
8.1 Allgemeine Überlegungen 248
8.2 Technische Konzepte und Komponenten 249

8.3 Bildqualität und Patientendosis 253
8.4 Fünf Wünsche 254
8.5 P.S.: Die Zukunft 260

9 Mathematische Aspekte der Bildrekonstruktion 263
9.1 2D-Bildrekonstruktion 265
   9.1.1 Definition der 2D-Parallelprojektion 266
   9.1.2 Rekonstruktion von Paralleldaten 266
   9.1.3 Parallelstrahl-FBP 269
   9.1.4 Definition der Fächerstrahlprojektion 269
   9.1.5 Fächerstrahl-FBP 270
   9.1.6 Fan-Beam-FBP für Scanner der dritten Generation 272
   9.1.7 Rebinning 274
   9.1.8 Rebinning für Scanner der dritten Generation 275
9.2 3D-Bildrekonstruktion 275
   9.2.1 Definition der Kegelstrahlprojektion 276
   9.2.2 Der Feldkampalgorithmus 276
   9.2.3 EPBP, ein Feldkamp-basierter Algorithmus 278
   9.2.4 Advanced Single-Slice Rebinning (ASSR) 281
   9.2.5 Exakte 3D-Kegelstrahlrekonstruktion 284

Literatur 288

Abkürzungen und Symbole 298

Glossar 302

Stichwortverzeichnis 322

Historischer Überblick

„Und läßt man der Phantasie weiter die Zügel schießen, stellt man sich vor, daß es gelingen würde, die neue Methode des photographischen Prozesses mit Hilfe der Strahlen aus den Crookeschen Röhren so zu vervollkommnen, daß nur eine Partie der Weichteile des menschlichen Körpers durchsichtig bleibt, eine tiefer liegende Schicht aber auf der Platte fixiert werden kann, so wäre ein unschätzbarer Behelf für die Diagnose zahlloser anderer Krankheitsgruppen als die Knochen gewonnen.“

„Frankfurter Zeitung“, 7. Januar 1896

Vorstellungen zur tomographischen Bildgebung mit Röntgenstrahlung sind schon sehr früh entwickelt worden. Der uns unbekannte Autor des oben zitierten Beitrags im Feuilleton der „Frankfurter Zeitung“ vom 7. Januar 1896 hat für die damalige Zeit – nur wenige Tage nach den ersten Berichten über die von Röntgen entdeckten Strahlen, aber noch vor ihrem ersten medizinischen Einsatz – wahrlich visionäre Gedanken formuliert. Wir wissen nicht, welche Vorstellung sich genau dahinter verbarg, als er daran dachte, nur „eine tiefer liegende Schicht ... der Weichteile des menschlichen Körpers" darzustellen. Sicher nicht die Computertomographie, wie wir sie heute kennen, eventuell aber der Wunsch, eine Ansicht der Anatomie zu erhalten, wie am Präparat nach Entfernen der überlagernden Gewebeschichten. Er hatte Recht, dass damit „ein unschätzbarer Behelf für die Diagnose zahlloser anderer Krankheitsgruppen als die der Knochen gewonnen" würde. Das Zitat sollte aber nicht überstrapaziert werden. Überlegungen zur technischen Durchführung von Tomographien gab es noch nicht, Methoden zur Rekonstruktion digitaler Bilder und leistungsfähige Computer waren noch gänzlich unbekannt.

Die Computertomographie wurde erst mit der Entwicklung der modernen Computertechnik in den sechziger Jahren praktisch möglich. Einige der Ideen, auf denen die CT aufbaut, gehen aber bis in die erste Hälfte unseres Jahrhunderts zurück. Der böhmische Mathematiker J.H. Radon bewies 1917 in einer grundlegenden Arbeit, dass die Verteilung eines Materials oder einer Materialeigenschaft in einer Objektschicht errechnet werden kann, wenn die Integralwerte entlang unendlich vieler Linien durch diese Schicht bekannt sind [Radon, 1917]. Erste Anwendungen dieser Theorie in der Bild-

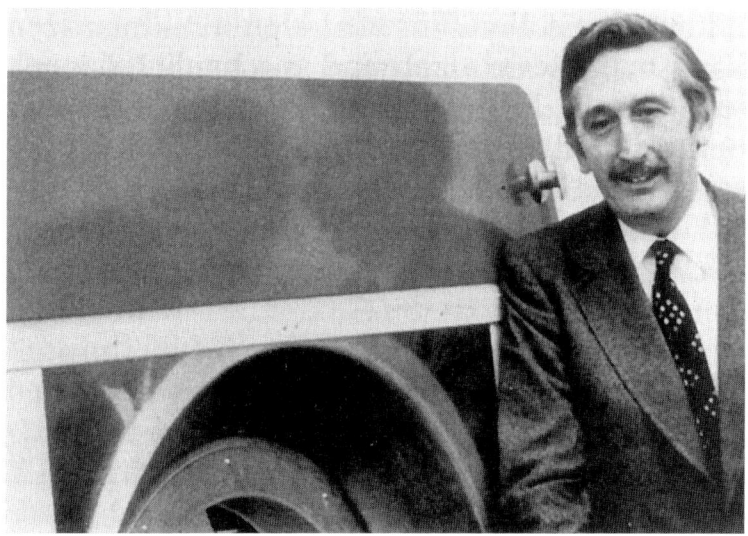

Bild 1
Godfrey N. Hounsfield, ein englischer Ingenieur, der 1972 den ersten CT-Scanner vorstellte und dafür 1979 gemeinsam mit dem Physiker A. M. Cormack den Nobelpreis in Medizin erhielt. (Bildquelle: G. Rosenbusch, Nijmegen)

gebung wurden 1956 für die Radioastronomie entwickelt [Bracewell, 1956], diese Arbeiten fanden aber wenig Resonanz und keinen Niederschlag in der Medizin.

Die ersten medizinischen Anwendungen dieser rekonstruktiven Tomographie gehen auf den Physiker A.M. Cormack zurück, der am Groote Schuur Hospital in Kapstadt arbeitete und um Verbesserungen in der Bestrahlungsplanung bemüht war. Ohne Kenntnis der früheren Arbeiten entwickelte er zwischen 1957 und 1963 eine Methode zur Berechnung der Absorptionsverteilung im menschlichen Körper aus Transmissionsmessungen [Cormack, 1963]. Er postulierte für die radiologische Anwendung, dass grundsätzlich auch kleinste Absorptionsunterschiede darstellbar sein müssten, also auch Weichteilgewebsunterschiede. Er fand aber keine Gelegenheit, dies auch praktisch nachzuweisen. Radons Arbeiten lernte Cormack erst viel später kennen. Er bedauerte dies mit dem einfachen Hinweis, dass ihm diese Kenntnis viel Arbeit erspart hätte. Interessanterweise fand er aber heraus, dass auch Radon seinerseits frühere Arbeiten nicht bekannt waren: Der holländische Physiker H.A. Lorentz hatte schon 1905 eine Lösung für den dreidimensionalen Fall des mathematischen Problems angegeben [Cormack, 1992].

Tabelle 1 Wesentliche Daten in der Entwicklung der CT

1895	W.C. Röntgen entdeckt „eine neue Art von Strahlen", die später nach ihm als Röntgenstrahlen benannt werden.
1917	J.H. Radon entwickelt die mathematischen Grundlagen zur Errechnung von Querschnittbildern aus Transmissionsmessungen [Radon, 1917].
1963	A.M. Cormack beschreibt ein Verfahren zur Berechnung der Absorptionsverteilung im menschlichen Körper [Cormack, 1963].
1972	G.N. Hounsfield und J. Ambrose führen erste klinische Untersuchungen mit Computertomographie durch [Hounsfield, 1973].
1974	ca. 60 klinische CT-Installationen (EMI-Schädelscanner)
1975	erster Ganzkörpertomograph im klinischen Einsatz
1979	Verleihung des Nobelpreises an G. N. Hounsfield und A. M. Cormack
1989	W.A. Kalender und P. Vock führen erste klinische Untersuchungen mit Spiral-CT durch [Kalender, 1989a; Kalender, 1990b].
1998	Einführung von Mehrzeilendetektorsystemen
2000	Einführung von PET/CT-Kombinationsscannern.
2001	Einführung von 16-Schicht-Scannern.
2004	Einführung von 64-Schicht-Scannern.
2004	Mehr als 40.000 klinische CT-Installationen (Ganzkörperscanner).

Der Erfolg einer funktionsfähigen Implementierung war erst dem englischen Ingenieur G.N. Hounsfield, der als Erfinder der Computertomographie gilt, im Jahre 1972 beschieden [Hounsfield, 1973]. Auch er führte seine Arbeiten ohne Kenntnis der früher erzielten Ergebnisse durch. Sein Erfolg kam für die gesamte Fachwelt überraschend, insbesondere auch, weil er diesen nicht an einer renommierten Universität oder bei einem Röntgengerätehersteller erzielte, sondern bei der britischen Firma EMI Ltd. Seine Erfindung bescherte EMI, die vorher nur Schallplatten und elektronische Bauelemente hergestellt hatte, für zwei Jahre praktisch eine Monopolstellung im Medizingerätemarkt; der Begriff EMI-Scanner wurde synonym zu CT-Scanner benutzt. Erst 1974 konnte Siemens als erste traditionelle „Röntgenfirma" mit einem Schädelscanner nachziehen, mit nur geringem Abstand gefolgt von vielen anderen Herstellern. Es setzte ein Boom ein, auf dessen Höhepunkt in den späten siebziger Jahren insgesamt 18 Firmen CT-Geräte anboten. Die

Mehrzahl davon, darunter auch EMI, mussten sich allerdings zwischenzeitlich aus dem Wettbewerb zurückziehen.

Die ersten klinischen CT-Bilder wurden 1972 im Atkinson Morley's Hospital in London erzielt; schon die erste Patientenuntersuchung erbrachte mit dem Nachweis einer intrakraniellen Zyste einen überzeugenden Beweis der Leistungsfähigkeit des neuen Verfahrens. Die CT wurde sofort enthusiastisch von der Medizin aufgenommen und häufig als wichtigste Erfindung in der Röntgentechnik seit Entdeckung der Röntgenstrahlen bezeichnet; die spätere Entwicklung sollte diese frühen Aussagen bestätigen. Die Computertomographie ist ein ganz wesentlicher Teil der radiologischen Diagnostik geworden. Bis 1974 wurden 60 EMI-Scanner installiert, bis 1980 insgesamt mehr als 10.000 Geräte, wobei eine große Anzahl von Schädelscannern zu Buche schlug. Die zugrunde liegenden Arbeiten von Cormack und Hounsfield – einem Physiker und einem Ingenieur – wurden 1979 durch die Verleihung des Nobelpreises für Medizin gekrönt.

Die Entwicklung schien mit diesem Höhepunkt auch bereits abgeschlossen, die achtziger Jahre brachten technologisch kaum Fortschritte. Erst die Einführung der Spiral-CT [Kalender, 1990b] und die dadurch ausgelösten Entwicklungen von Röntgen-, Detektor- und Gerätetechnologie führten zu einem Innovationsschub und erneutem starken klinischen Interesse. Für das Jahr 2004 wird eine Zahl von ca. 40.000 klinischen CT-Installationen geschätzt, wobei es sich fast ausschließlich um Ganzkörperscanner handelt. Der Aufwärtstrend ist also vorerst ungebrochen, die Position des Verfahrens CT hat sich trotz der Weiterentwicklung von Konkurrenzverfahren in der Radiologie weiter gefestigt.

1 Grundlagen der Computertomographie

1.1 Allgemeine Überlegungen zur Schichtbildgebung

Die CT war das erste breit eingesetzte radiologische Verfahren, das statt der vertrauten, direkt gewonnenen analogen Bilder ausschließlich errechnete digitale Bilder zur Verfügung stellte. Und sie bot nur Bilder einzelner diskreter Schichten statt der überlagerten Darstellung ganzer Körperabschnitte. Die damals neuen Merkmale „digital" und „Volumenrepräsentation über Einzelschichten" sind uns inzwischen vertraut und werden auch mit anderen Schichtbildgebungsverfahren wie Ultraschall, Magnetresonanztomographie (MRT) und Positronenemissionstomographie (PET) assoziiert. Stellen diese beiden Merkmale auch Einschränkungen oder Nachteile dar? Welche Vorteile sind damit verbunden? Für den interessierten Leser wird in diesem Abschnitt eine kurze Diskussion prinzipieller Überlegungen angeboten. Dabei zeigt sich auch, dass einige der neuen Merkmale heute kaum mehr wahrnehmbar sind und dass der Kontrast, der für das Schichtbild lokal definiert ist, den entscheidenden prinzipiellen Unterschied zu konventionellen Röntgenverfahren darstellt. Leser mit entsprechenden Vorkenntnissen zu Bildgebung und CT können sich ggf. auf das Bildmaterial beschränken oder sofort zu Abschnitt 1.2 bzw. Kapitel 2 übergehen.

1.1.1 Computertomographie – ein digitales Verfahren

Mit Röntgenbildern, der Abbildung von Teilen des menschlichen Körpers mittels Röntgenstrahlen und Film, sind wir seit langem vertraut. Die Anatomie wird auf dem analogen Medium Film als Kontinuum mit fast beliebig feinen Übergängen dargestellt, so wie dies auch bei der fotografischen Abbildung auf Film der Fall ist. Das Auge erkennt keine Stufen oder diskreten Bildpunkte. Intuitiv neigt man zu der Annahme, dass beliebig feine Abstufungen von Grautönen und kontinuierliche Übergänge bei Konturen gegeben sind. Eine ähnliche Situation ist auch beim Hörvorgang gegeben: Das Ohr nimmt beim Hören von Musik oder anderen natürlichen Klängen bei subjektiver Wahrnehmung in der Regel zeitlich fortlaufend ein kontinuierliches Frequenzspektrum wahr. Analoge Aufzeichnungen werden in beiden Fällen – Bild und Ton – mit „beliebig fein abgestuft" gleichgesetzt, digitale hingegen häufig mit „grob gerastert".

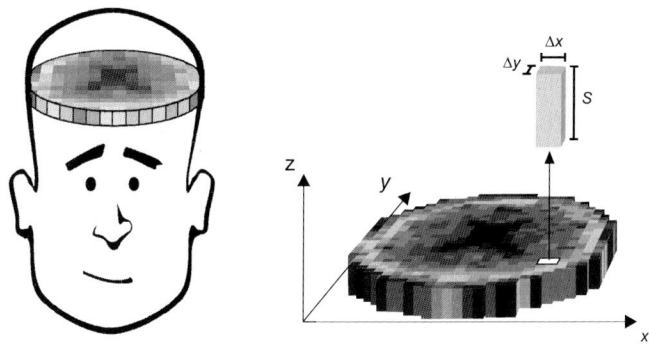

Bild 1.1
Computertomographie – Erkenntnis in Scheiben! CT stellt transversale Schichten des menschlichen Körpers in Form digitaler Bilder dar. Daraus ergibt sich auch ein Koordinatensystem, das sich im Wesentlichen an den anatomischen Hauptebenen orientiert.

Inzwischen ist uns vertraut – und zum Beispiel bei Tonträgern auch von den meisten Liebhabern der guten alten Schallplatte anerkannt –, dass gleichwertig hohe Wiedergabe- und Wahrnehmungsqualität auch mit digitalen Medien möglich ist. Bei der CT war dies in den Anfangsjahren sicher nicht der Fall.

Zum Verständnis der Computertomographie ist es sinnvoll, sich den menschlichen Körper als ein aus nur endlich vielen diskreten Volumenelementen zusammengesetztes Objekt vorzustellen. Dies würde in grober Auflösung einem Aufbau aus einzelnen transversalen Schichten entsprechen. Und diese Scheiben oder Schichten bestünden wiederum aus diskreten quaderförmigen Volumenelementen. Der jedem Volumenelement zugeordnete Wert soll in einem Bildelement der digitalen Bildmatrix dargestellt werden. Für Volumenelement wird häufig der Begriff „Voxel", für Bildelement der Begriff „Pixel", als Akronym aus „picture element", verwendet.

Ein Schnittbild kann prinzipiell in jeder Orientierung erstellt werden, wird in der CT genau wie bei PET aber überwiegend in der Transversalebene gemessen. Diese wird als x/y-Ebene bezeichnet. Die z-Achse, senkrecht zur Scan- und Bildebene orientiert, verläuft parallel zur Rotationsachse des Aufnahmesystems und damit angenähert auch parallel zur Körperlängsachse (Bild 1.1). Die sagittale Körperebene entspricht somit angenähert der y/z-Ebene, die koronale der x/z-Ebene.

Die Kantenlängen der Voxel in diesem Koordinatensystem werden durch die gewählte Matrixelementgröße und durch die Schichtdicke S festgelegt. Bei groben Matrizen kann ein schachbrettartiger Bildeindruck entstehen. Dieser war bei den ersten CT-Bildern offensichtlich gegeben, da für die damals

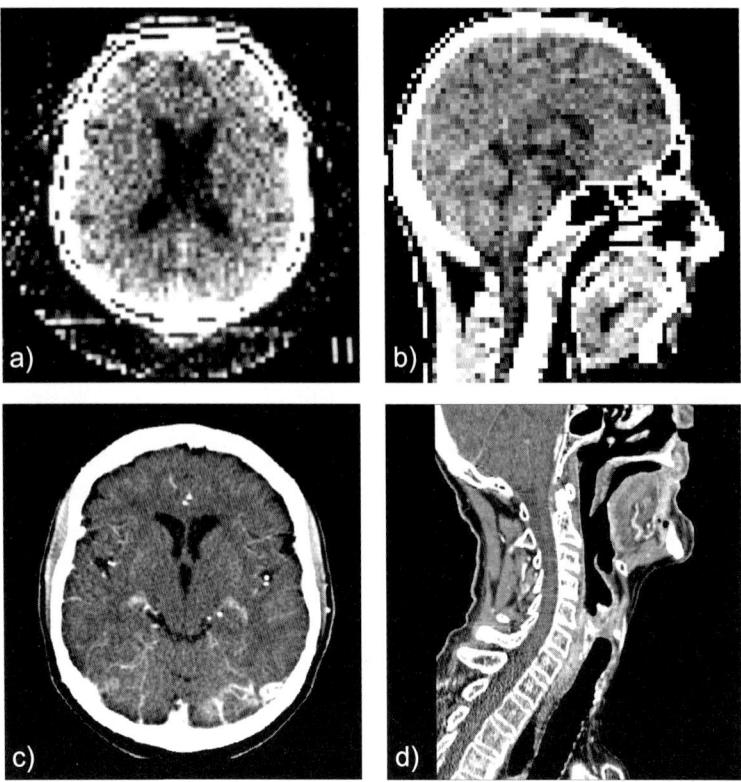

Bild 1.2
Analoge oder digitale Bilder? Kontinuierliche Darstellung der Anatomie oder Aufnahme einzelner Schichten? Bei den ersten CT-Bildern, hier eine Aufnahme des Hirns 1974 mit Bildmatrix 80 × 80 erstellt (**a**), sind die berechneten diskreten Bildelemente noch deutlich zu erkennen, ebenso wie die Stufung im Sekundärschnitt bei der Aufnahme einzelner Schichten mit großem Schichtabstand (**b**). Volumenaufnahmen mit Spiral-CT und Rekonstruktion von Matrizen mit 1024 × 1024 Bildpunkten (**c**) lassen hingegen kaum Unterschiede zu analog erstellten Bildern erkennen und können auch in der 3. Dimension quasi-kontinuierliche Abbildungen bieten (**d**).

gegebene niedrige Ortsauflösung eine durchaus adäquate Matrix von nur 80 × 80 Bildelementen berechnet wurde (Bild 1.2a). Daraus ergibt sich ein störender Bildeindruck, die Qualität dieses digitalen Bildes ist offensichtlich noch eingeschränkt. Multiplanare Darstellungen in Ebenen senkrecht zur Aufnahmeschicht zeigen abhängig von der Schichtdicke ebenfalls häufig eine entsprechend grobe Struktur (Bild 1.2b). Diese Einschränkungen der Bildqualität sind aber nicht prinzipieller Natur, sondern beruhen auf Einschränkungen der eingesetzten Technik.

Wir werden auch in den weiteren Kapiteln sehen, dass die Frage nach analog oder digital für die CT-Bildgebung heute keine große Relevanz mehr besitzt. Die Matrizen und die Ortsauflösung des Bildes einer aufgenommenen Schicht haben Werte erreicht, die kaum noch eine Unterscheidung erlauben – egal, ob das Bild kontinuierlich oder aus diskreten Bildelementen aufgebaut ist (Bild 1.2c). Der digitale Bildcharakter bleibt natürlich erhalten; bei mehrfacher Vergrößerung jedes beliebigen Bildes wird der Pixeleindruck wieder deutlich. Dies kann als einfaches Übungsbeispiel mit der Magnify-Funktion der Auswertesoftware ImpactView auf der CD-ROM nachvollzogen werden.

Lediglich in der dritten Dimension, entlang der z-Achse in unserem System, sind die Effekte unzureichender Auflösung noch häufig zu erkennen. Der Einsatz dünner Schichten und die überlappende Bildrekonstruktion mit Spiral- und Mehrschicht-Spiral-CT bieten inzwischen aber häufig in guter Näherung die Qualität analoger Bilder (Bild 1.2d). Das digitale Bild mit seinen errechneten diskreten Bildelementen, das mit der CT erstmals in der Radiologie breit eingesetzt wurde, birgt keinen Nachteil in sich.

1.1.2 Warum bieten Schichtbilder höheren Kontrast?

Konventionelle Röntgenaufnahmen waren über Jahrzehnte eines der wertvollsten nichtinvasiven Diagnosemittel. Ihre Einschränkungen waren und sind aber gravierend und geraten nur durch die Verfügbarkeit alternativer Verfahren zunehmend aus dem Bewusstsein. Die Darstellung des Schädelinneren, zum Beispiel, ist mit Röntgenaufnahmen weitestgehend unzureichend (Bild 1.3a). Diese Misere versuchten Röntgenologen mit unterschiedlichen Maßnahmen zu beheben, so z. B. über den Einsatz von Kontrastmitteln wie Luft bei der Pneumenzephalographie. Die aufwendigen und für den Patienten oft sehr unangenehmen Eingriffe boten trotzdem meist nur sehr eingeschränkte Information. Mit der Computertomographie wurden die Hirnstrukturen erstmals gut diagnostizierbar mit hohem Kontrast dargestellt. Wie ist diese Kontrastanhebung zu erklären? In einigen radiologischen Lehrbüchern fand sich der Hinweis, dass dies auf die höhere Dosis zurückzuführen sei. Diese Erklärung ist falsch. Obwohl in beiden Verfahren Röntgenstrahlung eingesetzt wird, kommt im CT-Bild eine andere Größe zur Darstellung als im Röntgenbild.

Das Prinzip der „Röntgen"-Aufnahme besteht darin, Strahlung, die vom Fokus einer Röntgenröhre ausgeht und durch die Gewebe des zu untersuchenden Körpers unterschiedlich geschwächt wird, mit einem Empfänger, traditionell mit Film, aufzuzeichnen. Das konventionelle Röntgenbild, die modulierte Verteilung der Strahlenintensität, bietet also immer ein Überlagerungsbild: alle Strukturen entlang des Aufnahmestrahls vom Fokus der Rönt-

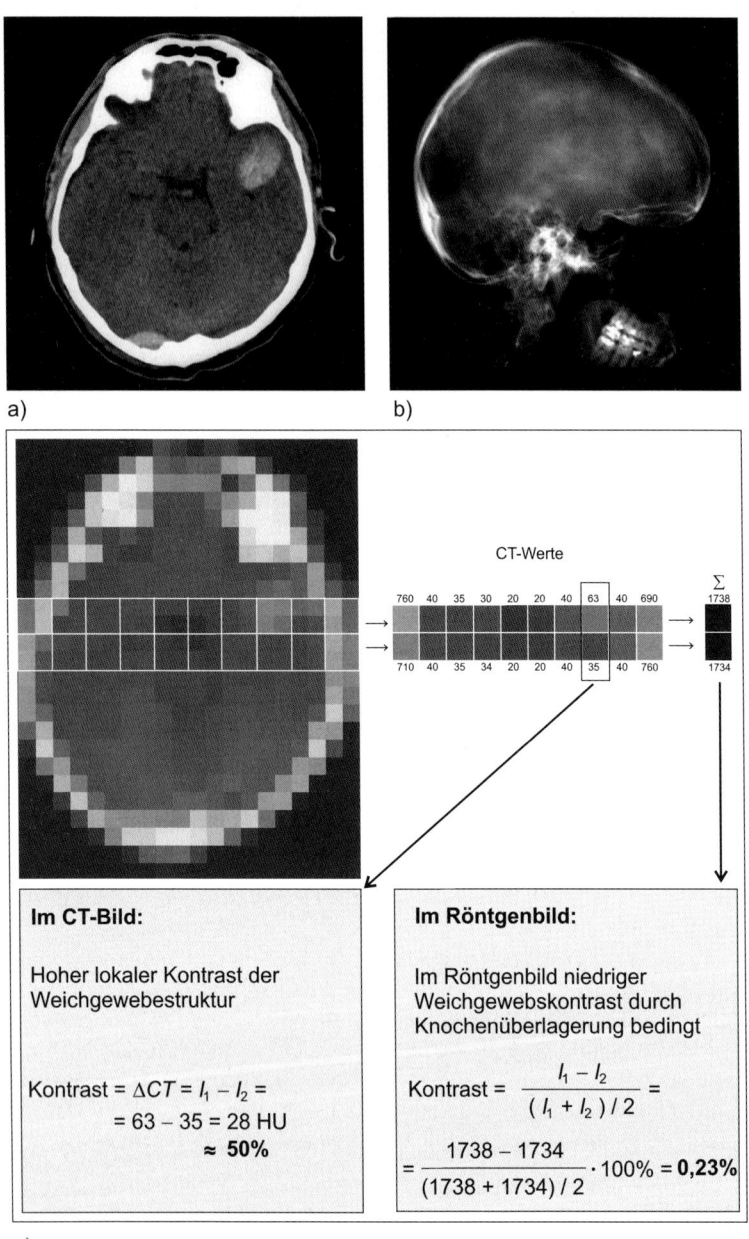

a)

b)

CT-Werte

760	40	35	30	20	20	40	63	40	690		Σ 1738
710	40	35	34	20	20	40	35	40	760		1734

Im CT-Bild:

Hoher lokaler Kontrast der Weichgewebestruktur

Kontrast $= \Delta CT = I_1 - I_2 =$
$= 63 - 35 = 28$ HU
$\approx$ **50%**

Im Röntgenbild:

Im Röntgenbild niedriger Weichgewebskontrast durch Knochenüberlagerung bedingt

Kontrast $= \dfrac{I_1 - I_2}{(I_1 + I_2)/2} =$

$= \dfrac{1738 - 1734}{(1738 + 1734)/2} \cdot 100\% = \mathbf{0{,}23\%}$

c)

◄ **Bild 1.3** Wieso bietet CT höheren Kontrast?
a) CT-Bilder zeigen den Beitrag jedes Volumenelementes direkt dem einzelnen Bildelement zugeordnet. Dementsprechend ist der Kontrast bei CT durch lokale Unterschiede definiert und die Läsion gut erkennbar. **b)** Projektionsbilder, in diesem Beispiel die konventionelle Röntgenfilmaufnahme des Schädels, stellen die Summe der Signalbeiträge entlang jedes Strahls von der Quelle bis zu jedem Bildpunkt dar. In dieser Überlagerungsdarstellung sind nur Strukturen erkennbar, die hohe Schwächungsunterschiede zur Umgebung aufweisen. **c)** Der hohe Kontrast bei CT, hier nur beispielhaft durch Zahlen verdeutlicht, ist also prinzipbedingt und nicht von der Dosis oder anderen Parametern abhängig.

genröhre zum Empfänger, also alle durchlaufenen Volumenelemente, tragen zur Schwächung der Intensität der Strahlung bei. In jedem Bildpunkt wird die Summe aller Beiträge zur Schwächung, oder mathematisch gesprochen, das Integral der Schwächung entlang einer Linie dargestellt. Diese „Linienintegrale" werden uns im Zusammenhang mit dem Prinzip der Computertomographie weiter beschäftigen.

Der Kontrast eines Bildes ist definiert über die Differenz der Intensität zweier benachbarter Bildpunkte oder Bildregionen. Diese Definition gilt für konventionelle Röntgenbilder und CT-Bilder in gleicher Weise. Der Kontrast im Röntgenbild wird dominiert durch Strukturen mit hohen Schwächungswerten wie Knochen und Kontrastmittel bzw. durch Dickenunterschiede. Die Beiträge von Strukturen mit geringerer Schwächung, also typischerweise Weichteilgewebe, werden hierdurch in der Praxis meist völlig verdeckt. An diesem prinzipiellen Problem ändert sich auch durch die Einführung verbesserter Detektoren oder der digitalen Verarbeitung der Aufnahmedaten, die heute bereits zum Einsatz kommen, bei konventionellen Aufnahmen nur wenig.

Bei Schichtbildern sind die Kontraste direkt durch die Werte benachbarter Volumenelemente oder Volumina gegeben und nicht durch Summen- oder Linienintegrale. Der Kontrast ist durch die lokale Zusammensetzung des Gewebes bestimmt, angrenzende oder überlagernde Strukturen haben keinen Einfluss. Damit können im Prinzip beliebig geringe Unterschiede in der Dichte oder der Zusammensetzung von Geweben mit erkennbarem Kontrast zur Darstellung gebracht werden. Diese Feststellung gilt für alle Schichtbildgebungsverfahren. Dieser entscheidende Vorteil der Schichtbildgebung, in Bild 1.3c beispielhaft illustriert, verhalf der CT mit dem Zeitpunkt ihrer Einführung im Jahre 1972 zum sofortigen Durchbruch.

1.2 Prinzip der CT

Das Prinzip der Computertomographie besteht ganz allgemein darin, die räumliche Verteilung einer physikalischen Eigenschaft des zu untersuchenden Objektes aus unterschiedlichen Richtungen zu messen und daraus überlagerungsfreie Bilder zu errechnen. Dieses abstrakte Prinzip soll für die konventionelle CT, d. h. die Aufnahme einzelner Schichten, möglichst anschaulich durch die Beantwortung der unten folgenden Fragen erläutert und dargestellt werden. Auf die mathematischen Grundlagen wird dabei, soweit möglich, nicht eingegangen. Eine kurze Darstellung wird in Abschnitt 9.2 gegeben; detaillierte Beschreibungen sind in der Literatur, z. B. in [Brooks, 1976a; Scudder, 1978; Morneburg, 1995], zu finden.

1.2.1 Was wird in der CT gemessen?

Bei Übersichtsaufnahmen wird die relative Verteilung der Intensität nachgewiesen, beim klassischen Röntgenfilm also nur das Schwärzungsmuster zur Diagnosefindung genutzt. In der CT wird ebenfalls die Intensität der Röntgenstrahlung hinter dem Messobjekt erfasst. Zusätzlich muss in der CT neben der durch das Objekt geschwächten Intensität I auch die Primärintensität I_o gemessen werden, weil die Schwächung der Strahlung entlang jedes Strahls vom Fokus der Röntgenröhre zum Empfänger berechnet werden muss. Die formelhaften Zusammenhänge und einfache Fälle sind in Bild 1.4 dargestellt.

Der einfachste Fall, der zwar keine tomographische Bildgebung erfordert, uns aber von vielen unterschiedlichen Messverfahren vertraut ist, ist durch eine Messung mit monochromatischer Strahlung an einem homogenen Objekt gegeben (Bild 1.4, Fall 1). Die Intensität fällt exponentiell mit der Absorberdicke ab. Die Schwächung, definiert als der natürliche Logarithmus des Verhältnisses von Primärintensität zu geschwächter Intensität, ergibt sich in diesem Fall in einfacher Weise als Produkt aus linearem Schwächungskoeffizienten μ und Absorberdicke d. Bei bekannter Absorberdicke kann μ somit direkt angegeben werden. Die Verteilung von μ entlang des Strahlweges bleibt aber unbekannt.

Bild 1.4 ▶ Was wird gemessen?
Die Intensität I der Röntgenstrahlung. Daraus ergibt sich die Schwächung bzw. der Projektionswert P und im einfachsten Fall auch der lineare Schwächungskoeffizient μ. Bei inhomogenen Objekten kann μ so nicht bestimmt werden; zur Bestimmung von $\mu(x,y)$ wird tomographische Bildgebung erforderlich.

Fall 1: homogenes Objekt, monochromatische Strahlung

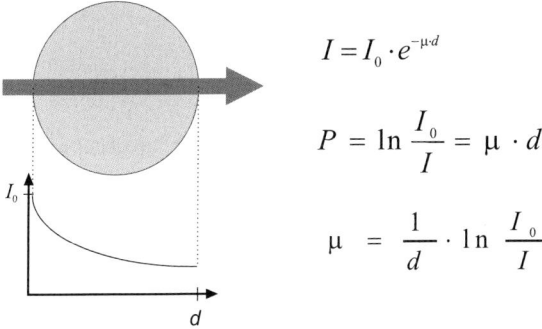

$$I = I_0 \cdot e^{-\mu \cdot d}$$

$$P = \ln \frac{I_0}{I} = \mu \cdot d$$

$$\mu = \frac{1}{d} \cdot \ln \frac{I_0}{I}$$

Fall 2: inhomogenes Objekt, monochromatische Strahlung

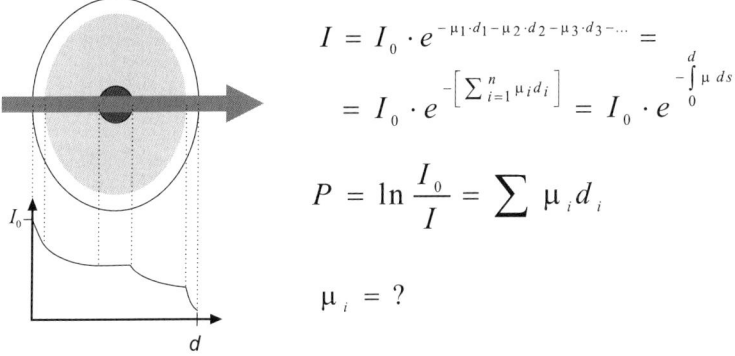

$$I = I_0 \cdot e^{-\mu_1 \cdot d_1 - \mu_2 \cdot d_2 - \mu_3 \cdot d_3 - \cdots} =$$

$$= I_0 \cdot e^{-\left[\sum_{i=1}^{n} \mu_i d_i\right]} = I_0 \cdot e^{-\int_0^d \mu \, ds}$$

$$P = \ln \frac{I_0}{I} = \sum \mu_i d_i$$

$$\mu_i = ?$$

Fall 3: inhomogenes Objekt, polychromatische Strahlung

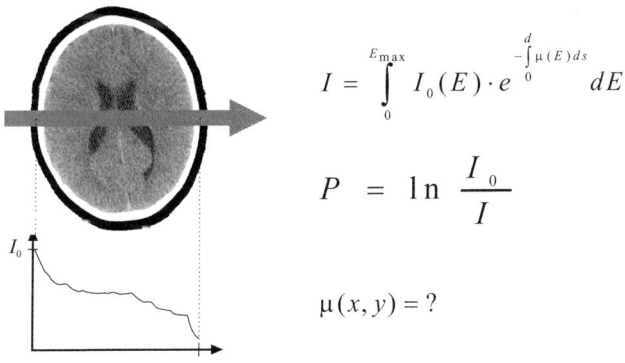

$$I = \int_0^{E_{max}} I_0(E) \cdot e^{-\int_0^d \mu(E) \, ds} \, dE$$

$$P = \ln \frac{I_0}{I}$$

$$\mu(x, y) = ?$$

25

Interessanter ist Fall 2 in Bild 1.4, in dem ein einfaches, inhomogenes Objekt vorgegeben ist. Der Beitrag zur Gesamtschwächung ergibt sich für jeden Weglängenabschnitt abhängig von dem lokalen Wert des Schwächungskoeffizienten μ_i. Die Summation über nur wenige Teilstrecken in einfach strukturierten Objekten muss im allgemeinen Fall mit sehr kleinen Inkrementen d_i durchgeführt werden und kann somit als Integral über μ entlang des Weges beschrieben werden. CT besteht darin, möglichst viele dieser Linienintegrale exakt zu messen. Radon hat in seiner frühen Arbeit [Radon, 1917] gezeigt, dass die zweidimensionale Verteilung einer Objekteigenschaft exakt beschrieben ist, wenn eine unendliche Anzahl von Linienintegralen vorliegt. Eine endliche Anzahl von Messungen der Verteilung des Schwächungskoeffizienten $\mu(x,y)$ ist ausreichend, um ein Bild in guter Näherung zu errechnen. Mit nur einer Messung können weder die μ_i (Fall 2) noch die Verteilung $\mu(x,y)$ bestimmt werden.

Vor der Erläuterung, wie die Messung erfolgt und wie ein Bild errechnet wird, muss noch angemerkt werden, dass der lineare Schwächungskoeffizient stark von der Energie abhängt. Bei der Ermittlung der Intensität muss also – und dies geschieht bei den üblichen CT-Systemen automatisch – auch über die Energie integriert werden, wie in Bild 1.4 in Fall 3 dargestellt. Aus der Energieabhängigkeit ergeben sich Probleme, vor allem Aufhärtungseffekte, die in Kapitel 4 angesprochen werden. Sie kann aber auch über Zwei-Spektren-Verfahren zu materialselektiven Messungen genutzt werden. Zieht man auch noch eine eventuelle zeitliche Abhängigkeit des Schwächungskoeffizienten hinzu, so ist die Messgröße in der CT, der lineare Schwächungskoeffizient, gegeben als $\mu(x,y,z,E,t)$. Eine zeitliche Abhängigkeit von μ kann über Kontrastmittelgabe oder durch physiologische Vorgänge entstehen, zum Beispiel atembedingt im Lungengewebe. In den nächsten Abschnitten werden wir uns aber ganz auf den einfachen Fall der Messung und Berechnung von $\mu(x,y)$ an einer gegebenen Schichtposition z konzentrieren.

1.2.2 Wie wird ein Objekt gemessen?

Um ein Bild in akzeptabler Qualität gemäß Radons Vorgaben berechnen zu können, muss eine möglichst hohe Zahl von Schwächungswertintegralen oder Projektionswerten erfasst werden. Es ist erforderlich, die Messung aus allen Richtungen vorzunehmen, also mindestens über einen Winkelbereich von 180°, und für jede Blickrichtung möglichst viele Werte in engem Abstand zu bestimmen.

Ein einfacher Messaufbau, der diesen Zweck erfüllt, ist in Bild 1.5 skizziert. Eine Strahlenquelle mit geeignetem Kollimator emittiert einen Nadelstrahl, dessen durch das Objekt geschwächte Intensität vom gegenüberliegenden Detektor registriert wird. Dieser Aufbau aus Strahlenquelle und Detektor

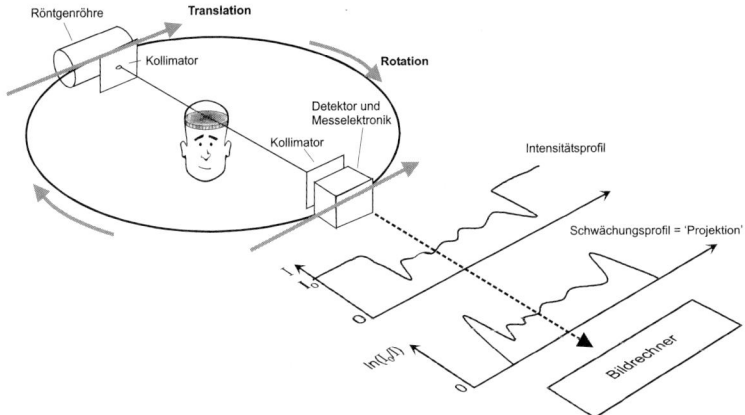

Bild 1.5 Wie wird ein Objekt gemessen?
Im einfachsten Falle wird das Objekt für unterschiedliche Winkelstellungen mit einem Nadelstrahl linear abgetastet und das Schwächungsprofil ermittelt.

wird für eine gegebene Winkelstellung linear verfahren (Translation), wobei die Intensität entweder an einzelnen diskreten Punkten oder kontinuierlich gemessen wird. Daraus ergibt sich ein mit parallelen Strahlen ermitteltes Intensitätsprofil. Nach Logarithmierung des Verhältnisses der im Randbereich ermittelten ungeschwächten Intensität und der hinter dem Objekt gemessenen geschwächten Intensität entsteht das Schwächungsprofil. Dieses wird allgemein als Projektion bezeichnet. Ein Datensatz von Projektionen, die über 180° in Parallelstrahlgeometrie ermittelt wurden, wird dann an den Bildrechner weitergegeben. Dieses Verfahren wurde in den ersten klinisch eingesetzten Geräten verwendet, wobei exakt 180 Projektionen in 1°-Winkelschritten (schrittweise Rotation) mit jeweils 160 Datenwerten pro Projektion ermittelt wurden.

An heutigen CT-Geräten wird typischerweise über einen Winkelbereich von 360° in Fächerstrahlgeometrie gemessen. Die Ausweitung auf 360° geschah vorrangig aufgrund von Überlegungen zur Bildqualität; es werden in der Regel keine redundanten Daten gemessen, sondern es wird durch eine gezielte Dejustierung des Detektors, den „Viertelversatz", eine überlappende Abtastung erzielt (s. Abschnitt 2.2.1). Auch praktische Überlegungen sprechen für einen 360°-Scan; insbesondere für Spiral-CT stellt dies eine Voraussetzung dar. An modernen CT-Geräten werden typischerweise 800-1500 Projektionen mit ca. 600-1200 Messwerten pro Projektion gemessen.

1.2.3 Wie wird ein CT-Bild berechnet?

Information über die gesuchte Verteilung $\mu(x,y)$ des Schwächungskoeffizienten liegt nach der Messung nur in Form der Projektionswerte vor, die auch als „Radontransformierte" des Bildes bezeichnet werden. Es muss eine Rücktransformation erfolgen, um $\mu(x,y)$ selbst zu erhalten. Hierzu stehen unterschiedliche Verfahren zur Verfügung. Der gedanklich vielleicht einfachste Ansatz zur Lösung dieses Problems besteht darin, dass N^2 unbekannte Werte, die $N \times N$ Bildpunkte der Matrix, aus N_x unabhängigen Gleichungen, den gemessenen Projektionswerten, errechnet werden sollen. Wenn N_x, das Produkt aus der Anzahl der Projektionen N_P mal der Anzahl der Messwerte pro Projektion N_D, größer oder gleich N^2 ist, sollte dies möglich sein.

Für den einfachsten Fall einer Bildmatrix von nur vier Bildpunkten (2×2-Matrix) ergibt sich bei je zwei Messungen aus zwei Richtungen ein System aus vier Gleichungen in vier Unbekannten, welches leicht gelöst werden kann (Bild 1.6). Auch die Erweiterung auf eine 3×3-Matrix mit somit neun unbekannten Werten kann bei den in der schematischen Darstellung angenommenen zwölf Messwerten einfach gelöst werden. Diese so genannten algebraischen Rekonstruktionstechniken (ART) wurden nur in den ersten Jahren der CT tatsächlich eingesetzt, so auch bei der Berechnung von Bild 1.2a mit einer 80×80-Matrix. Die Bildberechnung erfolgte iterativ, d. h. in wiederholten Rechenschritten, wobei mit jedem Schritt die Genauigkeit erhöht wurde. Bei größeren Datenmengen, feineren Matrizen und der geforderten höheren Bildqualität führen ART-Verfahren aber zu unakzeptabel hohen Rechenzeiten.

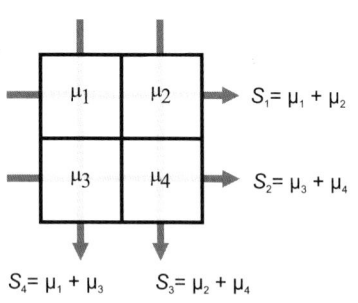
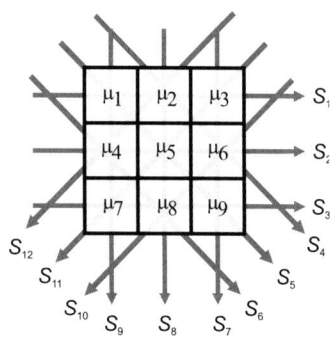

Bild 1.6 Wie wird ein CT-Bild berechnet?
Algebraische Verfahren stellen den gedanklich einfachsten Ansatz zur Bildrekonstruktion dar. Die N^2 unbekannten Werte einer $N \times N$-Bildmatrix können durch Lösung eines linearen Gleichungssystems bestimmt werden, die bei größeren Matrizen iterativ erfolgt.

Heute wird gewöhnlich das Verfahren der Faltung und Rückprojektion eingesetzt, das in Bild 1.7 dargestellt ist. Die entsprechenden Überlegungen sind zusätzlich durch Bild 1.7 entsprechende Videoclips auf der CD-ROM illustriert, die den Prozess der Bildentstehung veranschaulichen sollen. Ausgangspunkt ist eine leere Bildmatrix, also ein Speicherbereich im Rechner, der nur Nullen als Startwert enthält. Bei einfacher Rückprojektion wird jede Projektion in der Richtung, in der sie gemessen wurde, auf den Bildspeicher, in dem das zu berechnende Bild entstehen soll, aufaddiert. (Dass dabei auch Ausschnitte als „Zoomrekonstruktion" herausvergrößert werden können und wie sich dies auf die Ortsauflösung auswirkt, wird in Abschnitt 4.1.3 näher erläutert.) Jedes Detail trägt also nicht nur zu dem gewünschten Punkt bei, sondern zum gesamten Bild. Schon bei nur drei Projektionen wird deutlich, dass damit ein unscharfes Bild entsteht. Bei dem gewählten sehr einfachen Objekt ist der Ort des einzigen Bilddetails einfach zu erkennen, weil hier die Bildintensität am höchsten ist. Die Darstellung ist aber unbefriedigend, wie an dem tatsächlich gemessenen und berechneten Beispiel in Bild 1.7 unten links zu sehen ist. Die langreichweitigen Signalbeiträge führen zu einem unscharfen Bild, das für die Diagnose komplexer Strukturen unzureichend wäre.

Um diese Verunschärfung zu vermeiden, wird jede Projektion vor der Rückprojektion mit einer mathematischen Funktion, dem Faltungskern, gefaltet. Dies geschieht durch punktweise Multiplikation und Addition von Faltungskern und Schwächungsprofil (zur mathematischen Definition s. Glossar und Kapitel 9). Im Wesentlichen handelt es sich hierbei um eine Hochpassfilterung, bei der an Objektkanten Über- und Unterschwinger entstehen. Einem positiven Signal werden negative Unterschwinger angefügt. Diese negativen Beiträge gleichen die bei der Rückprojektion entstehenden langreichweitigen Signalbeiträge außerhalb des Objektpunktes aus (Bild 1.7 rechts unten). Die Faltung bietet gleichzeitig die Möglichkeit, über die Wahl des Faltungskerns die Bildcharakteristik zu beeinflussen – von weich oder glättend bis scharf oder kantenbetonend (Bild 1.8). Ein schwaches Hochpassfilter reduziert sowohl die Ortsauflösung als auch das Bildpunktrauschen, ein starkes hat die gegenteilige Wirkung, wie in Kapitel 4 weiter ausgeführt wird.

Ein weiteres Verfahren zur Bildrekonstruktion, das im mathematischen Sinne der Faltung und Rückprojektion äquivalent ist, ist durch Fourier-Methoden gegeben. Während die bereits besprochenen ART-Verfahren in der CT praktisch nicht mehr zum Einsatz kommen, könnte die Fourier-Transformation in Zukunft größere Bedeutung erhalten, da mehr und mehr schnellere und kostengünstigere Elektronikbausteine hierfür zur Verfügung stehen. Faltung und Rückprojektion stellen aber zurzeit die Methode der Wahl zur Bildrekonstruktion dar.

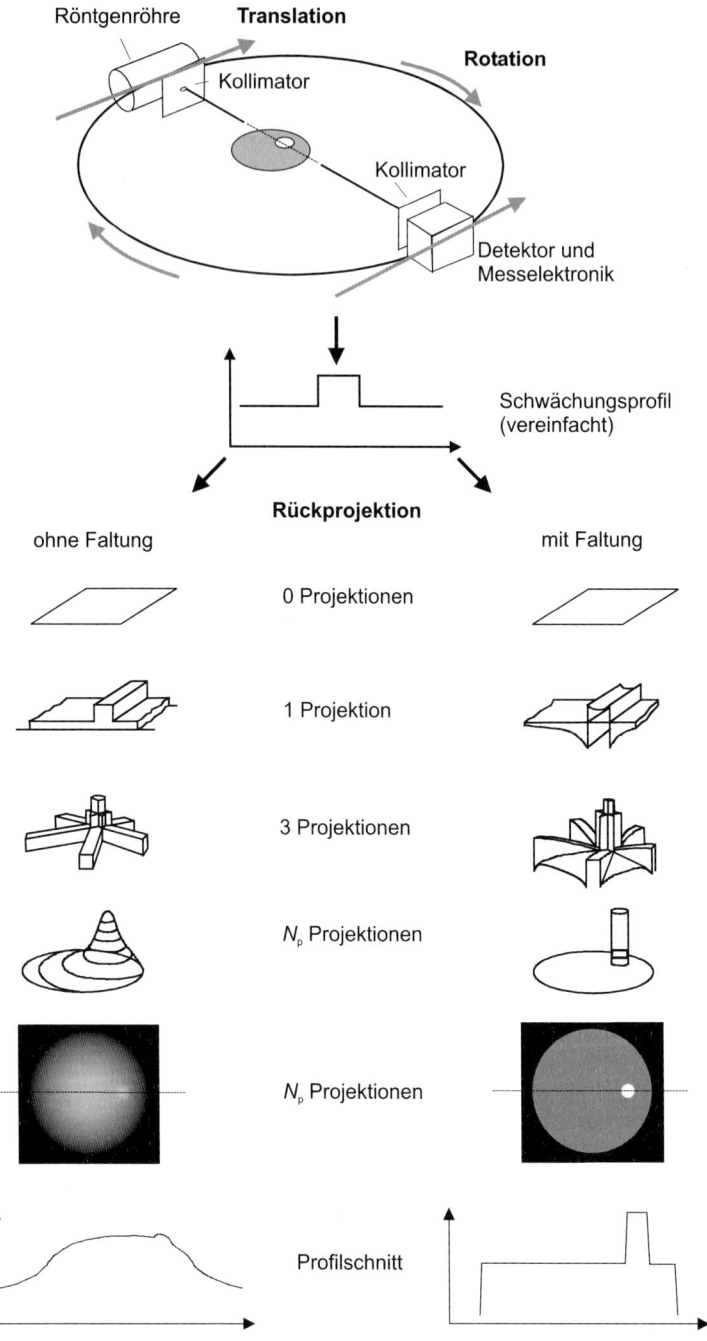

◀ **Bild 1.7** Bildrekonstruktion in der CT durch Faltung und Rückprojektion. Direkte Rückprojektion der Schwächungsprofile bedingt eine Verunschärfung. Die Faltung der Schwächungsprofile vor der Rückprojektion, im Wesentlichen eine Hochpassfilterung, hebt diese Verunschärfung wieder auf. (Siehe hierzu auch die Videoclips auf der CD-ROM.)

Orginalprofil   **Faltungskern**   **gefaltetes Profil**

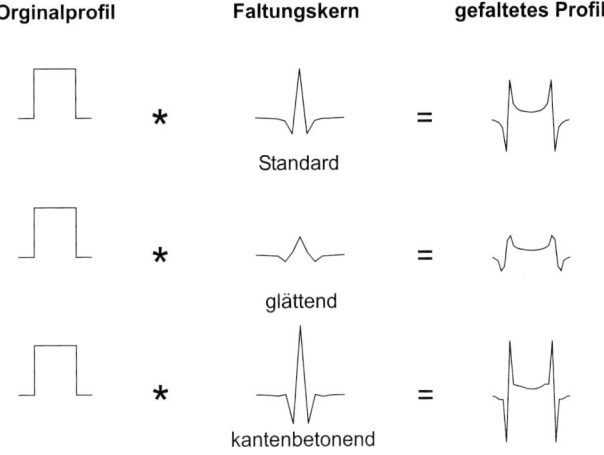

Bild 1.8
Über die Wahl des Faltungskerns kann die Bildcharakteristik beeinflusst werden, wobei mit steigender Auflösung (Kantenbetonung) auch jeweils das Bildpunktrauschen ansteigt.

1.2.4 Was wird im CT-Bild dargestellt?

Wie bereits erläutert, wird in der CT die räumliche Verteilung des linearen Schwächungskoeffizienten $\mu(x,y)$ gemessen und berechnet. Die physikalische Messgröße μ ist allerdings nicht sehr anschaulich, vor allem auch stark abhängig von der verwendeten Energie. Bei direkter Darstellung von μ wären quantitative Aussagen deshalb sehr schwierig; ein direkter Vergleich von Bildern, die an Scannern mit unterschiedlicher Hochspannung und Filterung gewonnen wurden, wäre nur sehr eingeschränkt möglich. Deshalb wird der errechnete Schwächungskoeffizient im CT-Bild über so genannte CT-Zahlen relativ zur Schwächung von Wasser angegeben. Zu Ehren des Erfinders werden CT-Zahlen, die synonym auch häufig als CT-Werte bezeichnet werden, in Hounsfield-Einheiten (HE) bzw. international gebräuchlich in Hounsfield Units (HU) angegeben (Bild 1.9). Für ein beliebiges Gewebe mit Schwächungskoeffizient μ_G gilt:

$$\text{CT-Zahl} = (\mu_G - \mu_{\text{Wasser}})/\mu_{\text{Wasser}} \cdot 1000 \text{ HU} \qquad (1.1)$$

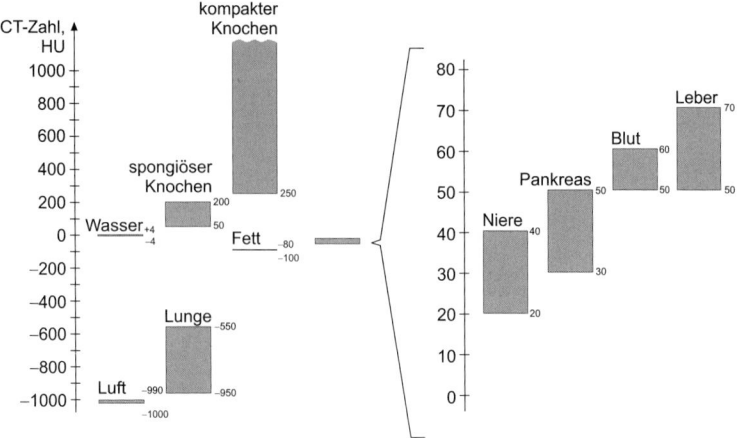

Bild 1.9
Die Hounsfield-Skala. CT-Werte geben den linearen Schwächungskoeffizienten des Gewebes in jedem Volumenelement an, relativ zu dem μ-Wert von Wasser. Dadurch sind die CT-Werte der einzelnen Organe relativ stabil und weitgehend unabhängig vom Röntgenspektrum.

Auf dieser Skala hat Wasser, genau wie jedes wasseräquivalente Gewebe mit $\mu_G = \mu_{Wasser}$, definitionsgemäß den Wert 0 HU. Luft entspricht dem Wert - 1000 HU, da $\mu_G = \mu_{Luft}$ in guter Näherung gleich Null ist. Die CT-Werte von Wasser und Luft sind unabhängig von der Energie der Röntgenstrahlung und stellen die Fixpunkte der CT-Werteskala dar.

Lungengewebe und Fett weisen wegen ihrer niedrigen Dichte und der dadurch bedingten niedrigeren Schwächung ($\mu_{Lunge} < \mu_{Wasser}$) negative CT-Werte auf. Die meisten anderen Gewebe liegen im positiven Bereich, wobei dies für Muskel, Bindegewebe und die meisten Weichteilorgane überwiegend auf die physikalische Dichte zurückzuführen ist. Bei Knochen und Verkalkungen sind dagegen neben der Dichte vor allem die höhere Ordnungszahl des Kalziums für die höhere Schwächung und damit für die hohen CT-Werte von typischerweise bis zu 2000 HU ausschlaggebend. CT-Werte von Knochen oder Kontrastmitteln sind stärker abhängig von der Energie der Röntgenstrahlung als Wasser und steigen mit fallenden Hochspannungswerten an, im Prinzip wie die Kontraste im konventionellen Röntgen.

Die Hounsfield-Skala ist nach oben offen. Für medizinische Scanner wird üblicherweise der Bereich von –1024 HU bis +3071 HU vorgegeben. Es stehen folglich 4096 (= 2^{12}) unterschiedliche Werte zur Verfügung, und es sind somit 12 Bit pro Bildpunkt erforderlich. Bildrekonstruktion mit einer erweiterten Skala, die insbesondere für industrielle Anwendungen der CT von

Bedeutung ist, kann aber auch für medizinische Spezialanwendungen durchaus interessant sein. Ein Beispiel hierfür stellt die Darstellung von Knochen und Messungen seiner Dichte und Struktur in der Umgebung von metallischen Endoprothesen dar.

1.2.4.1 Fensterung

Der CT-Wertebereich von −1024 HU bis +3071 HU, also 4096 Graustufen, lässt sich nicht auf einen Blick erfassen und differenzieren, weder am Monitor noch durch Dokumentation auf Film. Typischerweise können vom Beobachter nur maximal 60 bis 80 Graustufen unterschieden werden. Deshalb wird jeweils dem für eine gegebene Fragestellung interessierenden CT-Werteintervall, dem so genannten Fenster, die gesamte Grauskala zugeordnet; Werte oberhalb des gewählten Fensters werden weiß, Werte unterhalb des Fensters schwarz dargestellt. Dieser Vorgang, die so genannte „Fensterung", erfolgt am CT-Gerät interaktiv und ohne Zeitverlust. Zur Festlegung des gewünschten CT-Werteintervalls werden lediglich separat das Zentrum und die Weite des Fensters per Maus, Drehknopf o. ä. eingestellt. Das Zentrum wird dem mittleren CT-Wert der interessierenden Strukturen angenähert gewählt, mit der Fensterweite wird der sichtbare Kontrast im Bild gesteuert. Für die Darstellung sehr kleiner Schwächungsunterschiede, wie zum Beispiel bei den Hirngeweben, wird ein enges Fenster gewählt. Bei großen Unterschieden, wie zum Beispiel in Lunge oder Skelett, wird ein weites Fenster gewählt (Bild 1.10). Anschauungsbeispiele für Leser, die keinen Zugriff auf ein CT-Gerät oder eine Auswertestation haben, sind auf der CD-ROM zusammengestellt, an denen unterschiedliche Fensterung interaktiv durchgespielt werden können.

1.2.4.2 Aussagekraft der CT-Zahlen

CT-Werte sind sehr einfach und in den meisten Fällen eindeutig zu interpretieren. Erhöhte Werte sind auf eine erhöhte Dichte und/oder eine erhöhte effektive Ordnungszahl zurückzuführen. Dies entspricht der physikalischen Definition des linearen Schwächungskoeffizienten:

$$\mu = \left(\frac{\mu}{\rho}\right)(E, Z) \cdot \rho \qquad (1.2)$$

μ ist das Produkt aus der Dichte ρ und dem Massenschwächungskoeffizienten μ/ρ, der abhängig von der Energie E der Röntgenstrahlung und von der Ordnungszahl Z des Materials ist. Werte des Massenschwächungskoeffizienten als Funktion der Energie sind in Bild 1.11 für einige Elemente und Materialien relativ zu Wasser aufgetragen. Dies verdeutlicht, dass bei höheren

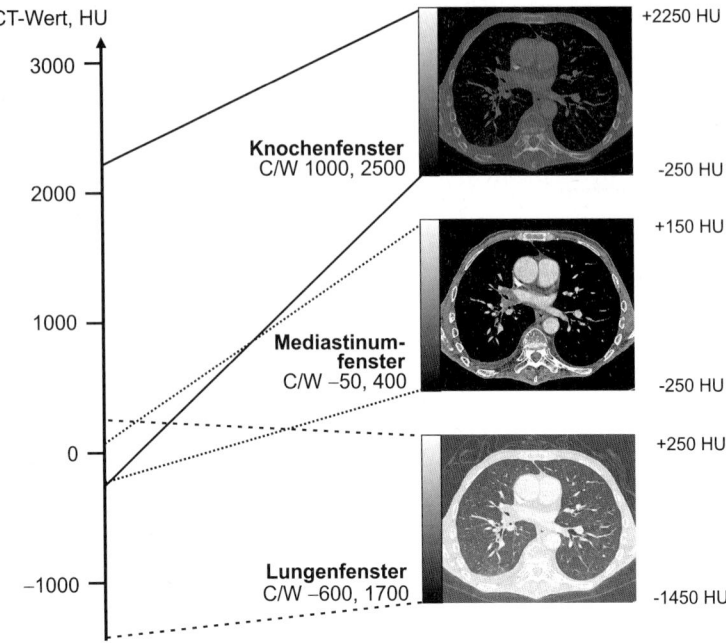

Bild 1.10
Fensterung bei der Darstellung von CT-Bildern. Der jeweils diagnostisch relevante Wertebereich der Hounsfield-Skala wird durch Wahl von Zentrum und Weite (C/W – center/width) des Fensters festgelegt. Dieser ausgewählte Bereich kommt unter Nutzung der gesamten Grauwertskala auf dem Monitor oder auf Film zur Darstellung.

Energien die CT-Wertunterschiede auf Grund der effektiven Ordnungszahl abnehmen. Kontraste bei höheren Energien sind zunehmend dichteabhängig. Dies gilt für Gewebe hoher Ordnungszahl wie Knochen in gleicher Weise wie für Gewebe niedrigerer Ordnungszahl wie Fett. Der negative Kontrast von Fett, typischerweise −80 bis −100 HU ist sowohl durch die niedrige effektive Ordnungszahl $Z_{eff} = 5{,}88$ als auch durch die niedrige Dichte von ca. 0,96 g/cm^2 bedingt.

Bei der Interpretation der CT-Werte muss zusätzlich berücksichtigt werden, dass für jedes Volumenelement die Beiträge aller Materialien bzw. chemischen Elemente in diesem Voxel aufaddiert werden. Die Erklärung, warum die Schwächung und damit der CT-Wert verändert ist, ist trotzdem in den meisten Fällen unproblematisch und oft durch die klinisch-radiologische Erfahrung offensichtlich.

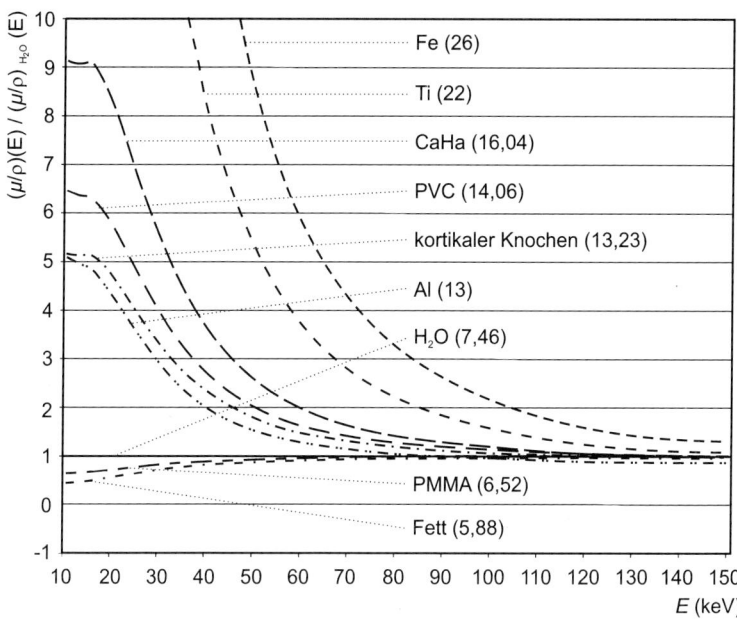

Bild 1.11
Massenschwächungskoeffizienten unterschiedlicher Materialien relativ zu Wasser, effektive Ordnungszahlen in Klammern. CT-Werte sind erhöht, wenn die Ordnungszahl oder die Dichte eines Materials gegenüber der von Wasser erhöht sind.

Es gibt aber auch unklare Befunde, so z. B. die Fragestellung, ob ein Areal erhöhter Schwächung im Weichteilgewebe einen frischen Prozess, einer Blutung entsprechend, darstellt oder einen alten Prozess, in den sich diffus Kalk eingelagert hat. In solchen Fällen kann die Zwei-Spektren-CT Klärung bringen (Bild 1.12).

In der Zwei-Spektren-CT wird die ordnungszahlbedingte Energieabhängigkeit von μ ausgenutzt. Im Allgemeinen werden zwei Aufnahmen mit unterschiedlicher Hochspannung durchgeführt und anschließend die Höhe und die Unterschiede in der Schwächung ausgewertet. Hierzu stehen unterschiedliche Ansätze zur Verfügung. Das Ziel ist immer, materialselektive Bilder zu erstellen und die Materialdichte möglichst genau zu bestimmen. Bei Implementierung mit Zugriff auf die gemessenen Schwächungswertintegrale und Einsatz des Prinzips der Basismaterialzerlegung können neben Bildern der Kalk- und Weichteilgewebsdichte (Bild 1.12) auch Bilder der Elektronendichte, der effektiven Ordnungszahl und so genannte monoenergetische Bilder, die frei von Aufhärtungseffekten sind, berechnet werden [Kalender, 1986; Kalender, 1987a]. Dieses Verfahren stand physikalisch und

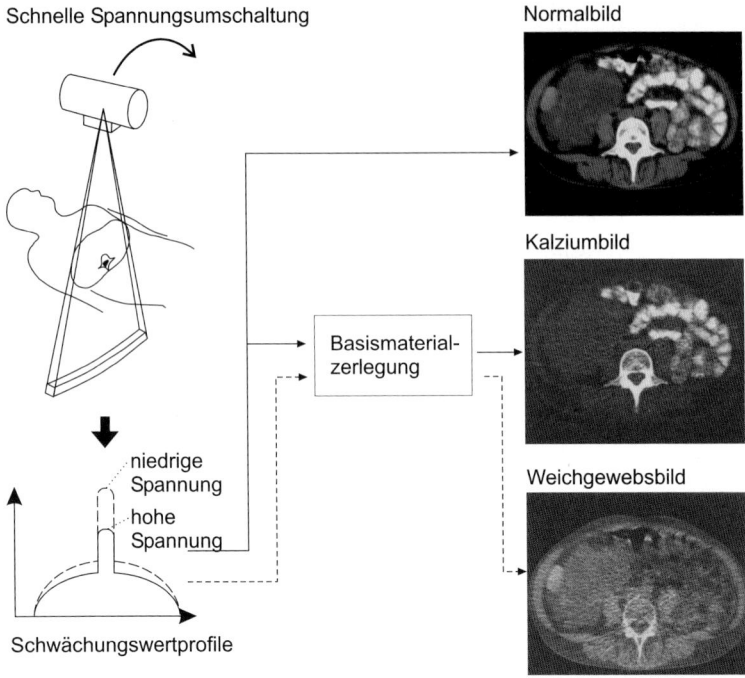

Schnelle Spannungsumschaltung

Normalbild

Kalziumbild

Basismaterial-
zerlegung

niedrige
Spannung

hohe
Spannung

Weichgewebsbild

Schwächungswertprofile

Bild 1.12
Prinzip und Ergebnisse der Zwei-Spektren-CT. Das Areal erhöhter CT-Werte im Normalbild kann über die Materialdichtebilder korrekt zugeordnet werden: die Weichteilgewebsdichte ist erhöht, es ist kein Kalk eingelagert [Kalender, 1987c].

technisch lange an Geräten des Typs SOMATOM DR zur Verfügung und wurde insbesondere auch für hochgenaue Messungen der Knochendichte an der Lendenwirbelsäule eingesetzt. Der erhöhte technische Aufwand und die höhere Dosis der Aufnahmen bei zwei Spannungswerten wurden gegen Ende der 80er Jahre aber nicht als klinisch gerechtfertigt angesehen. Im technischen Bereich werden Zwei-Spektren-Verfahren zur Materialprüfung durchaus weiter eingesetzt. Auch für spezielle medizinische Fragestellungen, wie die Berechnung der Elektronendichteverteilung zur Planung von Strahlentherapie, ist sie weiter im Gespräch. Ein Aufleben des Verfahrens ist aber nur zu erwarten, wenn eine deutlich verbesserte technische Implementierung verfügbar wird.

2 Technische Konzepte

2.1 Entwicklungsstufen und -ziele

Die technischen Entwicklungsziele in der CT orientierten sich seit dem Beginn der CT kontinuierlich am aktuellen Stand der Technik und den Anforderungen der Radiologie. Eine Grundforderung stand dabei immer im Vordergrund: die Untersuchungszeiten mussten verkürzt werden! Neben weiteren Forderungen wie Verbesserung der Bildqualität, Erhöhung des Bedienkomforts, Reduktion der Kosten etc., die natürlich auch immer zu berücksichtigen waren, scheint die Verkürzung der Untersuchungszeit der entscheidende Trend zu sein, der seit Beginn der CT verfolgt wurde. Dabei muss besonders betont werden, dass es nicht nur um die Scanzeit ging, in der ein einzelnes Bild erstellt wird, sondern vor allem um die Zeit für eine komplette Untersuchung. Von Technologiesprüngen getrieben oder begleitet erweiterten sich dementsprechend das Leistungs- und das Anwendungsspektrum. Die einzelnen Entwicklungsstufen lassen sich nicht strikt, aber doch in guter Näherung den einzelnen Dekaden zuordnen.

2.1.1 Die siebziger Jahre – vom Schädel- zum Ganzkörper-Scanner

Die CT-Geräteentwicklung begann mit Hounsfields Versuchsaufbau, der weitgehend der Darstellung in Bild 1.5 entsprach. Dieser Aufbau wurde auch oft als „1. Generation" der CT bezeichnet. Die ersten kommerziellen Geräte, die so genannte „2. Generation", unterschieden sich nur wenig davon. Beide Gerätetypen arbeiteten nach dem Translations-Rotations-Prinzip, bei dem Strahlenquelle und Detektor das Objekt in einer linearen Translationsbewegung abtasteten und diesen Vorgang jeweils nach einem kleinen Rotationsschritt wiederholten (Bild 2.1a, b). Hounsfield erfasste so 180 Projektionen in 1°-Schritten mit jeweils 160 Messwerten, also insgesamt 28.800 Daten pro Scan. Dies war völlig ausreichend, um ein Bild mit 6.400 Pixeln, also einer 80×80-Matrix, zu berechnen. Die Abtastung dauerte fünf Minuten; die Bildberechnung erfolgte simultan und dauerte genauso lang. Hounsfield gab eine Untersuchungsdauer von 35 Minuten an, in der mit einem zweizeiligen Detektor 6×2 Bilder mit 13 mm Schichtdicke erstellt wurden. Dies waren bereits beachtliche Leistungsdaten. Die ersten Versuche an Testkörpern, so genannten Phantomen, hatte Hounsfield 1969 noch mit einer Isotopenquelle und einer Abtastzeit von neun Tagen pro Bild durchgeführt.

Nadelstrahl (1970)

Teil-Fächerstrahl (1972)

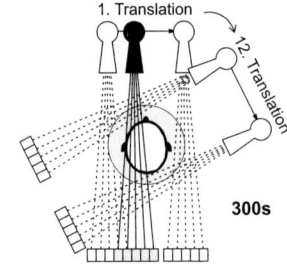

1. Generation: Translation / Rotation

2. Generation: Translation / Rotation

Fächerstrahl (1976)

Fächerstrahl (1978)

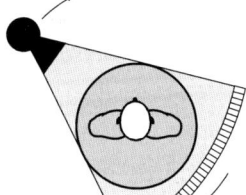

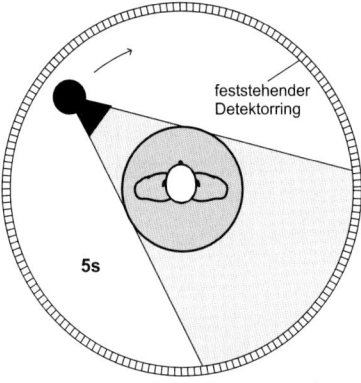

3. Generation: Kontinuierliche Rotation

4. Generation: Kontinuierliche Rotation

Bild 2.1
In der CT werden aus historischer Sicht vier Gerätegenerationen unterschieden. Schädelscanner, bei denen die Abtastung über Translation und Rotation des Messsystems mit einem Nadelstrahl (**a**) oder einem kleinen Fächerstrahl (**b**) erfolgte, und Fächerstrahlgeräte, bei denen alle Körperabschnitte mit einer kontinuierlichen 360°-Rotation erfasst werden. Die „3. Generation" mit rotierendem Detektor (**c**) hat sich inzwischen gegen die „4. Generation" mit stationärem Detektorring (**d**) weitgehend durchgesetzt.

Fast alle kommerziellen Translations-Rotations-Scanner boten jeweils nur ein Messfeld für Schädeluntersuchungen. Der erste Versuch, alle Körperabschnitte mit CT zu erfassen, baute ebenfalls noch auf dem Translations-Rotations-Prinzip auf. Der ACTA-Scanner (Automatic Computerized Transverse Axial Scanner) erfasste 1974 in einem sechs Minuten dauernden Scan ein Messfeld von 48 cm. Dies reichte aus, um das Potenzial der CT für den gesamten Körper aufzuzeigen, aber Probleme mit Atmung und Patientenbewegung und lange Aufnahmezeiten bei der Erfassung größerer Körperabschnitte waren offensichtlich. Das erklärte Ziel der Entwicklung in der Mitte der siebziger Jahre bestand darin, die Scanzeiten auf 20 Sekunden pro Bild zu reduzieren, um Aufnahmen am Körperstamm während einer Atempause zu ermöglichen. Die Lösung bestand in der Einführung des Fächerstrahlverfahrens.

Statt ein Transmissionsprofil, also die Projektion, mit einem Nadelstrahl in translatorischer Bewegung abzutasten, wird beim Fächerstrahlverfahren ein größerer Detektorbogen ausgeleuchtet und so eine komplette Projektion simultan erfasst (Bild 2.1c, d). Dadurch wird auch die verfügbare Röntgenleistung viel besser ausgenutzt. Die Translation entfällt, das System führt nur eine Rotationsbewegung aus. Die ersten Ganzkörpertomographen mit Fächerstrahlsystem kamen 1975 auf den Markt, die „Traumgrenze" von 20 Sekunden war erreicht. Bei den ersten Geräten dieser Art rotierten sowohl die Röhre als auch der Detektor um den Patienten, was zwar höhere technische Anforderungen bedeutete, aber auch Vorteile bei den Kosten und bei der Bildqualität bot („3. Generation"). Wenig später folgten Geräte, die einen ringförmigen, feststehenden Detektor benutzten, der den Patienten vollständig umschloss, so dass nur die Röhre bewegt werden musste („4. Generation"). Die Rotationssysteme setzten sich rasch durch, die Translations-Rotations-Systeme sind inzwischen praktisch völlig verschwunden. Die Diskussion, welcher der Rotationsgerätetypen der Überlegene ist, dauert an; sowohl zahlenmäßig als auch hinsichtlich der unten besprochenen Entwicklungen in Richtung Mehrzeilendetektoren hat sich die „3. Generation" durchgesetzt.

2.1.2 Die achtziger Jahre – schnelle Einzelschichtuntersuchungen

Bei allen Gerätetypen zeigte sich, dass die Bildqualität und damit die diagnostische Aussagekraft stark von der Scanzeit abhängig sind, da willkürliche und unwillkürliche Patientenbewegung zu Bildschärfeverlusten und zu Artefakten führen können. Bei konventionellen CT-Geräten wird der Röntgenröhre die elektrische Energie über Kabel zugeführt. Dies verhindert eine schnelle und kontinuierliche Rotation, denn das Gerät muss jeweils in eine Richtung beschleunigt, nach dem 360°-Scan abgebremst und für die nächste Aufnahme erneut in entgegengesetzter Drehrichtung beschleunigt werden. „Schnelle Geräte" erreichten mit dieser Technik Aufnahmezeiten von nur zwei Sekunden, blieben damit aber hinter den Wünschen der Kliniker und Radiologen zurück. Das Ziel, kürzere Scanzeiten zur Verfügung zu stellen, wurde deshalb in den achtziger Jahren in vielen kreativen Ansätzen weiter verfolgt. Drei unterschiedliche Wege sind zu erwähnen: konventionelle Systeme mit der Möglichkeit zu kontinuierlicher Rotation und Datenerfassung, Elektronenstrahlscanner und Volumen-CT-Scanner. Kontinuierlich rotierende, konventionelle Systeme haben sich inzwischen durchgesetzt, Elektronenstrahlscanner und andere alternative Designs konnten sich nicht etablieren. Auf diese und andere alternativen Entwicklungen wird in Abschnitt 2.4 eingegangen.

Die Einführung kontinuierlich rotierender CT-Systeme, die erstmals im Jahre 1987 durch die Firmen Siemens (Gerät SOMATOM PLUS) und Toshiba (Gerät TCT 900S) vorgestellt wurden, basierte auf der „Schleifringtechnologie". Die notwendige elektrische Energie zur Versorgung der Röntgenröhre wird dabei über Schleifringe statt über Kabel übertragen. Damit konnte der durch die Kabelverbindung erzwungene Start-Stop-Betrieb (Start zur Drehung im Uhrzeigersinn – Stop – Start zur Drehung gegen den Uhrzeigersinn – Stop – etc.) durch kontinuierliche Aufnahmetechnik ersetzt werden. Dies gab der CT entscheidende neue Impulse. Es wurde nicht nur die Scanzeit auf typischerweise eine Sekunde reduziert, sondern die Basis für erweiterte dynamische Untersuchungen und für die Spiral-CT geschaffen. Die überwiegende Zahl der heutigen CT-Geräte sowohl der 3. als auch der 4. Generation nutzen das Prinzip der Dauerrotation.

2.1.3 Die neunziger Jahre – schnelle Volumenaufnahmen

Mit Beginn der neunziger Jahre stand nur ein Gerätetyp mit Spiral-CT-Modus zur Verfügung, das Siemens SOMATOM PLUS. An einem Prototyp dieses Gerätes wurden die ersten experimentellen und klinischen Versuche durchgeführt [Kalender, 1990b]. Zum Kongress der Radiological Society of North America (RSNA) 1992 kündigten alle größeren CT-Hersteller ebenfalls Geräte mit Schleifringtechnologie und Spiral-CT-Fähigkeit an. Seitdem hat sich eine erstaunliche technische Entwicklung vollzogen, die dem als ausgereift angesehenen Verfahren CT die für die Spiral-CT notwendige Röntgenleistung, aber auch die entsprechenden Rechnerkapazitäten und weitere technische Verbesserungen verfügbar machte. Der vorläufige Höhepunkt dieser Entwicklung besteht in der Einführung von Mehrschicht-CT-Systemen mit Rotationszeiten von nur noch 500 ms im Jahr 1998, die eine Verkürzung der Volumenaufnahmezeiten um einen Faktor 8 gegenüber den üblichen 1s-Systemen mit Einzeilendetektor ermöglichen. Einen Vorläufer zu diesen Entwicklungen stellte bereits 1994 der „Elscint Twin" mit einem zweizeiligen Detektorarray dar.

Die Einführung der Mehrzeilensysteme scheint auch einen Abschied von der 4. CT-Generation anzukündigen, den Geräten mit feststehendem Detektorsystem. Die modernsten und leistungsstärksten Geräte, die sich zurzeit auf dem Markt befinden, sind sämtlich Geräte der 3. Generation, also Geräte mit rotierendem Detektor. Deswegen wird im Folgenden dieser Aufbau als Standardgerätekonfiguration bezeichnet und dargestellt. Unterschiede und

Tabelle 2.1 Leistungsmerkmale[1] der CT im Vergleich 1972 - 2005

	1972	**1980**	**1990**	**2005**
min. Aufnahmezeit	300 s	5-10 s	1-2 s	0,33-0,5 s
Daten pro 360° Scan	57,6 kB	1 MB	1-2 MB	10-100 MB
Daten pro Spiralscan	-	-	24-48 MB	200-4000 MB
Bildmatrix[2]	80×80	256×256	512×512	512×512
Leistung	2 kW	10 kW	40 kW	60-100 kW
Schichtdicke	13 mm	2-10 mm	1-10 mm	0,5-1 mm
Ortsauflösung	3 Lp/cm	8-12 Lp/cm	10-15 Lp/cm	12-25 Lp/cm
Kontrastauflösung	5 mm/5 HU/ 50 mGy	3 mm/3 HU/ 30 mGy	3 mm/3 HU/ 30 mGy	3 mm/3 HU/ 30 mGy

[1] typische Werte in der oberen Leistungsklasse
[2] Die Werte beziehen sich auf die berechnete Matrix. Die Darstellung am Monitor erfolgt häufig über Interpolation als Matrix von 1024×1024 Bildpunkten

Besonderheiten der Geräte mit stationärem Detektor werden aber – wo immer angezeigt – angesprochen und diskutiert.

Ein grober Überblick über die Entwicklung einiger Leistungsmerkmale der CT im Laufe der Zeit wird in Tabelle 2.1 gegeben, die den rasanten Fortschritt widerspiegelt. Lediglich bei der Kontrastauflösung scheint schon sehr früh ein Sättigungswert erreicht worden zu sein. Dies ist erklärlich und physikalisch zu erwarten, da schon früh sehr effiziente Detektorsysteme eingesetzt wurden. Es muss aber angemerkt werden, dass die Bildqualität allgemein und das Artefaktverhalten insbesondere laufend weiter verbessert wurden und somit die Kontrasterkennbarkeit in klinischen Bildern auch nach 1980 noch deutlich gesteigert wurde. Die neuesten technischen Entwicklungen werden in den folgenden Abschnitten thematisiert.

2.2 Standardgerätekonfiguration

2.2.1 Konstruktiver Aufbau

Die beiden größten Einzelkomponenten einer CT-Anlage sind die eigentliche Untersuchungseinheit, die so genannte Gantry, und die Patientenliege

(Bild 2.2). Sie fallen für die meisten CT-Anlagen sehr ähnlich aus und bestimmen den minimalen Raumbedarf. Weitere wesentliche Komponenten wie Schaltschränke für Elektronik, Rechner und Steuerung, Klimaanlage etc. sind jeweils hersteller- und gerätespezifisch unterschiedlich ausgelegt und entweder im CT-Untersuchungsraum, in einem Technikraum oder im Bedienraum untergebracht. Eine typische Anlage wird in Bild 2.2 am Bei-

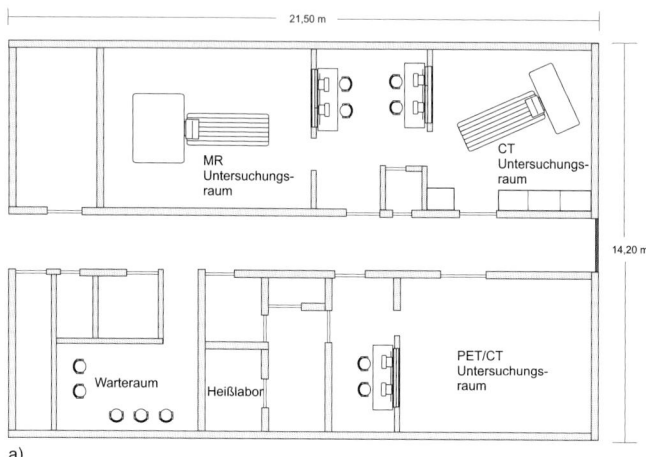

a)

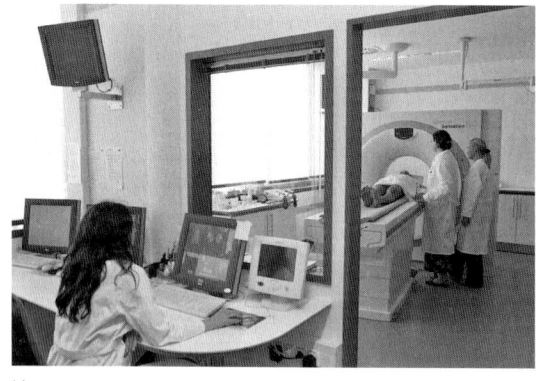

b)

Bild 2.2
Typischer CT-Untersuchungsraum (SOMATOM Sensation 64 am IMP, Universität Erlangen). **a)** Skizze von Untersuchungs- und Bedienraum. **b)** Photo des Untersuchungsraumes. Die Gantry, die um typischerweise ± 30° neigbare Abtasteinheit, welche die Röntgenkomponenten und das Messsystem enthält, und die Patientenliege bestimmen den Raumbedarf von ca. 30 m².

spiel der Installation am IMP der Universität Erlangen gezeigt. Obwohl hier mit dem SOMATOM Sensation 64 ein Gerät der höchsten Leistungsklasse im Einsatz ist, sind die Raumanforderungen mit ca. 30 m² eher bescheiden.

Das eigentliche Messsystem, das in der Gantry verborgen ist, wird in Bild 2.3a schematisch am Beispiel eines einzeiligen Detektors dargestellt; die Geometrie und die Abmaße beziehen sich auf das in Bild 2.2 gezeigte Gerät, können aber als typische Werte angesehen werden. So stellen ein Messfeld von ca. 50 cm und eine Gantryöffnung von ca. 70 cm, die auch die Untersuchung von Patienten mit größeren Querschnitten erlauben, zurzeit fast einen „Industriestandard" in den oberen und mittleren Preissegmenten dar. Die einzelnen Komponenten und die Festlegung des Strahlenfächers werden unten näher beschrieben.

Der konstruktive Aufbau, der bei den ersten CT-Geräten noch als Trivialität erscheinen mochte, stellte aber schon immer wegen der geforderten mechanischen Genauigkeit des Abtastvorgangs hohe Anforderungen an die Konstruktionsingenieure. Hierzu gehört auch die Forderung des Detektorviertelversatzes zur Verbesserung der Abtastung, wobei der Abstand zwischen direkt benachbarten Messstrahlen im Drehzentrum als Abtastabstand bezeichnet wird. Wird der zentrale Messwert um ein Viertel des Abtastabstandes a zum Drehzentrum versetzt aufgezeichnet, so ist dieser Messstrahl nach Drehung um 180° wiederum um ein Viertel des Abtastabstandes in der entgegengesetzten Richtung vom Drehzentrum versetzt. Er ist also um den halben Abtastabstand gegenüber der in entgegengesetzter Richtung bereits erfolgten Messung verschoben (Bild 2.3b). Die Abtastdichte ist somit gegenüber der 180°-Messung um den Faktor zwei erhöht.

Der Erhöhung der Abtastrate dient auch der so genannte Springfokus (oft Flying oder Dynamic Focal Spot genannt). Diese technische Besonderheit einiger CT-Röntgenröhren erlaubt es, den Fokus auf der Anode gegen die Bewegungsrichtung der Röhre zu verfahren und damit während der Zeit zweier aufeinander folgender Messungen ortsfest zu halten. Danach „springt" der Fokus elektromagnetisch gesteuert auf die Ausgangsposition auf der Anode zurück und der Vorgang wiederholt sich. Für jede Fokusposition im Raum ergeben sich zwei gemessene, ineinander versetzte Projektionen, da sich der Detektor kontinuierlich weiter bewegt. Damit verdoppelt sich die Abtastrate (Bild 2.3c), und die Ortsauflösung kann gesteigert werden (s. Abschnitt 4.1.3). Die zugehörige Röntgen-Technik, die das Umschalten der Fokusposition im Fächer und in der z-Richtung ermöglicht, wird im nächsten Abschnitt beschrieben.

Die Anforderungen an den konstruktiven Aufbau haben sich mit den heute erreichten Rotationsgeschwindigkeiten und den dabei auftretenden Fliehkräften stetig erhöht und stellen eine weitere technologische Herausforderung dar. Um dies abschätzen zu können, muss berücksichtigt werden, dass der rotierende Teil der Gantry, also die in Bild 2.3a dargestellten Komponenten, ein Gewicht von typischerweise 400-1000 kg haben. Um diese Massen auf ein bis zwei Umdrehungen pro Sekunde zu beschleunigen, werden vorzugsweise in das Drehlager integrierte Linearantriebe verwendet, die auch ausreichend hohen Gleichlauf garantieren.

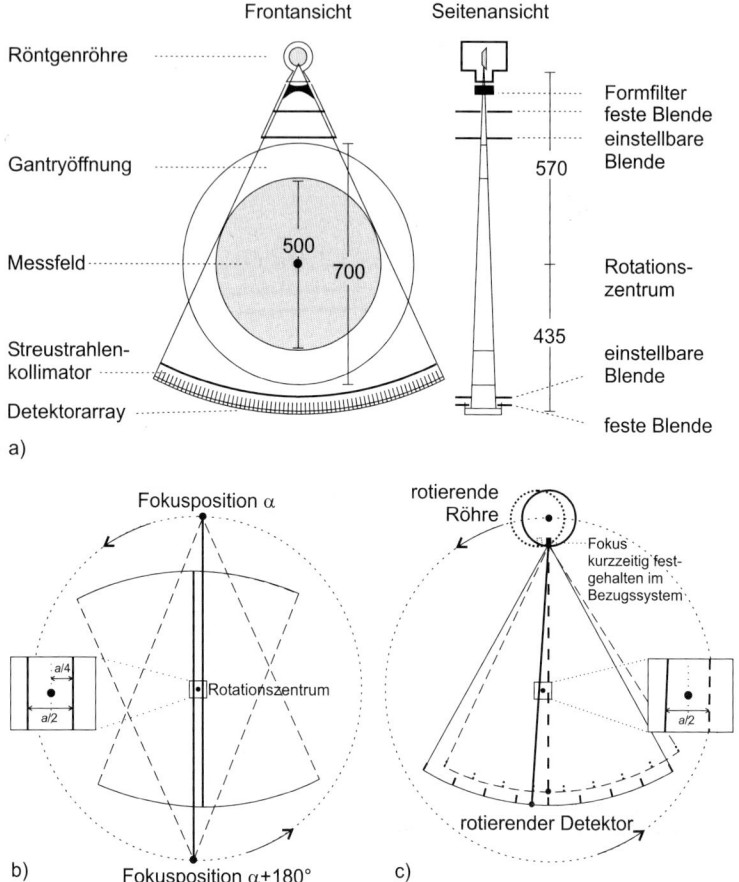

Bild 2.3
Schematische Darstellung der Aufnahmegeometrie und der wesentlichen Komponenten des CT-Messsystems in der Aufsicht (x/y-Ebene) und in der seitlichen Ansicht (y/z-Ebene) **(a)**. Durch Dejustierung des Messsystems um ein Viertel des Abtastabstandes a wird bei 360°-Aufnahmen eine Verdoppelung der Abtastung erreicht **(b)**. Eine ähnliche Wirkung wird auch über den so genannten Springfokus erzielt **(c)**.

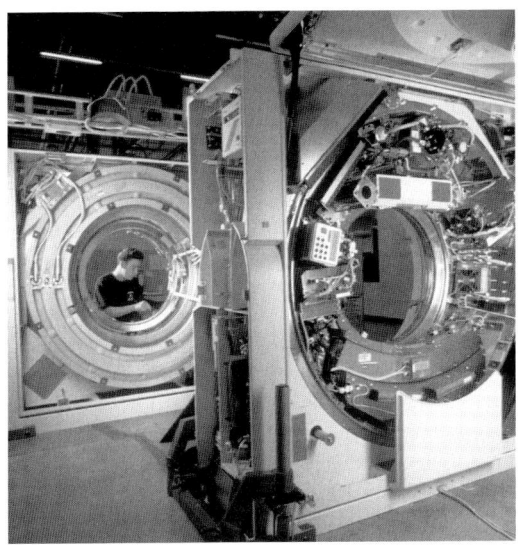

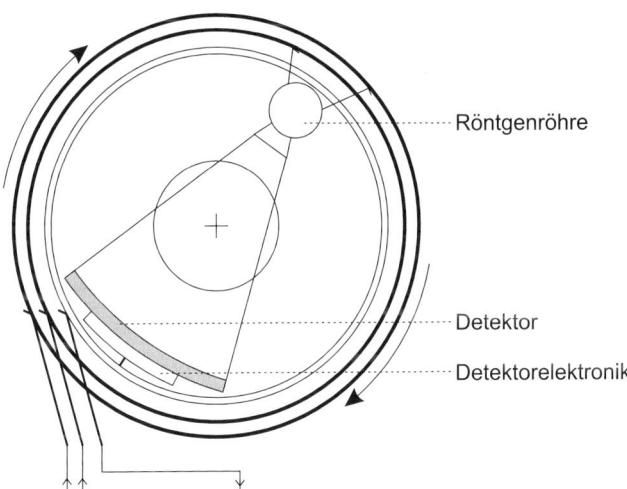

Hochspannung   Projektionsdaten

Bild 2.4
Moderne CT-Messsysteme setzen Schleifringtechnik ein, um kontinuierliche Datenaufnahme zu ermöglichen. **a)** Abbildung des Messsystems in der Montage mit
Schleifringen (links) und Komponenten (rechts) sichtbar. **b)** Schematische Darstellung der Schleifringe, über die die elektrische Energie den Röntgenkomponenten
zugeführt und die Signale vom Detektorsystem zum Bildrechner abgeführt werden.

Die Fliehkräfte, die dabei auftreten, sind leicht zu berechnen. Bei einem Abstand der Röntgenröhre zum Drehzentrum von typischerweise 600 mm, und einer Rotationszeit von 0,5 s pro Umdrehung resultiert eine Beschleunigung von 9,66 g, also etwa das 10fache der Erdbeschleunigung. Bei einem Gewicht von typischerweise 100 kg für den Röntgenstrahler plus Aufhängung treten allein an dieser Stelle Fliehkräfte von fast 10000 N auf. Für neuere Scanner können bei Rotationszeiten von annähernd 0,3 s pro 360° bis zu 30 g erreicht werden. Während bei den in den weiteren Abschnitten besprochenen Einzelkomponenten wie Röntgensystem, Detektor und Bildrechner allgemein bekannt ist, dass allerhöchste Anforderungen an die Technologie gestellt werden, ist dies also auch für den konstruktiven Aufbau des Messsystems der Fall.

Die Übertragung der elektrischen Energie zur Röntgenröhre und zu den übrigen Komponenten auf dem rotierenden Teil der Gantry und der Datentransfer zurück zum stationären Teil erfolgt über Schleifringe (Bild 2.4). Die Daten vom Datenerfassungssystem können alternativ auch optisch oder über Hochfrequenzsendesysteme übertragen werden. Fragen der Kosten und der Zuverlässigkeit sind ausschlaggebend für die Wahl dieser Komponenten.

Weitere Funktionen, die das CT-System zur Verfügung stellen muss, sind hingegen technologisch leichter zu realisieren. Hierzu gehört die Möglichkeit zur Gantry-Neigung; bei den meisten Geräten ist eine Kippung der Scanebene um bis zu ±30° bezogen auf die Rotationsachse möglich. Hierdurch wird in kritischen Bereichen, wie bei Aufnahmen nahe der Schädelbasis oder an der Lendenwirbelsäule, eine direkte Schnittführung durch die interessierenden Strukturen (s. Abschnitt 2.3.1) ermöglicht.

Der Patiententisch muss im Wesentlichen zwei Forderungen erfüllen: er sollte möglichst weit absenkbar sein, damit sich Patienten problemlos darauf setzen, anschließend gelagert und erst dann auf die Untersuchungshöhe gefahren werden können. Die zweite Forderung besteht in hoher Präzision bei der Positionierung und der Bewegungsgeschwindigkeit. Letztere ist für Übersichtsaufnahmen (Topogramm) und die Spiral-CT sehr wichtig.

2.2.2 Röntgenkomponenten

Die CT erforderte schon immer eine relativ hohe Röntgenröhrenleistung. Diese Forderung hat sich durch die Erhöhung der Scangeschwindigkeit und durch die Einführung der Spiral-CT noch einmal drastisch verstärkt. Typische Leistungswerte liegen bei 20-100 kW mit Hochspannungswerten von 80-140 kV. Die jeweils vom System angebotenen Spitzenwerte stellen die Leistungsgrenze dar und können nicht über einen längeren Zeitraum, wie z. B. die typischen Aufnahmezeiten von 30-60 s bei Einschicht-Spiral-CT aufrechterhalten werden. Insbesondere die Wärmespeicherkapazität heute verfügbarer Anodenteller würde überschritten, aber auch die Generatoren, die auf die Röhren abgestimmt sind, wären überfordert. Bei großen Aufnahmevolumina waren deswegen früher in Einzelschichttechnik häufig längere Abkühlpausen notwendig. Bei Spiral-CT musste von vornherein der Röhrenstrom und damit die Leistung zurückgenommen bzw. mit dickeren Schichten

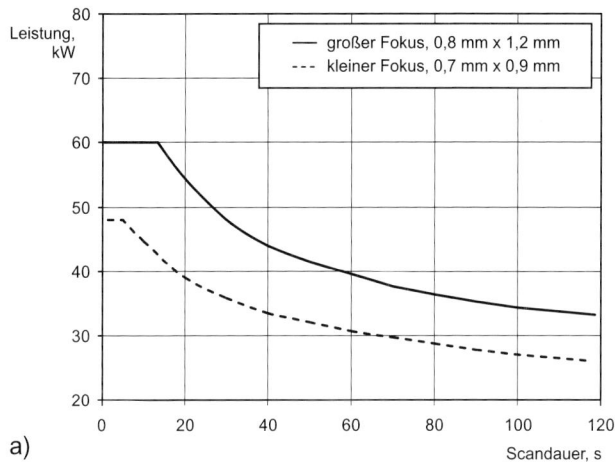

a)

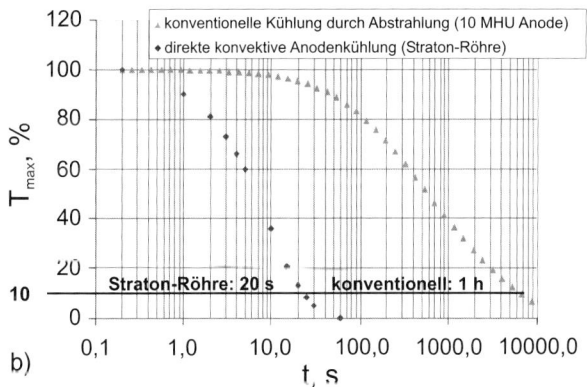

b)

Bild 2.5
Die maximale Leistung ist abhängig von der Scandauer und der Vorbelastung der Anode. **a)** Für Spiralscans längerer Dauer muss die Leistung reduziert werden, um eine Röhrenüberlastung zu vermeiden. **b)** Die hohen Abkühlraten, die moderne Drehkolbenröhren bereitstellen, reduzieren dieses Problem entscheidend und ermöglichen praktisch ununterbrochenes Scannen [Schardt, 2004].

als optimal erachtet gearbeitet werden. Ein typisches Zeit/Leistungs-Diagramm, dass die Abhängigkeit der maximal wählbaren Röhrenströme von der gewünschten Spiralscandauer darstellt, ist in Bild 2.5a für konventionelle Drehanodenröhren gezeigt.

Über drei Jahrzehnte bestand das gängige Verfahren zur Erhöhung der Leistungsreserven für die CT darin, die Anodenmasse zu erhöhen und dadurch größere Wärmespeicherkapazitäten zur Verfügung zu stellen. Dieses Vorgehen hat offensichtlich Grenzen. Deshalb wird die Begrenzung der Dauerleistung in der konventionellen Röntgenröhrentechnologie bestehen bleiben, solange die in der Anode gespeicherte Energie durch Abstrahlung („radiative cooling") abgegeben wird.

Auch aus dieser technischen Begrenzung heraus, die in gewissem Maße immer bestehen bleiben wird, erklärt sich die besondere Attraktivität der Mehrzeilendetektorsysteme. Die angebotene Röntgenleistung wird sehr viel besser genutzt, da M Aufnahmeschichten einen M-fach größeren Raumwinkel aufspannen. Die Aufnahmezeit verringert sich in erster Näherung um diesen Faktor M, und entsprechend kann bei Bedarf eine höhere Leistungsstufe angewählt werden. Alternativ könnten bei Mehrzeilendetektoren Röntgenkomponenten mit entsprechend geringerer Leistung eingesetzt und damit gegebenenfalls Kosten eingespart werden. Dies erscheint allerdings nicht allgemein möglich, da für viele Spezialanwendungen und für Einzelschichtaufnahmen hohe Leistung weiterhin obligat ist.

Eine beeindruckende Innovation in der Röntgenröhrentechnologie wurde kürzlich in Form der „Drehkolbenröhren" durch Siemens mit der Straton-Röhre vorgeführt [Schardt, 2004]. Diese Entwicklung wurde 1993 durch Willi Kalender und Wolfgang Knüpfer gestartet, um den durch die Spiral-CT bedingten höheren Anforderungen an die Röntgentechnik gerecht werden zu können und eine Alternative zum Ansatz der Elektronen-Strahl-CT, die mit großen direkt gekühlten Targets arbeitet (s. Abschnitt 2.4.1), zu bieten. Es wurden zwei wesentliche Änderungen gefordert: höhere Stabilität durch beidseitige Lagerung und direkte Kühlung der Anode.

Bei konventionellen Röhren rotiert nur die Anode; sie wird durch ein einzelnes Lager gehalten, das sich im Vakuum dreht. Da die Masse der rotierenden Anode in CT-Röntgenröhren in den vergangenen Jahren ständig erhöht wurde, um größere Wärmespeicherkapazitäten bereit zu stellen, stellt dies auch einen Schwachpunkt der Konstruktion dar. In der Straton-Röhre rotiert das komplette Vakuumgefäß, welches Kathode und Anode beherbergt. Dies stellt nicht nur eine deutlich robustere mechanische Konstruktion mit beidseitigen Lagern außerhalb des Vakuumgefäßes dar, die normal geschmiert werden können. Vor allem bietet es die Möglichkeit, die Energie aus der Anode direkt über Konvektion durch Kühlöl („convective cooling") abzuführen, das an der Rückseite der Anode vorbei geführt wird. Damit ist die

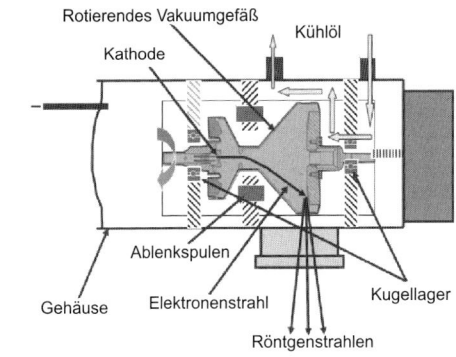

a)

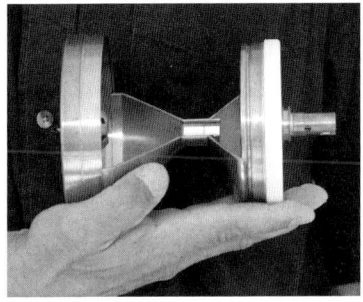

b)

Bild 2.6
Röhren mit rotierendem Vakuumgefäß bieten höhere mechanische Stabilität und die Möglichkeit zur Direktkühlung der Anodenrückseite. **a)** Skizze des Prinzipaufbaus. **b)** Foto einer Straton-Röhre.

Kühlung bei Drehkolbenröhren erheblich effektiver als bei Röhren mit rotierender Anode; es werden typischerweise 5 MHU (Mega Heat Units) pro Minute erreicht. Diese Werte sind ungefähr um einen Faktor zehn höher als bei konventionellen CT-Röhren. Die hohen Abkühlraten erlauben es gleichzeitig, erheblich kleinere und damit leichtere Anoden einzusetzen, was wiederum die mechanische Stabilität erhöht und bei Rotationszeiten von 0,4 s und darunter notwendig ist. Die Anode der Straton-Röhre hat einen Durchmesser von 120 mm gegenüber typischen Werten von 200-300 mm bei konventionellen Hochleistungsröhren; die Massen sind in ähnlicher Weise reduziert, wozu aber generell keine exakten Daten vorliegen. Dieser neue Röhrentyp kann zu Demonstrationszwecken als „hand-held-device" gezeigt werden (Bild 2.6b), sollte aber sicherlich nicht in dieser Weise als Röntgenquelle eingesetzt werden.

Die heute in der CT eingesetzten Röntgenröhren bieten Fokusgrößen von typischerweise 0,5 bis 1,2 mm. Oft steht auch die Wahl verschiedener Foken zur Verfügung. Das SOMATOM Sensation 64 mit der Straton-Röhre, als Beispiel, bietet Fokusgrößen von 0,6 mm × 0,7 mm, 0,8 mm × 1,1 mm und 0,7 mm × 0,7 mm an. Kleinere Foken werden vorzugsweise für Scans mit dünnen Schichten und hohen Anforderungen an die Ortsauflösung eingesetzt; Scans mit größeren Foken sind notwendig, wenn hohe Weichgewebs- oder Niedrigkontrastauflösung mit entsprechend hohen Leistungswerten gewünscht werden (Bild 2.5).

Die Springfokustechnologie wird bereits seit vielen Jahren in CT-Scannern eingesetzt, um doppelte Abtastung in Fächerrichtung zu erreichen. Die Straton-Röhre bietet auch diese Möglichkeit, zusätzlich aber auch eine weitere Innovation. Prinzipbedingt liegt die Kathode bei Drehkolbenröhren auf der Rotationsachse der Anode und nicht direkt dem Anodenauftreffpunkt gegenüber. Der Elektronenstrahl muss deshalb durch ein Magnetfeld geformt und auf die Anodenoberfläche geführt werden. Der notwendige technologische Aufwand bietet inhärent die Möglichkeit, die Fokusposition sowohl in Fächer-, als auch in z-Richtung exakt zu kontrollieren und damit überlappende Abtastung in beiden Richtungen zur Verfügung zu stellen. Da die

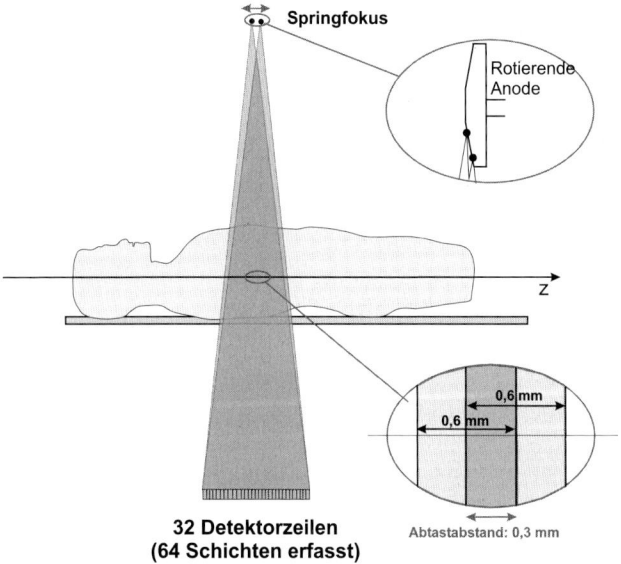

Bild 2.7
Doppelte Abtastung in z-Richtung mit Springfokustechnologie
(siehe Text zu Erläuterungen).

Fokusposition innerhalb von Mikrosekunden geändert werden kann, werden während einer Rotation für jede über den Detektor definierte Schicht zwei überlappende Schichten quasi simultan gemessen (Bild 2.7). Damit wird die Abtastrate in z-Richtung effektiv verdoppelt. Am SOMATOM Sensation 64, wie in Bild 2.7 als Beispiel gezeigt, werden die Daten bei dem 32×0.6 mm Detektorarray mit einer Abtastrate äquivalent zur Abtastung mit einem 64×0.3 mm Detektor erstellt. Es entsteht jeweils ein Datensatz, der 64 überlappende Schichten von 0,6 mm Weite mit einem Abtastabstand von 0,3 mm bereitstellt. Die gleichzeitige Änderung der Fokusposition in radialer Richtung wird durch Softwarekorrektur berücksichtigt. Die resultierenden positiven Effekte der doppelten Abtastung in z-Richtung bezüglich der Bildqualität werden in Abschnitt 4.2.8 näher beleuchtet.

2.2.3 Filter, Blenden und Kollimierung

Ein CT-Gerät besitzt unterschiedliche Kollimatoren, Blenden, Filter und Abschirmungen, die der Filterung des Röntgenspektrums, der Definition der Aufnahmeschicht, der Abschirmung des Detektors gegen Streustrahlung und dem Strahlenschutz allgemein dienen (Bild 2.3a). Sie können von Gerätetyp zu Gerätetyp leicht variieren, weisen im Prinzip aber immer die gleiche Funktionalität auf. Eine erste grobe Einblendung erfolgt meist fokusnah, um den emittierten Strahlkegel auf den für den jeweiligen Detektor und die gewählte Geometrie maximal notwendigen Strahlenfächer zu reduzieren. Diese erste Reduzierung des Strahlenkegels wird durch den Bleitubus des Strahlers vorgegeben, der nur einen Schlitz zur Definition eines groben Fächers oder Kegels aufweist. In einem zweiten Schritt wird der maximal erlaubte Fächerstrahl durch eine feste Blende exakt definiert. Eine zusätzliche, einstellbare Blende ermöglicht die variable Einblendung auf die jeweils gewünschte Schichtdicke bzw. die gewünschte Gesamtkollimierung bei Mehrschicht-Scannern. Sie ist möglichst weit vom Fokus entfernt, also nahe an der Gantryverkleidung positioniert, um die durch die endliche Fokusgröße bedingten Halbschattenbereiche zu minimieren.

Der Einfluss der Blendengeometrie und der Fokusgröße auf die Definition der Schicht ist in Bild 2.8 illustriert. Für einen idealen punktförmigen Fokus ergibt sich ein perfektes rechteckförmiges Schichtprofil. Bei jedem realen, ausgedehnten Fokus resultieren hingegen Halbschattenbereiche und damit in erster Näherung ein trapezförmiges Profil. Diese Beiträge können durch eine bewegliche detektorseitige Blende reduziert werden; dieses Mittel wird insbesondere bei der Einstellung dünner Schichten eingesetzt, da hier die größten Abweichungen von der idealen Rechteckform zu erwarten wären. Es muss dann allerdings in Kauf genommen werden, dass das Dosisprofil breiter wird als das Schichtprofil. Dies ist im Wesentlichen dadurch bedingt, dass die exponierte Schicht in diesem Falle dicker ist als die vom Detektor

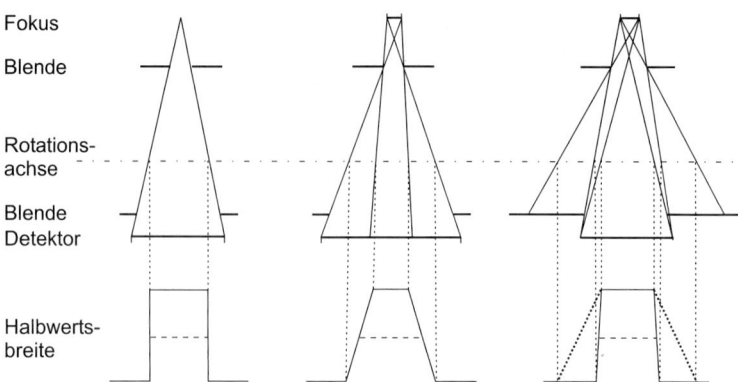

Bild 2.8
Definition der Aufnahmeschicht. Breite und Profil der exponierten Schicht werden durch Fokusgröße, Blendengeometrie und -weite festgelegt. Mit dem Einsatz einer detektorseitigen Blende (rechts) wird das Schichtprofil günstig beeinflusst, das Dosisprofil (gepunktet) bleibt dabei aber breit und geht somit über das Schichtprofil hinaus.

erfasste (Bild 2.8 rechts). Auf die entsprechenden Aspekte zur Messung und zur Bewertung von Schichtempfindlichkeitsprofilen und Dosisprofilen wird in den Kapiteln 4 und 5 weiter eingegangen.

Blenden vor dem Detektor – neben der optionalen, beweglichen Blende wird auch hier immer eine feste Blende eingesetzt, deren Weite der maximalen Kollimierung entspricht – dienen in jedem Falle dazu, Signalbeiträge aus gestreuter Strahlung möglichst gering zu halten. Die Funktion, Streustrahlungsbeiträge zu minimieren, haben auch optionale Streustrahlungskollimatoren. Diese sind meist als ein System von dünnen Lamellen aus stark absorbierenden Materialien realisiert (z. B. 100 μm dicke Tantalbleche), die exakt zwischen den Detektorelementen positioniert, in z-Richtung orientiert und auf den Fokus ausgerichtet sind. Die Fokussierung ist erforderlich, um eine Reduzierung der signaltragenden Primärstrahlung auszuschließen, und kann nur für Geräte mit rotierendem Detektor technisch realisiert werden. Geräte mit stationärem Detektor (4. Generation) weisen deshalb bezüglich der Streustrahlenanfälligkeit einen prinzipiellen Nachteil auf. Da die Streustrahlenintensität mit größeren Kegelwinkeln ansteigt, kann das Fehlen der Möglichkeit zur Streustrahlenkollimierung als ein wichtiger Grund dafür angesehen werden, dass keine Mehrschichtsysteme mit stationärem Detektor bereitgestellt wurden.

Zur Filterung des Spektrums tragen mehrere Komponenten bei. Neben der Eigenfilterung durch die Röntgenröhre, die typischerweise in der Größenordnung von 3 mm Aluminium-Gleichwert liegt, werden flache und geformte Filter eingesetzt. Flache Zusatzfilter (z. B. Kupferbleche von 0,1 bis 0,4 mm Dicke) verschieben den Schwerpunkt des Spektrums zu höheren Energien. Niederenergetische Anteile, die überwiegend zur Dosis, aber kaum zum Signal beitragen, werden dabei stark reduziert. Ihr Einsatz ist zu begrüßen, erfordert aber höhere verfügbare Röntgenleistung. So genannte Formfilter, im englischen „bow-tie filter" genannt, schwächen die Strahlung zentral im Fächer kaum, in der Peripherie hingegen stark (Bild 2.3a). Sie reduzieren die Anforderungen an den Dynamikbereich des Detektorsystems und die aus peripheren Objektbereichen kommende Streustrahlungsintensität. Das Material von Formfiltern sollte von niedriger Ordnungszahl aber von hoher Dichte sein wie etwa Teflon, um Unterschiede in der Aufhärtung des Spektrums zentral und peripher im Fächer so gering wie möglich zu halten.

Als weitere detektornahe Komponente des Blendensystems, die nicht an allen Scannern zur Verfügung gestellt wird, sind so genannte „Hochauflösungskämme" zu nennen. Die Zähne des Kammes überdecken jeweils die Stoßstelle zwischen zwei Detektorelementen und reduzieren abhängig von ihrer Breite die Detektorapertur W_D, um so die Ortsauflösung zu verbessern (s. Abschnitt 4.1.3). Natürlich wird damit auch die geometrische Dosiseffizienz des Gesamtsystems reduziert, weshalb solche Kämme nur für Hochkontrastaufnahmen eingesetzt werden, bei denen erhöhtes Rauschen kein Problem darstellt.

2.2.4 Datenerfassungssystem

Der Detektor, das System zum quantitativen Nachweis der auftreffenden ionisierenden Strahlung, stellt eine der wichtigsten und technologisch kritischsten Komponenten des gesamten CT-Systems dar. Seine Aufgabe besteht darin, die auftreffende Röntgenintensität in ein entsprechendes elektrisches Signal umzuformen, zu verstärken und aus der analogen in die digitale Form zu wandeln. Entscheidende Komponenten sind die eigentlichen, röntgensensitiven Detektorelemente und ihr Aufbau, die Vorverstärker und die Analog/Digital-Wandler. Die Anforderungen an die Elektronik, also Vorverstärker und Analog/Digital-Wandler, sind relativ einfach zu spezifizieren: Das durch diese Komponenten erzeugte elektronische Rauschen sollte deutlich geringer sein als das durch statistische Schwankungen in der Intensität der Röntgenstrahlung bedingte Quantenrauschen. Eine gängige Forderung ist, dass das Elektronikrauschen höchstens die halbe Höhe des maximal zu erwartenden Quantenrauschens erreichen darf, also $\sigma_E < 0,5 \cdot \sigma_Q$. Die Anforderungen an das gesamte Detektorsystem und seine Bewertung sind hingegen sehr viel schwieriger exakt zu spezifizieren. Wesentliche Vorgaben sind in Tabelle 2.2 zusammengefasst.

Tabelle 2.2 Anforderungen an CT-Detektorsysteme

Anforderungen an CT-Detektorsysteme	Akzeptabler Wert
Hoher Dynamikbereich	10^5-10^6
Hohe Quantenabsorptionseffizienz	> 90 %
Hohe Lumineszenzeffizienz* bei Szintillations-detektoren	> 10 %
Hohe geometrische Effizienz	80 %-90 %
Schnelles zeitliches Ansprech- und Abkling-verhalten	Abklingkonstante < 1 µs
Geringes Nachleuchten	< 0,01 %, 100 ms nach Bestrahlungsende
Geringe Strahlungsdrift	$\leq$ 0,5 % für die längst-mögliche Scanzeit
Elektronikrauschen gering im Vergleich zum Quantenrauschen bei allen Scanmodi	$\sigma_E \leq 0,5 \cdot \sigma_Q$
Geringes Übersprechen zwischen den Detektor-elementen	< 3 %
Hohe Homogenität des Materials innerhalb eines Detektorelements für geringe Artefaktneigung	u. a. Reinheit des Ausgangs-materials > 99,9 %
Gleiches Ansprechverhalten aller Detektorele-mente innerhalb des Detektorarrays	< 0,1 % Differenz (nach optionaler Korrektur)
Detektormaterial einfach und mit hoher Präzision bearbeitbar	± 10 µm Toleranz
Aufbau als ein- und mehrzeiliges Array möglich	$D \geq 4$ Zeilen
Umweltverträglichkeit des Detektormaterials	Niedrige Toxizität, geringe Entsorgungskosten
Chemische Stabilität	z. B. unempfindlich gegen Feuchtigkeit
Stabilität gegen Umwelteinflüsse	z. B. thermischer Ausdeh-nungskoeffizient < 10^{-5} pro °C
Möglichkeit zur Kollimierung gegen Streustrahlung	

* Verhältnis der Energie des nachweisbaren sichtbaren Lichts zur Energie der absorbierten Röntgenstrahlung

Zur Realisierung von Detektoren wurden viele Ansätze diskutiert und verfolgt. In der CT kommen im Wesentlichen die beiden folgenden Nachweisprinzipien und Detektortypen zum Einsatz:

- Ionisationskammern, meist mit dem Edelgas Xenon unter hohem Druck gefüllt, und

- Szintillationsdetektoren in Form von Kristallen wie Cäsium-Jodid oder Cadmium-Wolframat oder keramischen Stoffen wie Gadoliniumoxysulfid.

Der Aufbau und die Wirkungsweise dieser beiden Detektortypen sind in Bild 2.9 dargestellt. Halbleitermaterialien, die als Festkörperdetektoren direkt ein elektrisches Signal zur Verfügung stellen und deswegen häufig als Direktkonverter bezeichnet werden, sind bisher noch nicht zum klinischen Einsatz gekommen. Eine entsprechende Entwicklung ist auch kurzfristig nicht abzusehen.

Xenon-Ionisationskammern (Bild 2.9a) bieten einige Vorteile: Ihr Aufbau ist im Prinzip relativ einfach, und die Empfindlichkeit der einzelnen Detektorkanäle ist gleich hoch, da im gesamten Detektordruckgefäß konstanter Gasdruck herrscht. Als wesentlicher Vorteil wurde immer herausgestellt, dass Xenon ein sehr gutes zeitliches Ansprechverhalten bietet, mit schnellem Abklingen und geringem Nachleuchten. Diese Eigenschaften werden unten im Vergleich zu Festkörpersystemen weiter erläutert und diskutiert.

Als Nachteil von Xenon-Detektorsystemen wird die gegenüber den meisten Festkörpermaterialien niedrigere Quanteneffizienz angegeben. Dies bedeutet aber nicht generell, dass Xenon-Systeme notwendigerweise jedem Szintillationssystem unterlegen sind. Es müssen alle Einflussfaktoren in Betracht gezogen werden. Zur Effizienz des gesamten Detektorsystems trägt nicht nur die Nachweisempfindlichkeit eines einzelnen Elementes bei, sondern eine Reihe weiterer Faktoren wie zum Beispiel die geometrische Effizienz, die durch die Toträume zwischen den einzelnen Elementen bestimmt wird. Diese liegen typischerweise in der Größenordnung von 0,1-0,2 mm bei Detektorelementbreiten von 1-2 mm. Xenon-Detektoren können sich von der Auslegung her in ihrer Effizienz sehr stark unterscheiden: Abhängig von Druck, Kammertiefe und Dicke des Eingangsfensters und anderen konstruktiven Details können sich drastische Unterschiede in der Nachweisempfindlichkeit ergeben (Tabelle 2.3).

Auch die allgemeine Bildqualität, insbesondere das detektorbedingte Artefaktverhalten, bestimmen die Niedrigkontrast-Erkennbarkeit und damit direkt oder indirekt die Dosiseffizienz des Gesamtsystems. Xenon-Detektoren bieten hier wegen der homogenen Gasverteilung Vorteile, und es erklärt sich, warum sie häufig als System der Wahl galten. Dass mit dem Aufkommen schnellerer Systeme in den späten achtziger Jahren sogar Hersteller ihre Systeme von Festkörperdetektoren auf Xenon umgestellt haben, war durch das gute zeitliche Ansprechverhalten zu erklären.

Die Forderung nach sehr kurzen Abklingzeiten hat durch die Einführung von Subsekundenscanzeiten noch höhere Bedeutung erhalten. Um diesen Punkt zu verdeutlichen, ist in Bild 2.10a neben typischen Abklingkurven auch der mögliche Einfluss von einem zu langen Signalnachleuchten auf die Ortsauflösung und die Bildqualität per Simulation gezeigt. Hierfür wurden Messdaten eines SOMATOM PLUS 4 mit UFC-Detektor (UFC – Ultra Fast Cera-

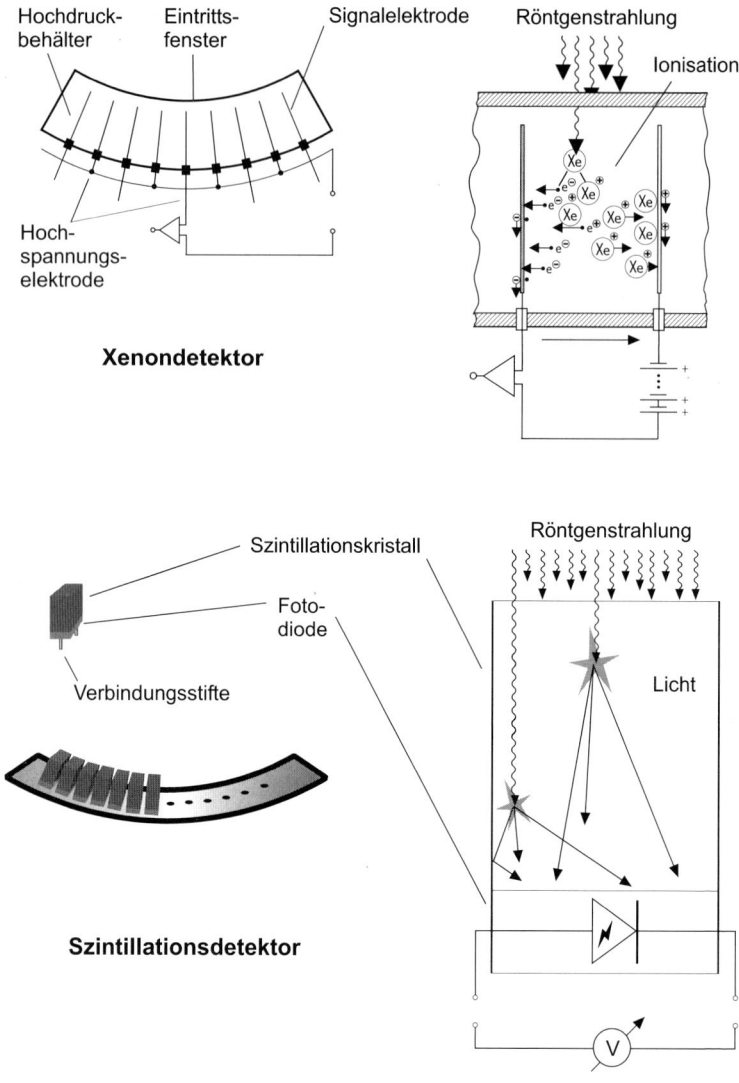

Bild 2.9
In der CT dominieren zwei Detektorsysteme: **a)** Xenon-Ionisationskammern, **b)** Szintillationsdetektoren. Schnelle Keramikszintillatoren sind heute vorrangig im Einsatz.

Tabelle 2.3 Detektoreffizienz von typischen Detektorsystemen

Detektormaterial ＼ Objekt	20 cm H₂O	18 cm H₂O + 2 cm Knochen	36 cm H₂O + 4 cm Knochen
80 kV			
Xenon [a] (10 bar, 3 cm / 25 bar, 6 cm)	46,5 / 85,4	44,3 / 85,6	41,1 / 85,2
Cäsiumjodid [b] (0,6 mm, 4,50 g/cm³)	70,8	67,8	63,5
Gadoliniumoxysulfid [b] (1,4 mm, 7,44 g/cm³)	97,3	97,1	96,7
100 kV			
Xenon [a] (10 bar, 3 cm / 25 bar, 6 cm)	39,2 / 82,2	36,6 / 81,3	32,2 / 79,0
Cäsiumjodid [b] (0,6 mm, 4,50 g/cm³)	60,7	57,2	51,3
Gadoliniumoxysulfid [b] (1,4 mm, 7,44 g/cm³)	94,7	93,9	92,2
120 kV			
Xenon [a] (10 bar, 3 cm / 25 bar, 6 cm)	33,5 / 76,8	30,6 / 74,9	25,5 / 70,4
Cäsiumjodid [b] (0,6 mm, 4,50 g/cm³)	52,5	48,4	41,2
Gadoliniumoxysulfid [b] (1,4 mm, 7,44 g/cm³)	90,4	88,8	85,4
140 kV			
Xenon [a] (10 bar, 3 cm / 25 bar, 6 cm)	28,8 / 70,5	25,7 / 67,8	20,4 / 61,5
Cäsiumjodid [b] (0,6 mm, 4,50 g/cm³)	45,5	41,1	33,3
Gadoliniumoxysulfid [b] (1,4 mm, 7,44 g/cm³)	85,0	82,8	77,5

[a] 1,3 mm Al Eintrittsfenster, Kammerdruck und Tiefe in Klammern
[b] Tiefe und Dichte in Klammern
(Berechnung mit ImpactSim, VAMP GmbH, Möhrendorf, Deutschland)

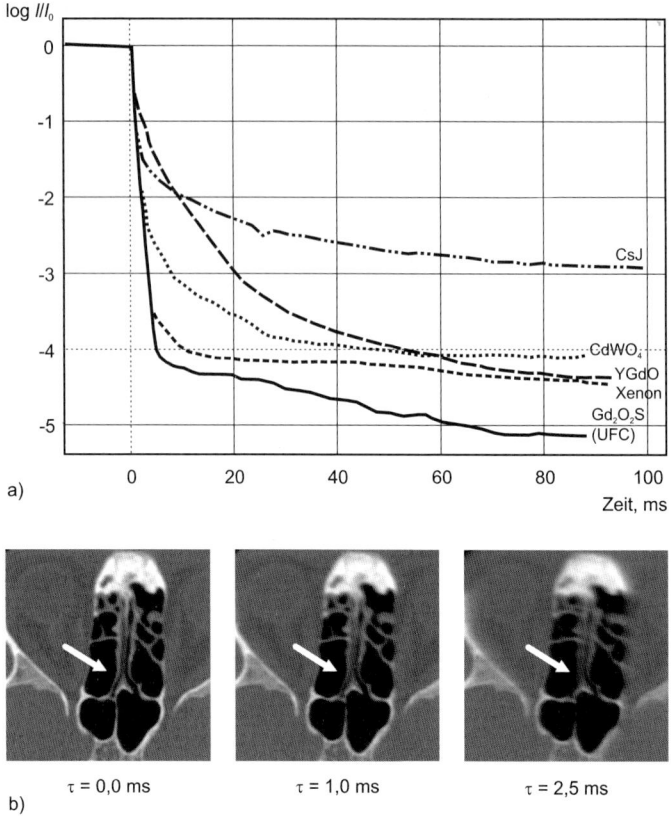

Bild 2.10
Zeitliches Ansprechverhalten. **a)** Abklingverhalten unterschiedlicher Detektor-
materialien nach einem kurzen Röntgenpuls, der den Nullpunkt der Zeitachse
definiert. **b)** Nachleuchten kann die Bildqualität und insbesondere die Ortsauflösung negativ beeinflussen. Die gezeigten Simulationen dieses Effektes belegen,
dass dies bereits bei einer Abklingkonstante $\tau = 1$ ms zum Tragen kommt.

mic), der ein sehr schnelles Sinterkeramikmaterial aus Gadoliniumoxysulfid
(Gd_2O_2S) mit 10^{-6} s Abklingzeit verwendet, derart verändert, dass jedem der
in einem zeitlichen Abstand von 0,5 ms gewonnenen Messwerte eines einzelnen Detektorelements ein Nachleuchten entsprechend der Funktion $\exp(-t/\tau)$
zugeordnet und den Folgemesswerten dieses Kanals beaufschlagt wurde.
Der zeitliche Abfall des Signals nach einem kurzen Röntgenimpuls wird im
Wesentlichen durch zwei Phänomene beschrieben: durch die Abklingzeit,
die den raschen exponentiellen Abfall des größten Signalanteils beschreibt,
und durch das Nachleuchten, das eine zweite, ebenfalls über eine Exponenti-

alfunktion approximierbare, sehr viel langsamere Abklingphase bewirkt. Schon bei einem Koeffizienten $\tau = 1$ ms zeigt sich eine deutliche Verunschärfung bei einigen anatomischen Strukturen (Bild 2.10b).

Dieser Einfluss des Abklingverhaltens auf die Ortsauflösung konnte auch experimentell in einem direkten Vergleich eines UFC-Detektors mit einem Xenon-Detektor bei ansonsten unverändertem CT-System nachgewiesen werden; für den UFC-Detektor ergab sich eine signifikante Verbesserung der Ortsauflösung [Fuchs, 1999a]. Jeder Vorteil in der Bildqualität kann direkt bezüglich der Dosisbilanz genutzt werden, wie unten weiter diskutiert wird; deswegen ist das Zeitverhalten neben der Quanteneffizienz eine entscheidende Eigenschaft des Detektors. Xenon-Detektoren stellen bei den heute üblichen hohen Scangeschwindigkeiten nicht mehr den technologischen Goldstandard dar.

Ein weiterer und vielleicht der entscheidende Nachteil von Xenon-Detektoren für zukünftige Entwicklngen besteht darin, dass ein lineares, für die Einzeilen-Spiral-CT ausreichendes Array zwar sehr leicht aufgebaut werden kann, ein Mehrzeilen-Design oder ein komplettes Array aber nur sehr schwierig. Alle Mehrzeilendetektoren in der Vergangenheit und alle neuen Systeme waren bzw. sind dem entsprechend aus Szintillationskristallen oder Keramiken aufgebaut (Tabelle 2.4).

Eine Forderung, die für Mehrzeilendetektoren besondere Bedeutung hat, ist die nach hoher geometrischer Effizienz, d. h. nach möglichst geringen Toträumen. Die Septen und ggf. der Streustrahlenkollimator, der zwischen den einzelnen Detektorelementen auf den Fokus hin kollimiert angebracht ist, nehmen typischerweise ca. 0,1 bis 0,2 mm in Anspruch, die Separierung der Elemente in z-Richtung ca. 0,1 mm. Es wird daher heute im besten Falle nur eine geometrische Effizienz von 80-90 % erreicht. Bei einem Array von in z-Richtung stärker unterteilten Detektorelementen muss eine stärkere Reduzierung der geometrischen Effizienz akzeptiert werden.

Beispiele für mehrzeilige Detektorarrays sind in Bild 2.11 gezeigt. Diese wurden 1998 als 4-Schicht-Scanner erstmals in den Markt eingeführt. Aus Kostengründen wird im Allgemeinen nicht jedem einzelnen Detektorelement ein kompletter Elektronikkanal zugeordnet. Deswegen wird bei Mehrzeilendetektoren, wenn größere als die durch das Array vorgegebenen minimalen Schichtdicken angewählt werden, üblicherweise das Signal mehrerer Detektorelemente in z-Richtung zusammengefasst und dann dem A/D-Wandler zugeführt. Hieraus ergibt sich die Möglichkeit, die Schichtdicke durch elektronische Zuordnung festzulegen, wobei das Röntgenstrahlenbündel nur fokusseitig kollimiert wird. Bild 2.11a zeigt die zurzeit von der Firma General Electric eingesetzte und propagierte Lösung. Die 16 Einzelzeilen des Detektorarrays, die physikalisch jeweils eine auf das Drehzentrum bezo-

Tabelle 2.4
CT-Geräte mit Mehrzeilen-Detektorsystemen. D gibt die Anzahl der verfügbaren Detektorzeilen an, M die Anzahl der simultan erfassten Schichten.

Hersteller	Gerätetyp	Zeilen- zahl D	Schicht- zahl M	Jahr
EMI	Mark I	2	2	1972
Siemens	SIRETOM 2000	2	2	1974
Siemens	SOMATOM SD	2	2	1977
Imatron	C-100	2	2	1983
Elscint	Twin	2	2	1994
GE	LightSpeed	16	4	1998
Siemens	SOMATOM Volume Zoom	8	4	1998
Picker	Mx8000	8	4	1998
Toshiba	Akquilion	34	4	1998
GE	LightSpeed 16	16	16	2001
Philips	IDT 16	24	16	2001
Siemens	SOMATOM Sensation 16	24	16	2001
Toshiba	Akquilion	40	16	2001
Siemens	SOMATOM Sensation 64	40	64	2004
GE	VCT 64	64	64	2004
Toshiba	Akquilion 64	64	64	2004
Philips	Brilliance 64	64	64	2004
Toshiba	Prototype	256	256	2004

gene Schichtdicke von 1,25 mm festlegen, können zu vier Einzelschichten von je 1,25 mm, 2,5 mm, 3,75 mm oder 5 mm zusammengefasst werden. Es handelt sich um ein gleichförmig strukturiertes Matrixarray. Eine ähnliche, aber technisch etwas weitergehende Lösung wird mit einem 34-zeiligen Array von der Firma Toshiba für das Akquilion angeboten. Die inneren vier Zeilen definieren jeweils eine 0,5-mm-Schicht, die auf beiden Seiten angren-

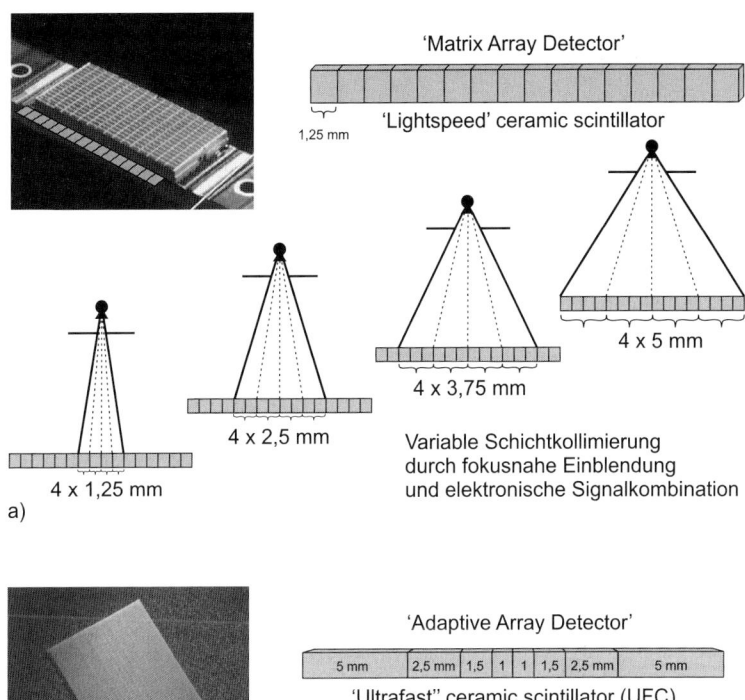

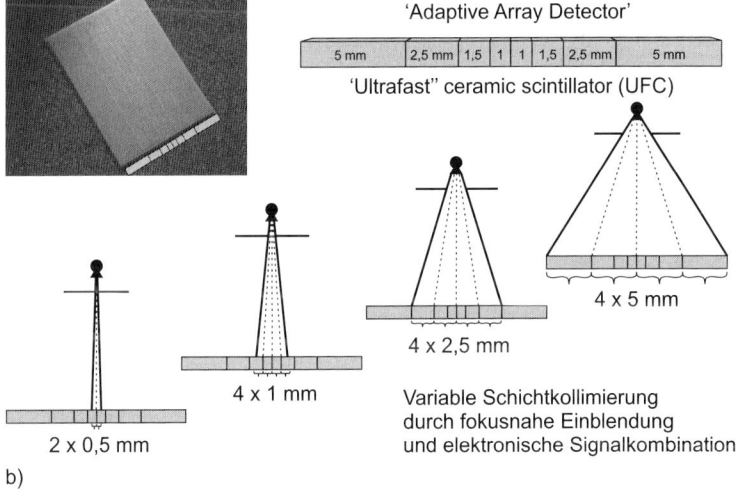

Bild 2.11
Mehrzeilen-Detektorsysteme für die Spiral-CT. Die Anzahl der erfassten Schichten und ihre Dicke werden durch röhrenseitige Kollimierung und detektorseitige elektronische Kombination der Signale aus dem Detektorarray festgelegt. **a)** Gleichförmig strukturiertes 16-zeiliges 4-Schicht-Detektorarray (Beispiel: GE LightSpeed). **b)** Anisotrop aufgebautes 8-zeiliges 4-Schicht-Detektorarray (Beispiel: Siemens SOMATOM Volume Zoom und Marconi Mx8000).

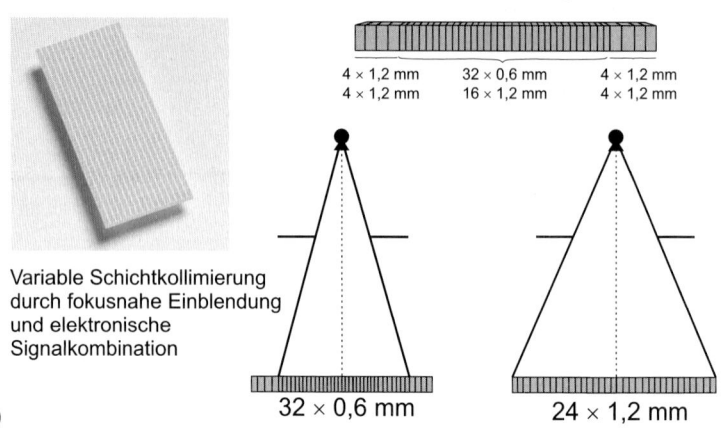

c)

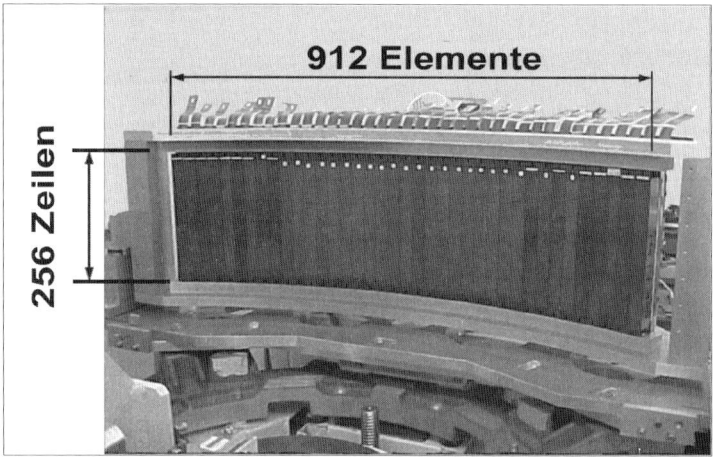

d)

Bild 2.11 *Fortsetzung*
Mehrzeilen-Detektorsysteme für die Spiral-CT. Die Anzahl der erfassten Schichten und ihre Dicke werden durch röhrenseitige Kollimierung und detektorseitige elektronische Kombination der Signale aus dem Detektorarray festgelegt. **c)** Hybrides 40-zeiliges Detektorarray, das mit z-Springfokus eine 64-Schicht-Akquisition erlaubt (Siemens SOMATOM Sensation 16). **d)** Isotropes 256-zeiliges 256-Schicht-Detektorarray (Toshiba Prototype).

zenden 15 Zeilen jeweils eine 1-mm-Schicht. Auch hier können nur vier Schichten simultan erfasst werden, in diesem Falle jeweils vier Schichten à 0,5 mm, 1 mm, 2 mm, 4 mm oder 8 mm.

Eine alternative Lösung, die im Wesentlichen ein ähnliches Vorgehen beinhaltet, aber versucht, den Totraum zu minimieren, wurde von Siemens in Kooperation mit Elscint entwickelt und im SOMATOM Volume Zoom und im Marconi Mx8000 eingesetzt. Bei der in Bild 2.11b gezeigten Lösung eines „adaptiven" Arrays sind nur die innersten Detektorzeilen sehr fein geteilt, nach außen hin steigt ihre Breite in z-Richtung. Auch hier werden die Schichten über fokusseitige Kollimierung und detektorseitige elektronische Zusammenfassung der Messsignale definiert. Optional kann auch hier zusätzliche detektorseitige Kollimierung eingesetzt werden. Ein wichtiger Vorteil dieses Aufbaus besteht darin, dass die äußeren 5-mm-Schichten, die keine Septen enthalten, keine Verluste an geometrischer Effizienz aufweisen. Eine Definition von sehr dünnen Schichten ist möglich durch stärkere fokusseitige Kollimierung und Beschränkung auf nur die beiden innersten Detektorzeilen.

Die beiden hier vorgestellten Detektorkonzepte, gleichmäßig strukturierte und adaptive Arrays, stellen einen entscheidenden Fortschritt dar. Die Konstruktion von zweizeiligen Detektoren war vergleichsweise einfach und wurde auch relativ früh in der CT erfolgreich umgesetzt (Tabelle 2.4). Den entscheidenden Durchbruch stellte aber die Herstellung von Detektorarrays dar, wie sie erstmals in den oben beschriebenen Ansätzen für Vier-Schicht-Scanner erreicht wurde. Dies war ein technischer Durchbruch und erlaubte eine kontinuierliche Weiterentwicklung. Entsprechende Produktlösungen sind heute bereits auf dem Markt vertreten; ein Beispiel für ein 40-zeiliges 64-Schicht-Detektorsystem ist in Bild 2.11c dargestellt und im Siemens Sensation 64 im Einsatz. Die hier verwendeten Detektorarrays mit zwei isotrop geteilten Bereichen, oft auch hybride Arrays genannt, erscheinen zurzeit als die bevorzugte technische Lösung für die Mehrzahl der Hersteller. Mit einem weiteren Anstieg der Anzahl der Detektorzeilen wird der Trend zu isotropen Arrays verstärkt. Ein entsprechendes Beispiel einer Spezialentwicklung von Toshiba Medical Systems zeigt Bild 2.11d. Der Prototyp eines 256-zeiligen Detektors, der die simultane Akquisition von 256 Schichten mit 0,5 mm Dicke erlaubt.

All diese neueren Entwicklungen zeigen auch den Trend zu immer dünneren Schichten auf und damit das Bemühen, höhere Auflösungen in der Längs- bzw. z-Richtung zu erreichen. Die Einführung der Doppelabtastung in z-Richtung unterstützt diese Entwicklung entscheidend und stellt gleichzeitig eine sehr effektive und elegante Alternative zur kostenträchtigen Ausdehnung des physikalischen Detektorsystems dar. Gleichzeitig wird dabei ein Verlust an geometrischer Effizienz vermieden, der notwendigerweise durch die zusätzlichen Septen entstehen würde, wenn als Alternativlösung feiner geteilte Detektoren eingesetzt werden.

Neue Detektorkonzepte können durch die Flachbilddetektortechnologie, die für die digitale Radiographie und Durchleuchtung entwickelt wird, verfügbar werden. Der Einsatz und die Eignung dieser Detektoren für die CT-Bildgebung wird zurzeit intensiv untersucht. Entsprechende Versuche und Ergebnisse werden in den Abschnitten 2.4.3 und 4.3 vorgestellt und diskutiert.

2.3 Aufnahmemodes und Untersuchungsparameter

Für den Routinebetrieb eines CT-Scanners sind nur wenige Aufnahmemodi erforderlich, die allerdings mit sehr unterschiedlichen Betriebsparametern durchgeführt werden können. Der routinemäßige Ablauf besteht darin, eine erste Orientierung über die Anatomie mittels einer Übersichtsaufnahme zu gewinnen und darauffolgend die interessierenden Bereiche mit Einzelschicht- oder Spiral-CT-Aufnahmen zu untersuchen.

2.3.1 Übersichtsaufnahme

Zur Festlegung der Position einzelner Schichten oder ganzer Aufnahmebereiche hat es sich als äußerst hilfreich erwiesen, eine Übersichtsaufnahme ähnlich einer konventionellen Filmaufnahme zu erstellen. Hierzu wird die Röhre in einer festen Winkelposition gehalten und der Patient langsam bei kontinuierlicher oder gepulster Strahlung durch das Messfeld verschoben. Hieraus ergibt sich eine digitale Röntgenaufnahme mit niedriger Ortsauflösung, die meist in a.p. bzw. p.a. oder in lateraler Projektion aufgenommen wird (Bild 2.12). Prinzipiell ist aber jede Aufnahmerichtung möglich. Die lateralen Aufnahmen dienen insbesondere dazu, die Gantryneigung der Anatomie angepasst zu wählen, so dass z. B. Schichten parallel zur Schädelbasis oder exakt durch die Zwischenwirbelräume der Lendenwirbelsäule eingestellt werden können. Die in der Übersichtsaufnahme angewählten Schichten oder Aufnahmebereiche werden meist automatisch angefahren und gescannt. Dies dient sowohl einem beschleunigten Untersuchungsablauf als auch dem Strahlenschutz, da die Übersichtsaufnahmen – auch Topogramm, Scout View oder Scanogramm genannt – mit sehr geringer Dosis aufgenommen werden können. Weitere, zur Orientierung notwendige CT-Aufnahmen können somit entfallen. Gleichzeitig dienen die Übersichtsaufnahmen auch zur Dokumentation der gescannten Bereiche.

Topogramme werden also in analoger Weise erstellt wie klassische „scanned slit radiographs", bei denen der Strahl auf einen Fächer kollimiert und das

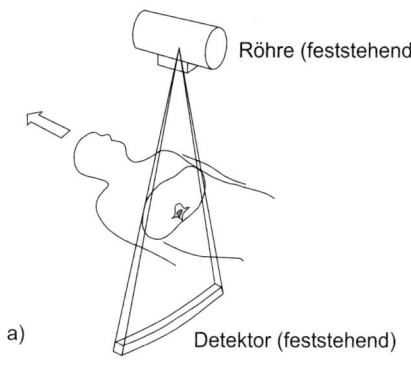

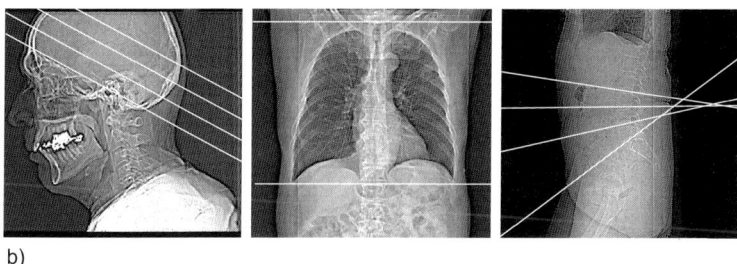

b)

Bild 2.12
Übersichtsaufnahmen werden mit niedriger Dosis und geringer Ortsauflösung erstellt, indem der Patient bei feststehender Röhre durch das Messfeld verfahren wird (**a**). Die Projektionsrichtung (hier a.p.) ist prinzipiell beliebig. Anhand dieser Aufnahmen erfolgt die Festlegung von Position und Gantryneigung einzelner Schichten oder kompletter Aufnahmebereiche, die hier jeweils nur schematisch angezeigt werden (**b**).

komplette Bild durch eine zeilenweise Abtastung erzeugt wird. Bei CT-Scannern mit Mehrzeilendetektoren, insbesondere bei 32, 64 oder mehr Schichten, wird eine zusätzliche Kollimierung benötigt, um den CT-Kegelstrahl wieder auf einen Fächer zu reduzieren. Dies ist aus Strahlenschutz- und aus Bildqualitätsgründen erforderlich, da das Bild aus Strahlen mit gleicher Orientierung aufgebaut werden sollte, d. h. vorzugsweise aus der jeweiligen Zentralebene. Strahlen, die stark hiervon abweichen, also weiter außen im Kegelstrahl liegen, müssen ausgeschlossen werden.

2.3.2 Einzelschichtaufnahmen – Sequentielle CT

Die eigentliche CT-Untersuchung bestand für mehr als zwei Jahrzehnte aus der Aufnahme einzelner Schichten. Diese werden in der Regel durch einen Scan über 360° erstellt, können aber auch durch Teilscans über 180° (bei Parallelstrahl-Geometrie mit Geräten der ersten und zweiten Generation) oder über typischerweise 240° (bei Fächerstrahl-Geometrie) erstellt werden. Nach Aufnahme einer einzelnen Schicht wird der Patient um eine definierte Distanz, meistens entsprechend der Schichtdicke, verfahren und anschließend der nächste Scan durchgeführt. Diese Untersuchungsweise, die inzwischen mehr und mehr durch Spiral-CT verdrängt wird, ist relativ zeitaufwendig, da neben den eigentlichen Scanzeiten Zeit für den Tischvorschub und ggf. auch für Atemkommandos für jeden Einzelscan berücksichtigt werden muss. Untersuchungen kompletter Organe können so fünf bis zwanzig Minuten in Anspruch nehmen.

An modernen CT-Scannern wird diese Abfolge von Einzelschichtaufnahmen, auch sequentielle CT genannt, inzwischen stark automatisiert und damit beschleunigt. Durch die notwendigen Vorschubzeiten und Atemkommandos bleiben aber prinzipielle Nachteile bestehen: Neben dem höheren Zeitaufwand stehen in der Regel auch keine überlappenden Bilder zur Verfügung, die für hohe 3D-Bildqualität aber erforderlich sind (s. Abschnitt 4.2.4). Indikationen für Einzelschichtaufnahmen werden dennoch weiterhin bestehen bleiben. Wann immer einzelne Scans zur Orientierung gefordert sind oder wenn nur repräsentative Schichten in größerem Abstand indiziert sind, z. B. bei einigen Lungenuntersuchungen, werden Einzelschichtaufnahmen eingesetzt. Auch die dynamische CT und die interventionelle CT (s. u.) erfordern weiterhin die Möglichkeit zu Einzelschichtaufnahmen.

Eine besondere Bedeutung kommt in Zukunft bei sehr schnellen Scannern eventuell auch sequentiellen Teilscanaufnahmen zu. Hierfür ist pro Auf-

Tabelle 2.5 Scanparameter bei sequentieller Einzelschicht-CT.

Parameter	Symbol	Typische Werte
Spannung	U	80 bis 140 kV
Röhrenstrom	I	10 bis 800 mA
Leistung	P	5 bis 100 kW
Schichtdicke	S	0,5 bis 10 mm
Scanzeit pro 360°	t_{rot}	0,3 bis 2,0 s
Scaninkrement	SI	beliebig, meist $SI = S$
Anzahl der Schichten	N_{rot}	10 bis 60
Scanbereich	R	5 bis 100 cm $R = (N_{rot} - 1) \cdot SI + S$

nahme minimal eine Abtastung über 180° plus Fächerwinkel erforderlich, um in der gegebenen Fächerstrahlgeometrie alle Linienintegrale mindestens einmal gemessen zu haben [Parker, 1982]. Somit können zum Beispiel prospektiv getriggerte Aufnahmen des Herzens an Scannern mit 0,4 s Rotationszeit bei Teilscanbetrieb in ca. 0,25 s aufgenommen werden, was in den meisten Fällen eine bewegungsarme Aufnahme in der diastolischen Phase ermöglicht. Herzphasenselektive Darstellungen werden in den Kapiteln 3 und 7 diskutiert.

Die gebräuchlichen Scanparameter für sequenzielle CT bzw. bei Einzelschichtaufnahmen sind in Tabelle 2.5 zusammengefasst; sie gelten weitgehend auch für alle weiteren unten besprochenen Scanmodi.

2.3.3 Materialselektive Aufnahmen – Zwei-Spektren-CT

Um Informationen über die Materialzusammensetzung des untersuchten Gewebes zu erhalten, können Zwei-Spektren-Verfahren eingesetzt werden (s. Abschnitt 1.2.4.2). Hierfür wird eine ausgewählte Schicht mit unterschiedlichen Hochspannungswerten und gegebenenfalls unterschiedlicher Filterung gescannt. Dies kann durch zwei sukzessive Scans geschehen oder durch schnelle Umschaltung der Hochspannung von Projektion zu Projektion. Die physikalisch korrekte Auswertung besteht darin, auf Basis der gemessenen Schwächungsdaten eine so genannte Basismaterialzerlegung durchzuführen und z. B. wasser- und kalziumäquivalente Dichtebilder (Bild 1.11) oder Bilder der Elektronendichte und der effektiven Ordnungszahl zu berechnen [Kalender, 1986; Kalender, 1987a]. Diese Option, die lange an Geräten des Typs Siemens SOMATOM DR zur Verfügung stand, wird zurzeit am Markt von keinem Hersteller angeboten. Diese Situation kann sich aber mit technologischen Fortschritten ändern (s. Abschnitt 8.4). Von Interesse ist zum Beispiel die Nutzung von Bildern der Elektronendichte für die Strahlentherapieplanung, insbesondere auch für die höheren Genauigkeitsanforderungen bei Protonentherapie, von monoenergetischen Bildern bei 511 keV für die Schwächungskorrektur bei PET oder die selektive Bestimmung der Konzentration einzelner Materialien.

2.3.4 Serienaufnahmen – Dynamische CT

Dynamische CT dient dazu, zeitliche Änderungen im Schwächungsverhalten zu erfassen. Hierbei kann es sich sowohl um physiologische Vorgänge wie Herzschlag oder Atmung handeln, in der klinischen Anwendung geht es aber überwiegend um die Beurteilung der Kontrastmitteldynamik in unterschiedlichen Körperabschnitten. Hierzu wird eine repräsentative Schicht ausgewählt (bei Mehrschicht-Scannern entsprechend M Schichten), ein Kontrastmittel verabreicht und die gewählte Schicht wiederholt gescannt. Der zeitliche Abstand der einzelnen Aufnahmen ist abhängig von dem zu untersuchenden physiologischen Vorgang und der Art des Kontrastmittels. Dies wird am Beispiel von Messungen der Hirngewebeperfusion in Abschnitt 7.1 illustriert, wobei entweder die Anreicherung von Xenon bei kontinuierlicher Inhalation mit Aufnahmen im Abstand von Minuten oder der Durchfluss eines intravenös gespritzten Kontrastmittelbolus mit hoher zeitlicher Auflösung kontinuierlich gemessen wird.

Dynamische CT im weiteren Sinne ist auch bei der multiphasischen Untersuchung ganzer Organe nach Kontrastmittelinjektion gegeben. Ein häufiges Beispiel hierfür stellt die Untersuchung der Leber in der frühen arteriellen, der portalen und der späten venösen Phase dar. Solche Untersuchungen, die durch die Spiral-CT möglich geworden sind, werden durch den Einsatz der Mehrschicht-Spiral-CT-Systeme und die damit verbundene höhere Geschwindigkeit der Volumenaufnahme praktikabel und zukünftig größere Bedeutung erlangen.

2.3.5 CT-Fluoroskopie – Interventionelle CT

Minimalinvasive Therapienansätze erhalten mit der fortschreitenden Entwicklung der Technologien für bildgestützte und bildgeführte Eingriffe immer größere Bedeutung. Eingriffe, die direkt im CT-Raum durchgeführt werden, stellen einen wesentlichen Beitrag hierzu dar. Eine Voraussetzung ist die Bilderzeugung annähernd in Echtzeit, entsprechend den fluoroskopischen Methoden in der konventionellen Radiologie.

Die Überwachung interventioneller Eingriffe mit CT kann in vielen Fällen auch mit Einzelscans in größeren zeitlichen Abständen erfolgen. Unter CT-Fluoroskopie versteht man die kontinuierliche Erfassung einer Schicht, ähnlich wie bei dynamischer CT, allerdings mit schnellstmöglicher Rekonstruktion und Präsentation des Bildes. Um der Forderung nach Echtzeitdarstellung möglichst nahe zu kommen, wird häufig nur eine reduzierte Matrix berechnet, typischerweise 256×256 statt 512×512. Dadurch werden Bildfrequenzen von fünf oder mehr Bildern pro Sekunde möglich. Somit können viele Eingriffe kontinuierlich und in Echtzeit überwacht werden. Einige dedizierte Beispiele für interventionelle CT unter Navigationskontrolle werden in Abschnitt 7.4 beschrieben.

2.3.6 Volumenaufnahmen – Spiral-CT

Spiral-CT bedeutet schnelle und kontinuierliche Erfassung eines kompletten Volumens; sie ersetzt die sequentielle Aufnahme einzelner oder mehrerer Schichten, die eine diskrete Abtastung entlang der z-Achse darstellen. Die technischen Voraussetzungen zu ihrer Realisierung wurden mit der Einführung der Schleifringtechnologie und kontinuierlich rotierender Scanner geschaffen. Das Scanprinzip (Bild 3.2), technische Aspekte und Fragen zur Bildrekonstruktion werden in Kapitel 3 detailliert besprochen. Die Schleifringtechnologie – und damit auch die Voraussetzung für Spiral-CT – ist inzwischen weit verbreitet, sowohl in Scannern mit rotierenden als auch mit stationären Detektorsystemen, ebenso in so genannten Kompaktanlagen bzw. Low-Cost-Scannern. Unterschiede bestehen bei den Leistungsmerkmalen. Die verfügbare Röntgenleistung, das Detektorsystem und die Geschwindigkeit des Computersystems beeinflussen die Leistungsdaten des Tomographen natürlich entscheidend. Moderne Geräte mit Mehrzeilendetektoren und Rotationszeiten im Subsekundenbereich erlauben Volumenscans kompletter Organe oder Regionen innerhalb weniger Sekunden und erfüllen damit weitgehend alle klinischen Forderungen an einen routine- und patientengerechten Betrieb.

2.4 Spezielle Scannerkonzepte

Im Folgenden werden spezielle und dedizierte technische Ansätze beschrieben. Einige wurden zeitweise als die „Zukunft der CT" angesehen. Einige waren nie oder nur in begrenztem Umfang in klinischem Gebrauch. Eine genauere Beschreibung und Diskussion auch dieser Konzepte ist aber nicht nur der Vollständigkeit halber angezeigt, sondern weil sich daraus in einigen Punkten Zukunftstrends ableiten lassen. Die Vorstellung erfolgt in chronologischer Reihenfolge.

2.4.1 Elektronenstrahl-CT

Elektronenstrahlscanner wurden bereits 1977 mit dem Ziel vorgeschlagen, extrem kurze Scanzeiten für Untersuchungen des Herzens zu erreichen. Entsprechend wurden sie anfangs als Cardiovascular CT („CVCT") Scanner propagiert [Boyd, 1983]. Der revolutionäre Ansatz bestand darin, den Scan ohne mechanische Bewegung durchzuführen. Hierfür wird ein Elektronenstrahl erzeugt, beschleunigt, fokussiert und elektromagnetisch über die Anode – ein ringförmiges Target, das den Patienten umschließt – geführt (Bild 2.13a). Der Scanvorgang ist in 33-100 Millisekunden abgeschlossen und kann praktisch sofort wiederholt werden. Der erste CT-Scanner dieser Bauart wurde von D.P. Boyd entwickelt und von der Fa. Imatron mit mehreren Dutzend Geräten zum Einsatz gebracht. Anwendungen dieser „Electron Beam Tomography" (EBT, EBCT) – auch als „Cine-CT" oder „Ultrafast CT" (UFCT) bezeichnet – sind breit gefächert, allerdings mit einem klaren Schwerpunkt in der Herzdiagnostik.

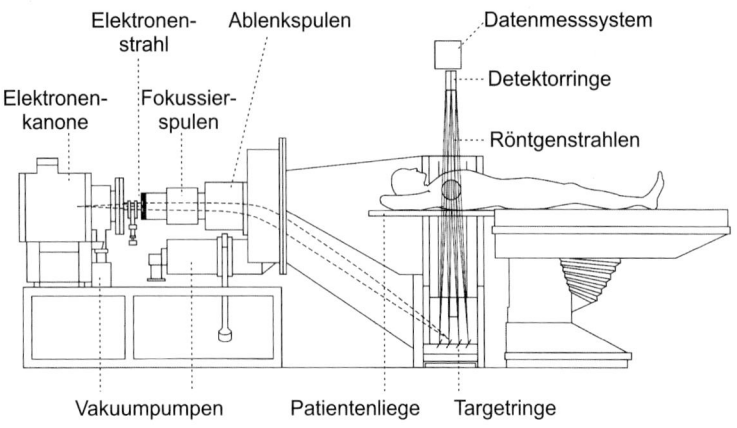

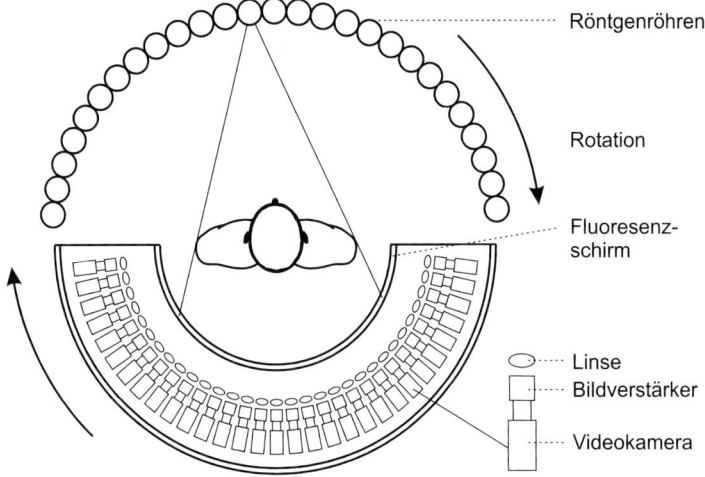

Bild 2.13
Alternative Konzepte für schnelle Volumenscans. **a)** Elektronenstrahltomographie bietet Einzelscans im Bereich von 30 bis 100 ms ohne mechanische Bewegung an. **b)** Der „Dynamic Spatial Reconstructor" erlaubte Volumenerfassung in Kegelstrahlgeometrie bei Rotationszeiten von nur 1 Sekunde.

Einem Durchbruch zu breitem Einsatz standen in den achtziger und neunziger Jahren hohe Kosten und Beschränkungen in der Bildqualität entgegen, die auch weiterhin nicht überwunden sind. Hoffnung keimte auf, als GE Medical Systems die Fa. Imatron 2002 übernahm. Die Produktentwicklung wurde aber nach kurzer Zeit eingestellt und einige der prinzipiellen Nachteile können auch mit hohem Aufwand nicht überwunden werden. EBT basiert auf dem Einsatz stationärer Detektoren. Es handelt sich also um ein Gerät der „4. Generation" und bietet praktisch keine Möglichkeit zur Kollimierung gegen Streustrahlung. Detektorentwicklungen sind aufwändiger und teurer als für konventionelle Scanner und es steht bisher kein Design mit mehr als zwei Detektorzeilen zur Verfügung. Die Leistungsanforderungen sind besonders hoch, da die notwendige Röntgenleistung mit den kürzeren Scanzeiten steigt. Es wurden Ströme von 1000 mA und Leistungswerte von 100 kW und mehr als Ziel gesetzt, aber nicht erreicht. In direkter Konsequenz zeigte sich, dass die Mehrschicht-Spiral-CT bezüglich der Bildqualität und der Scanzeiten pro Volumen der EBT überlegen ist.

Weiterentwicklungen auf diesem Gebiet sind unwahrscheinlich, da sich die Mehrschicht-Spiral-CT inzwischen in fast allen Belangen, insbesondere aber bezüglich der Bildqualität und der Scangeschwindigkeit pro Volumen, als der EBT überlegen erwiesen hat. Auch bei der Bildgebung am Herzen, die wegen der kurzen Scanzeit pro Einzelschicht als Domäne der EBT angesehen wurde, haben konventionelle Geräte mit Subsekundenscans und Mehrschicht-Spiralaufnahmen ebenbürtige Ergebnisse vorzuweisen (s. Abschnitt 3.4.3 und 7.3). Alle Hersteller nehmen inzwischen effektive Scanzeiten von 100 ms und weniger in Anspruch. Die Idee, Scans ohne mechanische Bewegung und mit praktisch beliebig kurzen Scanzeiten durchführen zu können, wird aber trotzdem die Phantasie der Physiker und Ingenieure weiter anregen.

2.4.2 „Dynamic Spatial Reconstructor"

Einen völlig anderen Ansatz zu schnellen Volumenaufnahmen verfolgten R.A. Robb und Mitarbeiter [Robb, 1983], die auf den Einsatz konventioneller Technik setzten. In einem gigantisch anmutenden Aufbau planten sie, 28 Röntgenröhren und 28 diesen gegenüberliegende Leuchtschirme kontinuierlich um den Patienten rotieren zu lassen (Bild 2.13b). Statt sukzessiver Einzelschichten sollte hier also erstmals mit Kegelstrahlgeometrie (Abschnitt 2.4.3) ein Volumen komplett in nur einer Rotation erfasst werden. Das Gerät kam in einer reduzierten Version mit „nur" 14 Röntgenröhren für physiologische Tierexperimente an der Mayo-Klinik zum Einsatz und ermöglichte die simultane Aufnahme von 240 Schichten mit 0,9 mm Schichtdicke. Die Gesamtscanzeit bei diesem gigantischen, tonnenschweren Aufbau betrug nur eine Sekunde. Offiziell wurde es als Dynamic Spatial Reconstructor vorgestellt und in der Literatur eingeführt; Kritiker nannten das Gerät allerdings wegen seiner Ausmaße auch „Mayo Monster". Das technische Konzept wurde aus Aufwandsgründen, wegen technischer Probleme und unzureichender Bildqualität nicht weiter verfolgt. Es gibt aber – zum damaligen Zeitpunkt noch unbeabsichtigt – das Ziel zukünftiger CT-Entwicklungen vor: die Aufnahme noch größerer Volumina mit noch dünneren Schichten, d. h. mit nahezu isotroper Auflösung, in noch kürzerer Zeit als heute möglich sowie dynamische Volumenuntersuchungen. Maßgeblich dafür ist, einen echten Flächendetektor in der CT-Bildgebung einzusetzen statt nur ein ein- oder mehrzeiliges Detektorarray. Diese Idee ist heute aktueller denn je.

2.4.3 Kegelstrahl-CT-Scanner

Mit dem Übergang von der Aufnahme einer oder mehrerer Schichten zur Aufnahme eines kleinen anatomischen Bereiches wie in der Radiographie ist der Übergang von einem Fächerstrahl zu einem Kegelstrahl verbunden. Eine exakte Definition, wann von Fächerstrahl und wann von Kegelstrahl gesprochen werden sollte, ist nicht festgelegt. Bis zum Jahre 2000 wurde für alle klinischen Systeme angenommen, dass eine Fächergeometrie vorliegt. Dies schloss auch die gängigen Vier-Schicht-Systeme ein, obwohl bei einer Kollimierung von 4×8 mm in z-Richtung die jeweiligen äußeren Fächer sicher nicht mehr strikt parallel zur Zentralebene liegen. Es erscheint daher naheliegend, die Definiton nicht von der Aufnahmegeometrie oder vom Detektor abhängig zu machen, sondern von der Art der Bildrekonstruktion.

Bei allen Mehrschicht-Scannern bis $M = 4$ geht man von einer idealen Fächerstrahlgeometrie aus. Es werden keinerlei zusätzliche Annahmen zur Geometrie gemacht oder Korrekturen für die Aufweitung des Fächers vorgenommen. Es wird weiter eine 2D-Rekonstruktion eingesetzt (s. Abschnitt 9.1), und in diesem Fall sprechen wir nicht von Kegelstrahl-CT. Wann immer die nicht planare Geometrie berücksichtigt und eine 3D-Rekonstruktion durchgeführt wird (s. Abschnitt 9.2), sprechen wir von Kegelstrahl-Rekonstruktion bzw. Kegelstrahl-CT.

Das mit der Kegelstrahlgeometrie verbundene Problem ist in Bild 2.14a illustriert. Details im Objekt werden bei Aufnahmen aus unterschiedlicher Projektionsrichtung abhängig von ihrem Abstand zur Zentralebene auf unterschiedliche Detektorzeilen projiziert. Die Daten, die eine einzelne Detektorzeile in einem Komplettumlauf erfasst, repräsentieren keine ebene x/y-Schicht mehr, wie dies bei Einzeilendetektoren zu erwarten und bei Mehrzeilendetektoren erfahrungsgemäß zumindest bis zu $M = 4$ noch in guter Näherung gewährleistet ist. Für Datensätze nur einer Zeile sind Kegelstrahlscans inkonsistent, und es ist mit Bildstörungen zu rechnen.

Ein einfaches Kriterium kann für die Vorgehensweise angesetzt werden: Wann immer die von zwei entgegengesetzten Strahlen erzeugten Projektionen eines an der Grenze des Messfeldes gelegenen Strukturdetails im Drehzentrum um eine Distanz Δz größer als eine Schichtdicke S auseinander lie-

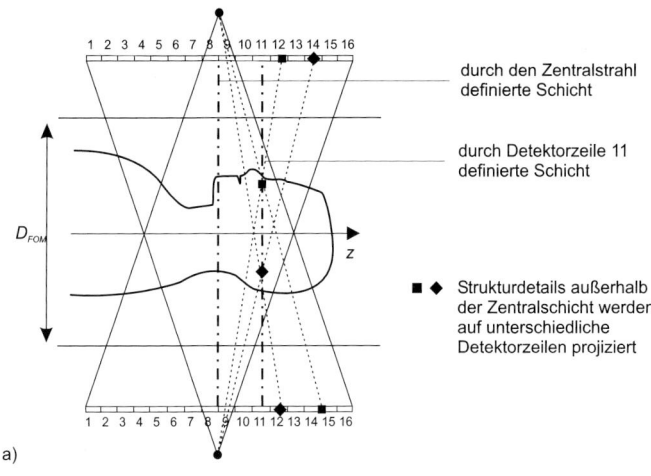

a)

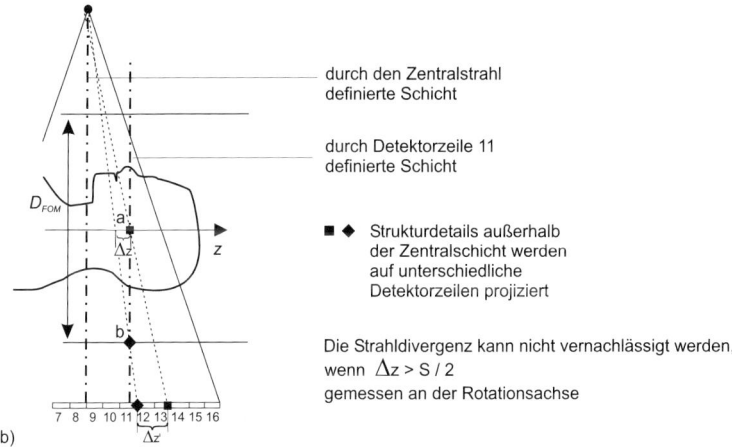

b)

Bild 2.14

Das Kegelstrahlproblem in der CT. **a)** Die Daten, die von einer einzelnen Detektorzeile entfernt vom Zentralstrahl geliefert werden, repräsentieren nicht mehr eine einzelne Schicht. Je größer der Kegelwinkel wird, desto mehr tragen Strukturdetails anderer Schichten zum Signal bei und desto mehr potenzielle Inkonsistenzen ergeben sich. **b)** Erfahrungsgemäß kann die Strahldivergenz bei der Bildrekonstruktion ignoriert werden, solange $\Delta z/S < 0{,}5$ gilt.

gen, ist Vorsicht geboten. Da die Distanz kleiner wird, je näher Details zum Messfeldzentrum liegen, kann $\Delta z/S > 0{,}5$ als Kriterium dafür angesetzt werden, wann eine Kegelstrahl- oder 3D-Rekonstruktion notwendig ist (Bild 2.14b). Offensichtlich bezieht sich dieses Kriterium nicht auf den Kegelwinkel selbst, da jeweils die Schichtdicke berücksichtigt werden muss. Bei dickeren Schichten können größere Kegelwinkel erlaubt werden.

Die Ansätze zur Kegelstrahlrekonstruktion bei Spiral-Scans mit 16- und 64-Schicht-Geräten werden in den Abschnitten 3.4 und 9.2 beschrieben. Die Bildqualität hat sich sowohl in kritischen Phantomtestaufnahmen als auch in der klinischen Routine als hervorragend erwiesen. Die Erweiterung auf 256 und mehr Schichten stellt weiterhin ein Forschungsthema dar [Mori, 2004] und wird ebenfalls noch diskutiert. Die Ansätze zur Kegelstrahlrekonstruktion bei großen Flächendetektoren, bei denen in der Regel ein einzelner Kreisscan durchgeführt wird, werden in Abschnitt 9.2.2 beschrieben. Die Bildqualität der routinemäßig durchgeführten klinischen Spiral-CT ist bisher nicht erreicht worden, und dies kann auch für Schichten mit zunehmendem Abstand zur Zentralebene nicht erwartet werden. Lediglich die Ortsauflösung ist erheblich verbessert (Abschnitt 4.3).

Beispiele für Flächendetektor-CT werden in Bild 2.15 gezeigt. Die 3D-CT-Angiographie mit Bildverstärkern und rotierenden C-Bogen-Systemen bei intraarterieller Injektion ist schon seit Jahren etabliert [Fahrig, 1997]. Diese Anwendung hat Produktstatus (z. B. am Siemens Multistar mit 3D-Angio-Option). Sie erlaubt die Darstellung und Beurteilung der Anatomie und eventueller Pathologie des Gefäßbaums, nicht aber die der umgebenden Weichgewebe, die nur niedrige Kontraste aufweisen. Der Einsatz von modernen Flachbilddetektorsystemen (flat panel detector – FPD) an C-Bogen-Systemen stellt ein neues und „heißes" Forschungsthema in der CT dar; die Ortsauflösung ist beeindruckend, die Weichgewebsdifferenzierung muss aber noch verbessert werden [Kalender, 2003]. Der in dieser Ausgabe neu hinzugefügte Abschnitt 4.3 ist diesem Thema gewidmet, um der potenziell großen Bedeutung dieser neuen Entwicklung gerecht zu werden.

Mikro-CT-Scanner sind ebenfalls bereits seit einigen Jahren im Einsat, und es werden auch hier überwiegend Flächen- statt Zeilendetektoren eingesetzt. Ein Spezialscanner zur Untersuchung von Präparaten und Gewebeproben wird in Bild 2.15c gezeigt, Bildergebnisse an einem Rattenkniepräparat bei ca. 10 µm Ortsauflösung in Bild 2.15d. Details zu dieser speziellen CT-Applikation werden in Abschnitt 7.5 angeboten.

In den letzten Jahren wurde auch eine neue technische Entwicklung untersucht, der Einsatz von Standard-FPDs in schnell rotierenden CT-Gantries. Diese Prototyp-Geräte wurden auch als Volume-CT bezeichnet [Grasruck, 2005; Kiessling, 2004; Nikolaou, 2005]. Der entsprechende mechanische

Aufbau erscheint einfach (Bild 2.15e); Probleme sind hauptsächlich durch die Detektorcharakteristik gegeben, z. B durch die niedrige Absorptionseffizienz und schlechte zeitliche Auflösung. Flachbilddetektoren sind in dieser Beziehung dedizierten CT-Detektorsystemen deutlich unterlegen (Abschnitt 2.2.4). Das besondere Interesse liegt in der Möglichkeit, die Aufnahmemöglichkeiten mit größeren Kegelwinkeln zu erproben, ohne dass die notwendigen dedizierten Detektoren mit 1024 Zeilen oder mehr hierfür bereitgestellt werden müssen. Auch in diesem Falle ist die verfügbare höhere Ortsauflösung beeindruckend (Bild 2.15f). Es wird sich in der Zukunft erweisen, ob dieser spezielle Ansatz eine solide oder möglicherweise nur eine Übergangslösung darstellt.

2.4.4 PET/CT-Kombinationsscanner

Die Positronenemissions-Tomographie kann als Komplementärverfahren zur CT angesehen werden. Während die CT hoch aufgelöste morphologische 3D-Information zur Anatomie und Pathologie mit hoher Geschwindigkeit bereitstellt, ist es die Stärke von PET, funktionelle und metabolische Information anzubieten. Die Information zu Morphologie und Funktion wird schon seit einiger Zeit durch die Verknüpfung der entsprechenden Bilder mit geeigneten Softwaretools erreicht [Burger, 2003]. Diese Vorgehensweise beinhaltet allerdings auch Probleme, da der Patient zu unterschiedlichen Zeitpunkten in den beiden unterschiedlichen Scannern untersucht wird. Die Wiederholung des Positioniervorganges wird unweigerlich zu signifikant unterschiedlichen 3D-Orientierungen der inneren Organe führen, auch wenn identische Patientenliegen zur Verfügung stünden. Deshalb sind Softwarelösungen im Allgemeinen nur für „starre Körper" wie zum Beispiel den Schädel erfolgreich. Um diese Probleme zu reduzieren und Patienten, bei denen sowohl anatomische als auch funktionelle Bildgebung gefordert ist, nur einer Untersuchung zu unterziehen, wurden PET/CT-Kombinationsscanner entwickelt. Diese Entwicklung wurde in den 90er Jahren gemeinsam von David Townsend, zu dem Zeitpunkt an der Universität von Genf tätig, und Ron Nutt, damals noch Präsident von CPS Innovations Knoxville, USA, initiiert. Der erste Prototyp wurde im Rahmen eines von den National Cancer Institutes der USA finanzierten Projektes entwickelt.

Das erste Gerät wurde an der Universität von Pittsburgh 1998 für klinische Untersuchungen installiert. Das erste kommerzielle PET/CT-Modell kam 2001 auf den Markt. Mit Beginn 2005 waren bereits 500 PET/CT-Scanner weltweit installiert. Bei den meisten Geräten werden eine CT- und eine PET-Gantry in einem gemeinsamen Gehäuse untergebracht. Der Patiententisch muss verlängert und so versteift werden, dass auch bei dem verlängerten Aufbau vertikale Verbiegungen auf Grund des Patientengewichts minimiert oder ausgeschlossen werden.

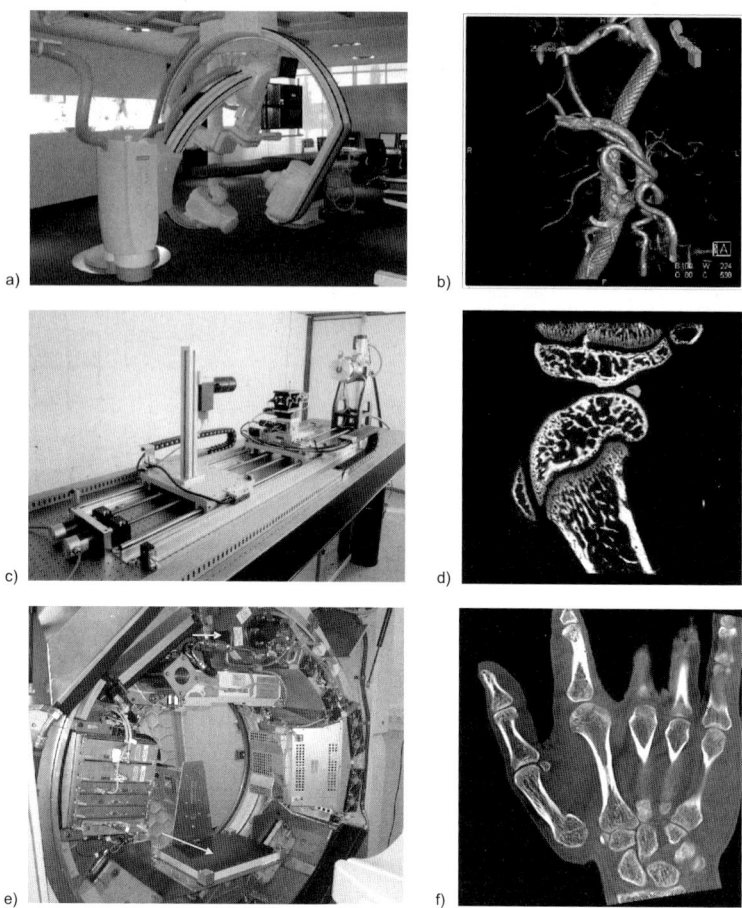

Bild 2.15
Beispiele für Kegelstrahl-CT-Scanner und zugehörige Bildergebnisse. **a, b)** Biplanes C-Bogen-System mit Flachbilddetektoren (Siemens Axiom Artis) und 3D-CT-Angiographie nach intra-arterieller Injektion. **c, d)** Experimenteller Mikro-CT-Scanner mit Flachbilddetektor und sagittale Rekonstruktion eines Rattenknies bei 10 μm Auflösung. **e, f)** Klinischer CT-Scanner mit aSi FPD (Siemens VCT Prototype) und Präparataufnahme mit ca. 200 μm Auflösung.

PET/CT stellt keine zusätzliche Anforderung an die CT-Technologie dar: vorzugsweise werden Mehrschicht-Spiral-CT-Gantries eingesetzt, um die vollen diagnostischen CT-Leistungsmerkmale zur Verfügung zu haben, zum Beispiel auch die Möglichkeit zur CT-Angiographie (Abschnitt 7.1). Die Option, vereinfachte und weniger leistungsfähige CT-Komponenten einzu-

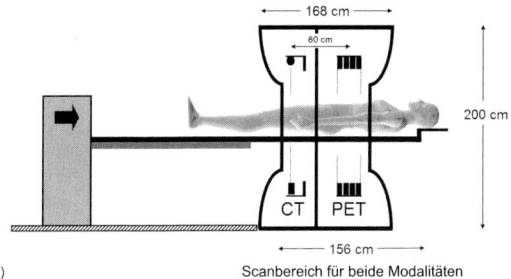

a)

Scanbereich für beide Modalitäten

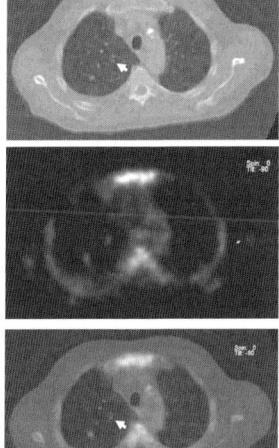

b)

Bild 2.16
PET/CT-Kombinations-Bildgebung.
a) Schematische Darstellung eines gebräuchlichen PET/CT-Scannerdesigns (Biograph,
Siemens Medical Solutions), der das generelle Prinzip aufzeigt. Ein Mehrschicht-Spi-
ral-CT-Scanner und ein PET-Scanner werden
in einem Gehäuse zusammengefügt. **b)** Beispiel einer Patientenuntersuchung. CT zeigte
einen großen und einen kleinen 3,5 mm Knoten (s. Pfeil) in der rechten Lunge. PET wies
FDG-Aufnahme mit einem SUV-Wert von
3,1 in dem kleinen Knoten (s. Pfeil) nach.
Die überlagerte PET/CT-Darstellung erlaubt
eine unzweifelhafte Diagnose.
(Quelle: D. Townsend)

setzen, wurde oft diskutiert. Dieser Ansatz wäre ausreichend, um die notwendige CT-Information für die bei PET notwendige Schwächungskorrektur
bereit zu stellen. Zusätzlich könnte man argumentieren, dass reduzierte Auflösung in diesem Falle ausreicht, da auch PET nur eine sehr niedrige Ortsauflösung bietet. Dies würde aber die diagnostischen Möglichkeiten der CT
deutlich einschränken und ist nicht wünschenswert. Kosteneinsparung bei
den CT-Teilen des Kombinationsscanners würde auch nicht notwendigerweise zu einer signifikanten Reduktion der Gesamtkosten führen, da die teu-
reren PET-Komponenten die Kosten dominieren [Townsend, 2003; Townsend, 2004].

Die Entwicklung einer gemeinsamen Gantry mit integrierter Hardware für
beide Bildgebungsmodalitäten ist von Interesse, aber sicher nicht in einfa-

cher Weise zu erreichen. Zum einen ergibt sich ein Konstruktionsproblem, das vermieden wird, wenn man die beiden Modalitäten separat einbaut. Zum anderen besteht eine Herausforderung darin, ein gemeinsames Detektorsystem für die Röntgen-Photonen bei CT und die 511 keV Annihilations-Photonen bei PET zu entwickeln. Entsprechende Arbeiten an einer möglichen neuen Generation von Hochleistungs-PET/CT-Scannern wurde als Teil eines geförderten Kooperationsprojektes zwischen der Universität von Tennessee, Knoxville, dem Institut für Medizinische Physik der Universität Erlangen und CPS Innovations aufgenommen. Ergebnisse sind aber nicht in naher Zukunft zu erwarten.

3 Spiral-CT

3.1 Erste Überlegungen und Versuche

Arbeiten zur Spiral-CT wurden erstmals 1989 auf dem Jahrestreffen der Radiological Society of North America (RSNA) vorgestellt [Kalender, 1989a; Vock, 1989]. Die technischen Voraussetzungen, verfügbar geworden mit der Einführung kontinuierlich rotierender Scanner, wurden bereits im vorangegangenen Kapitel dargestellt. Aus heutiger Sicht erscheint es naheliegend oder sogar zwingend, dass mit der neuen Scannertechnologie auch die Spiral-CT direkt eingeführt wurde. Dies war damals aber nicht der Fall. Die Entwicklung und Einführung der „Dauer-Rotierer" zielte auf kürzere Scanzeiten und auf verbesserte Möglichkeiten zu dynamischen Aufnahmesequenzen ab. Spiral-CT war noch kein Begriff.

Die ersten Hinweise auf die Spiral-CT sind in mehreren, voneinander unabhängige Quellen zu finden. Ein generelles Patent zur Spiral-CT gibt es nicht. Die eigene Patentanfrage zu diesem Thema wurde mit dem Hinweis beschieden, dass die Kombination von kontinuierlicher Aufnahme und kontinuierlichem Patiententransport bereits durch die Übersichtsaufnahme (s. Abschnitt 2.3.1) belegt sei und dass Rekonstruktionsalgorithmen nicht patentfähig seien. Erst in den neunziger Jahren setzte sich allgemein durch, dass auch Algorithmen patentiert werden können. Ein Patent von I. Mori [Mori, 1986], das Spiral-CT erstmals in der Patentliteratur erwähnte, spezifizierte zwar Algorithmen, gab aber auch elektronische Schaltkreise an, um Patentansprüche definieren zu können. Diese sind allerdings für den Erfinder kaum zu verwerten, da eine Hardwareimplementierung nicht zeitgemäß wäre und ständig neue Algorithmen entstehen. Ergebnisse zur Spiral-CT aus Japan wurden erst 1993 in englischer Sprache mitgeteilt [Toki, 1993].

W.A. Kalender, Deutschland, und P. Vock, Schweiz, begannen 1988 auf dem Gebiet der Spiral-CT zu arbeiten und konnten 1989 physikalische Messungen und klinische Studien zur Leistungsfähigkeit der Spiral-CT vorstellen [Kalender, 1989a; Vock, 1989; Kalender, 1990b]. Parallel zu dieser Entwicklung, allerdings ebenfalls ohne Kenntnis der anderen Arbeiten, führten Y. Bresler und C.J. Skrabacz von der University of Illinois theoretische Studien zum Spiralscanprinzip durch, die erst spät veröffentlicht wurden [Bresler, 1993]. Sie fanden ihre Überlegungen eher „intellektuell interessant" als praktisch relevant. Hierin wurden sie von dem amerikanischen CT-Hersteller

GE Medical Systems bestärkt, der diesen Aufnahmemode ebenfalls untersuchte, seinen Einsatz aber wegen zu erwartender Probleme bezüglich der Bildqualität nur für eingeschränkt sinnvoll erachtete [Crawford, 1990].

Dies ist in gewissem Maß auch heute noch nachzuvollziehen. Für die konventionelle CT galten und gelten zwei Grundforderungen als unabdingbar, um Bildstörungen auszuschließen: das Aufnahmeobjekt, also der Patient, darf sich während der Aufnahme nicht bewegen, und die Aufnahmegeometrie muss exakt planar sein. Die Folgen sind bekannt, wenn diese beiden Bedingungen nicht eingehalten werden. Wenn sich der Patient bewegt oder sich innere Organe während der Aufnahme bewegen, entstehen Bewegungsartefakte. Gleiches muss erwartet werden, wenn sich der Patient zwar bewegungslos verhält, aber durch Tischbewegung durch das Messfeld verfahren wird (Bild 3.1a).

Beispiele für Verletzungen der zweiten Forderung – die Gewährleistung der planaren Aufnahmegeometrie – waren ebenfalls bekannt. Artefakte entstehen, wenn der Fokus der Röntgenröhre bedingt durch thermische Effekte oder mechanische Instabilität seine Sollbahn nicht einhält oder wenn Fokus- und Detektorbahn nicht identische Ebenen beschreiben. Letzteres Problem ist insbesondere bei EBT-Geräten gegeben (s. Abschnitt 2.4.1). Die genannten Beispiele führen jeweils dazu, dass inkonsistente Daten erzeugt werden, da das Aufnahmesystem bei unterschiedlichen Winkelpositionen nicht exakt die gleiche Schicht erfasst. Solche Inkonsistenzen führen meist zu sichtbaren Artefakten, wie in Abschnitt 4.1.5 weiter gezeigt wird.

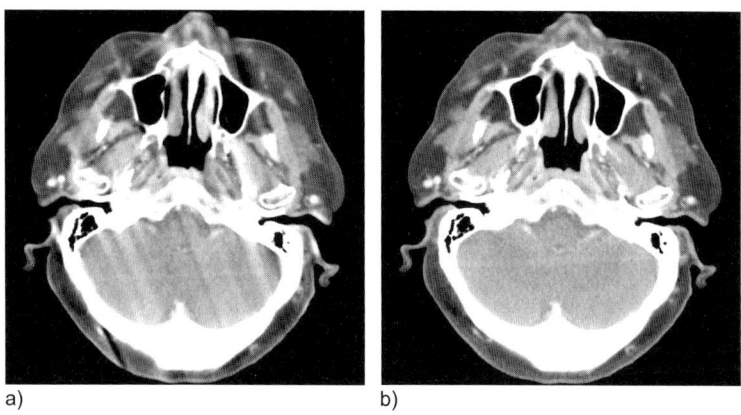

a)   b)

Bild 3.1
Direkte Rekonstruktion eines Bildes aus einem 360°-Spiralsegment führt zu Bewegungsartefakten (**a**). Der Einsatz der z-Interpolation (**b**) verhindert dies und erlaubt Bildrekonstruktion an beliebigen Positionen (s. u.).

Spiral-CT beruht aber genau darauf, dass die bewährte planare Geometrie aufgegeben und dass der Patient während der Aufnahme bewegt wird – dieser Ansatz stellte somit ein Sakrileg dar. Entsprechend skeptisch begegneten die meisten Experten dem neuen Verfahren. Kritiker nannten die Spiral-CT anfangs „eine Methode zur Erzeugung von Artefakten in der CT". Es wurden Alternativen vorgeschlagen, wie zum Beispiel die Verwendung beweglicher Kollimatoren von GE, um die Vorteile einer schnellen Aufnahme bei kontinuierlichem Tischvorschub mit planarer Aufnahmegeometrie zu verbinden [Toth, 1991]. Die technischen Beschränkungen der ersten Implementierung im Jahre 1989 verhinderten zudem den überzeugenden klinischen Einsatz: maximal 12 Rotationen bei 12 Sekunden Scanzeit und maximal 165 mA Röhrenstrom stellten große Einschränkungen dar. Erst 1990 wurde der erste Scanner mit einer dedizierten Spiral-CT-Option verfügbar (Siemens SOMATOM PLUS), und es dauerte noch weitere zwei Jahre bis Spiral-CT allgemein akzeptiert und als wichtigster Scanmodus zukünftiger Scanner anerkannt wurde.

Zweifel bezüglich der Bildqualität sind heute weitestgehend ausgeräumt. Die notwendigen zusätzlichen Rechenschritte, die z-Interpolation, die zu akzeptablen Bildern führt (Bild 3.1b), ist heute bekannt und etabliert (s. Abschnitt 3.3). Einige subtile Effekte sind zwar zu beobachten, es steht aber zweifellos fest, dass die Vorteile der Spiral-CT auch bei der Bildqualität überwiegen. Diese Aspekte sollen im nächsten Kapitel diskutiert werden, wobei die einzelnen Bildqualitätsparameter jeweils im direkten Vergleich zur konventionellen CT erörtert werden.

3.2 Aufnahmeprinzip und -technik bei Spiral-CT

Spiral-CT stellt ein Volumenaufnahmeverfahren in nicht-planarer Geometrie dar, bei dem der Patient zeitlich und – entlang der z-Achse – räumlich kontinuierlich abgetastet wird. Sie stellt die Alternative zur konventionellen oder sequentiellen CT dar, bei der Volumina mit sukzessiver Aufnahme von Einzelscans über 360° bei feststehendem Objekt in planarer Geometrie abgebildet werden. Spiral-Scans erstrecken sich über viele Umdrehungen des Röhre-Detektor-Systems. Dabei wird der Patient kontinuierlich durch die Gantry bewegt. Dies geschieht typischerweise mit der Geschwindigkeit des ein- bis zweifachen Wertes der Schichtkollimierung pro 360°-Rotation, also etwa 1 bis 20 mm/s bei einem 1s-Scanner und einzeiligem Detektor mit variabler Schichtdicke von 1 bis 10 mm. Bei Mehrschichtsystemen und Subsekunden-Rotationszeiten kann sich der Vorschub deutlich erhöhen, beim Übergang von einem 1s-Scanner mit Einzeilendetektor auf einen 0,5s-Scanner mit 16-Schichtsystem bei gleicher Schichtdicke um den Faktor 32.

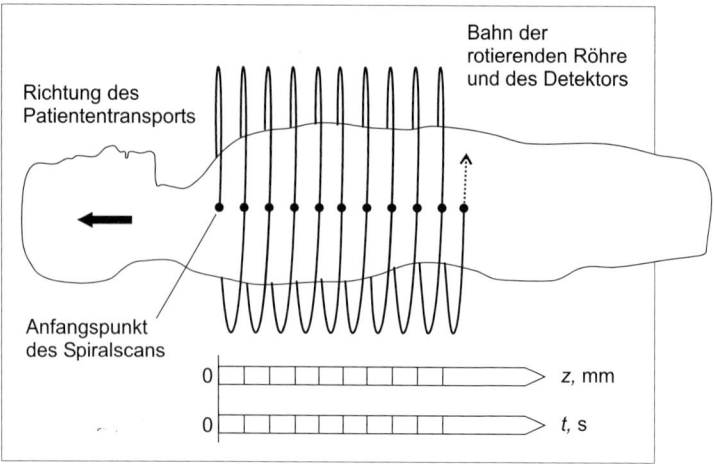

Bild 3.2 Aufnahmeprinzip der Spiral-CT [Kalender, 1990b].

Der Fokus der Röntgenröhre bewegt sich bei der Aufnahme natürlich weiter auf einer Kreisbahn, relativ zum Patienten allerdings auf einer spiral- bzw. helixförmigen Bahn (Bild 3.2), woraus der Name resultiert. Die Begriffe Spiral-CT und Helical-CT können, entsprechend dem englischen Sprachgebrauch, synonym verwendet werden und sind beide in der Literatur vertreten [Kalender, 1994a]. Allerdings erscheint der Begriff Spiral-CT anschaulicher – so wie im Englischen auch die Wendeltreppe als „spiral staircase" und niemals als „helical staircase" bezeichnet wird – und findet höhere Akzeptanz.

Die Parameterauswahl in der Spiral-CT entspricht weitgehend der in der konventionellen CT (Tabelle 2.5). Parameterwerte können leicht variieren, insbesondere bei möglichen Beschränkungen für Spiral-Scanmodi. Zum Beispiel ist der maximal erlaubte Röhrenstrom bei Spiralscans niedriger als bei konventionellen Aufnahmen, um einer Überhitzung der Röhre während der langen Scanzeiten vorzubeugen (Bild 2.7). Moderne Scanner erlauben typischerweise Scanzeiten bis 50 Sekunden und Röhrenströme bis 500 mA und mehr. Diese Werte genügen für die meisten gängigen klinischen Anforderungen. Es entwickeln sich aber auch neue Anwendungen wie beispielsweise multiphasische Kontrastmitteluntersuchungen, d. h. dynamische Volumenuntersuchungen, für die höhere Leistungswerte gefordert werden als mit heutigen Scannern erbracht werden können. Der Trend zu immer kürzeren Rotationszeiten treibt die Anforderungen weiter in die Höhe.

Für Spiral-Scans muss als zusätzlicher Parameter der Tischvorschub d in mm pro 360° Rotation gewählt werden. Dieser entsprach bei Scannern mit einer Rotationszeit von 1 s genau der Tischgeschwindigkeit d' in mm/s. Bei neueren Scannern mit variablen Rotationszeiten von 0,3-2,0 Sekunden gilt dieser einfache Zusammenhang nicht mehr. Zusätzlich muss die Anzahl M der simultan erfassten Schichten berücksichtigt werden. Das Verhältnis Tischvorschub d zu Schichtkollimierung $M \cdot S$ wird allgemein als Pitch oder Pitch-Faktor bezeichnet:

$$p = \frac{d}{M \cdot S} \tag{3.1}$$

Als Beispiel sei hier ein 16-Schicht-CT-Scanner, also $M = 16$, mit einer Schichtdicke von $S = 0,75$ mm betrachtet, also $M \cdot S = 12$ mm. Bei einem Tischvorschub von beispielsweise $d = 18$ mm pro Rotation ergibt sich ein Pitch von $p = 1,5$. Umgekehrt können für jeden vorgegebenen Pitch und Kollimierungswert der Tischvorschub pro Rotation oder pro Sekunde einfach berechnet werden.

Der Pitch ist also eine dimensionslose Größe. Sie ist von Bedeutung für Bildgüte und Dosis, insbesondere für Einzelschichtscanner, wie in den beiden Folgekapiteln gezeigt wird. Verwirrung kann entstehen, wenn – wie von einigen Herstellern eingeführt – der Pitch als Verhältnis d/S definiert und spezifiziert wird. Hiervon ist abzuraten, da sonst die inzwischen gut bekannten und unten beschriebenen Zusammenhänge zwischen Pitch und Bildqualität bzw. Dosis verloren gehen. Ein Verhältnis $d/S = 3$, das zurzeit von einem Hersteller als Standardscanprotokoll „high quality" für ein Vierschichtgerät angeboten wird, verschleiert, dass hier überlappend mit Pitch 0,75 und damit erhöhter Dosis gearbeitet wird. Die Situation wird komplexer, wenn mehr und unterschiedliche Schichtzahlen M angeboten werden. Deshalb sollte die übliche und auch in den Herstellernormen [IEC, 1999] festgeschriebene Definition gemäß Gl. (3.1) strikt eingehalten werden.

Üblicherweise werden Pitch-Werte zwischen 1 und 2 gewählt. Der Pitch sollte größer als 1 sein, um das Scanvolumen möglichst schnell abzudecken und um die Dosis im Vergleich zur konventionellen CT zu reduzieren (s. Abschnitt 5.3.2). Er darf den Wert 2 nicht überschreiten, da sonst Lücken in der Abtastung entstehen können (s. u.). Die Wahl des Pitch-Faktors orientiert sich wesentlich auch an praxisrelevanten Überlegungen – meistens an der Frage, welche Untersuchungszeit T(s) für einen gegebenen Untersuchungsbereich R (mm) erwünscht oder gerade noch akzeptabel ist. Daraus ergibt sich die gewünschte Tischgeschwindigkeit $d' = R/T$ (mm/s). Die jeweils eingestellte Tischgeschwindigkeit ergibt sich unter Einbeziehung des Pitch-Faktors und der gewünschten Schichtdicke als:

$$d' = \frac{p \cdot M \cdot S}{t_{\text{rot}}} \tag{3.2}$$

Die Möglichkeit der modernen Scanner, 16, 32 und mehr Schichten simultan zu erfassen, bietet einen entscheidenden praktischen Vorteil: Es können auch bei hohen Volumenscangeschwindigkeiten dünne Schichten eingesetzt werden. Es ist in der Wahl der Parameter kein Kompromiss mehr zwischen Geschwindigkeit und Auflösung erforderlich, wie dies insbesondere in den ersten Jahren der Spiral-CT der Fall war. Beachtliche Tischgeschwindigkeiten können sich ergeben; z. B resultieren bei einer 32-Schichtkollimierung mit 0,6 mm Schichtdicke und 0,4 s Rotationszeit, Werte von 72 mm/s bei einem Pitch von 1,5. Die Frage, ob die Vorschubgeschwindigkeit für den Patienten weiterhin akzeptabel und problemlos bleibt, kann ein begrenzender Faktor für die MSCT werden. Abgesehen von diesen praktischen Überlegungen kann die Wahl des Pitch-Wertes auch durch die verfügbaren Algorithmen und Bildrekonstruktionsparameter beeinflusst werden.

3.3 Bildrekonstruktion bei Spiral-CT

Die eigentliche Bildrekonstruktion erfolgt bei Spiral-CT im Prinzip genauso wie in der konventionellen CT, es werden dieselben Algorithmen und Faltungskerne und dieselbe Hardware verwendet. Allerdings muss noch ein Verarbeitungsschritt, die so genannte z-Interpolation, vorgeschaltet werden. Wir betrachten hier zunächst den einfachsten Fall, die Einzelschichtakquisition. Die Berechnung eines Bildes aus einem beliebig herausgegriffenen 360°-Spiralsegment führt bei in z-Richtung inhomogen aufgebauten Objekten zu Artefakten, da zu Beginn und Ende jeder Rotation unterschiedliche Bereiche erfasst werden. Somit liegen inkonsistente Daten vor (s. Abschnitt 4.1.5); die daraus resultierenden Artefakte entsprechen den aus der konventionellen CT bekannten Bewegungsartefakten (Bild 3.1a).

Die z-Interpolation berechnet für jede gewünschte Bildposition z_R einen in sich möglichst konsistenten planaren Datensatz aus den Spiraldaten. Dazu werden unterschiedliche Verfahren eingesetzt. Der entscheidende Unterschied zur konventionellen CT und ein wesentlicher Vorteil dieser Vorgehensweise besteht darin, dass die Bildpositionen und das Rekonstruktionsinkrement (RI) zwischen den einzelnen Bildern frei und auch im Nachhinein gewählt werden können; die direkte Kopplung von Scanposition und Bildposition wie in der konventionellen CT ist bei Spiral-CT nicht mehr gegeben (Bild 3.3).

Zur eigentlichen Bildrekonstruktion werden die üblichen Verfahren eingesetzt, in der Regel also Faltung und Rückprojektion. Bei diesem letzten Schritt zur Bilderzeugung besteht kein Unterschied zwischen konventioneller CT und Spiral-CT.

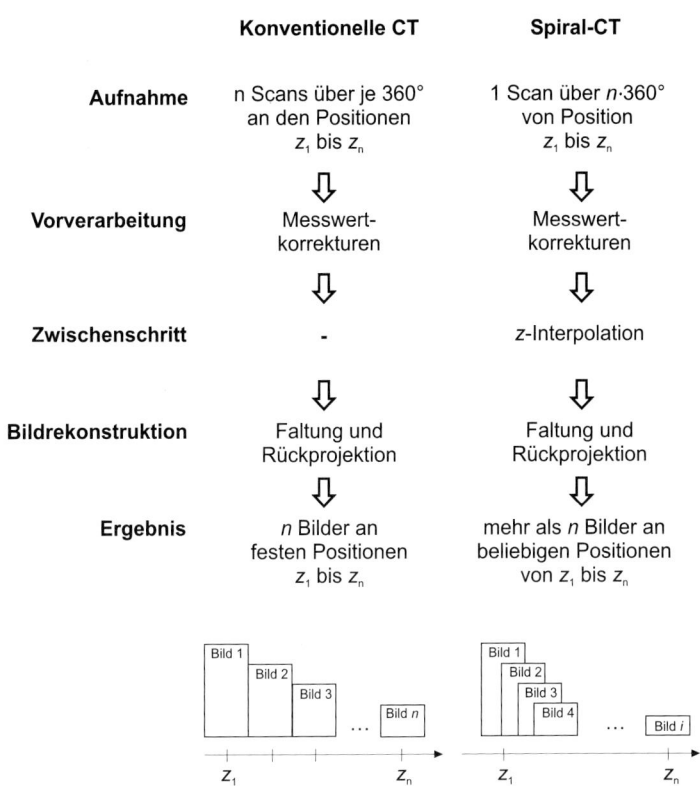

Bild 3.3
Vergleich der Abläufe vom Scan bis zum endgültigen Bild bei konventioneller CT (links) und bei Spiral-CT (rechts). Dieses allgemeine Schema bleibt auch für die Mehrschicht- und Kegelstrahl-Akquisition gültig, obwohl hier zusätzliche Zwischenschritte der z-Interpolation angepasst werden müssen.

3.3.1 Grundlegender Ansatz zur z-Interpolation (360°LI)

Das einfachste der Verfahren besteht darin, zwischen Daten linear zu interpolieren, die jeweils in der gleichen Röhrenwinkelstellung vor und hinter der gewünschten Tischposition z_R gewonnen wurden, also im Abstand d entlang der z-Achse bzw. im Abstand von 360° auf dem Kreisumlauf [Kalender, 1990b]. Entsprechend haben wir hierfür die Abkürzung 360°LI gewählt. Eine Projektion $P_z(i,\alpha)$ mit dem Projektionswinkel α an der erforderlichen Position z_R berechnet sich durch

$$P_z(i, \alpha) = (1 - w) \cdot P_j(i, \alpha) + w \cdot P_{j+1}(i, \alpha) \qquad (3.3)$$

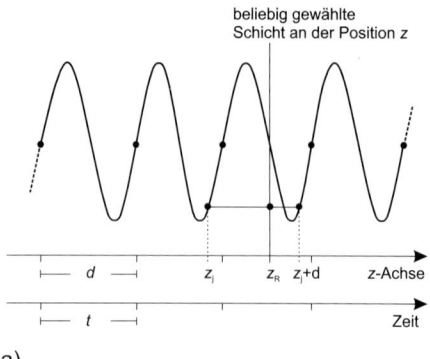

a)

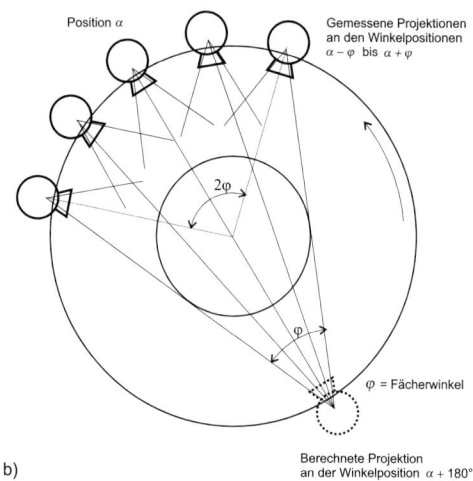

b)

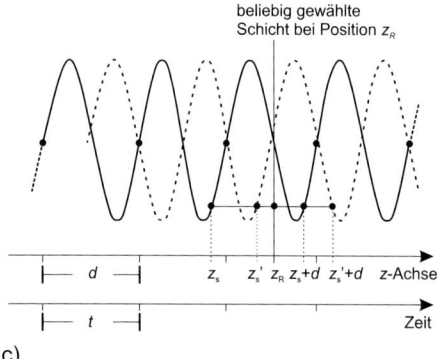

c)

◄ **Bild 3.4**

Datenvorverarbeitung bei Spiral-CT. **a)** Lineare Interpolation zwischen den Punkten z_j und $z_j + d$ stellt das einfachste Verfahren dar, um Messwerte abzuschätzen, die in planarer Geometrie an einer beliebigen Position z_R gemessen worden wären (360°LI). **b)** Für jede Winkelposition kann durch Umsortieren der Messwerte, die in gegenüberliegenden Röhrenpositionen gewonnen wurden, eine Projektion synthetisiert werden. **c)** Unter Verwendung der synthetisierten, um 180° versetzten Spirale können Messwerte näher an der gewünschten Schichtposition zur linearen Interpolation verwendet werden. Zusätzliche Messwerte können für Interpolationen höherer Ordnung eingesetzt werden.

wobei die Interpolationsgewichte $(1 - w)$ bzw. w für alle Kanäle i einer Projektion konstant sind. $P_j(i,\alpha)$ stellt dabei die Projektion vom Umlauf j des Spiraldatensatzes an der Position $z_j < z_R$ dar, die am nächsten an der erforderlichen Position z_R liegt und den Projektionswinkel α besitzt. $P_{j+1}(i,\alpha)$ ist die Projektion mit dem Projektionswinkel α vom Umlauf $j+1$. Das Interpolationsgewicht w berechnet sich aus:

$$w = \frac{(z_R - z_j)}{d} \tag{3.4}$$

Der Algorithmus 360°LI (Bild 3.4a) war maßgeblich bei der klinischen Einführung von Spiral-CT und stellt ein besonders robustes Verfahren in Bezug auf die Bildqualität dar. Allerdings verbreitert das Verfahren das Schichtempfindlichkeitsprofil gegenüber der konventionellen CT-Aufnahme durch den relativ großen Datenbereich von $2 \times 360°$, der zur z-Interpolation benötigt wird, erheblich.

3.3.2 z-Interpolation mit Datenrebinning (180°LI)

Zwischenzeitlich wurden zahlreiche weitere Spiralalgorithmen entwickelt – vorrangig mit dem Ziel, den zur Spiralinterpolation verwendeten Datenbereich einzuschränken und damit ein verbessertes Schichtempfindlichkeitsprofil zu erreichen (s. Abschnitt 4.2.3). Diese Verfahren machen sich die Tatsache zunutze, dass bei einem Vollumlauf jeder Messwert durch Strahlen aus entgegengesetzten Richtungen jeweils zweimal erfasst wird, also zum Beispiel in a.p.- und p.a.-Richtung. Es ist deshalb möglich, durch geeignete Datenumsortierung, ein so genanntes Rebinning, eine Projektion unter einem beliebigen Projektionswinkel aus den aus entgegengesetzten Richtungen innerhalb eines Projektionswinkelbereichs von $2 \cdot$ Fächerwinkel φ erfassten Projektionen zusammenzusetzen (Bild 3.4b). Durch die gegebene Datenredundanz lässt sich damit zusätzlich zu der gemessenen Spirale eine zweite Spirale berechnen, die im Vergleich zur gemessenen Spirale einen Projektionswinkelversatz von 180° hat. Die zweite Spirale liefert die Grundlage für Algorithmen, bei denen zwischen den zur Interpolation benutzten Projektionen für den Zentralstrahl ein Versatz von exakt $d/2$ bzw. 180° vorliegt (Bild 3.4c), weswegen hier von 180°-Algorithmen gesprochen wird. Bei dem heute am weitesten verbreiteten Algorithmus, 180°LI, wird eine lineare Interpolation durchgeführt, wofür insgesamt ein Datenbereich von $2 \cdot (180° + \varphi)$ benötigt wird [Polacin, 1992].

Ein weiterer Vorteil der 180°-Algorithmen besteht darin, dass der Tischvorschub d auf bis zu zwei Schichtdicken pro Umlauf ausgedehnt werden kann, also Pitch-Werte bis zu 2,0 erlaubt sind, ohne dass sich Lücken in der Abtastung in z-Richtung ergeben. Erst bei Pitch $p > 2$ besteht die Möglichkeit, dass ein kleines Strukturdetail nicht aus allen Projektionsrichtungen innerhalb der endlich dicken Schichten erfasst wird.

3.3.3 Variationen zu 180° z-Interpolationsalgorithmen

Die Fächerstrahlgeometrie bedingt, ähnlich wie bei Teilscans in der konventionellen CT, dass über den bei Parallelstrahlgeometrie ausreichenden Bereich von 180° hinausgegangen werden muss (s. Abschnitt 2.3.2). Als eine Variante, die dies zu vermeiden sucht, ist als Algorithmus 180°IX vorgeschlagen worden [Crawford, 1990]. Hier nutzt man den Datenbereich von exakt einem halben Umlauf vor und nach der zu rekonstruierenden Schichtposition. Da sich nicht alle Projektionen durch Interpolation ermitteln lassen, muss ein Teil der Projektionen durch Extrapolation gewonnen werden, was aber an den Übergangsbereichen von Interpolation zu Extrapolation zu Strichartefakten in den rekonstruierten Bildern führen kann.

Variationen können sich auch durch die Art der Implementierung ergeben. Die Interpolation wird zum Beispiel häufig in Verbindung mit der Rückprojektion über eine projektionsabhängige Gewichtung der Daten durchgeführt. Der Rechenaufwand für die Rückprojektion erhöht sich dabei entsprechend, der explizite Interpolationsschritt kann aber entfallen. Rein gedanklich würde die Interpolation in Gl. (3.1) dadurch umgesetzt, dass erst die Projektionen aus Umlauf j rückprojiziert werden und anschließend, ganz im Sinne einer Addition, die Projektionen aus Umlauf $j+1$, wobei die Gewichte w jeweils entsprechend der 360°-Interpolation gewählt werden. Bei 180°-Algorithmen ist allerdings die Gewichtung nicht mehr einzelnen Umläufen zuzuordnen, erfolgt aber im Prinzip analog. Diese Gewichtungsalgorithmen bezeichnen wir mit 180°WI (auch 180°LW) bzw. 180°WX.

Es besteht weiterhin die Möglichkeit, so genannte Interpolationsalgorithmen höherer Ordnung, wie zum Beispiel kubische Splinefunktionen, zu verwenden. Dabei werden mehr als zwei Datenpunkte (s. Bild 3.4c) zur Abschätzung des Wertes benutzt, der in planarer Geometrie gemessen worden wäre.

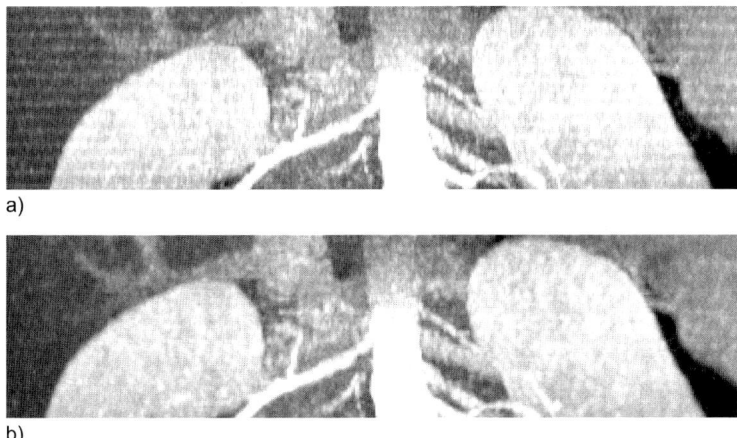

a)

b)

Bild 3.5
Die Verteilung des Bildpunktrauschens kann sich bei Spiral-CT mit der z-Position ändern. Dies kann sich in MIP-Darstellungen durch Streifenartefakte äußern (**a**), kann aber durch verbesserte Interpolationsalgorithmen reduziert werden (**b**) [Kalender, 1995a].

Mit Algorithmen dieser Art kann zwar ein verbessertes Schichtempfindlichkeitsprofil erreicht werden, aber es wird auch höheres Bildpunktrauschen erzeugt [Polacin, 1992]. Eine analytische Vorberechnung des Verhaltens dieser Algorithmen ist nicht allgemein möglich, da sie sich objektabhängig adaptieren. Bisher hat nur ein Hersteller eine Interpolation höherer Ordnung angeboten, ohne die Funktion aber genauer zu spezifizieren.

Die bisher dargestellten Algorithmen der z-Interpolation haben gemeinsam, dass ein projektionsabhängiger bzw. z-abhängiger Rauschpegel entsteht. Als Beispiel hierzu sei angemerkt, dass bei 360°LI und einem homogenen zylindrischen Objekt, für das gleiche Rauschwerte für alle Projektionen angenommen werden, die Rauschamplitude zwischen unterschiedlichen durch z-Interpolation errechneten Projektionen um bis zu einem Faktor $\sqrt{2}$ variiert (s. a. Abschnitt 4.2.2). Die z-abhängige Rauschmodulation schlägt sich mit zunehmendem Abstand zum Drehzentrum verstärkt im Bild nieder und kann bei der Betrachtung von Bildfolgen mit unterschiedlicher z-Position oder bei 3D-Darstellungen störend wirken. Die unterschiedlichen Rauschamplituden können sich zum Beispiel bei Maximum-Intensity-Projection-(MIP)-Bildern als horizontale Streifen zeigen, die jeweils von der Peripherie ausgehen, aber nicht bis ins Zentrum laufen; der horizontale Streifen aus der Gegenrichtung ist in z-Richtung jeweils um den Abstand $d/2$ versetzt (Bild 3.5a). Solche Effekte können mit speziellen Verfahren reduziert werden. Der Spiralinter-

Tabelle 3.1
Übersicht über Algorithmen für die z-Interpolation bei Einschicht-Spiral-CT. 360°LI wurde zu Beginn überwiegend eingesetzt, inzwischen stellen 180°LI und 180°WI die am häufigsten verwendeten Algorithmen dar.

Notation	Verwendeter Datenbereich	Kurzbeschreibung
360°LI	$2 \cdot 360°$	Lineare Interpolation zwischen zwei benachbarten Strahlen mit gleicher Strahlrichtung und gleicher Röhrenposition (Bild 3.4a).
180°LI	$2 \cdot (180° + \varphi)$	Lineare Interpolation zwischen zwei benachbarten Strahlen mit gleicher Strahlrichtung, aber unterschiedlicher Röhrenposition (Bild 3.4c).
180°IX	$2 \cdot 180°$	Wie 180°LI. X zeigt jeweils an, dass die im Bereich von 180° bis 180° + φ fehlenden Daten durch Extrapolation gewonnen werden.
180°WI	$2 \cdot (180° + \varphi)$	Rückprojektion des gesamten verwendeten Datenbereiches mit Gewichtung der Projektionen, abgeleitet aus Verfahren 180°LI; W zeigt jeweils an, dass die Interpolation über gewichtete (Weighted) Rückprojektion erfolgt.
180°WX	$2 \cdot 180°$	Rückprojektion des gesamten verwendeten Datenbereiches mit Gewichtung der Projektionen, abgeleitet aus Verfahren 180°IX.
180°HI	$2 \cdot (180° + \varphi)$	„Higher Order"-Interpolation zwischen vier oder mehr benachbarten Strahlen mit gleicher Strahlrichtung, aber unterschiedlicher Röhrenposition (Bild 3.4c).
180°AI	$2 \cdot (180° + \varphi)$	Zusätzliche Filterung der Projektionen nach der eigentlichen Spiralinterpolation, z. B. über ein optimales Wiener Filter.
180°CD	$180° + \delta$	EKG-korrelierte Teilscanrekonstruktion aus einem möglichst kleinen zusammenhängenden Datenbereich von $180 + \delta$, $\delta < \varphi$.
180°CI	$\geq 2 \cdot (180° + \varphi)$	EKG-korrelierte z-Interpolation aus Datenbereichen, die der gleichen Herzphase zugeordnet sind.

φ = Fächerwinkel

polationsalgorithmus 180°AI beseitigt die z-abhängige Rauschmodulation dadurch weitgehend, dass in allen Projektionen ein nahezu konstanter Rauschpegel erzeugt wird. Dies geschieht durch eine zusätzliche Filterung der Projektionen nach der eigentlichen Spiralinterpolation und liefert eine Rauschhomogenität von besser als 10 %. Entsprechende MIP-Darstellungen werden damit entscheidend verbessert (Bild 3.5b) [Kalender, 1995a].

Spezielle EKG-bezogene z-Interpolationsalgorithmen wurden ebenfalls entwickelt und erfolgreich eingesetzt [Kachelrieß, 1998b; Kachelrieß, 2000b]. Diese Ansätze und die Verallgemeinerung auf Mehrschicht-Spiral-CT werden in Abschnitt 3.4 behandelt.

3.4 Besonderheiten bei Mehrschicht-Spiral-CT

3.4.1 z-Interpolation bei Mehrschicht-Spiral-CT (180°MLI)

Das Prinzip der z-Interpolation bei Mehrschicht-Spiral-CT – wir beziehen uns hier auf Werte für M von 2 und 4 – ist unabhängig von der Anzahl der Detektorzeilen, wie im direkten Vergleich von Bild 3.4c ($M = 1$) und Bild 3.6a ($M = 4$) erkennbar ist. In jedem Falle werden aus der Vielzahl der Aufnahmedaten für jede Winkelstellung die beiden Messwerte zur z-Interpolation gesucht, die am nächsten vor und nach der gewünschten Tisch- oder z-Position gemessen wurden. In Bild 3.6a sind die mit „rebinning" gewonnenen Daten zusätzlich eingezeichnet; in diesem Falle spricht man von 180°MLI-Algorithmen, da Daten aller M Aufnahmeschichten zur z-Interpolation für jedes Bild berücksichtigt werden können. Die einfache lineare Interpolation zwischen den beiden nächstliegenden Messdaten kommt auch hier zum Einsatz, um möglichst schlanke Schichtprofile zu erhalten. Diese Ansätze kommen typischerweise bei 2- und 4-Schicht-Scannern zum Einsatz. Die Divergenz der Fächer wird, wie in Abschnitt 2.4 bereits besprochen, nicht berücksichtigt.

3.4.2 z-Filterung bei Mehrschicht-Spiral-CT (180°MFI)

Die Einführung der Mehrzeilen-Detektoren und damit die Möglichkeit zur Aufnahme mehrerer Schichten pro Umdrehung eröffnete die neue wichtige Möglichkeit, die effektive Schichtdicke über die Wahl eines z-Filters festzulegen (Bild 3.6b). Diese Möglichkeit besteht prinzipiell auch bei Ein- und Zweischicht-CT-Systemen, sie wurde aber erst mit der Einführung der Mehrschicht-Systeme routinetauglich. Der Anwender kann prospektiv oder retrospektiv über die Anwahl der Filterweite W und ggf. über die Wahl der

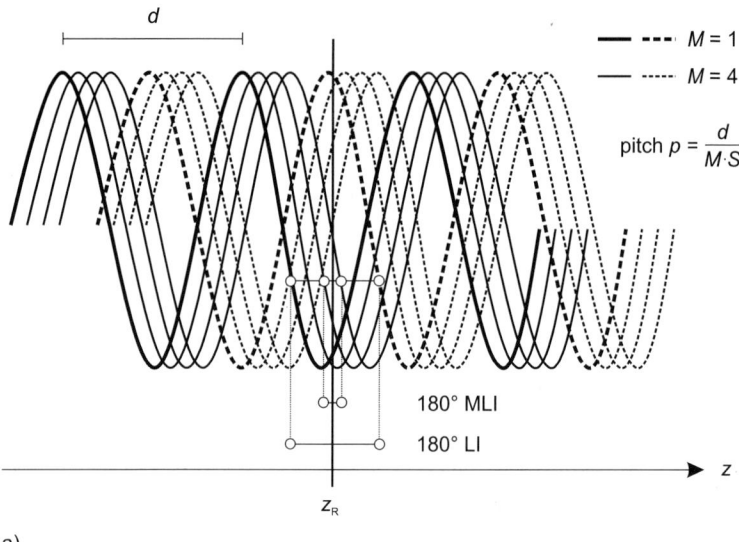

a)

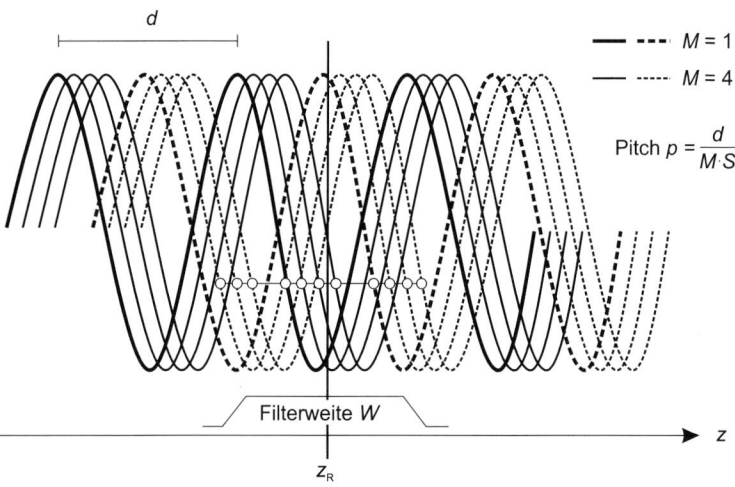

Bild 3.6
Bei linearer z-Interpolation in der Mehrschicht-Spiral-CT, hier $M = 4$, wird im einfachsten Fall nur auf die beiden nächstliegenden Messwerte zugegriffen (180°MLI) (**a**). Bei Zugriff auf unterschiedlich weite Datenbereiche spricht man von z-Filterung (180°MFI) (**b**).

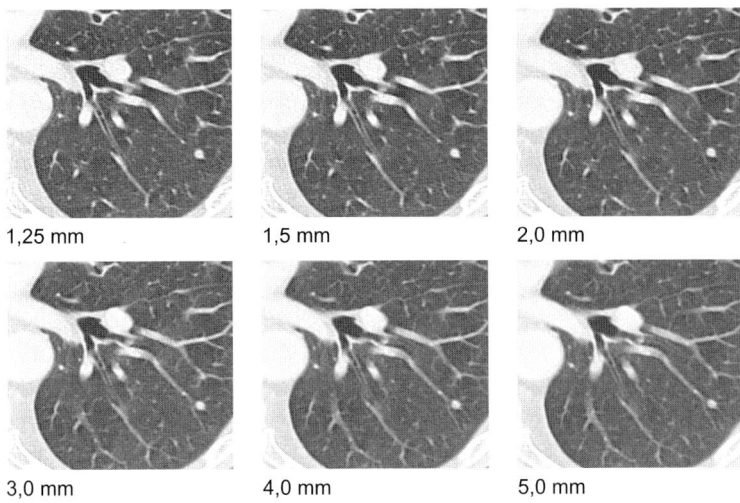

| 1,25 mm | 1,5 mm | 2,0 mm |

| 3,0 mm | 4,0 mm | 5,0 mm |

Bild 3.7
Über die z-Filterung können aus einem Datensatz Bilder mit unterschiedlichen effektiven Schichtdicken und entsprechend verändertem Rauscheindruck berechnet werden.

Filterfunktion die effektive Schichtdicke und damit sowohl das Bildpunktrauschen als auch die Ortsauflösung bestimmen.

Das Ergebnis der z-Filterung ist in Bild 3.7 am Beispiel einer Lungenaufnahme illustriert. Die verschiedenen am Markt befindlichen Geräte bieten unterschiedliche Werte der effektiven Schichtdicke an; das Prinzip ist aber immer das Gleiche und entspricht dem auch in der Bildnachverarbeitung einsetzbaren Verfahren der gleitenden Mittelung, der „sliding thin slabs" (s. Abschnitt 6.2). Es ist wichtig zu realisieren, dass die Schichtdicke immer nur erhöht, nie aber unter den Wert der Aufnahmeschicht-Kollimierung S reduziert werden kann. Eine Reduktion des Rekonstruktionsinkrements bedeutet im Allgemeinen eine Verbesserung der Auflösung in z-Richtung (s. Abschnitt 4.2.4), da hiermit eine feinere Abtastung realisiert wird. Die Schichtdicke selbst, also die Abtastapertur, bleibt dabei aber unverändert.

Für das bewusst einfach dargestellte Prinzip der z-Filterung bestehen viele Variationen. Ansätze hierzu wurden von [Taguchi, 1998; Hu, 1999] und [Flohr, 1999] beschrieben. 180°MLI wird meist nicht streng implementiert, da die damit verbundenen Sprünge in der Datenauswahl von Detektorzeile zu Detektorzeile, insbesondere auch durch den Rebinning-Prozess verkompliziert, Bildqualitätseinbußen bewirken können. In der Praxis kommen deshalb häufig Formen von 180°MFI zum Einsatz, die nur eine kleine Filterweite aufspannen und die Filterform eventuell auch variieren, um weiche Übergänge zwischen unterschiedlichen Datenbereichen zu erzielen. Die minimale effektive Schichtdicke in Bild 3.7 ist trotz Aufnahme mit 4×1 mm Kollimierung deshalb auf 1,25 mm vorgegeben und kann nur nach oben erweitert werden.

3.4.3 Spezielle Ansätze bei EKG-korrelierten Herzaufnahmen

Aufgrund der ständigen Bewegung des Herzens während einer Aufnahme liefert die Standardbildrekonstruktion oft artefaktreiche und diagnostisch unbrauchbare Bilder. Bei typischen Herzfrequenzen von 60 bis 120 Schlägen pro Minute liegt die Dauer eines Herzzyklus im Bereich von 0,5 bis 1,0 Sekunden, also gerade im Bereich der Rotationszeit moderner CT-Scanner. Es resultiert in der Regel ein Mischbild über alle Herzphasen, das artefaktbehaftet ist. Deshalb wurden Algorithmen entwickelt, die aus kurzen Spiralsegmenten oder mit EKG-korrelierter z-Interpolation Bilder erzeugen, die das Herz in nur einer Bewegungsphase erfassen und damit geringen Bewegungseinfluss aufweisen. Dazu wird während der Messung der CT-Daten das EKG-Signal des Patienten synchron zum Spiralscan aufgezeichnet und damit die Herzbewegung mit den gemessenen CT-Daten korreliert. Bild 3.8 zeigt ein einfaches Beispiel, um die Unterschiede in der Bildqualität zwischen einer Standard- und einer Herzphasen-korrelierten Bildrekonstruktion aufzuzeigen.

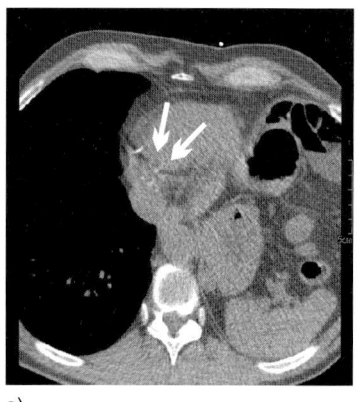 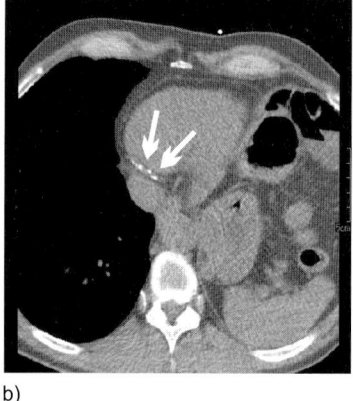

a) b)

Bild 3.8
CT-Bilder des Herzens weisen zwar bei 0,5 s Rotationszeit wenig Artefakte auf, zeigen aber einzelne Strukturen, wie die verkalkte Koronararterie, bei Standardrekonstruktion nicht scharf (**a**). EKG-korrelierte z-Interpolation verbessert diese Situation entscheidend (**b**).

Als Alternative zum EKG kann die notwendige Information über die periodische Bewegung des Herzens auch direkt aus den CT-Schwächungswerten gewonnen werden; die so genannte Kymogramm-Funktion gibt direkt die Bewegung des Herzens wieder und ist dem Surrogat des elektrophysiologischen Signals EKG potentiell überlegen [Kachelrieß 2002].

Der Anwender definiert relativ zum EKG Datenbereiche, die zur Rekonstruktion verwendet werden dürfen (Bild 3.8a). Die Wahl dieser Bereiche erfolgt üblicherweise relativ zu den R-Zacken des EKG-Signals; beispielsweise kann der Anwender die erlaubten Bereiche auf 70 % von R-R zentrieren. Alternativ kann völlig analog das Kymogramm verwendet werden. Es wurden zwei Klassen von Algorithmen entwickelt, 180°CD (Cardio Delta) und 180°CI (Cardio Interpolation) bzw. die Verallgemeinerung auf Mehrzeilendetektoren 180°MCD (Mehrzeilen Cardio Delta) und 180°MCI (Mehrzeilen Cardio Interpolation) [Kachelrieß, 1998b; Kachelrieß, 2000b].

Beim Algorithmus 180°CD und 180°MCD werden Projektionsdaten aus einem Bereich $180° + \delta$ ($\delta <$ Fächerwinkel) zur Rekonstruktion eines Teilscans aus den Spiraldaten verwendet; es wird keine z-Interpolation durchgeführt (Bild 3.8b). δ umfasst für Darstellungen des Herzens typischerweise weniger als 20°; die effektive Scanzeit beträgt somit ca. 55 % der Rotationszeit t_{rot}. Beispielsweise erhalten wir bei einer physikalischen Rotationszeit von 0,5 s effektive Scanzeiten von ca. 275 ms; der Grenzwert von 250 ms gilt nur für das Drehzentrum. Bewegungsartefakte können mit diesem Verfahren deutlich reduziert werden. Das Schichtprofil ist exakt definiert, der Pitch-Faktor sollte – ähnlich wie bei 180°MCI – an die Herzfrequenz angepasst gewählt werden (s. Abschnitt 7.3). Bei höheren Herzfrequenzen, wenn also die Bewegungsphasen des Herzens, insbesondere auch die diastolische Phase, kürzer sind als die effektive Scanzeit, kann die Bildqualität beeinträchtigt sein.

Der Algorithmus 180°CI bzw. 180°MCI nutzt die Information des simultan mit dem Scan aufgezeichneten EKGs, um nur in gleicher Herzphase gewonnene Datenbereiche zur Interpolation zu benutzen (Bild 3.8c). Mit 180°MCI wird die effektive Scanzeit entscheidend verkürzt, da mit geringen Intervallweiten (Bild 3.8a) gearbeitet wird. Ein geringer Nachteil besteht darin, dass das Empfindlichkeitsprofil nicht exakt definiert ist. 180°MCI mit effektiven Scanzeiten bis unter 100 ms stellt den Algorithmus der Wahl insbesondere für höhere Herzfrequenzen dar (s. a. Abschnitt 7.3).

Die Bildgebung des Herzens mit Spiral-CT wurde erst nach dem Jahre 2000 breit und auf Produktniveau verfügbar. Die hervorragenden Ergebnisse führten rasch zur Etablierung neuer Felder der Forschung und klinischen Anwendung. In den meisten Fällen wird aus Gründen der Bildqualität vorzugsweise nur die diastolische Phase dargestellt, d. h. die Phase relativ

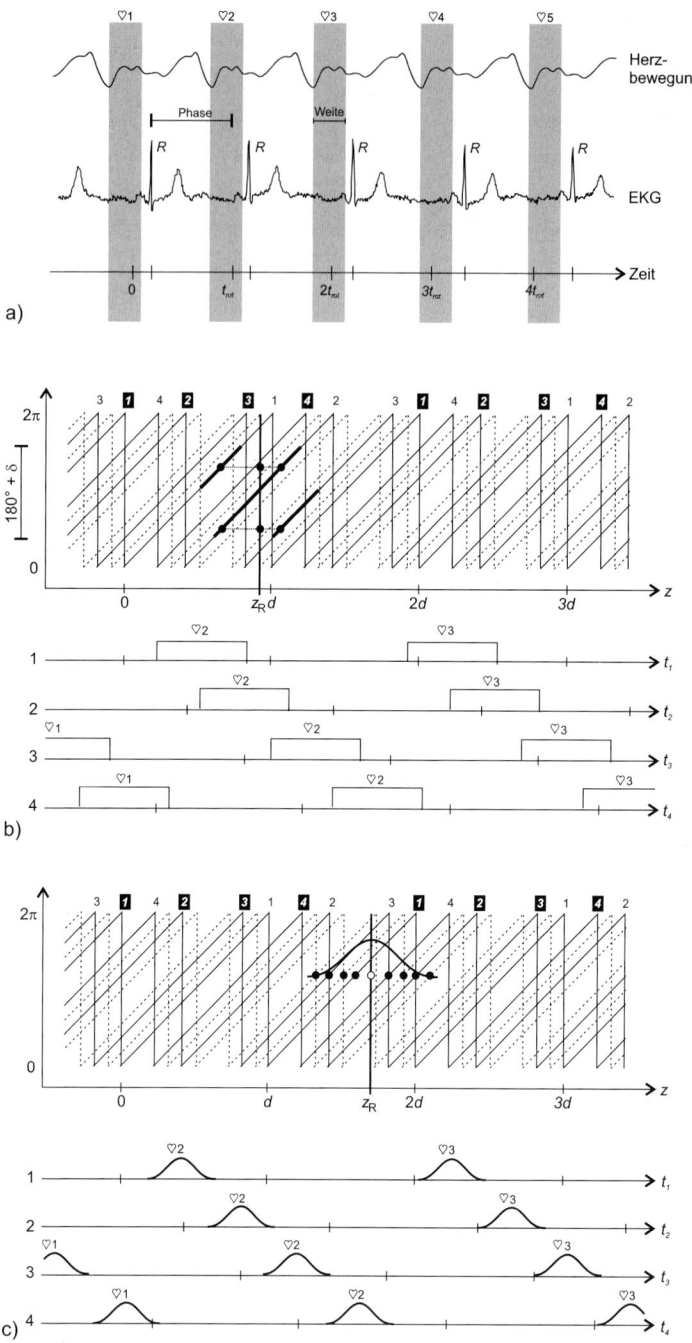

a)

b)

c)

◄ **Bild 3.9**
EKG-korrelierte z-Interpolation. **a)** Das EKG wird synchron zur CT-Messung aufgezeichnet. Der Benutzer legt relativ zu den R-Zacken des EKGs fest, welche Bereiche
zur herzphasenbezogenen Bildrekonstruktion herangezogen werden dürfen. **b)** Bei
Algorithmus 180°MCD wird eine Teilscanrekonstruktion aus einem Datenbereich von
etwas mehr als 180° durchgeführt. **c)** Bei Algorithmus 180°MCI wird eine z-Interpo-
lation durchgeführt, allerdings beschränkt auf die im EKG gewählten Bereiche. Die
effektive Scanzeit wird reduziert.

niedriger Bewegungsgeschwindigkeit. Trotzdem ist es möglich und wird
auch häufig durchgeführt, dass Bilder beliebiger Herzphasen durch kontinuierliches Verschieben des Rekonstruktionsschwerpunktes erstellt werden.
Multiplanare und 3D-Darstellungen des Herzens können so auch für aufeinander folgende Herzphasen berechnet werden und damit die Basis für echte
4D-Darstellungen des Herzens bereitstellen. Diese Möglichkeiten haben
große Bedeutung und werden deshalb in Abschnitt 7.3 weiter dargestellt
und diskutiert. Bildbeispiele und „4D"-Videoanimationen sind auch auf der
CD-ROM zu finden.

3.5 Überlegungen zur Kegelstrahl-Spiral-CT (M ≥ 16)

3.5.1 Ansätze für bis zu 64 Schichten

Wie bereits in Abschnitt 2.4 festgestellt, gibt es keine allgemeingültige Definition oder Schwelle gemäß der zwischen Fächerstrahl- und Kegelstrahl-
akquisition unterschieden werden kann. Wir wissen, dass unakzeptable Artefakte entstehen, wenn wir Bilder von Schichten außerhalb der Zentralebene
direkt rekonstruieren. Das Kriterium ist nicht der Kegelwinkel, sondern die
Anzahl und die Dicke der Schichten: Der Abstand zwischen der Projektion
einzelner Punkte in einer Objektschicht auf den Detektor sollte nicht um
mehr als eine halbe Schichtdicke betragen (Bild 2.14b). Für optimale Bildqualität sollte dieser sogar noch geringer gehalten werden. Wenn dieser Wert
überschritten wird, und dies ist bereits der Fall für 8- und 16-Schicht-Sys-
teme, muss der Kegelstrahlcharakter der Aufnahmegeometrie in der Rekonstruktion explizit berücksichtigt werden. Es stehen unterschiedliche Ansätze
zur Kegelstrahlrekonstruktion und ebenso unterschiedliche Implementierungen zu Verfügung. An dieser Stelle beziehen wir uns auf den so genannten
„Advanced Single Slice Rebinning"-Algorithmus, der in der Literatur
beschrieben ist [Kachelrieß, 2000a]. Er wurde 2001 mit den 16-Schicht-
Scannern eingeführt und ist in kommerziellen Systemen im Einsatz. An dieser Stelle werden nur die generelle Idee und entsprechende Illustrationen

beschrieben. Eine kurze mathematische Beschreibung wird in Abschnitt 9.2.4 angeboten; interessierte Leser werden für detaillierte Erklärungen auf die Originalarbeit verwiesen [Kachelrieß, 2000a]. Informationen zu weiteren produktspezifischen Implementierungen sind ebenfalls in der Literatur verfügbar [Flohr, 2003; Hu, 1999; Taguchi, 1998].

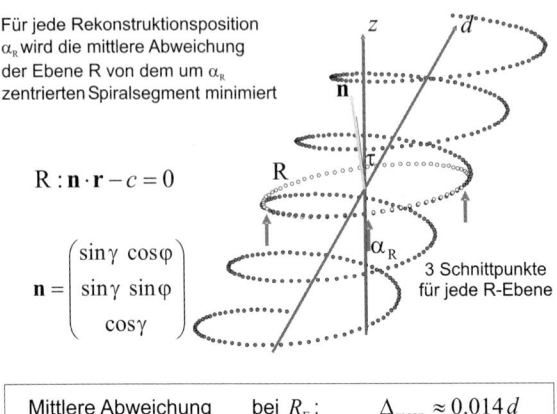

Für jede Rekonstruktionsposition α_R wird die mittlere Abweichung der Ebene R von dem um α_R zentrierten Spiralsegment minimiert

$$R : \mathbf{n} \cdot \mathbf{r} - c = 0$$

$$\mathbf{n} = \begin{pmatrix} \sin\gamma\,\cos\varphi \\ \sin\gamma\,\sin\varphi \\ \cos\gamma \end{pmatrix}$$

3 Schnittpunkte für jede R-Ebene

Mittlere Abweichung	bei R_F:	$\Delta_{mean} \approx 0.014\,d$
	bei R_M:	$\Delta'_{mean} \approx 0.007\,d$

a)

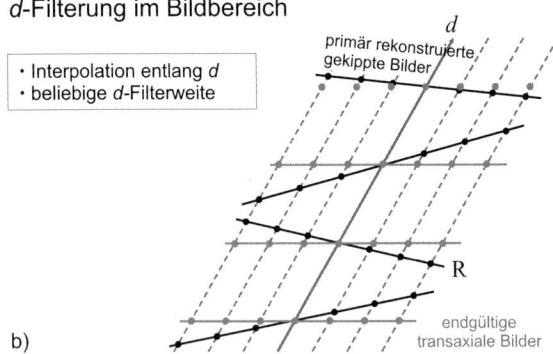

d-Filterung im Bildbereich

• Interpolation entlang d
• beliebige d-Filterweite

primär rekonstruierte, gekippte Bilder

endgültige transaxiale Bilder

b)

Bild 3.10
Der „Advanced Single Slice Rebinning"-Algorithmus. **a)** Der generelle Ansatz besteht darin, Messdaten in parallele Datensätze für jeweils eine Ebene, die über 180° an den Spiralfokusweg angepasst ist, umzusortieren. **b)** Eine Vielzahl von Bildern in doppelt schräger Orientierung wird rekonstruiert, die anschließend in Standard-x/y-Ebenen uminterpoliert werden. Die hohe Bildqualität, die der ASSR-Algorithmus bereitstellt, wurde inzwischen an tausenden von klinischen Installationen nachgewiesen.

Der generelle Ansatz des ASSR-Algorithmus besteht darin, dass Bilder nicht notwendigerweise in x/y-Ebenen jeweils parallel und in einem karthesischen Koordinatensystem ausgerichtet rekonstruiert werden müssen. Im Gegenteil, es werden einzelne Schichten oder Ebenen festgelegt, die über 180° optimal an die Spiraltrajektorie des Röntgenfokus angepasst sind (Bild 3.10). Obwohl durch die Trajektorie keine perfekte planare Schicht vorgegeben ist, ergeben sich bei dieser Anpassung nur vernachlässigbare Abweichungen vom Ideal. In jedem Fall sind sie kleiner, als wenn der Kegelstrahlcharakter der Akquisition ignoriert wird.

Zur Bildrekonstruktion werden die gemessenen Daten in Datensätze umsortiert, von denen jeder eine Schicht repräsentiert, als wäre sie in Parallelstrahlgeometrie aufgenommen worden. Die Datensätze werden dann mit der Standardbildrekonstruktion, der zeiteffizienten gefilterten Rückprojektion verarbeitet. Auf diese Weise entsteht eine Vielzahl von Bildern in schräger oder doppelt schräger Orientierung. In einem letzten Schritt, der wiederum als z-Interpolation bezeichnet werden kann, der aber auf die Bilddaten und nicht auf die Schwächungsdaten angewandt wird, wird der endgültige Bilddatensatz in Standard-$x/y/z$-Koordinaten erzeugt (Bild 3.10b). Es hat sich insgesamt gezeigt, dass dieser Ansatz, der über Simulationen mit mathematischen Phantomen intensiv getestet wurde, schon bevor klinische Daten verfügbar wurden [Kachelrieß, 2000a], Bildqualität auf sehr hohem Niveau bereitstellt. Insbesondere erscheint die Bildqualität gegenüber 4-Schichtaufnahmen verbessert, bei denen der Kegelstrahleffekt noch vernachlässigt wird. ASSR und andere Algorithmen, die primär nutierende oder taumelnde Schichten rekonstruieren, können auch für die phasenselektive Rekonstruktion in der CT angepasst werden [Kachelrieß, 2001a].

Eine Variation des ASSR-Algorithmus nutzt Datenbereiche von weniger als 180° zur Bildrekonstruktion [Stierstorfer, 2002]. Dies hat den Vorteil, dass die Abweichungen der Schicht von der Spiraltrajektorie noch kleiner sind. Obwohl die einzelnen Bilder, die Daten über einen begrenzten Bereich repräsentieren, nicht von adäquater Qualität sind, ergibt sich perfekte Bildqualität, wenn diese Einzelbeiträge in der z-Interpolation kombiniert werden. Es wird allgemein akzeptiert, dass ASSR-Algorithmen hervorragende Bildqualität für bis zu $M = 32$ Schichten bereit stellen, dass aber die Leistung bei $M > 64$ Schichten definitiv nachlässt.

3.5.2 Ansätze für 64 und mehr Schichten

Kegelstrahlrekonstruktionsansätze für größere Detektorarrays sind bekannt und wurden für Vollkreis- und Teilkreisscans an C-Bogen-Anlagen und an CT-Prototypen mit Flachbilddetektoren erprobt (Abschnitt 2.4.3). Standardmäßig kommt der Feldkamp-Algorithmus [Feldkamp, 1984] zum Einsatz, der in Abschnitt 9.2.2 im Anhang beschrieben wird.

ASSR Std   EPBP Std

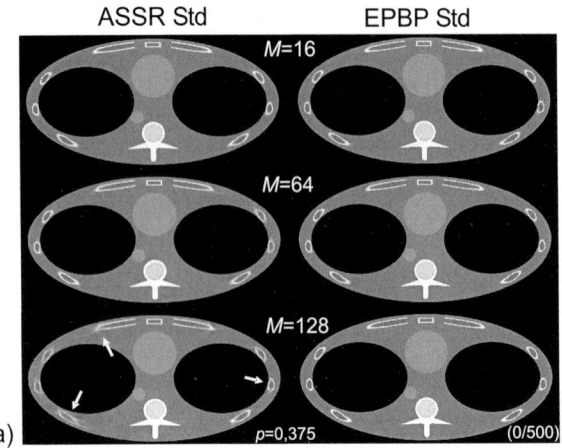

EPBP Std   EPBP CI, 0% K-K   EPBP CI, 50% K-K

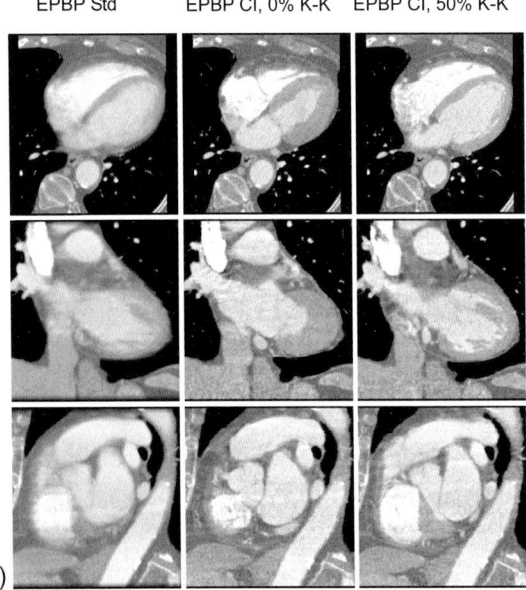

Bild 3.11
Lösungsansätze zur Rekonstruktion von 64- oder 256-Schichtaufnahmen stehen zur Verfügung, wurden aber bisher nicht klinisch erprobt. Untersuchung
der Bildqualität an mathematischen Phantomen mit 16 bis 128 Schichten (**a**)
und an klinischen 16-Schichtdaten (**b**).

Adaptierungen für Spiralscans wurden vorgeschlagen, bisher aber noch nicht in klinischen Studien validiert. Der Grund hierfür besteht darin, dass noch keine entsprechenden klinischen Scanner und Daten verfügbar sind. Der so genannte „Extended Parallel BackProjection"(EPBP)-Algorithmus stellt ein Beispiel dar, dass an mathematischen Phantomen intensiv getestet und mit Ergebnissen veröffentlicht wurde [Kachelrieß, 2004]. Eine Beschreibung des EPBP-Algorithmus wird ebenfalls in Abschnitt 9.2.3 angeboten; interessierte Leser werden bezüglich der mathematischen Details auf die Originalarbeit verwiesen. Auch der EPBP-Algorithmus kann für phasenselektive Rekonstruktion zur Bildgebung am Herzen angepasst werden.

Die Ergebnisse, die bisher in Phantomtests erzielt wurden, sind viel versprechend, obwohl Artefakte bestehen bleiben (Bild 3.11a). Es muss allerdings festgestellt werden, dass mathematische Phantome, wie sie hier zum Einsatz kommen, den härtesten Test für Algorithmen darstellen, da sie zum Beispiel ausgedehnte, strikt lineare Strukturen und beliebig scharfe Übergänge bieten, die in Patienten allgemein nicht vorkommen. Der endgültige Test wird trotzdem jeweils die klinische Untersuchung darstellen. Im Falle von ASSR hat die klinische Bewertung die Ergebnisse der Phantomtests in vollem Umfang bestätigt. Für EPBP und andere Ansätze stehen solche Tests mit $M > 64$ noch aus. Bisherige Anwendungen auf 16-Schichtdaten ergaben gute Resultate und zeigten auch bei phasenselektiven Rekonstruktionen die geforderte Leistungsfähigkeit (Bild 3.11b) [Kachelrieß, 2004].

4 Bildqualität

Die Fortschritte in der Entwicklung der CT-Bildqualität wurden bereits in Bild 1.2 qualitativ angedeutet und in Tabelle 2.1 mit Zahlenwerten belegt. Bildqualität ist ein zentraler Begriff bei der Bewertung jedes bildgebenden Systems. Bildqualität wird mit Recht immer gefordert, häufig aber nur pauschal oder subjektiv bewertet. In diesem Kapitel sollen Messgrößen und Verfahren angegeben werden, die einzelne Parameter der Bildqualität objektiv beschreiben und quantitativ erfassen. Die zentrale Frage ist im Prinzip immer, wie getreu ein System das Objekt wiedergibt, im Falle der CT also, wie genau es die Objektfunktion $O(x,y,z)$, hier die dreidimensionale Schwächungswertverteilung $\mu(x,y,z)$ im Patienten darstellt. „High fidelity" ist die Erwartung.

Die erste Frage ist meist, wie „scharf" das Bild ist. Die Verunschärfung wird durch die Punktbildfunktion des Systems beschrieben; mathematisch ergibt sich das Abbild aus einer Faltung der Objektfunktion O mit der Punktbildfunktion PBF. Dieses Bild wird durch Rauschen und ggf. durch Artefaktanteile überlagert, die die Erkennbarkeit der einzelnen Strukturen behindern können. Zusätzlich muss für jedes Aufnahmeverfahren erfasst werden, mit welchem Kontrast die Objektstrukturen im Bild wiedergegeben werden. Bei CT sind insbesondere die Röntgenstrahlenenergie, Filterung und Detektortyp zu berücksichtigen. Diese komplexen Zusammenhänge werden hier über einen energieabhängigen Kontrastfaktor K in Rechnung gestellt. Sind die einzelnen Beiträge bekannt, kann das Bild B vorherberechnet werden:

$$B(x, y, z) = K \cdot O(x, y, z) * PBF(x, y, z) + \text{Rauschen} + \text{Artefakte} \qquad (4.1)$$

Rechnungen dieser Art sind durchführbar. Die rechnerische Simulation des gesamten Mess- und Rekonstruktionsprozesses ist ein wertvolles und sehr effektives Mittel, um die Einflüsse einzelner Parameter abzuklären und geeignete Entwicklungs- oder Korrekturmaßnahmen einzuleiten. Entsprechende Software-Werkzeuge werden heute in vielen Laboratorien genutzt. Diese erlauben insbesondere auch die Auswertung von komplexen und teilweise noch nicht existierenden Systemen. Zum Beispiel konnten wir Kegelstrahl-CT-Systeme bereits in den späten 1990er Jahren, also bevor solche Systeme physikalisch verfügbar waren, auf diese Weise untersuchen, die notwendigen neuen Rekonstruktions-Algorithmen entwerfen und bewerten

[Kachelrieß, 2000a]. Die Möglichkeit, die erreichbare Bildqualität schon in der Designphase testen zu können, ist von größter Bedeutung.

In diesem Kapitel sollen die der Bildqualität zugrunde liegenden Größen definiert und erläutert und typische Werte in Abhängigkeit von den Geräte- und Scanparametern angegeben werden. Dies erfolgt zuerst für die konventionelle CT, die in bisherigen Textbüchern und Normen meist ausschließlich behandelt wurde. Anschließend werden die Einflüsse und Besonderheiten der Spiral-CT beschrieben, inklusive der Mehrschicht- und der Kegelstrahl-Spiral-CT. Die besonderen Aspekte der Hochauflösungs-CT mit Flachbilddetektoren werden in Abschnitt 4.3 diskutiert. Die hieraus resultierenden besonderen Überlegungen zur Abwägung zwischen Ortsauflösung, Bildpunktrauschen und Dosis und die Definition entsprechender Bewertungsmaßstäbe für CT-Systeme, folgen in Abschnitt 4.4. Die gängigen, zum Teil gesetzlich verankerten Anforderungen an die Bildqualität werden in Abschnitt 4.5 mit Bezug auf die zurzeit gültigen Normen zur Konstanz- und zur Abnahmeprüfung besprochen.

4.1 Messgrößen und -verfahren für die konventionelle CT

4.1.1 CT-Werte, Kontraste und Homogenität

Die CT-Wertskala ist über die beiden Fixpunkte „Luft = −1000 HU" und „Wasser = 0 HU" festgelegt (s. Abschnitt 1.2.4). Diese Fixpunkte werden bei jedem CT-Gerät für jeden Hochspannungswert und die jeweilige Filterung über Phantommessungen eingestellt und im Rahmen der Wartung oder der Konstanzprüfung laufend überprüft. Das Ziel ist es, über den gesamten Objektquerschnitt Homogenität zu gewährleisten, d. h. den CT-Wert für Wasser konstant zu halten. Als Toleranz wird üblicherweise eine Abweichung bis zu ±4 HU akzeptiert, was durch einfache Messungen überprüft werden kann (Bild 4.1). Erfahrungsgemäß stellt diese Forderung für zylindrische Wasserphantome kein Problem dar.

Schwieriger ist es, Homogenität der CT-Werte für unterschiedliche Objektquerschnitte und Materialkombinationen zu garantieren. Wenn für homogene Phantome nur der Querschnitt in Form oder Durchmesser verändert wird, ist dies physikalisch möglich. Es zeichnet ein gutes CT-Gerät aus, wenn die CT-Werte von Wasser auch bei ovalen oder elliptischen Querschnitten nur um wenige HU vom Sollwert 0 HU abweichen. Für Kombinationen von Materialien ist dies hingegen schwierig.

Die CT-Werte von Weichteilgeweben (Bild 1.9) und damit auch ihr Kontrast, definiert als der Unterschied in den CT-Werten benachbarter Strukturen, sind

a)   b)

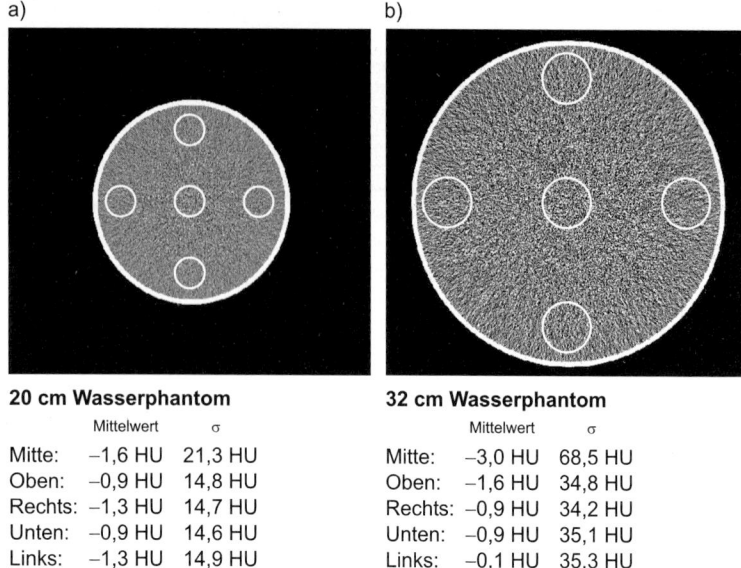

20 cm Wasserphantom

	Mittelwert	σ
Mitte:	−1,6 HU	21,3 HU
Oben:	−0,9 HU	14,8 HU
Rechts:	−1,3 HU	14,7 HU
Unten:	−0,9 HU	14,6 HU
Links:	−1,3 HU	14,9 HU

32 cm Wasserphantom

	Mittelwert	σ
Mitte:	−3,0 HU	68,5 HU
Oben:	−1,6 HU	34,8 HU
Rechts:	−0,9 HU	34,2 HU
Unten:	−0,9 HU	35,1 HU
Links:	−0,1 HU	35,3 HU

Bild 4.1
Die Homogenität der CT-Werte wird üblicherweise mit zylindrischen Wasserphantomen kontrolliert. Auch bei unterschiedlichen Durchmessern von 20 cm (**a**) und 32 cm (**b**) soll der CT-Wert von Wasser über den gesamten Querschnitt nicht um mehr als 4 HU vom Sollwert 0 HU abweichen.

nur in geringem Maße abhängig vom Objektquerschnitt. Bei Materialien, die in ihrer Ordnungszahl stark von Wasser abweichen, können hingegen die CT-Werte und damit auch die Kontraste von Gerät zu Gerät abhängig vom jeweiligen Spektrum und Patientendurchmesser stark variieren. Wenn CT-Werte quantitativ interpretiert werden sollen, wie zum Beispiel zur Kalziummessung im Knochen oder in den Koronararterien, ist eine spezielle Kalibrierung erforderlich (s. Kapitel 7).

Linearität ist eine allgemeine Eigenschaft, die bei guten Messsystemen jeder Art vorausgesetzt wird. Für die CT heißt dies zum Beispiel, dass sich eine Änderung der Messgröße, hier des linearen Schwächungskoeffizienten μ, in einer entsprechenden Änderung der Ausgangsgröße, hier des CT-Wertes, niederschlagen muss. Im Allgemeinen bedeutet diese Forderung: Wenn eine Abbildung von μ_i als CT_i erfolgt, $c \cdot \mu_i$ in $c \cdot CT_i$ resultieren muss. Dies ist in der CT jedoch prinzipiell nicht der Fall: Unterschiede in μ von einem Faktor c können entweder durch einen Unterschied in der Dichte, die sich tatsächlich in einer linearen Änderung des CT-Wertes niederschlagen würde, oder durch einen Unterschied in der Ordnungszahl bedingt sein, die sich abhängig vom Spektrum, den Detektoreigenschaften usw. in nichtlinearer Weise niederschlägt. Eine Mischung beider Effekte ist möglich (s. Abschnitt 1.2.4.2). Da der Faktor c also insbesondere vom jeweils eingesetzten Spektrum abhängig ist, ist das Konzept bzw. die Forderung von Linearität für CT-Werte nicht allgemein gültig.

Nichtsdestotrotz wurde Linearität häufig für CT-Systeme gefordert und in den ersten Jahren des CT-Einsatzes auch spezifiziert [AAPM, 1977]. Das praktische Problem dabei war – und ist immer noch –, dass keine adäquaten Testmöglichkeiten bereitgestellt werden konnten. Die Spezifikation unterschiedlicher Kunststoffkörper ist unzureichend, und die AAPM-Gruppe hält diesen Mangel („lack of rigor") in ihrer Spezifikation auch fest. Die μ-Werte für Kunststoffe wie Polyethylen, Plexiglas und Teflon sind vom Spektrum, von den Detektorcharakteristika usw. abhängig. Deshalb sind für unterschiedliche Scanner unterschiedliche Messergebnisse zu erwarten. Linearität kann lediglich mit Objekten oder Phantomeinsätzen überprüft werden, die sich nur hinsichtlich der Dichte ρ unterscheiden, aber von der Zusammensetzung und damit auch von der Energieabhängigkeit der Massenschwächungskoeffizienten μ/ρ identisch sind. Entsprechende Testkörper können hergestellt werden, sind aber bisher nicht etabliert. Linearität wurde erfolgreich für spezifische Aufgaben in der quantitativen CT überprüft wie zum Beispiel für die Messung von Knochendichte (s. Abschnitt 7.2). Die Veränderung der Dichte nur einer Komponente, in diesem Falle des Knochenminerals, ergibt einen validen Test der Scannereigenschaften in Bezug auf die CT-Wert-Linearität.

4.1.2 Bildpunktrauschen

Jeder Messwert ist prinzipiell mit einer Unsicherheit behaftet, so auch die Messung der Schwächung in der CT. Bei einem idealen System sollte der Fehler rein statistischer Natur sein, also bedingt durch die Schwankungen in der Zahl der Röntgenquanten, die im Detektor nachgewiesen werden. Man spricht deshalb auch vom „Quantenrauschen". Gerätebedingte Einflüsse oder Fehler sollten – so ist das „ideale System" definiert – demgegenüber vernachlässigbar sein. Heutige CT-Geräte kommen diesem Ziel sehr nahe, das physikalisch bedingte Quantenrauschen ist der dominierende Einfluss.

Die rauschbedingten Fehler in der Messung der Intensität gehen in die berechneten Schwächungswerte ein und pflanzen sich über die Bildrekonstruktion bis ins Bild fort. Hier sind sie als Bildpunktrauschen oder Pixelrauschen erkennbar. Das Bildpunktrauschen, mit σ bezeichnet, wird als Standardabweichung der Werte von N Bildpunkten bzw. Pixeln P_i eines Auswertebereichs (region of interest – ROI) in einem homogenen Bildabschnitt bezüglich ihres Mittelwertes $\overline{P}$ ermittelt:

$$\sigma^2 = \frac{1}{N-1} \cdot \sum_{i=1}^{N} (P_i - \overline{P})^2 \qquad (4.2)$$

Die Messung erfolgt üblicherweise in einem Wasserphantom (Bild 4.1). Der Rauschwert σ steigt an, wenn weniger Röntgenquanten im Detektor registriert werden, also bei hoher Schwächung I_0/I durch stark absorbierende Objekte, niedrigen Röhrenstrom-Scanzeit-Produkten Q (mAs) und kleiner Schichtdicke S (mm). Entscheidend ist dabei, dass sich das Rauschen nicht linear, sondern über die Quadratwurzel mit diesen Parametern verändert:

$$\sigma = f_A \cdot \sqrt{\frac{I_0/I}{\varepsilon \cdot Q \cdot S}} \qquad (4.3)$$

Dies bedeutet zum Beispiel, dass das mAs-Produkt – und damit die Dosis – um einen Faktor 4 erhöht werden muss, wenn das Rauschen um einen Faktor 2 erniedrigt werden soll. ε ist ein Maß für die Effizienz des Gesamtsystems, die der Benutzer allerdings kaum beeinflussen kann. Der Faktor f_A berücksichtigt den Einfluss des Rekonstruktionsalgorithmus. „Scharfe" hochauflösende Algorithmen erhöhen das Rauschen, „glättende" kontrastbetonende

Tabelle 4.1
Typische Werte des Bildpunktrauschens in HU für unterschiedliche Faltungskerne, Objektdurchmesser und Schichtdicken, per Simulation ermittelt. Zur Charakterisierung der Faltungskerne wurden typische Implementierungen und Namen gewählt, die aber nicht direkt auf einzelne Geräte übertragbar sein müssen (Primärintensität $2 \cdot 10^5$ Quanten pro Messwert und mm Schichtdicke).

Phantom	20 cm Wasser		32 cm Wasser	
Schichtdicke	1 mm	10 mm	1 mm	10 mm
smooth	6,6	2,1	21,2	6,7
soft	8,2	2,6	26,1	8,2
standard	9,9	3,1	31,5	10,0
Shepp/Logan	12,3	3,9	39,6	12,5
high	17,9	5,7	57,5	18,1
ultrahigh	34,9	11,0	112,2	35,4

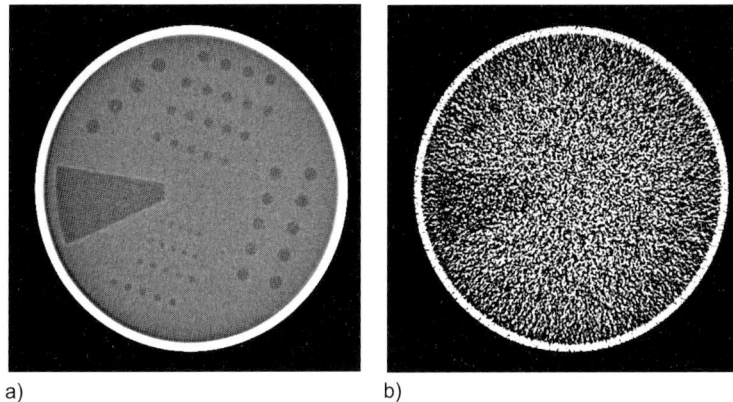

a)   b)

Bild 4.2
Die Niedrigkontrasterkennbarkeit ist abhängig vom Niveau des Pixelrauschens, wie hier an zwei Beispielen mit (**a**) sehr hoher Dosis, entsprechend einer Aufnahme des Hirns, und (**b**) extrem niedriger Dosis, entsprechend einer Knochendichtemessung, demonstriert wird.

Algorithmen reduzieren das Rauschen. Rauschwerte für unterschiedliche Rekonstruktionskerne sind in Tabelle 4.1 zusammengestellt. Die mathematische Abhängigkeit von Rauschen und Ortsauflösung wird in Abschnitt 4.4.1 erläutert.

Der Einfluss des Quantenrauschens auf die Erkennbarkeit von Niedrigkontrastdetails wird in Bild 4.2 an Aufnahmen mit zwei stark unterschiedlichen Parametersätzen veranschaulicht. Es soll dabei das Bewusstsein dafür geschärft werden, dass das Rauschniveau und damit die Kontrasterkennbarkeit sehr stark von der Dosis und den Scanparametern abhängen und dass eine zu hohe Dosisreduktion die Diagnostik, hier insbesondere die Erkennbarkeit von Niedrigkontraststrukturen, gefährden kann. Das Rauschen muss der jeweiligen diagnostischen Fragestellung und dem Patientenquerschnitt angepasst werden. Der optimalen Wahl der Scan- und Rekonstruktionsparameter kommt also große Bedeutung zu.

4.1.3 Ortsauflösung – Auflösung bei hohem Kontrast

Über die Ortsauflösung wird die Fähigkeit eines bildgebenden Systems beschrieben, feine Details räumlich getrennt darzustellen. Sie wird allgemein für Hochkontraststrukturen ermittelt, um den Einfluss des Rauschens auf diese Messung auszuschalten. Entsprechende Prüfkörper müssen Strukturen mit CT-Wertunterschieden von mindestens einigen hundert HU zur Verfügung stellen [IEC, 2004]. Dabei muss zwischen der Auflösung in der *x*/*y*-Aufnahmeebene und der Auflösung in *z*- oder Körperlängsachsenrichtung unterschieden werden, die jeweils von unterschiedlichen Faktoren abhängen. Das Zusammenwirken dieser beiden Größen bezüglich der Gesamt- oder „3D-Auflösung" soll weiter unten im Zusammenhang mit Spiral-CT, die gerade hier entscheidende Vorteile bietet, erörtert werden.

4.1.3.1 Ortsauflösung in der Bildebene

Die Auflösung in der Bildebene hängt zum einen von geometrischen Größen ab. Die Situation ist sehr gut vergleichbar mit der bei konventionellen Röntgenaufnahmen; in der CT kommt aber der Einfluss des Rekonstruktionsalgorithmus hinzu. Entscheidende geometrische Einflussfaktoren sind die Fokusgröße, die Aufnahmegeometrie, die Detektorteilung und -apertur und die Fokusbewegung während der Messung. Diese Zusammenhänge können in vereinfachter Form folgendermaßen erfasst werden, wobei auf die in Bild 2.3 und die in Abschnitt 9.1 definierten Größen Bezug genommen wird.

Wie in der konventionellen Radiographie tragen die Fokusgröße W_F und die Detektorapertur W_D zu einer Verunschärfung bei. Dabei ist die Geometrie des Gerätes zu berücksichtigen, da die Einzelbeiträge mit dem jeweiligen Vergrößerungsfaktor bezogen auf das Messfeldzentrum gewichtet werden müssen, wobei R_D und R_F den Abstand von Detektor und Fokus zum Drehzentrum darstellen. Es ergeben sich die entsprechenden Unschärfebeiträge:

$$U_F = \frac{R_D}{R_F + R_D} \cdot W_F \quad \text{und} \tag{4.4}$$

$$U_D = \frac{R_F}{R_F + R_D} \cdot W_D \tag{4.5}$$

Wird zusätzlich berücksichtigt, dass sich der Fokus kontinuierlich bewegt und einen Bewegungsunschärfebeitrag U_B liefert, ergibt sich die aus dem Messvorgang resultierende Gesamtunschärfe:

$$U_{\text{Mess.}} = \sqrt{U_F^2 + U_D^2 + U_B^2} \tag{4.6}$$

Da das Bild aber erst durch Rekonstruktion aus den gemessenen Werten entsteht, ist auch der Unschärfebeitrag des Rekonstruktionsalgorithmus

$$U_A = c_A \cdot a \tag{4.7}$$

mit einzubeziehen. Hierbei stellt a den Abtastabstand dar (Bild 2.3b, c) und c_A eine Konstante, die die Eigenschaften des Algorithmus repräsentiert. Die Gesamtunschärfe lässt sich in diesem Modell zusammenfassen als:

$$U_{\text{total}} = \sqrt{U_F^2 + U_D^2 + U_B^2 + U_A^2} \qquad (4.8)$$

Die obigen Gleichungen zeigen auf, wodurch die Ortsauflösung bestimmt wird. Die wesentliche Systembeschränkung ist durch U_{Mess} gegeben und spiegelt die gegebenen mechanischen und technischen Randbedingungen wider. Damit ist auch die maximale Ortsauflösung festgelegt, die erreicht werden kann, wenn die höchstmögliche Abtastung des Systems genutzt und ein Rekonstruktionsalgorithmus für maximale Ortsauflösung eingesetzt werden. (Beachte: Eine ähnliche Situation ist für die Auflösung in z-Richtung gegeben, bei der eine obere Grenze durch das Schichtempfindlichkeitsprofil gesetzt wird; das Maximum an Auflösung kann nur mit hohen Abtastraten erzielt werden, d. h. zum Beispiel mit kleinen Rekonstruktionsinkrementen bei der Spiral CT – s. Abschnitt 4.2.4).

Die Gleichungen oben machen deutlich, dass dem Anwender nur begrenzte Möglichkeiten zur Beeinflussung der Auflösung gegeben sind. Vorrangig ist dies die Wahl des Faltungskerns, wie unten an Beispielen demonstriert wird. Über die Wahl des Aufnahmemodes werden die Fokusgröße, der Abtastabstand und gegebenenfalls die Detektorapertur variiert. Die Fokusgröße kann meist direkt angewählt werden, der Abtastabstand hingegen nur indirekt, da in den einzelnen Aufnahmemodes impliziert und für den Benutzer nicht immer erkennbar. Die Detektorapertur W_D kann an einigen Geräten über das Einbringen eines Hochauflösungskamms (s. Abschnitt 2.2.3) verkleinert werden, womit die Auflösung gesteigert, gleichzeitig aber auch die geometrische Effizienz des Detektorsystems reduziert wird. Der Abtastabstand kann reduziert werden, wenn die „flying focal spot"-Technologie zur Verfügung steht (s. Abschnitt 2.2.1).

Zur Bestimmung der Ortsauflösung in der Bildebene stehen direkte Messungen, z. B. mit Lochmustern und Rechteckrastertests, sowie indirekte Verfahren wie die Berechnung der Punktbild- und der Modulationsübertragungsfunktion (MÜF) zur Verfügung. Die erstgenannten Tests sind einfach durchzuführen, sehr anschaulich und relativ einfach zu interpretieren (Bild 4.3a, b). Die Beurteilung ist aber auch leicht subjektiv – je nach Wahl des Betrachtungsfensters und der persönlichen Entscheidungskriterien kann eine Serie von Löchern als getrennt, d. h. aufgelöst, oder als nicht getrennt beurteilt werden. Für technische Tests, zum Beispiel zur Überprüfung, ob ein Gerät die Herstellerspezifikation einhält, ist die Modulationsübertragungsfunktion besser geeignet. Sie wird meist über die Messung eines dünnen Drahts (Bild 4.3c), die die Punktbildfunktion ergibt, und anschließende Fouriertransformation errechnet [Rossmann, 1969]. Die MÜF gibt an, mit welchem Kontrast einzelne Frequenzen (Objektmodulationen, gemessen in Linienpaaren pro cm, Lp/cm) durch das jeweilige bildgebende System wiedergegeben werden.

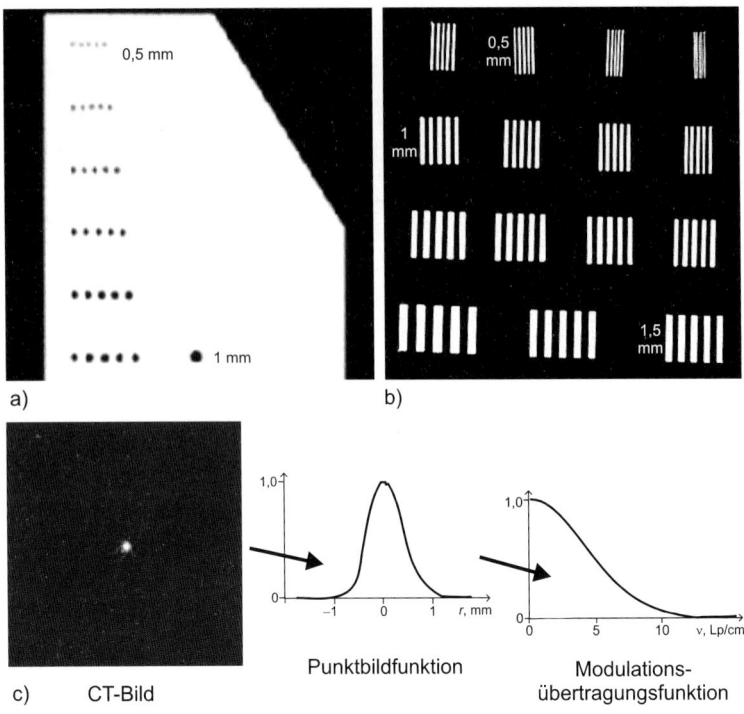

Bild 4.3
Verschiedene Ortsauflösungstests und Ergebnisbilder. **a)** Bohrlochtest. **b)** Rechteck-
rastertest. **c)** Drahtphantom zur Ermittlung der Punktbildfunktion und Berechnung der
Modulationsübertragungsfunktion.

Die MÜF-Bestimmung erfordert zwar rechnerischen Aufwand, bietet aber
Information über den gesamten Frequenzbereich und den Vorteil, dass quantitative Angaben objektiv erfolgen können. Neben Messungen von Draht-
phantomen zur Bestimmung der Punktbildfunktion können auch Kanten-
phantome oder periodische Raster (Bild 4.3b) zur Messung der Kantenbildfunktion bzw. der Rechteck-MÜF eingesetzt werden mit anschließender
Berechnung der MÜF. Letztere Verfahren sind aber störanfällig, Drahtmes-
sungen sind heute als das Standardverfahren anzusehen.

Zur Angabe der Ortsauflösung wird jeweils die Frequenz für einen bestimmten Prozentwert der MÜF angegeben. Die erreichbare Ortsauflösung für ein
gegebenes System wird oft über den 10 %-Wert der MÜF spezifiziert, d. h.
den Wert, bei dem die MÜF auf 10 % des Ursprungswerts abgefallen ist
[IEC, 2004]; heute angebotene Systeme erreichen Auflösungswerte von bis
zu 25 Lp/cm oder mehr. Die Abhängigkeit der Ortsauflösung von der Wahl

des Faltungskerns ist offensichtlich. Die für ein Gerät maximal erreichbare Auflösung wird nur mit „scharfen" Kernen erreicht (Bild 4.4a). Allerdings ist hierbei das Bildpunktrauschen deutlich erhöht (Tabelle 4.1), und es treten vermehrt Strich- oder Streifenartefakte auf. Rekonstruktionen mit Kernen,

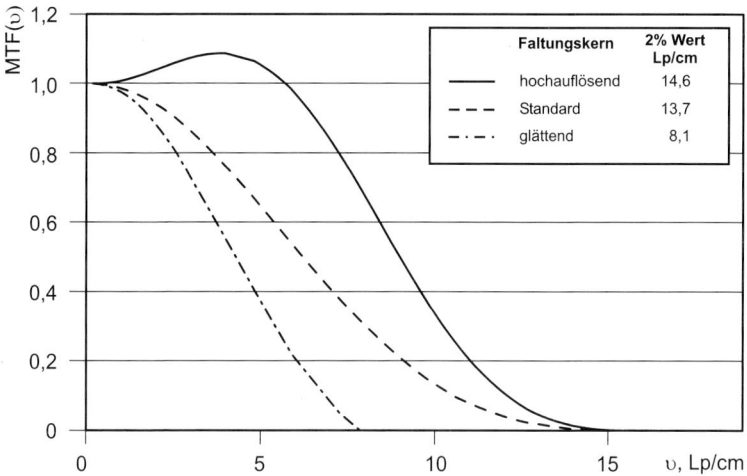

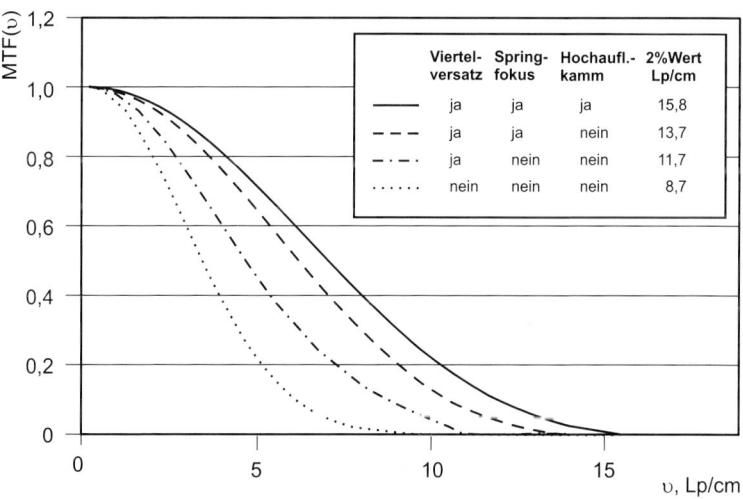

Bild 4.4
Modulationsübertragungsfunktionen für unterschiedliche Faltungskerne (**a**) und Aufnahmemodes (**b**) (am Beispiel eines SOMATOM Volume Zoom).

die mit Namen wie „ultrahigh resolution" bezeichnet werden, sind daher nur bei hohem Kontrast und weitem Betrachtungsfenster zu empfehlen. Bei Rekonstruktion mit Standard- und mit glättenden (smooth) Kernen wird die maximal erreichbare Ortsauflösung jeweils reduziert, aber auch Rauschen und Artefakte gehen zurück, so dass niedrige Kontraste besser erkennbar werden. Entsprechende Überlegungen werden in Abschnitt 4.4.1 in allgemeinerer Form weiter geführt.

Auch der Einfluss unterschiedlicher Scanmodi kann über die MÜF-Bestimmungen am besten erfasst werden; so lässt sich zum Beispiel der erwartete positive Effekt der Maßnahmen Detektorviertelversatz, Springfokus und Hochauflösungskamm auf die Ortsauflösung klar nachweisen (Bild 4.4b), wobei hier zur besseren Vergleichbarkeit in allen Fällen der Standardfaltungskern eingesetzt wurde. Bei Verbindung von Hochauflösungs-Scanmodus und hochauflösendem Faltungskern ergeben sich im gezeigten Beispiel 2 %-Werte der MÜF von größer als 15 Lp/cm.

4.1.3.2 Einfluss der Bildmatrix

Die Matrixgröße bzw. die Größe des einzelnen Bildelements wird in Gl. (4.8) nicht angesprochen, sie ist aber eine weitere und in der Praxis relevante Einflussgröße auf die Ortsauflösung in der Aufnahmeebene. Die Grenzauflösung, die in allen technischen Spezifikationen angesprochen wird, wird immer bei Rekonstruktion mit großem Zoomfaktor bestimmt, um den Einfluss der Matrix auszuschließen. Dies ist bei Zoomfaktoren von fünf oder größer sicher der Fall, bei den in der Routine meist gebräuchlichen Werten von 1,2 bis 2,0 hingegen häufig nicht. Diese Zusammenhänge sind relativ einfach zu erfassen.

Bei der Aufnahme wird das jeweilige Messfeld FOM (field of measurement) mit dem Durchmesser D_{FOM} komplett erfasst und im Bild, entsprechend dem gewählten Zoomfaktor ZF entweder komplett ($ZF = 1$) oder nur ausschnittweise ($ZF > 1$) in einem „field of view" (FOV) mit Durchmesser bzw. Kantenlänge D_{FOV} dargestellt:

$$D_{FOV} = \frac{D_{FOM}}{ZF} \qquad (4.9)$$

Bild 4.5 ▶
Die Ortsauflösung kann bei kleinem Zoomfaktor durch die Matrix bzw. die Pixelgröße begrenzt sein. Rekonstruktion mit Zoomfaktor 1,5 und Vergrößerung um den Faktor 5 sind der direkten Rekonstruktion mit Zoomfaktor 7,5 deutlich unterlegen, wie sowohl mit Auflösungstests (a) als auch an klinischen Bildern (b) zu erkennen ist.

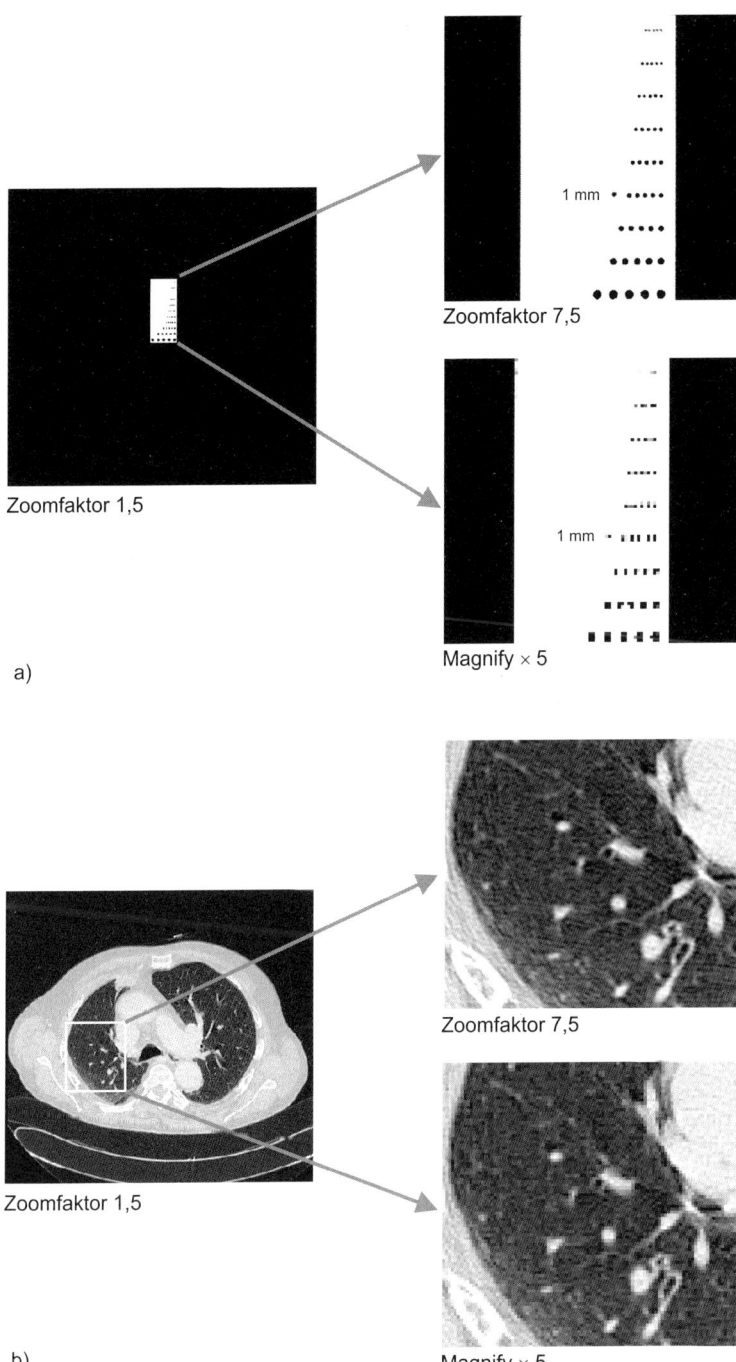

Zoomfaktor 7,5

Zoomfaktor 1,5

Magnify × 5

a)

Zoomfaktor 7,5

Zoomfaktor 1,5

Magnify × 5

b)

Üblicherweise wird eine quadratische Bildmatrix der Größe $N_{Pixel} \times N_{Pixel}$ berechnet. Die Pixelgröße ergibt sich somit als:

$$W_{Pixel} = \frac{D_{FOV}}{N_{Pixel}} \qquad (4.10)$$

Heute wird in der CT meist eine Matrix von 512×512 Bildpunkten bei einem Messfeld von ca. 50 cm berechnet. Bei einem angenommenen exakten Wert von $D_{FOM} = 51,2$ cm ergeben sich, als einfaches Beispiel, Pixelgrößen von 1,0, 0,5 und 0,2 mm bei Zoomfaktoren von 1, 2 bzw. 5. Wenn typische Auflösungswerte von 5 - 10 Lp/cm gefordert oder erwartet werden, die Detailgrößen von 0,5 - 1 mm entsprechen, sind zum Beispiel die bei Lungenaufnahmen meist zum Einsatz kommenden Zoomfaktoren zwischen 1,2 und 1,8 zu niedrig.

Ein negativer Einfluss der Matrix ist weitgehend ausgeschlossen, wenn die Pixelgröße um den Faktor zwei oder mehr kleiner ist als der Durchmesser des kleinsten aufzulösenden Details d_{min} (Nyquist-Bedingung). Die Forderung ist allgemein:

$$W_{Pixel} \leq 0,5 \cdot d_{min} \qquad (4.11)$$

Für das angenommene Messfeld von 51,2 cm und eine Matrix von 512×512 muss also für einen gewünschten Auflösungswert, angegeben als Detaildurchmesser in mm, ein Zoomfaktor von mindestens

$$ZF > \frac{2 \text{ mm}}{d_{min}} \qquad (4.12)$$

gewählt werden, z. B. muss ein Zoomfaktor von 4 oder größer gewählt werden, wenn Details von 0,5 mm dargestellt werden sollen. Eine nachträgliche Vergrößerung des Bildes, oft als Magnify-Funktion oder als „Lupe" angeboten, ergibt zwar ein angenehmeres Bild, kann aber den oft durch die Rekonstruktionsmatrix bedingten Auflösungsverlust nicht rückgängig machen (Bild 4.5).

4.1.3.3 Schichtempfindlichkeitsprofile

Schichtempfindlichkeitsprofile (engl. slice sensitivity profile, SSP) stellen die Systemantwort senkrecht zur Aufnahmeebene dar, vergleichbar der Punktbildfunktion in der Schicht. Sie geben wieder, mit welchem Signalbeitrag ein infinitesimal kleines Objekt an einer gegebenen Position auf der z-Achse im Bild repräsentiert wird. Ein kleines Objekt innerhalb der Schicht sollte im Idealfall mit 100 % erfasst werden, außerhalb der Schicht mit 0 %.

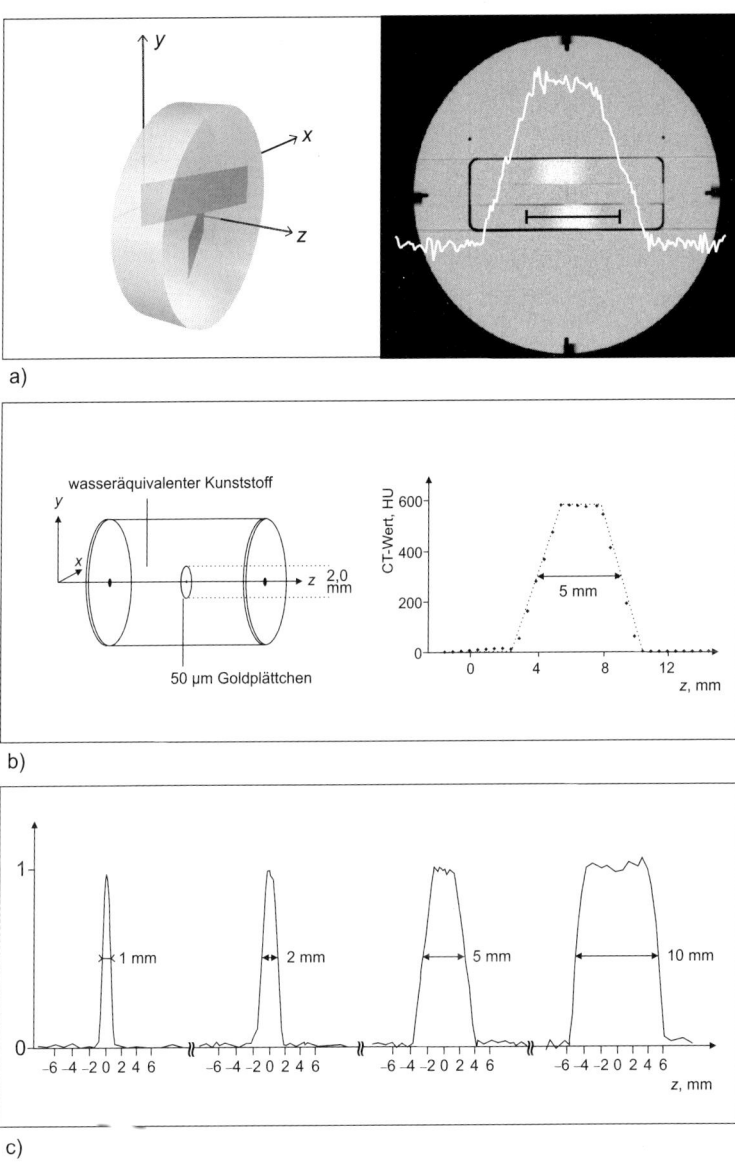

Bild 4.6
Zur Messung der Schichtempfindlichkeitsprofile stehen Rampen- (**a**) und Deltaphantome (**b**) zur Verfügung. Rampen werden überwiegend in der konventionellen CT eingesetzt, wie an Beispielen in (**c**) gezeigt, Deltaphantome sind bei Spiral-CT erforderlich.

Zur Messung der Schichtempfindlichkeitsprofile kommen vorrangig zwei Verfahren zum Einsatz, so genannte Rampen- und Deltaphantome.

Rampenphantome werden meist über dünne Blechstreifen realisiert, zum Beispiel Aluminiumbleche von 0,1 mm Dicke, die unter einem bestimmten Winkel zur z-Achse angebracht werden. Das Schichtprofil kann damit in der konventionellen CT mit nur einer Messung schnell und problemlos ermittelt werden; das Profil wird direkt im Bild ermittelt und ausgewertet (Bild 4.6a). Rampen erbringen aber bei Spiral-CT keine zuverlässigen Ergebnisse [Polacin, 1994].

Deltaphantome füllen nicht wie Rampen die gesamte Schicht aus, sondern stellen einen Deltaimpuls, d. h. einen Impuls mit im Idealfall unendlich kleiner Ausdehnung in z-Richtung dar. Hierfür sind kleine dünne Plättchen oder Kügelchen hoher Dichte und hoher Ordnungszahl in guter Näherung geeignet. Als Beispiel wird in Bild 4.6b ein Goldplättchen von 50 µm Dicke und einem Durchmesser von 2 mm gezeigt. Deltaphantome sind in idealer Weise für die Spiral-CT geeignet, da sie hier mit dem Scan kontinuierlich entlang der z-Achse verschoben werden. Bei konventioneller CT ist ihr Einsatz zwar auch möglich und liefert gute Ergebnisse, ist aber aufwendig, da eine Vielzahl von Einzelmessungen zur Abtastung des gesamten Profils erforderlich ist.

Die Aufnahmeschicht wird gewöhnlich über die Halbwertsbreite (*HWB*), d. h. die volle Breite des Profils bei 50 % seines Maximalwertes (Full Width at Half Maximum, *FWHM*), beschrieben. Dieser Wert wird als nominelle oder Nennschichtdicke bezeichnet und in den gängigen Vorschriften auch so definiert. Die Halbwertsbreite bietet jedoch keinerlei Information darüber, ob das Profil der idealen Form eines Rechtecks nahe kommt oder von dieser entscheidend abweicht. Die Schichtprofile der Standard-CT kommen dem idealen Rechteckverlauf bei breiten Schichten nahe (Bild 4.6c). Bei dünnen Schichten müssen hingegen detektornahe Kollimatoren eingesetzt werden, um dies zu erreichen. Dies ist aber wegen Dosisüberlegungen (s. Abschnitt 5.2) eher selten der Fall, und SSPs in der Spiral-CT sind zusätzlich verschliffen, wie unten gezeigt wird. Bei gleicher Halbwertsbreite können somit angenähert rechteck-, dreieck- oder gaußförmige Profile auftreten.

Die Form des SSPs hat aber wesentlichen Einfluss auf die Abbildung kleiner Objektdetails, wie in Bild 4.7a schematisch dargestellt wird. Der Kontrast eines Objekts, das kleiner als die Schichtdicke ist und nur teilweise in die Aufnahmeschicht hineinragt, wird entsprechend dem Anteil, den es im jeweiligen Volumenelement einnimmt, reduziert. Dieser lineare Teilvolumeneffekt ist unausweichlich, kann aber über die Wahl dünner Schichten verringert oder ausgeschlossen werden. Wichtiger ist die Trennschärfe zwischen aufeinander folgenden Schichten, die wesentlich von der Form des

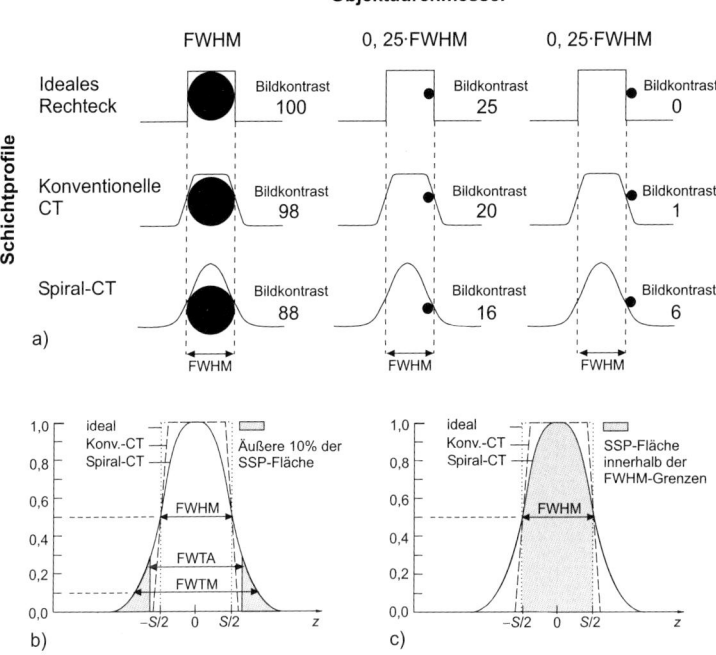

Bild 4.7
Bedeutung und Bewertung der Form der Empfindlichkeitsprofile (s. Text). **a)** Einfluss der Form des SSPs auf die Darstellung von kleinen Objekten. **b), c)** Die Angabe der Halbwertsbreite reicht nicht aus, um die Qualität der SSPs zu beschreiben. Zusätzliche Kenngrößen und Qualitätsindizes sollten erwogen werden.

Profils abhängt. Bei einem idealen Rechteckprofil tragen nur Strukturen zum Signal bei, die auch tatsächlich innerhalb der nominellen Schichtdicke S liegen, also im Bereich einer Halbwertsbreite. Bei verschliffenen Profilen tragen hingegen auch Strukturen außerhalb der angenommenen nominellen Schicht zum Bild bei. Auch wenn der Profilausläufer niedrig ist, können Strukturen mit hohem Kontrast trotzdem sichtbare Beiträge liefern, welche Niedrigkontraststrukturen überlagern und ggfs. unkenntlich machen. Dieses Phänomen ist zum Beispiel bei Hirnaufnahmen nahe der Schädelbasis zu beachten. Die Form des Empfindlichkeitsprofils spielt also eine wichtige Rolle, wenn Signalübersprechen aus Nachbarschichten ausgeschlossen werden soll. Dies ist in Bild 4.7a beispielhaft dargestellt.

Da der Profilverlauf im *FWHM*-Wert, also bei der Angabe der nominellen Schichtdicke S, nicht zum Ausdruck kommt, besteht Bedarf an weiteren Kenngrößen. Vorschläge hierzu sind lineare Größen (Bild 4.7b) wie die Profilbreite bei 10 % des Maximums (Full Width at one Tenth of Maximum, *FWTM*) und die Breite des Profils an der Stelle, an der 90 % der Fläche eingeschlossen und 10 % ausgeschlossen sind (Full Width at Tenth Area, FWTA) [Polacin, 1992]. Eine weitere Möglichkeit bietet sich über ein integrales Maß (Bild 4.7c), den Schichtprofilqualitätsindex (*SPQI*, slice profile quality index) [Kalender, 1995a]:

$$SPQI = \frac{\text{Fläche innerhalb der } FWHM - \text{Grenzen}}{\text{Fläche des Idealprofils}} \cdot 100\% \qquad (4.13)$$

Der *SPQI* gibt also an, wie nah ein Profil dem Idealwert 100 % kommt, der der idealen Rechteckform zugeordnet ist. Exemplarische Werte für die vorgeschlagenen Kenngrößen werden im Zusammenhang mit Spiral-CT in Tabelle 4.3 angeboten.

4.1.3.4 Ortsauflösung entlang der z-Achse

Die Auflösung entlang der z-Achse wurde in der CT, aber auch bei anderen Schicht-Bildgebungsverfahren, bisher selten direkt gemessen. Dieser Parameter wurde generell wenig beachtet, er hätte auch nur das krasse Missverhältnis zwischen der Auflösung in der x/y-Scanebene und in z-Richtung dokumentieren können. Zur Abschätzung der z-Auflösung wird bisher meist nur auf die Schichtdicke Bezug genommen. Mit der steigenden Bedeutung und Verfügbarkeit von Volumenuntersuchungen und 3D-Darstellungen wird diese Messung aber immer wichtiger.

Während zur Messung der Auflösung in der Bildebene mehrere etablierte Verfahren zur Verfügung stehen und die entsprechenden Werte auch für alle CT-Systeme von den Herstellern angegeben werden, bestehen für die Messung der Ortsauflösung in Vorschubrichtung keine etablierten Messmethoden. Es kann auch hier auf mehrere Verfahren zurückgegriffen werden, wobei Testraster wegen der Anschaulichkeit und der Einfachheit der Messung zu empfehlen sind. Loch- oder Strichrastertests können genauso in Vorschubrichtung wie in der Bildebene positioniert werden. Nach Scan und Bildberechnung muss eine Sekundärschnittberechnung, eine multiplanare Reformatierung (MPR, s. Abschnitt 6.2) in der x/z- oder y/z-Ebene erfolgen, die dann direkt beurteilt werden kann. Ein Beispiel hierzu wird unter 4.2.4 (Bild 4.14) gezeigt.

Alternativ besteht auch die Möglichkeit zur Berechnung der MÜF. Diese ergibt sich wie in der Bildebene auch in z-Richtung aus der Fouriertransformierten der Punktbildfunktion, hier also dem Schichtempfindlichkeitsprofil. Schwierigkeiten ergeben sich in der Praxis aus unvermeidbaren geringen Messfehlern der SSPs, die sich aber stark auf die Berechnung der MÜF, insbesondere auf die Bestimmung des 2%-Wertes oder der cut-off Frequenz auswirken [Süß, 1995]. Um die durch die MÜF vorgegebenen Auflösungswerte zu erreichen, muss zudem entlang der z-Achse ausreichend genau abgetastet werden. D. h., der Abstand der Scans bzw. der Bilder sollte weniger als ein Fünftel der Schichtdicke betragen. Dies ist in der konventionellen CT nicht praktikabel, weshalb wir einfache Tests wie Lochmuster empfehlen. MÜF-Messungen können hingegen bei Spiral-CT mit Berechnung von überlappenden Bildern sinnvoll sein.

4.1.3.5 Hochauflösungs-CT

Der Begriff Hochauflösungs-CT (HR-CT) entstand um 1980 und bezog sich vornehmlich auf die Einführung neuer Rekonstruktionsverfahren. Während die über den Viertelversatz (s. Abschnitt 2.2.1) gewonnene Verbesserung der Abtastrate bis dahin ausschließlich zur Reduktion von Artefakten eingesetzt wurde, kamen erstmals Verfahren zum Einsatz, die über ein Umsortieren der Daten aus gegenüberliegenden Projektionen, dem so genannten „rebinning" (vgl. Abschnitt 3.3.2), Projektionen mit der doppelten Anzahl an Messwerten erstellen. Damit wird der Abtastabstand halbiert und, wie gemäß Gl. (4.8) zu erwarten, höhere Auflösung erreicht. Die dritte Dimension wurde noch vernachlässigt. Dünnschichttechniken kamen erst später zum Einsatz; die ersten Arbeiten mit 1mm-Schicht wurden um 1985 durchgeführt. Während der Begriff Hochauflösungs-CT also ursprünglich nur auf ein spezielles Rekonstruktionsverfahren Bezug nahm, versteht man heute darunter ein Bündel von Maßnahmen, die aufeinander abgestimmt sein müssen. Hierzu gehören insbesondere die Wahl eines entsprechenden Scanmodus mit dünnen Schichten und Bildrekonstruktion mit hochauflösendem Faltungskern und hohem Zoomfaktor.

4.1.4 Kontrastauflösung – Auflösung bei niedrigem Kontrast

Kontrastauflösung, d. h. allgemein das Erkennbarmachen von Details mit niedrigem Kontrast, ist eine der wichtigsten Aufgaben aller Schnittbildverfahren. Dies war das überlegene Kennzeichen, welches der CT Anfang der siebziger Jahre zum sofortigen Durchbruch verhalf. In der Praxis handelt es sich dabei praktisch immer um Weichteilgewebskontraste, die durch Dichteunterschiede bedingt sind und nur schwach von der Energie der Röntgenquanten abhängen. Die Niedrigkontrasterkennbarkeit wird überwiegend durch das Rauschniveau im Bild bestimmt (Bild 4.2) und damit durch die oben genannten Einflussgrößen. Während Messungen des Bildpunktrauschens σ sehr einfach sind, ist die Angabe der Kontrastauflösung schwierig und immer subjektiver Beurteilung unterworfen. Ein Beobachter muss anhand von Phantomaufnahmen (Bild 4.8) entscheiden, welche Bohrlochrei-

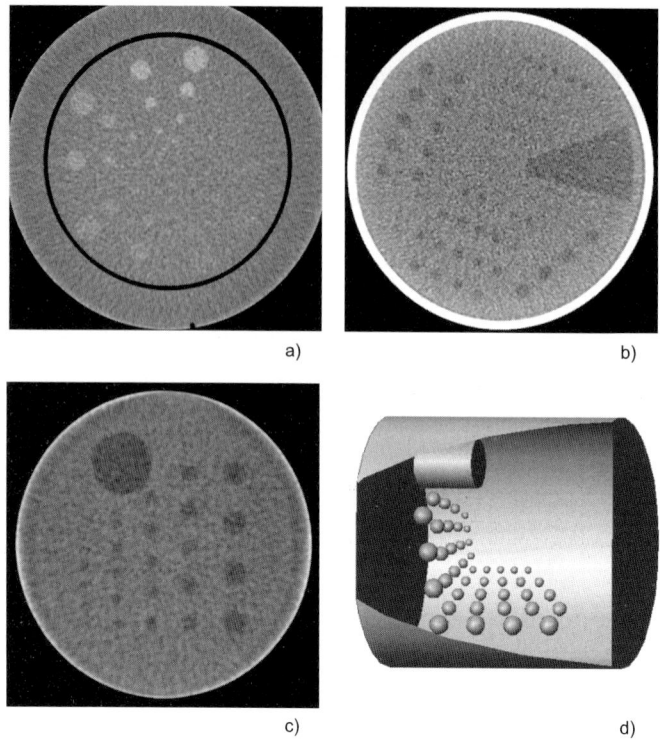

Bild 4.8
Unterschiedliche 2D-Phantome stehen zur Messung der Niedrigkontrasterkennbarkeit
(z. B. das Catphan (**a**)) und der Niedrigkontrastauflösung (z. B. das ATS-Phantom (**b**)
und das QRM LowC-Phantom (**c**)) zur Verfügung. Das QRM 3D-Phantom (**d**) beinhaltet Kugeln statt der bisher üblichen Zylinder und ermöglicht 2D- und 3D-Auflö-
sungstests.

hen er noch als getrennt erkennen kann. Wenn die Aufgabe darin besteht, nur
ein einzelnes Niedrigkontrastdetail zu erkennen, wie in dem in Bild 4.8a
gezeigten Phantom, sprechen wir nicht von Niedrigkontrastauflösungs- sondern nur von Niedrigkonstrast-Erkennbarkeitstests. Bedingt durch die subjektive Art der Beurteilung sind Angaben zur Kontrastauflösung eines Gerätes, ähnlich wie die Beurteilung von Artefakten, nicht immer exakt nachvollziehbar. Erschwerend kommt hinzu, dass die unterschiedlichen auf dem
Markt befindlichen Phantome unterschiedliche Gerätebewertungen liefern
können, da die Ergebnisse zum Teil vom Energiespektrum und der Tempera-
tur des Phantommaterials abhängen [Süß, 1999].

Offensichtlich besteht für Niedrigkontrastmessungen noch Standardisierungsbedarf. Und es sollten zudem 3D-Messungen einbezogen werden, da dies auch der jeweiligen radiologischen Aufgabe entspricht, z. B. der Erkennung von Niedrigkontrast-Läsionen. Entsprechende Phantome stehen zwischenzeitlich zur Verfügung (Bild 4.8d).

Die Kontrastauflösung wird nicht nur durch das Verhältnis von Signal zu Rauschen (signal-to-noise ratio – SNR), d. h. den Quotienten aus CT-Wertunterschied und der Höhe des Pixelrauschens bestimmt, sondern auch durch die Ortsauflösung des Systems, da Niedrigkontraststrukturen unterschiedlicher Größe vorkommen können. Niedrige Ortsauflösung bewirkt über Unschärfe und eine Kontrastreduktion bei kleinen Läsionen auf Grund von Teilvolumeneffekten damit auch eine schlechtere Erkennbarkeit. Dieser Zusammenhang wird über Kontrast-Detail-Diagramme verdeutlicht. Der Grenzwert der Kurven für kleine Objekte entspricht der Ortsauflösung und ist durch die unter 4.1.3 besprochenen Systemparameter bedingt. Diese Werte werden nur bei hohen Kontrasten erreicht, entsprechend der Definition der Ortsauflösung. Die kontrastabhängigen Auflösungswerte für größere Objekte sind abhängig vom Rauschen und damit von der Höhe der Dosis und der Dosiseffizienz des Systems. Dies schlägt sich im rechten Teil der Kurve nieder, wobei bedingt durch die statistische Natur des Rauschens und der subjektiven Erkennungsentscheidung größere Unsicherheit in der Bestim

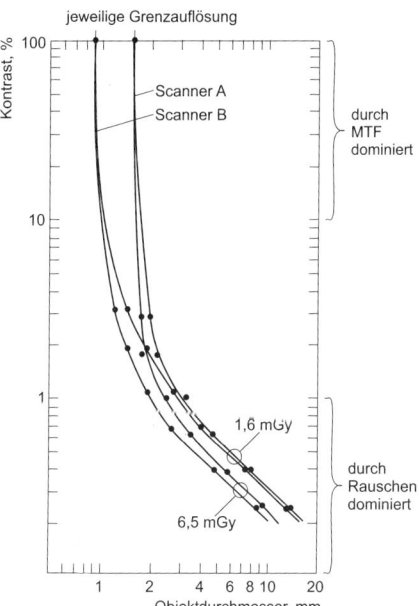

Bild 4.9
Kontrast-Detail-Kurven zeigen das Zusammenwirken der Einflüsse von Quantenrauschen und Ortsauflösung bei der Erkennbarkeit von Objektdetails. Für Strukturen mit Werten für Kontrast und Durchmesser, die oberhalb bzw. rechts von der jeweiligen Kurve liegen, wird erwartet, dass sie aufgelöst werden [Cohen, 1979].

mung der einzelnen Messwerte gegeben ist. Der Übergangsbereich zwischen den beiden Teilen der Kurven zeigt auf, dass ein System mit höherer Ortsauflösung bei gleichem Rauschen höhere Kontrastauflösung für kleine Läsionen bietet (Bild 4.9).

Aktuelle Arbeiten zielen darauf ab, reproduzierbare und weniger subjektive Verfahren zur Niedrigkontrasterkennbarkeit zu entwickeln, die Angaben zu Sensitivität und Spezifität erlauben. Bisher wurde aber noch kein Konsens zu Methodik und Ergebnissen erreicht.

4.1.5 Artefakte

Unabhängig von den bereits diskutierten Bildqualitätsparametern, zu denen objektive und quantitative Aussagen gemacht werden können, muss die Bildqualität auch dahingehend beurteilt werden, ob das vorliegende Bild ein getreues Abbild der Wirklichkeit ist. Abweichungen von der Wirklichkeit sind künstlich durch das bildgebende System erzeugt, also Artefakte (lat.: arte factum). Eine Entscheidung, was richtig und was falsch ist, korrekt abgebildet oder künstlich erzeugt, ist bei Patientenaufnahmen nicht immer einfach und abhängig von der Erfahrung des Untersuchers und der Kenntnis der Artefakursachen. Glücklicherweise hat die CT inzwischen viele „Kinderkrankheiten" technischer Natur überwunden, wie zum Beispiel den Ausfall einzelner Messwerte oder Abweichungen in der Empfindlichkeit einzelner Detektorkanäle, die zu Streifen- bzw. Ringartefakten führen (Bild 4.10a). Es bleiben aber einige Artefakursachen überwiegend physikalischer Natur, die bekannt sein sollten und häufig nur durch geeignete Wahl der Scanparameter beherrscht werden können.

Wesentliche Artefakursachen sind Patientenbewegung, Strahlaufhärtung, Streustrahlung, Teilvolumeneffekte, metallische Implantate, Abtastfehler und Messfeldüberschreitung. Eine allgemeine Überlegung zur Artefaktentstehung kann an Hand von Patientenbewegung erfolgen. Patientenbewegung führt in der CT nicht nur zu einer lokalen Verunschärfung der Konturen, wie aus der Radiographie bekannt, sondern auch zu Störungen des gesamten Bildes (Bild 4.10b). Dies ist durch das CT-Bildrekonstruktionsprinzip bedingt. Wie in Bild 1.7 illustriert wurde, trägt jedes Detail während der Rückprojektion zu jedem Bildpunkt bei. Ein Auslöschen der unerwünschten Beiträge außerhalb des eigentlichen Bildpunktes kann nur erfolgen, wenn sich das Objekt während der Aufnahme nicht bewegt oder verändert hat, wenn also die Projektionsdaten aus unterschiedlichen Richtungen konsistent die gleiche Objektfunktion $O(x,y,z)$ beschreiben. Inkonsistenzen in den Aufnahmedaten führen also immer zu einer Störung des gesamten Bildes. Diese sind nicht notwendigerweise auffällig, da es sich manchmal nur um eine Verfälschung der CT-Werte handeln kann, wie häufig bei Aufhärtungsfehlern

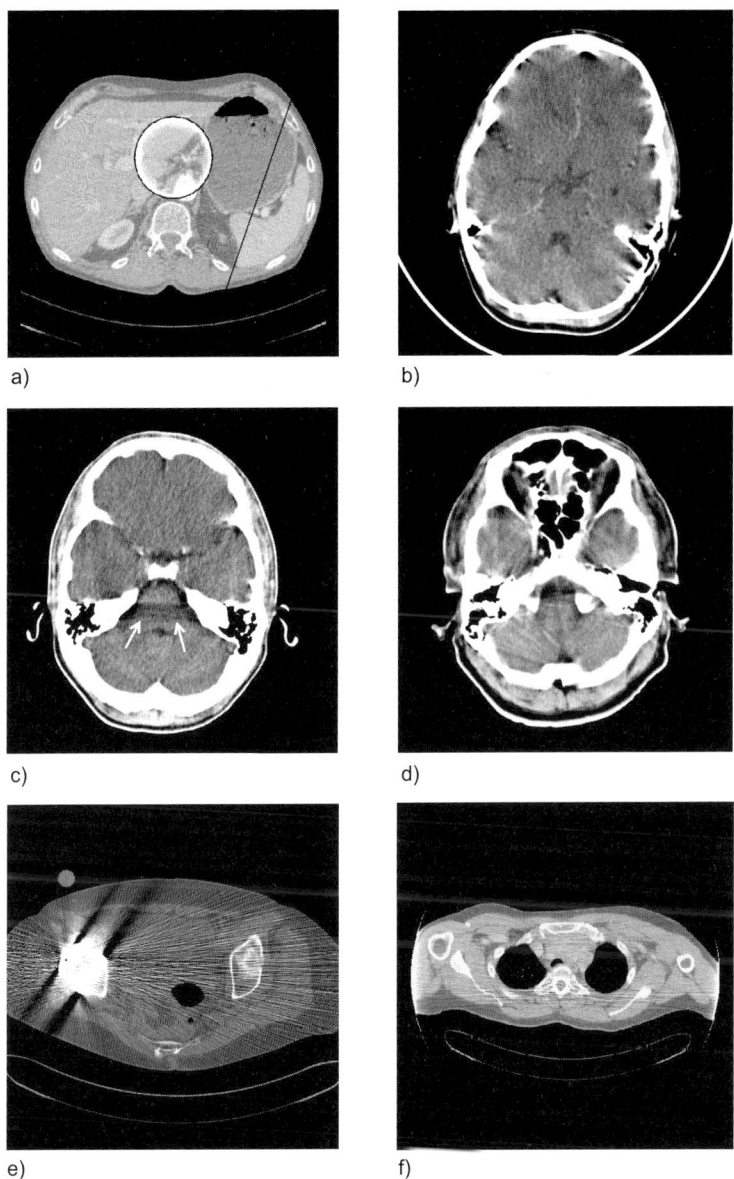

Bild 4.10
Typische Beispiele für Artefakte in CT-Bildern, die durch Ausfälle der Messelektronik
(**a**), Bewegung (**b**), Strahlaufhärtung (**c**), Teilvolumeneffekte (**d**), Metallimplantate (**e**)
oder Messfeldüberschreitung (**f**) verursacht wurden.

(s. u.). Allgemein gültig kann gesagt werden, dass Bildstörungen nahe am Entstehungsort am stärksten sind, dass sie sich aber auch in großer Entfernung auswirken können. Typisch für die CT sind daher Streifen- und Strichartefakte.

Während Bewegungsartefakte allgemein bekannt sind und intuitiv nachvollzogen werden können, ist die Entstehung und Erklärung anderer Artefakte komplexer. Sie sollen hier nur durch Beispiele mit kurzen Erklärungen belegt werden. Strahlaufhärtung zeigt sich in CT-Bildern meist als dunkle Zone oder Streifen zwischen knöchernen Strukturen. Ein typischer Fall ist bei Aufnahmen nahe der Schädelbasis zwischen den Felsenbeinen gegeben; hierfür wurde auch der Begriff „Hounsfield"-Balken geprägt (Bild 4.10c). Strahlaufhärtungsartefakte sind dadurch bedingt, dass das breite polychromatische Spektrum der Röntgenstrahlung energieabhängig unterschiedlich stark geschwächt wird und dadurch für dickere Objekte und insbesondere bei knöchernen Strukturen die mittlere Energie des Spektrums ansteigt. Es entstehen dadurch dunkle „hypodense" Zonen im Bild. Diese Effekte werden für Weichteilgewebe korrigiert, eine gleichzeitige Korrektur für Wasser, Knochen und Kontrastmittel ist aber nur mit hohem Aufwand möglich. Der Benutzer kann auf diesen Artefakttyp praktisch keinen Einfluss nehmen.

Teilvolumenartefakte treten auf, wenn Strukturen mit hohem Kontrast nur teilweise in die Schicht hineinragen, da in jedem Detektorelement unweigerlich eine Mittelung über die Strahlintensitäten in z-Richtung erfolgt, statt über die Schwächungswerte. Auch hier ist die hintere Schädelgrube die kritischste Region (Bild 4.10d). Es entstehen überwiegend streifenförmige, dunkle und helle Artefakte. Das einzige adäquate Gegenmittel ist die Reduktion der Schichtdicke. Wenn hierdurch das Rauschen zu stark erhöht wird, können mehrere dünne Schichten aufaddiert werden, wodurch wieder das Bild einer dickeren Schicht mit niedrigem Rauschen entsteht, aber ohne die aufnahmebedingten Artefakte. Diese Möglichkeit wird an einigen Geräten als „Volume Artefact Reduction"-(VAR)-Technik angeboten (s. a. Bild 4.16). Teilvolumeneffekte können nicht nur in z-Richtung, sondern auch in der Scanebene auftreten. In diesem Fall spricht man meistens von Abtastartefakten; sie treten vorrangig an Grenzflächen mit sehr hohem Kontrast auf, wie zum Beispiel bei Metallen.

Bei metallischen Implantaten treten auch Aufhärtungs- und Teilvolumenartefakte in verschärfter Form auf; es kann zur kompletten Auslöschung des Bildinhaltes in der Nähe des Metalls kommen und es treten verstärkt störende Rauschstrukturen auf (Bild 4.10e). Streifen, die auch in größerer Entfernung zur Störstelle störend erkennbar sind, belegen, dass die Abtastung für die scharfen Metall-Gewebe-Übergänge zu grob ist. Neben einer Reduzierung der Schichtdicke und der Wahl der höchsten kV-Stufe kann bei metallischen Implantaten nur empfohlen werden, die Schichtorientierung so zu wählen, dass das Implantat möglichst nicht erfasst wird. Dies ist zum Beispiel bei Aufnahmen im Kieferbereich durchaus praktikabel. Ansätze zur Metallartefaktreduzierung wurden vorgestellt [Kalender, 1987b], stehen aber nicht mehr als Produkt zur Verfügung. Neue Ansätze hierzu werden zurzeit am IMP verfolgt, die insbesondere auch auf die Beseitigung störender Rauschstrukturen [Kachelrieß, 1998a] und Metallartefakten [Watzke, 2004] abzielen.

Artefakte können auch auftreten, wenn Teile des Patienten oder andere Gegenstände zwar in der Gantry, aber außerhalb des eigentlichen Messfeldes liegen. Solche Messfeldüberschreitungen führen zu Aufhellungen in den Randbereichen, die häufig noch tolerabel sind (Bild 4.10f). Wenn allerdings auch Kontrastsprünge im Außenbereich anzutreffen sind, wie zum Beispiel bei abgewinkelten Armen oder bei EKG-Kabeln, können Streifenartefakte resultieren, die das ganze Bild betreffen. Hierzu bestehen aber inzwischen auch wirkungsvolle Korrekturmöglichkeiten [Ohnesorge, 2000; Hsieh, 2003; Sourbelle, 2005]

Artefakte in Bildern sind häufig auf ein Zusammenwirken mehrerer der oben angesprochenen Ursachen zurückzuführen. Der Hounsfield-Balken, zum Beispiel, beinhaltet meist auch durch Teilvolumeneffekte bedingte Streifen. Eine Analyse ist deswegen nicht immer einfach und eindeutig. Trotz der vielfältigen Möglichkeiten zur Artefaktentstehung, die hier aus Platzgründen nicht vollständig abgehandelt wurden, muss anerkannt werden, dass die moderne CT mit ausgereifter Technik, kurzen Aufnahmezeiten und mit dem Trend zu dünneren Aufnahmeschichten routinemäßig weitgehend artefaktfreie Bilder zur Verfügung stellt.

4.2 Messgrößen und -verfahren für Spiral-CT

4.2.1 Generelle Überlegungen

Obwohl alle neuen CT-Geräte insbesondere bezüglich der Röntgen- und Rechnerleistung für die Spiral-CT optimiert wurden, stehen trotzdem weiterhin auch Einzelschichtaufnahmen zur Verfügung. Das heißt, dass für beide Aufnahmemodi die gleichen Systemkomponenten bei häufig identischer Parameterwahl zum Einsatz kommen. Was bedeutet dies für den Vergleich der Bildqualität bei konventioneller CT und bei Spiral-CT?

Es steht zu erwarten, dass die Bildqualität in der Spiral-CT in jeder Hinsicht mit der in der konventionellen sequenziellen CT vergleichbar ist. Zudem müssen dieselben Gesetzmäßigkeiten wie bei der konventionellen Aufnahme aufeinander folgender Einzelschichten gelten. Z. B. muss die räumliche

Auflösung in der Bildebene identisch sein, wenn dieselben Rekonstruktions-parameter gewählt werden. Denn die Geometrie des Scanners, Zahl und Abstand der Detektorelemente, die Anzahl der pro Bild verarbeiteten Projek-tionen usw. bleiben unverändert. Und die Ortsauflösung in der x/y-Bildebene ist tatsächlich unverändert, wie jederzeit verifiziert werden kann. Genauso ist die Qualität des Röntgenspektrums unabhängig vom Aufnahmemodus. Daher sollten auch die CT-Werte von beliebigen Objekten in beiden Fällen übereinstimmen, und dies heißt, dass der Kontrast ebenfalls unverändert bleibt. Der Sonderfall von Objekten, die im Durchmesser kleiner oder in etwa gleich der Schichtdicke sind und bei denen Unterschiede im Kontrast-verhalten abhängig von der Form des Schichtempfindlichkeitsprofils auftre-ten können, wird weiter unten detailliert analysiert.

Unterschiede in der Bildqualität können wegen des bei Spiral-CT zusätzlich gegebenen Verarbeitungsschrittes z-Interpolation hinsichtlich der folgenden Parameter gegeben sein:

• Bildpunktrauschen

• Schichtempfindlichkeitsprofile

• Auflösung in z-Richtung und

• Artefaktverhalten

Hinsichtlich des Bildpunktrauschens und der Schichtempfindlichkeitsprofile sind Unterschiede zu erwarten und tatsächlich gegeben. Daraus folgt unmit-telbar, dass die Auflösung in z-Richtung ebenfalls beeinflusst wird. Weiter-hin können subtile Unterschiede im Artefaktverhalten auftreten, die vor allem in der Peripherie des Messfeldes beobachtet werden. Die Unterschiede in den angesprochenen Parametern werden im Folgenden erklärt, wobei die Abhängigkeit vom eingesetzten z-Interpolationsalgorithmus berücksichtigt wird.

Die obigen Feststellungen sind in gleicher Weise gültig sowohl für Einzel-schicht- als auch für Mehrschichtscans. Die folgenden Abschnitte werden sich auf Einzelschicht-Spiral-CT beziehen, sind aber in analoger Weise in den meisten Fällen für Mehrschichtsysteme gültig. Spezielle Aspekte der Mehrschicht-Spiral-CT werden in Abschnitt 4.2.5 dargestellt, die der Kegel-strahl-Spiral-CT in Abschnitt 4.2.6.

4.2.2 Rauschen

In der Spiral-CT hängt das Bildpunktrauschen vom verwendeten System, von den Scan- und den Rekonstruktionsparametern in gleicher Weise ab wie in der konventionellen CT. Zusätzlich wird es durch die Wahl des z-Interpo-lationsalgorithmus beeinflusst. Bei einem direkten Vergleich mit konventionellen CT-Aufnahmen muss natürlich vorausgesetzt werden, dass Schicht-kollimation, Röhrenspannung und -strom, sowie die Rekonstruktionspara-meter identisch sind. Mit diesen Annahmen kann das Rauschverhalten bei Anwendung einer linearen 360° Interpolation relativ einfach vorherbestimmt werden.

Mit σ_0 sei hier die Standardabweichung der gemessenen Projektionswerte und mit w das Interpolationsgewicht gemäß Gl. (3.4) bezeichnet. Die Stan-dardabweichung der interpolierten Daten ergibt sich nach den Regeln der Fehlerfortpflanzung für lineare Interpolation mit:

$$\sigma^2 = w^2 \cdot \sigma_0^2 + (1 - w)^2 \cdot \sigma_0^2 \qquad (4.14)$$

Die Varianz σ^2 jedes so ermittelten Messwerts wird also relativ zu σ_0^2 gemäß der Funktion des Gewichtes w um einen Faktor verringert, der zwischen 0,5 und 1,0 liegt. Für eine 360°-Umdrehung, d. h. Integration über alle Gewichte w, ergibt sich

$$\sigma^2 = \int_0^1 [w^2 \cdot \sigma_0^2 + (1 - w)^2 \cdot \sigma_0^2] dw = \frac{2}{3} \sigma_0^2 \qquad (4.15)$$

und damit:

$$\sigma = \sqrt{2/3} \cdot \sigma_0 \cong 0,82 \cdot \sigma_0 \qquad (4.16)$$

Somit kann eine Verringerung des Bildpunktrauschens um einen Faktor von ungefähr 0,82 erwartet werden. Eine Verminderung ist schon auf Grund der Tatsache zu erwarten, dass zur Rekonstruktion einer Schicht Daten aus einem Bereich von $2 \cdot 360°$ statt nur 360° wie bei konventioneller CT verwen-det werden.

Bei Einsatz von 180°LI-Algorithmen, die Daten aus einem kleineren Win-kelintervall als die 360°-Interpolation verwenden, sollten die Rauschwerte höher liegen. Für einen Bildpunkt im Rotationszentrum werden Daten über $2 \cdot 180°$ verarbeitet. Hieraus sollte ein Anwachsen des Rauschens um einen Faktor $\sqrt{2}$ gegenüber 360° LI resultieren. Das Verhältnis der Standardabwei-chungen von 180°LI-spiralinterpolierten zu konventionellen CT-Bildern sollte somit $\sqrt{2} \cdot \sqrt{2/3}$ betragen. Für Bildpunkte in größerem Abstand zum Rotationszentrum wird der Bereich, aus denen Projektionsdaten verwendet werden, bis auf $2 \cdot (180° + \varphi)$ zunehmen; dies sollte sich in einer leichten Reduzierung des Rauschens bemerkbar machen. Somit werden relative Rauschwerte von ca. 1,15 erwartet. Weiterhin ist zu erwarten, dass das Rau-schen unabhängig vom Pitch-Faktor ist, da die verwendete Anzahl von Messwerten und die dafür eingesetzte Dosis unabhängig von der Vorschubgeschwindigkeit festgelegt sind. Für Interpolationsmethoden höherer Ordnung kann das Rauschverhalten nicht generell vorhergesagt werden, es hängt von der Struktur des untersuchten Objekts ab. Im Allgemeinen kann ein leichter Anstieg des Bildpunktrauschens im Vergleich zu 180°LI-Algorithmen erwartet werden.

Diese prinzipiellen Überlegungen werden durch Phantomuntersuchungen bestätigt, sowohl bezüglich der Rauschwerte (Tabelle 4.2a) als auch der Tatsache, dass die Höhe des Rauschens unabhängig vom Tischvorschub pro Gantryumdrehung, also vom Pitch-Faktor ist (Tabelle 4.2b). Das in der Spiral-CT beobachtete Rauschverhalten wird also gut verstanden, die Änderungen im Rauschpegel gegenüber der konventionellen CT beschränken sich auf weniger als 20 %. Inhomogenitäten in der Verteilung des Bildpunktrau-

Tabelle 4.2
Bildpunktrauschen in der Spiral-CT, relativ zu einem konventionellen Scan
($d = 0$ mm/360°) bei sonst identischen Parametern [Kalender, 1991b]

a) Vergleich von Vorhersage und Messung für unterschiedliche Algorithmen

Interpolations-algorithmus	Theoretischer Wert	Gemessener Wert
360°LI	0,82	0,83
180°LI	1,13	1,12
180°HI	–	1,29

b) Abhängigkeit vom Tischvorschub d

d	Pitch	Bildpunktrauschen	
mm/360°	–	HU	rel. Einheiten
0	0	4,34	1,0
2	0,4	3,61	0,83
5	1,0	3,60	0,83
8	1,6	3,58	0,82
10	2,0	3,61	0,83

schens in der Peripherie des Messfeldes, die sich mit der z-Position der rekonstruierten Schicht verändern, werden in Abschnitt 4.2.5 diskutiert.

4.2.3 Schichtempfindlichkeitsprofile

Es ist möglich, den Verlauf des Schichtempfindlichkeitsprofils in der Spiral-CT analytisch zu berechnen, wenn das Originalprofil, das heißt, das SSP einer konventionellen CT-Aufnahme bekannt ist. Die entsprechenden theoretischen Betrachtungen und die mathematische Herleitung können [Kalender, 1991b] entnommen werden. Das Ergebnis ist, dass sich das Schichtempfindlichkeitsprofil bei Spiral-CT durch Faltung des ursprünglichen Profils mit einer Funktion des Tischvorschubs ergibt (Bild 4.11a). Diese Funktion entspricht bei linearer z-Interpolation einer Dreiecksfunktion, deren Basislänge dem Tischvorschub d (180°LI) bzw. $2d$ (360°) entspricht. Für $d = 0$ (kein Tischvorschub) reduziert sich die Funktion der Tischbewegung auf die

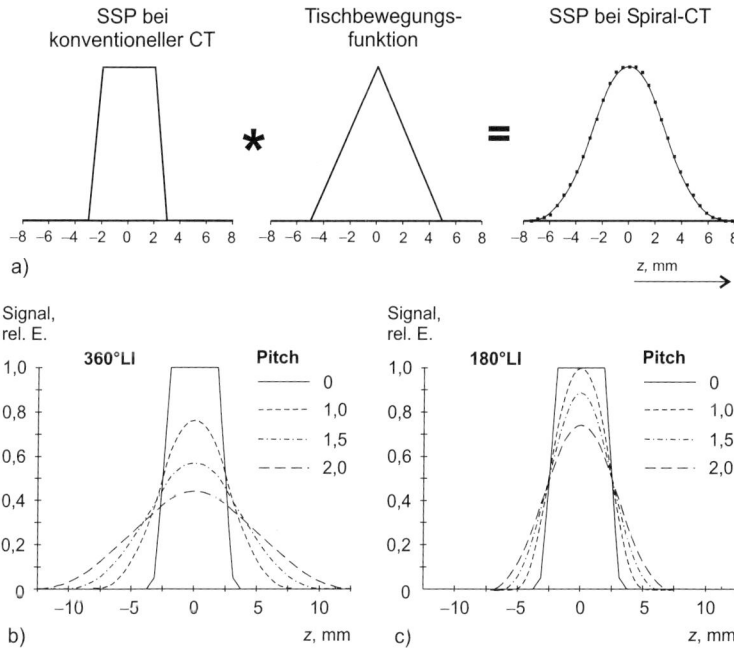

Bild 4.11
Schichtempfindlichkeitsprofile in der Spiral-CT (5 mm Nennschichtdicke). **a)** Das SSP bei Spiral-CT resultiert aus einer Faltung des ursprünglichen Profils mit einer dreiecksförmigen Bewegungsfunktion. **b), c)** Berechnung von SSPs für 360°LI **(b)** und 180°LI **(c)** als Funktion des Pitch-Faktors.

Delta-Funktion, was zur Folge hat, dass dann das Schichtprofil unverändert bleibt. Physikalisch spiegelt dies die triviale Tatsache wider, dass Spiral-CT ohne Tischvorschub mit der konventionellen Aufnahmetechnik identisch ist.

Zur Messung von Schichtempfindlichkeitsprofilen in der Spiral-CT werden Deltaphantome eingesetzt. Die Ergebnisse stehen in hervorragender Übereinstimmung mit den Erwartungen [Kalender, 1990b; Kalender, 1991b; Kalender, 1994b]. Ein Beispiel hierfür ist in Bild 4.11a rechts gezeigt. Die Standardmethode mit Verwendung von Rampenphantomen liefert hingegen inkonsistente Ergebnisse und häufig verzerrte Profile. Dieses Problem wurde analysiert, die vollständige Erklärung findet sich in [Polacin, 1994]. Die Spiral-Aufnahmetechnik kann Artefakte hervorrufen, wenn Objekte mit sehr hohem Kontrast gegen die Aufnahmeschicht geneigt sind. In dieser Hinsicht stellen Rampenphantome, meist ein dünnes Metallblech mit 10° bis 45° Neigungswinkel, denkbar ungünstige Objekte dar.

4.2.3.1 Einfluss von z-Interpolationsalgorithmus und Pitch-Faktor

Mit der Art der z-Interpolation und dem Pitch-Faktor wird festgelegt, wie weit der Datenbereich ist, auf den für jedes Bild zugegriffen wird. 360°LI benötigt zwei volle Umläufe, 180°LI nur $2 \cdot (180° + \varphi)$ (vgl. Tabelle 3.1). Über den Tischvorschub d in mm pro 360°-Rotation ergibt sich der Objektbereich in mm, der zum jeweiligen Bild beitragen kann. Resultierende Empfindlichkeitsprofile sind in Bild 4.11b und c dargestellt. Die Abweichung vom idealen rechteckförmigen SSP nimmt wie erwartet mit dem Pitch-Faktor zu, für 360°LI stärker als für 180°LI. Die Halbwertsbreite ist davon nicht unbedingt betroffen; bei Pitch 1 und 180°LI, zum Beispiel, ergibt sich der gleiche FWHM-Wert wie in der konventionellen CT.

Die in Abschnitt 4.1.3.3 erörterten Bewertungszahlen erlauben hier eher eine Differenzierung (Tabelle 4.3). Die Ergebnisse für 360°LI bei $p = 1$ und 180°LI bei $p = 2$ entsprechen einander, wie theoretisch zu erwarten ist.

FWTM und *SPQI* bringen die Qualität der SSPs am besten zum Ausdruck. Insbesondere zeigen sie auch an, dass schon das Originalprofil von der Idealform abweicht. Die ausgewählten Kenngrößen sollten also nicht nur in der Spiral-CT verwendet werden, sondern auch in der konventionellen CT oder bei anderen Schichtbildverfahren, wo Qualitätsunterschiede von SSPs ebenfalls nicht angemessen bewertet werden. Die Schichtdicke könnte generell durch ein Wertepaar angegeben werden, etwa die Nennschichtdicke *FWHM* und eine Bewertungsgröße wie den *SPQI*.

Tabelle 4.3
Berechnete Werte von Kenngrößen für SSPs für Standard-CT und Spiral-CT, jeweils
bei 5 mm nomineller Schichtdicke.

Kenngröße	Standard-CT	Spiral-CT	
		360° LI	180° LI
Pitch = 1			
FWHM, mm	5,0	6,3	5,0
FWTM, mm	6,1	11,1	8,0
FWTA, mm	5,0	8,3	5,9
SPQI, %	93	78	83
Pitch = 2			
FWHM, mm	5,0	10,8	6,5
FWTM, mm	6,1	19,8	11,3
FWTA, mm	5,0	14,1	8,4
SPQI, %	93	78	78

4.2.4 Ortsauflösung in z-Richtung

Wie bereits für den Fall der konventionellen CT erörtert wurde, wird als
Kenngröße für die Auflösung in Vorschubrichtung meist nur die Nenn-
schichtdicke genannt. Die Auflösung hängt tatsächlich vor allem von der
gewählten Schichtdicke ab, wesentlich aber auch vom Abstand der einzelnen
Schichtbilder und von der Form des SSPs. Diese Zusammenhänge sind von
prinzipieller Bedeutung und gelten auch für andere Schichtbildverfahren.
Für die Spiral-CT haben sie besondere Bedeutung, weswegen sie in diesem
Abschnitt detailliert behandelt werden.

Die Verbreiterung der SSPs muss als Nachteil der Spiral-CT angesehen werden, die Verfügbarkeit von überlappenden Bildern hingegen als wesentlicher
prinzipieller Vorteil. Das Zusammenspiel dieser Faktoren ist entscheidend.
Der Einfluss von Schichtdicke S und Rekonstruktionsinkrement RI soll in
den nächsten beiden Abschnitten dargestellt, die prinzipielle Bedeutung am
Beispiel der Darstellung von Läsionen erörtert und illustriert werden.

4.2.4.1 Darstellung von Läsionen

Eine konventionelle CT-Untersuchung liefert eine feste Anzahl von Bildern. Der Abstand zwischen zwei Scans entspricht meist der Schichtdicke. In der Spiral-CT können die Anzahl und z-Positionen der zu rekonstruierenden Bilder innerhalb des Scanvolumens frei gewählt werden. Während die Aufweitung der SSPs in der Spiral-CT negative Auswirkungen auf den Kontrast und die räumliche Auflösung im Einzelbild hat (vgl. Bild 4.7a), kann durch einfache Überlegungen gezeigt werden, dass dieser potentielle Nachteil durch die Tatsache wieder wettgemacht wird, dass innerhalb des Scanvolumens Bilder für jede Tischposition zur Verfügung stehen.

Als Gedankenexperiment soll dies für eine Situation erklärt werden, die in der Radiologie weit verbreitet ist: Die Suche nach einer Läsion, zum Beispiel einem Rundherd in der Lunge. Der Einfachheit halber werde angenom-

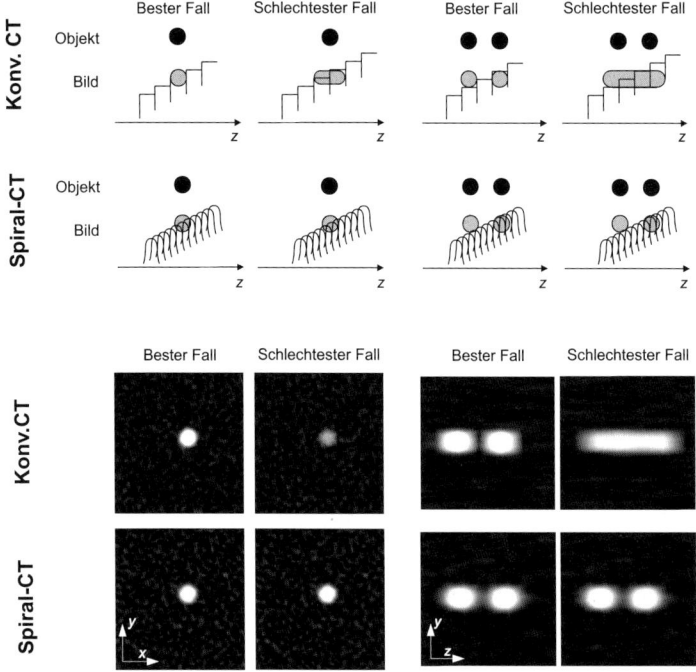

Bild 4.12
Überlegungen und Experimente zu Kontrast und räumlicher Auflösung bei konventioneller CT und Spiral-CT: Die Spiral-CT kann immer den maximal möglichen Kontrast einer Läsion und die maximal mögliche Auflösung liefern, wie im Experiment bestätigt wurde [Kalender, 1994b].

men, dass der Rundherd kugelförmig mit einem Durchmesser gleich der Schichtdicke von 5 mm ist und dass der Kontrast bezüglich des umgebenden Materials 100 % beträgt. Es ist bekannt, dass der Kontrast, der tatsächlich in CT-Aufnahmen erzielt wird, von der Position des Rundherds relativ zur Schicht abhängt. Maximaler Kontrast wird nur erreicht, wenn der Rundherd zentral in der Schicht liegt. In der Praxis treten Rundherde an zufällig verteilten Stellen auf, die nicht bekannt sind. Die möglichen Fälle sind kontinuierlich zwischen dem besten – maximaler Kontrast, wenn der Rundherd zentral in der Schicht liegt – und dem schlechtesten Fall – Kontrastabfall auf 1/2, weil der Rundherd genau zwischen zwei Schichten liegt – verteilt (Bild 4.12 oben links). In der sequenziellen CT wird das Untersuchungsergebnis immer von der Lage der zufällig gewählten Startposition der Scan-Serie bezüglich der Position des Rundherds abhängen. In der Spiral-CT kann man hingegen immer den maximal möglichen Kontrast eines Rundherds an jeder beliebigen Stelle im Scanvolumen erhalten, unabhängig von der Startposition des Spiralcans, da die Bilder für jede beliebige und auch nachträglich wählbare Position mit beliebig kleinen Abständen überlappend rekonstruiert werden können.

Die räumliche Trennung von Strukturen in z-Richtung, wie benachbarte Gefäße oder Knochendetails, stellt eine ähnliche Situation dar. Wenn wir, in Fortsetzung des oben durchgeführten Gedankenexperiments, zwei identische Kugeln von 5 mm Durchmesser im Abstand von 5 mm annehmen (Bild 4.12 oben rechts), hängt die erreichbare Sicherheit der Trennung der Objekte bei einer Serie von konventionellen 5 mm-Schichten von der relativen Lage der zufällig gewählten Startposition der Scans bezüglich der Position der Kugeln ab. Im günstigsten Fall werden diese perfekt getrennt, in schlechtesten Fall werden die beiden Kugeln als kontinuierliches Objekt abgebildet, das sich mit der Hälfte des Kontrastes einer einzelnen Kugel über vier aufeinander folgende Schichten erstreckt. Im Spiralmodus hingegen ist die Trennung der Kugeln unabhängig von der Startposition des Scans sichergestellt, wenn der Abstand der rekonstruierten Bilder klein genug gewählt wird.

Eine experimentelle Überprüfung des Gedankenexperiments kann mit einem Phantom erfolgen, das es erlaubt, die Auffindung kleiner, willkürlich verteilter Objekte zu testen, also zum Beispiel an beliebigen Orten im dreidimensionalen Raum platzierte kugelförmige Objekte mit beliebigem Kontrast und Durchmesser. In unserem Fall wurden Kugeln mit etwa +260 HU Kontrast und 5 mm Durchmesser an wasseräquivalenten Stäben befestigt. Damit konnten die in Bild 4.12 entworfenen Situationen in die Realität umgesetzt werden. Die Situationen des besten und des schlechtesten Falles, die in Bild 4.12 oben postuliert wurden, konnten für einzelne Kugeln, die an beliebigen z-Positionen in einem 20 cm Wasserphantom platziert waren, leicht hergestellt werden. Der Kontrast, also der zentral gemessene CT-Wert einer 5 mm Kugel, in den transaxialen CT-Bildern variierte bei der konventionellen Aufnahmetechnik mit nahtlos aufeinander folgenden 5 mm Schichten etwa um den Faktor 2 (bester Fall: 253 HU, schlechtester Fall: 135 HU). Bei den Spiral-Scans wurde immer der maximale Kontrast erzielt, unabhängig von der Startposition. Verglichen mit dem besten möglichen Fall in der Standard-CT wurde der Kontrast auf Grund des aufgeweiteten SSPs um den Faktor 0,89 (auf 224 HU) reduziert. Gegenüber dem schlechtesten Fall in der konventionellen CT bot die Spiral-CT eine Kontrastverbesserung um den Faktor 1,66. Die Fähigkeit der Spiral-CT, zwei entlang der z-Achse angeordnete Kugeln zu trennen, entsprach ebenfalls den Erwartungen. Die Spiral-CT bewies somit auch hier ihre Überlegenheit (Bild 4.12 unten rechts).

Selbstverständlich können die obigen Überlegungen in völlig analoger Weise auf beliebige Kombinationen von Kugeldurchmessern und Schichtdicken erweitert werden. Die Vorteile der Spiral-CT beruhen auf der kontinuierlichen Volumenaufnahme und kommen immer dann zum Tragen, wenn die Möglichkeit genutzt wird, retrospektiv Bilder an beliebigen Positionen entlang der z-Achse zu rekonstruieren. In der klinischen Praxis wird dies ausgenutzt, indem der Radiologe das optimale Bild, z. B. mit Hilfe von interaktiven MPR-Darstellungen wählt (s. Abschnitt 6.2), in welchem der Rundherd oder das pathologische Detail am besten dargestellt wird. Der Nachteil, den das verschliffene SSP bei Spiral-CT mit sich bringt, wird also durch die Möglichkeit, Bilder mit kleinem Rekonstruktionsinkrement retrospektiv zu erstellen, mehr als aufgewogen.

4.2.4.2 Einfluss von Schichtdicke und Rekonstruktionsinkrement

Der dominante Einfluss der Schichtdicke auf die Auflösung in z-Richtung ist dem Anwender weitgehend bewusst; dies beruht darauf, dass immer eine Mittelung über alle Strukturen erfolgt, die in einer Schicht liegen. Multi-planare bzw. Sekundärschnitt-Rekonstruktionen an einem semianthropomorphen Testkörper demonstrieren dies in einfacher Weise (Bild 4.13 linke Spalte). Das hier benutzte geometrisch definierte European Spine Phantom (ESP) [Kalender, 1995b] ist für die Beurteilung der Bildqualität besonders geeignet, da alle geometrischen Parameter, wie zum Beispiel die Höhe des Zwischenwirbelspalts von 4 mm, exakt bekannt sind.

Der Einfluss des Rekonstruktionsinkrementes RI, d. h. des Abstands der Positionen aufeinanderfolgender Bilder, ist hingegen nicht allgemein bewusst, hat aber große Bedeutung. Die Rekonstruktion überlappender Bilder bietet grundsätzliche Vorteile bezüglich der 3D-Ortsauflösung und auch der diagnostischen Sicherheit. Eine Überlappung von 50 %, also ein Rekonstruktionsinkrement von einer halben Schichtdicke ist ein guter Richtwert in

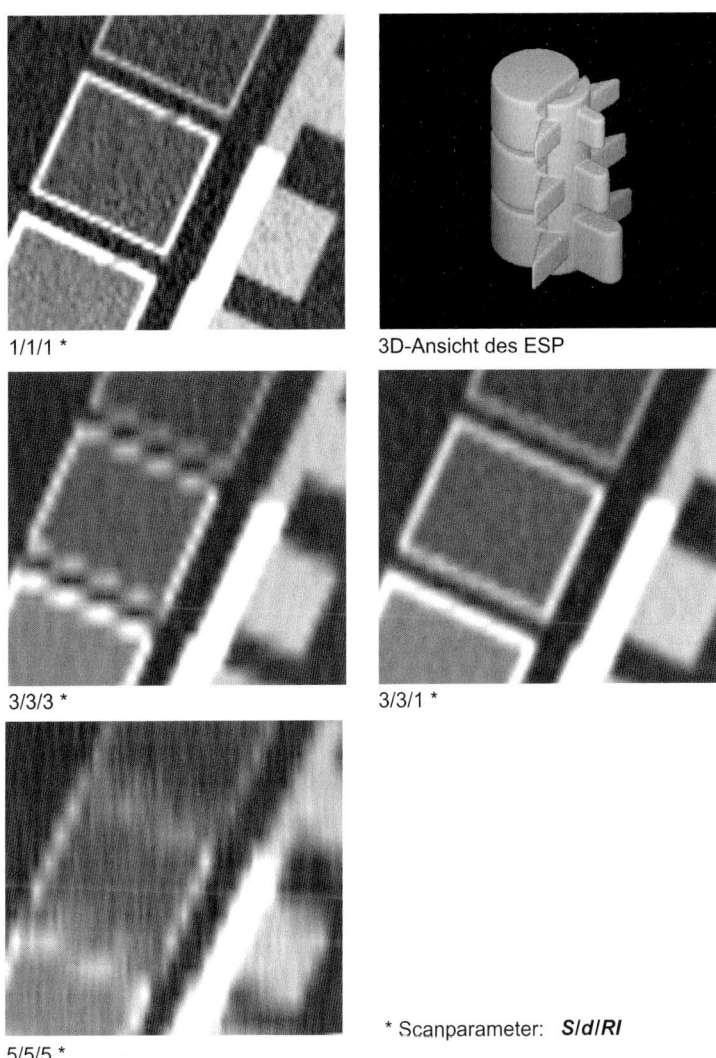

1/1/1 *

3D-Ansicht des ESP

3/3/3 *

3/3/1 *

5/5/5 *

* Scanparameter: *S/d/RI*

Bild 4.13
Räumliche Auflösung in z-Richtung, demonstriert über Sekundärschnittrekonstruktionen des European Spine Phantom (oben rechts). Der Einfluss der Schichtdicke dominiert und ist an der linken Spalte zu erkennen, für Aufnahmen mit 1, 3 und 5 mm bei Pitch 1 und RI = S. Der Einfluss des Rekonstruktionsinkrementes ist in der 2. Zeile demonstriert, wo bei Aufnahme mit S = 3 mm mit RI = 3 (links) bzw. 1 mm (rechts) rekonstruiert wurde.

der Spiral-CT ($RI = S/2$, d. h. zwei Bilder pro Schichtdicke). Eine Bildrekonstruktion im Abstand der Schichtdicke ($RI = S$) entspricht der konventionellen CT und nutzt die besonderen Vorteile der Spiral-CT nicht aus. Starke Überlappung (z. B. $RI = S/3$ oder 67 % Überlappung) ist für hohe 3D-Ortsauflösung und für schöne MPR- und 3D-Bilder von Vorteil. Dies wird im direkten Vergleich der Rekonstruktionen mit $RI = 3$ mm und $RI = 1$ mm bei $S = 3$ mm eindrucksvoll deutlich (Bild 4.13 mittlere Reihe). Prinzipiell bietet noch stärkere Überlappung der Bilder weitere Vorteile; diese Überlegungen und Messungen wurden durch Computer-Simulationen ergänzt und quantifiziert [Kalender, 1994b]. Praktisch ist der inkrementale Zugewinn an Auflösung in der z-Richtung bei $RI < S/3$ aber zu gering, um den Aufwand zu rechtfertigen.

Deswegen möchte ich zur Wahl des Rekonstruktionsinkrementes pragmatisch eine 1-2-3-Regel empfehlen. 1 Bild pro Schichtdicke kann bei unkritischen Fällen durchaus ausreichend sein; dies entspricht der konventionellen CT und akzeptiert einen Verlust an Auflösung. 2 Bilder pro Schichtdicke sollten auch in der klinischen Routine rekonstruiert werden, da hiermit erhöhte diagnostische Sicherheit erzielt werden kann. 3 Bilder pro Schichtdicke sind zu empfehlen, wann immer Fälle in hoher 3D-Auflösung präsentiert werden sollen. Die Empfehlung der 1-2-3-Regel gilt in gleicher Weise für die Einschicht- wie die Mehrschicht-Spiral-CT. Das Problem, die entsprechenden Mengen von Bildern zu handhaben, und welche Darstellungsformen zur Verfügung stehen, wird in Kapitel 6 diskutiert.

In diesem Abschnitt wurde die Möglichkeit, überlappende Schichten mit Hilfe der z-Springfokustechnologie zu erzeugen (Bild 2.7), nicht explizit angesprochen. Eine Analyse dieser Möglichkeiten wird in Abschnitt 4.2.8 angeboten. Alle oben getroffenen Feststellungen zum Einfluss von Schichtdicke und Rekonstruktionsinkrement treffen in diesem Falle in gleicher Weise zu.

4.2.4.3 Isotrope 3D-Ortsauflösung

Möglichkeiten zur Messung der Ortsauflösung in der Schicht und senkrecht dazu wurden bereits in Abschnitt 4.1 beschrieben. Um beide Parameter in einer Messung zu erfassen, können zum Beispiel zwei Hochkontrast-Lochphantome eingesetzt werden, eins in der x/y-Ebene, das andere in z-Richtung orientiert. Die Untersuchungen können mit beliebigen Einstellungen der Aufnahme- und Rekonstruktionsparameter wiederholt werden. Bild 4.14 zeigt, dass bei Spiral-CT mit geeigneten Parametern angenähert isotrope Auflösung im Submillimeterbereich erzielt wird, was in der konventionellen CT in praxi nicht erreicht werden kann. Der Nachweis, dass die Spiral-CT diese wesentliche und heute als essentiell anerkannte Eigenschaft bietet,

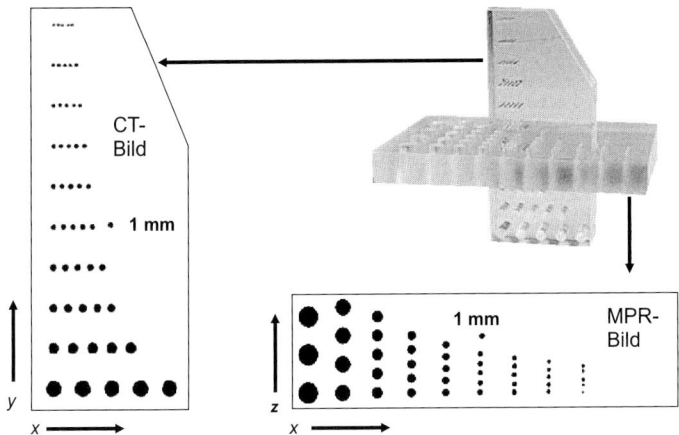

Bild 4.14
Mit Spiral-CT kann isotrope 3D-Ortsauflösung im Submillimeterbereich erzielt werden [Kalender, 1995c]. D. h., die Auflösung ist in allen Raumrichtungen, in der x/y-Aufnahmeebene wie in beliebigen MPR-Ebenen, in etwa gleich hoch. (Aufnahme mit $S = 1$ mm, $d = 1$ mm; Rekonstruktion mit Standardfaltungskern und $RI = 0{,}4$ mm.)

wurde erstmals 1995 erbracht [Kalender, 1995c]. Hohe Auflösung in z-Richtung erfordert neben dünnen Schichten, dass mehrere Bilder pro Schichtdicke rekonstruiert werden und dass ein 180°-Algorithmus eingesetzt wird.

Zur Bildrekonstruktion bei Spiral-CT müssen immer zwei Parametersätze festgelegt werden, die zwar prinzipiell voneinander unabhängig sind, aber aufeinander abgestimmt sein sollten:

1. die üblichen Parameter der Bildrekonstruktion wie Faltungskern, Zoomfaktor und Bildzentrum;

2. die Art der z-Interpolation, die Position, der Abstand und – bei Einsatz einer z-Filterung – die effektive Schichtdicke der Bilder.

Der erste Parametersatz beeinflusst die Charakteristik der Einzelbilder in der x/y-Ebene, der zweite die Qualität der 3D-Bildstapel vorrangig in z-Richtung. Isotrope Ortsauflösung ist heute mit Mehrschicht-Spiral-CT routinemäßig leicht erreichbar, wie in diesem Buch noch für unterschiedliche Systeme gezeigt wird. Randbedingungen und Überlegungen zu den Grenzen der sinnvoll erreichbaren Ortsauflösung werden in Abschnitt 4.4 aufgezeigt.

4.2.5 Überlegungen zur Mehrschicht-Spiral-CT

Dieser Abschnitt zur Mehrschicht-Spiral-CT (MSCT) konzentriert sich auf 4-Schicht-Scanner, die 1998 verfügbar wurden. Wie bereits in Abschnitt 3.4 beschrieben, galt hier generell die Annahme, dass die vier gemessenen Schichten noch strikt parallel liegen und dass keine Berücksichtigung der Kegelstrahlgeometrie bei der Bildrekonstruktion nötig ist. Dementsprechend gibt es keine prinzipiellen Unterschiede oder Abweichungen von den Überlegungen zur Einzelschicht-Spiral-CT. Die Unterschiede, die beobachtet wurden, hängen von der Wahl und Implementierung der z-Interpolation durch den jeweiligen Hersteller ab, worüber aber meist keine detaillierten Informationen vorliegen. Trotzdem können einige Feststellungen von allgemeiner Gültigkeit getroffen werden.

Bei Einsatz einer einfachen linearen z-Interpolation zwischen den beiden gemessenen Werten, die am nächsten zur Bildposition liegen, des 180°MLI Algorithmus (Abschnitt 3.4.1), sollten sich das Rauschen und das Empfindlichkeitsprofil in ähnlicher Weise ergeben wie bei 180°LI: Die σ-Werte sind unabhängig vom Pitch, die Halbwertsbreite des Empfindlichkeitsprofils steigt hingegen kontinuierlich mit dem Pitch-Wert. Wie aber bereits in Abschnitt 3.4.2 erläutert, wird dieser Ansatz kaum eingesetzt, da sich hieraus

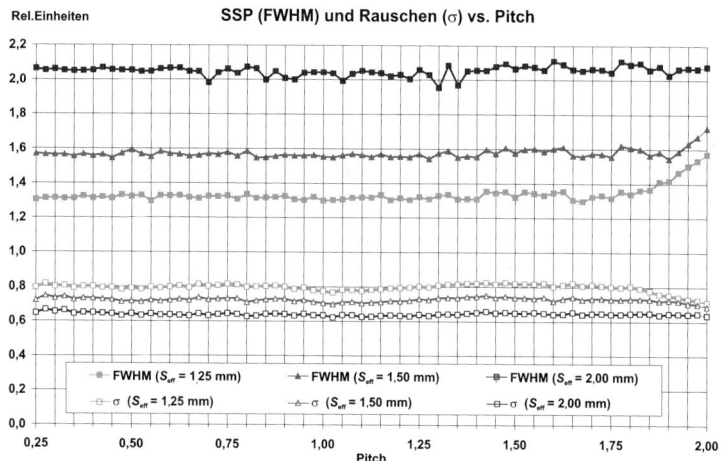

Bild 4.15
Die z-Auflösung, gemessen als Halbwertsbreite des Empfindlichkeitsprofils (obere Kurven), und das Bildpunktrauschen (untere Kurven) weisen keinen Trend auf. Die Bildqualität ist also unabhängig vom Pitch, und es ist kein bevorzugter Pitch-Wert bei MSCT zu beobachten.

Bildqualitätsprobleme ergeben können. Außerdem können sich höhere Werte in der Halbwertsbreite der Empfindlichkeitsprofile bei Pitch-Werten von 0,5 und 1,0 ergeben, da hier redundante Abtastung vorliegt.

Das Konzept der z-Filterung über mehr als zwei der gemessenen Werte, die der Bildposition am nächsten liegen, der 180°MFI-Algorithmus, hat Vorteile, kann aber unterschiedlich implementiert werden (Abschnitt 3.4.2). Das hieraus auch Schwankungen der Bildqualität abhängig vom Pitch-Faktor entstehen können, wurde postuliert [Hu, 1999], aber noch nicht nachgewiesen. Unserer Erfahrung nach ist dies nicht notwendigerweise der Fall und am Beispiel des Siemens Volume Zoom in Bild 4.15 dokumentiert. Das Schichtempfindlichkeitsprofil ist im Wesentlichen konstant; nur für sehr dünne Schichten bei Pitch-Werten >1,75 steigt die Halbwertsbreite. Die Rauschwerte sind ebenfalls konstant, da der Röhrenstrom automatisch linear mit dem Pitch erhöht wird. Ein so genannter effektiver mAs-Wert, mAs_{eff}, ergibt sich durch Multiplikation des gewählten Nominalwertes mit dem Pitch-Faktor. Dieses Vorgehen wird auch in Abschnitt 5.2 diskutiert, da es Relevanz für die Patientendosis besitzt.

Es kann also festgehalten werden, dass bei 4-Schicht-Spiral-CT und bei adäquater z-Filterung keine bevorzugten Werte für den Pitch-Faktor auftreten [Fuchs, 1999b]. Diese Situation ist nicht nur physikalisch zu erwarten, sondern auch aus Sicht der klinischen Routine wünschenswert, da der Pitch an die Untersuchung angepasst werden sollte und nicht umgekehrt. Dies bedeutet allgemein, dass das Schichtempfindlichkeitsprofil unabhängig vom Pitch ist.

Ob das Bildpunktrauschen ebenfalls unabhängig vom Pitch sein sollte, ist eine Frage der Philosophie. Mit MSCT und dem Konzept der z-Filterung hat sich eine Änderung ergeben: Während bei MSCT mit 180°MLI genau wie bei der Einzelschicht-Spiral-CT immer zwei Datenpunkte zur z-Interpolation herangezogen werden, werden bei 180°MFI für eine gegebene Filterweite W bei steigendem Pitch weniger mehr Datenpunkte für die jeweilige Berechnung hinzugezogen. Da die Filterweite und damit die effektive Schichtdicke gleich in mm festgelegt sind, nimmt die Datenpunktdichte pro mm mit steigendem Pitch-Wert ab. Wenn der Hersteller dies durch eine entsprechende Anhebung des Röhrenstroms kompensiert, so wie z. B beim SOMATOM Volume Zoom, werden die Rauschwerte unabhängig vom Pitch gehalten. Dies bedeutet, dass die Bildqualität und die Patientendosis weitgehend unabhängig vom Pitch-Wert sind, was für den Anwender eine einfachere Situation darstellt.

Die MSCT erlaubt damit auch bei Routineanwendungen hohe Flexibilität, da sie Aufnahmen mit dünnen Schichten, aber trotzdem akzeptablen kurzen Volumenscanzeiten erlaubt. Durch die Zusammenfassung von Messwerten

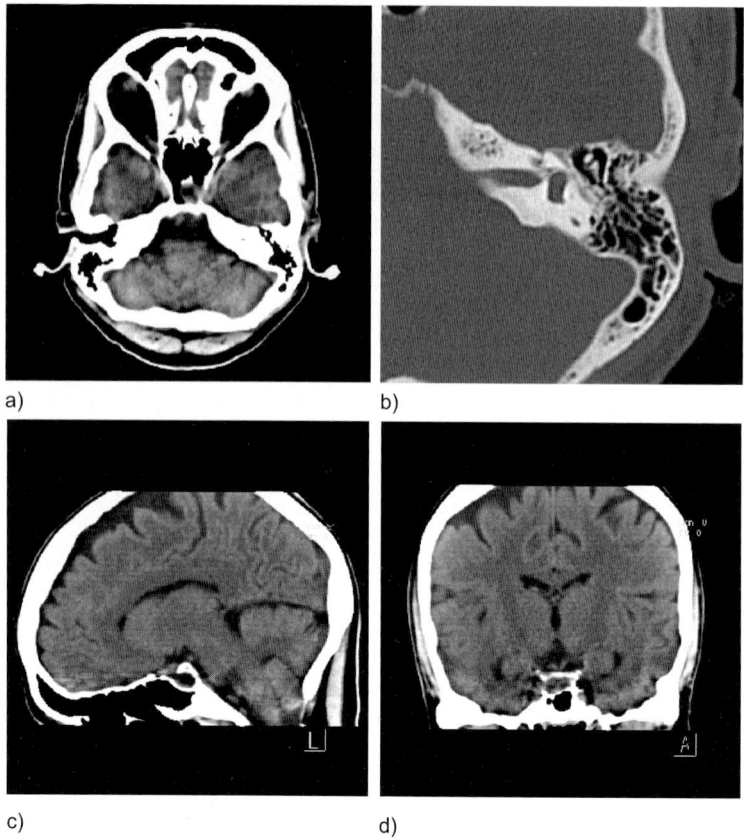

a)   b)

c)   d)

Bild 4.16
Aus einem MSCT-Scan (4×1 mm) können ganz unterschiedliche Bilder errechnet werden. **a)** z-Filterung zur Erzeugung von 4 mm-Schichten bietet hohe Kontrastauflösung.
b) Selektive Rekonstruktion einzelner 1,25 mm-Schichten bietet hohe Ortsauflösung.
c, d) MPR-Bilder mit 2,5 mm-Schichten bieten hohe Kontrast- und z-Auflösung.

über die z-Filterung können Bilder mit niedrigem Rauschen erstellt werden, die weitgehend frei von Teilvolumenartefakten sind und hohe Kontrastauflösung bieten (Bild 4.16a). Die gezoomte Rekonstruktionen einzelner Schichten mit Hochauflösungs-Faltungskernen wiederum stellen höchste Ortsauflösung zur Verfügung (Bild 4.16b). Exzellente Kontrast- und hohe z-Auflösung ergeben sich bei moderaten effektiven Schichtdicken von 2,5 mm (Bild 4.16c, d). Damit können unterschiedliche diagnostische Anforderungen erfüllt werden, ohne dass Zusatzscans mit geänderter Parameterwahl erstellt werden müssen.

4.2.6 Überlegungen zur Kegelstrahl-Spiral-CT

Mit der Einführung der 16-Schicht und 64-Schicht-Scanner im Jahre 2001 bzw. 2004 kamen Kegelstrahlrekonstruktionsansätze zum Einsatz (Abschnitt 3.5). Deshalb ist es sicher korrekt, in diesem Falle, auch wenn der Kegelwinkel noch klein ist, von Kegelstrahl-Spiral-CT zu sprechen. In diesem Abschnitt steht die 64-Schicht-Akquisition im Vordergrund. Auch hier kann wieder festgestellt werden, dass abgesehen vom Rekonstruktionsprozess keine fundamentalen Unterschiede zur Einzelschicht- und Mehrschicht-Spiral-CT bestehen. Die Unterschiede in der Routineanwendung sind hingegen signifikant, und sie schlagen sich vorrangig in dem Niveau der Bildqualität nieder, das routinemäßig erreicht wird.

Bei den neusten 64-Schicht-Scannern wurde nicht nur die Anzahl der Schichten erhöht, die simultan erfasst werden, sondern gleichzeitig auch die Schichtdicke weiter reduziert und die Abtastung verbessert. Daraus resultieren deutliche Verbesserungen der Ortsauflösung sowohl in der Schichtebene als auch in Vorschubrichtung. In der direkt rekonstruierten Schicht stehen Auflösungswerte von 0,4 mm routinemäßig zur Verfügung; auch höhere Auflösungswerte von bis zu 20 Lp/cm, entsprechend 0,25 mm Detailgröße (Bild 4.17a) können für spezielle Hochkontrastdarstellungen eingesetzt werden. (Das verwendete Kegelstrahl-CT-Phantom wurde von D. Ritter, Siemens Medical Solutions, entworfen und von QRM hergestellt). Die nominelle Schichtdicke von 0,6 mm wird durch den Spiral-CT- Rekonstruktionsprozess auf typischerweise 0,7 mm aufgeweitet (Bild 4.17b). In Kombination mit der doppelten z-Abtastung ergibt dies eine Auflösung in z-Richtung von ebenfalls ungefähr 0,4 mm (Bild 4.17c). Dies stellt ein sehr wichtiges Ergebnis dar, dass der „z-Sharp"-Technologie zuzuschreiben ist (Abschnitt 2.2.2). Das Rauschen und die Empfindlichkeitsprofile haben sich auch hier als unabhängig vom Pitch erwiesen, wie es bereits für die 4-Schicht-Scanner nachgewiesen wurde (Bild 4.15).

Klinische Ergebnisse mit den modernen 64-Schicht-Scannern haben die Erwartungen bezüglich der Bildqualität bestätigt. Die CT-Angiographie und andere Anwendungen, die hohe isotrope Ortsauflösung erfordern, zeigen die Verbesserung in anschaulicher Weise (Bild 4.18). Weitere Beispiele werden auf der CD-ROM zur Verfügung gestellt. Nicht nur die Ortsauflösung, sondern auch die sehr niedrige Artefaktanfälligkeit ist beeindruckend und kann auf den Einsatz der Submillimeter-Schichten zurückgeführt werden, zusätzlich aber auch auf die Tatsache, dass die Kegelstrahlgeometrie der Aufnahme in der Kegelstrahlrekonstruktion explizit berücksichtigt wird (Abschnitt 3.5). Dass die klinischen Ergebnisse routinemäßig mit sehr kurzen Akquisitionszeiten von typischerweise nur 5-20 Sekunden erzielt werden, ist ein zusätzlicher Tatbestand, der die Kegelstrahl-CT zu einer sehr attraktiven und zukunftsfähigen Bildgebungs-Modalität macht.

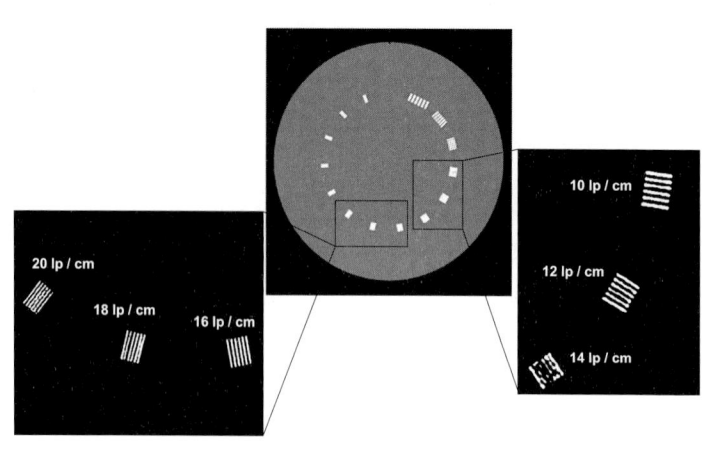

a)

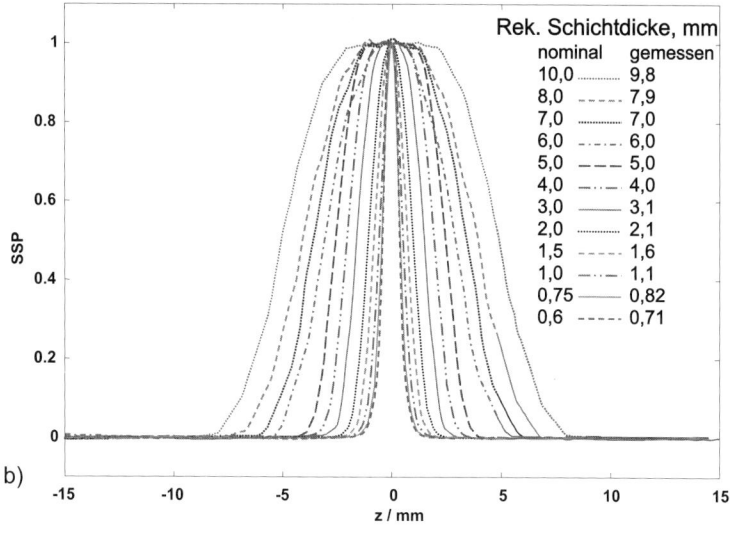

b)

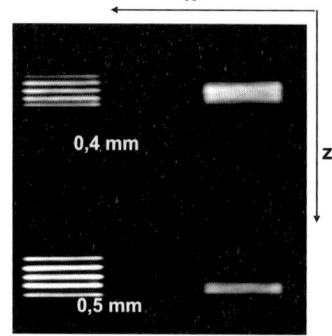

c)

◀ **Bild 4.17**
Moderne 64-Schicht-Scanner stellen isotrope Ortsauflösung bis zu 0,4 mm für Routinescans in der Schicht zur Verfügung (**a**). Schichtempfindlichkeits-Profilmessungen bestätigen gute Übereinstimmung mit den Spezifikationen (**b**). MPR-Bilder mit 0,6 mm nomineller Schichtdicke und überlappender Abtastung belegen eine Ortsauflösung von 0,4 mm in *z*-Richtung (**c**). (Messungen am SOMATOM Sensation 64 mit dem QRM Cone-Beam-Phantom)

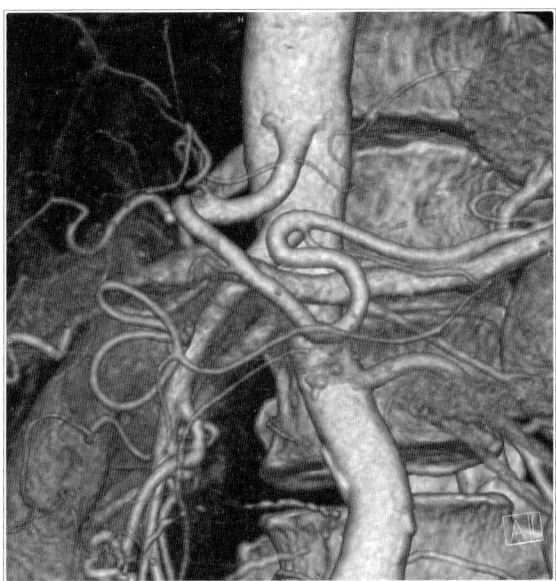

Bild 4.18
Die Kegelstrahl-Spiral-CT stellt hervorragende Ortsauflösung und Bildqualität routinemäßig zur Verfügung. Die Scans in diesem Bild, auf der CD-ROM und auf dem Buchumschlag wurden an einem SOMATOM Sensation 64 in 10-30 Sekunden, einige in weniger als 10 Sekunden erstellt.

4.2.7 Artefakte bei Spiral-CT

Auch bezüglich der Artefakte bei Spiral-CT müssen die eingangs diskutierten grundsätzlichen Überlegungen zur Bildqualität berücksichtigt werden. Das Gerät und seine physikalischen Eigenschaften sind unverändert; bei den meisten Artefakten (vgl. Abschnitt 4.1.5) weisen konventionelle CT und Spiral-CT somit dasselbe Verhalten auf. Beispielsweise kann erwartet werden, dass Strahlaufhärtungsartefakte in derselben Form auftreten, auch Abtasteffekte innerhalb der Scan-Ebene sollten sich in gleicher Art und Weise auf das Bild auswirken. Vor Einführung der Spiral-CT wurde vermutet, dass die

Patientenverschiebung ein besonders schwerwiegendes Problem darstellt. In der Praxis zeigte sich jedoch, dass dies nicht der Fall ist. Die Auswirkungen der Tischbewegung werden durch die z-Interpolation kompensiert. Die Auswirkungen von Patientenbewegung auf das transversale Schichtbild werden in der Spiral-CT nicht maßgeblich verstärkt, da die Scanner typische Rotationszeiten von 1 s oder weniger erzielen. Für ein über z-Interpolation gewonnenes Bild werden also Daten aus einem Zeitraum von maximal 2 s einbezogen, was immer noch unter der Zeit liegt, die in der CT über lange Jahre hinweg für eine Schichtaufnahme benötigt wurde. Die Auswirkungen der Patientenbewegung auf multiplanare und 3D-Darstellungen von Organen und Bereichen im Körper, die Bewegungen ausgesetzt sein können, werden durch die Spiral-CT entscheidend verringert. Denn diese Bereiche werden kontinuierlich in einer sehr viel kürzeren Zeit aufgenommen als es mit konventionellen CT-Scannern möglich war. Patientenbewegung stellt daher kein besonderes Problem für die Spiral-CT dar.

Hingegen gibt es Effekte oder Artefakte, die speziell in der Spiral-CT auftreten und die zu einem gewissen Grad vom Typ der verwendeten z-Interpolation abhängen. Es muss erwartet werden, dass Teilvolumeneffekte auf Grund der Aufweitung der SSPs in der Spiral-CT verstärkt auftreten. Dies stellt eine potentielle Beeinträchtigung der Bildqualität dar, z. B. bei der Darstellung von Knochen, bei Aufnahmen nahe der Schädelbasis oder -decke usw., also in Situationen, in denen bei konventionellen CT-Aufnahmen die Verwendung von dünnen Schichten zu empfehlen ist. Bei Einzelschicht-Spiral-CT stellte dies ein Problem dar, da die Gesamtscanzeit beim Einsatz dünner Schichten unakzeptabel steigt und die notwendige Röntgenleistung für diese Strahldauer auch nicht bereit steht. Seit mit der Mehrschicht-Spiral-CT Submillimeter-Schichten standardmäßig zur Verfügung stehen, stellen Teilvolumenartefakte bei Spiral-CT in der Praxis kein signifikantes Problem mehr dar.

Die Aufweitung der SSPs kann den Kontrast und die räumliche Auflösung für kleine Strukturen in einzelnen transversalen Bildern beeinflussen. Jedoch wird dieser Nachteil durch die Möglichkeit mehr als ausgeglichen, die optimale Rekonstruktionsposition im Scanvolumen retrospektiv wählen zu können (s. Abschnitt 4.2.4).

Es wurden weitere subtile Effekte oder Artefakte in der Spiral-CT beobachtet, für die nicht die Aufweitung des SSPs sondern die z-Interpolation verantwortlich zeichnet. Artefakte bei Aufnahmen von Rampen wurden bereits angesprochen [Polacin, 1994]; über entsprechende Artefakte bei klinischen Untersuchungen wurde in der Literatur nicht berichtet. Effekte sind aber durchaus zu beobachten, wie zum Beispiel hypodense Areale nahe Verästelungen des Bronchialbaumes bei höheren Pitch-Werten, die kleine Emphysembläschen vortäuschen können und wahrscheinlich auf Interpolationsfehler zurückzuführen sind.

Häufiger zu beobachten sind eine inhomogene Verteilung des Bildpunktrauschens und auch der Ortsauflösung im Bild. Wie bereits in Abschnitt 3.3.3 angesprochen, fallen diese Effekte im Einzelbild kaum auf. Sie treten aber in Maximum-Intensity-Projection-Bildern in der CT-Angiographie hervor (Bild 3.5a). Als mögliche Ursache wurde Strahlaufhärtung angeführt, aber auch andere Fehlerquellen wie etwa Streustrahlung und pulsierende Bewegungen wurden genannt. Es ist davon auszugehen, dass hierfür ausschließlich die inhomogene Verteilung des Bildpunktrauschens innerhalb des Messfeldes, die sich mit der z-Position rotierend verändert, verantwortlich ist. Diese Effekte wachsen zwar mit zunehmendem Abstand zum Rotationszentrum, bleiben aber relativ klein und können durch geeignete z-Interpolationsalgorithmen reduziert werden (Bild 3.5b).

Ein Effekt, der von Bild zu Bild in der z-Richtung variiert, wird ebenfalls durch Dateninkonsistenzen im Interpolationsprozess erzeugt, wenn anatomische Strukturen einen abrupten Übergang in den Schwächungswerten aufweisen. Die Artefaktstrukturen ändern ihre Orientierung mit der z-Position, da für Bilder in aufeinander folgenden z-Positionen sich auch der Projektionswinkel, bei dem der jeweilige Effekt am stärksten ist, sukzessiv ändert. Obwohl die Effekte in den Einzelbildern nur subtil aufscheinen, sind sie häufig als rotierende Strukturen, wie „Windmühlenflügel", zu erkennen, wenn man durch das Bildvolumen in z-Richtung durchfährt (s. Bild 4.20 und die entsprechenden Videoclips auf der CD-ROM). Windmühlen-Artefakte können durch dünnere Schichten, reduzierte Pitch-Werte und feinere z-Abtastung [Taguchi, 2004] reduziert werden; dies wird im nächsten Abschnitt weiter diskutiert.

Zusammenfassend kann festgestellt werden, dass Spiral-CT-typische Artefakte so subtil sind, dass sie vorwiegend nur in 3D- und MPR-Darstellungen sichtbar werden. Sie werfen auf keinen Fall mehr oder signifikantere Probleme auf als von der konventionellen CT her bereits bekannt. Dies gilt für Einzelschicht- wie Mehrschicht-Spiral-CT in gleicher Weise.

4.2.8 Effekte verbesserter Abtastung in z-Richtung

Die Bedeutung adäquat hoher Abtastraten ist bereits betont worden; das Abtasttheorem fordert mindestens zwei Messpunkte pro Auflösungselement, d. h. „doppelte Abtastung". Dies ist in der CT für die Datenakquisition in der Schicht durch den Einsatz des Detektorviertelversatzes und durch die Springfokustechnologie in Fächerrichtung (Bild 2.3) in der Regel gewährleistet. Wenn wir realistisch die Schichtdicke als den Parameter ansetzen, der die Ortsauflösung in z-Richtung begrenzt, dann müssen wir ebenfalls mindestens zwei Messungen pro Schichtdicke durchführen, um hohe z-Auflösung zu erreichen und die Erzeugung von Abtastartefakten (aliasing artifacts) zu vermeiden. Bisher bestand jedoch das Standardverfahren für CT und für die Schichtbildgebung im Allgemeinen darin, nur eine Messung durchzuführen bzw. nur ein Bild pro Schichtdicke zu erstellen. Dies bedeutet eine Unterabtastung und eine Verletzung des Abtasttheorems. Diese Situation, die in der Vergangenheit meist ignoriert oder als pragmatischer Ansatz akzeptiert wurde, wird durch die neue Röntgenröhrentechnologie mit z-Springfokus verbessert (Bild 2.7).

Bemühungen, die Abtastung über den Pitch anzupassen, mögen als ein möglicher alternativer Ansatz angesehen werden, insbesondere, da er keine neuen Technologien verlangt. Es würde damit aber die Wahl des Pitch-Wertes in nicht wünschenswerter Weise vorbestimmt, und niedrige Pitch-Werte bedeuten auch eine Reduktion der Volumen-Aufnahmegeschwindigkeit. Die Notwendigkeit, den Tischvorschub an die Rotation und Detektorkonfiguration mit der notwendigen hohen Genauigkeit anzupassen, würde zudem Zusatzaufwand bedeuten. Das größte Problem besteht jedoch darin, dass es für größer werdende Kegelwinkel immer schwieriger wird, Strahlen mit guter Näherung in gleicher Orientierung zu finden, die dann auch zu überlappenden Messdaten umsortiert werden können. Der Ansatz, die z-Abtastung über die z-Springfokustechnologie zu verbessern, ist von den genannten Nachteilen nicht betroffen. Deshalb wird bei der Untersuchung der Effekte der verbesserten Abtastung auf z-Auflösung und Artefaktverhalten in diesem Abschnitt ausschließlich auf die neue Technologie Bezug genommen.

Die erwarteten positiven Effekte des z-Springfokus auf die Schichtempfindlichkeitsprofile, wurden bereits in Simulationsmessungen am SOMATOM Sensation 64 mit einer Stratonröhre nachgewiesen [Kachelrieß, 2005]. Die Weite der Punktbildfunktion ist deutlich reduziert (Bild 4.19a) und die resultierende Modulationsübertragungsfunktion erfasst dementsprechend auch höhere Frequenzen (Bild 4.19b). Der Vergleich von Messergebnissen mit und ohne doppelte Abtastung konte durch eine einfach Maßnahme erreicht werden: Es wurden identische Datensätze, also jeweils nur eine Messung für die Erstellung von 3D-Bildstapeln, und die entsprechenden multiplanaren Darstellungen genutzt. Im ersten Fall wurde eine Standardrekonstruktion aller Messdaten durchgeführt, im zweiten Fall die, die nur einer der beiden Fokuspositionen entsprachen (VAMP syngo explorer Softwarepaket). Die doppelte Abtastung verbessert offensichtlich die z-Auflösung von ca. 0,6 mm in der Standardakquisition mit nur einer Fokusposition auf ungefähr 0,4 mm bei Einsatz der z-Springfokustechnologie (Bild 4.19c, d)

Es kann erwartet werden, dass die verbesserte Abtastung in z-Richtung auch die in Abschnitt 4.2.7 beschriebenen Windmühlenartefakte reduzieren wird, da die zugrunde liegenden Schätzfehler in der z-Interpolation reduziert werden, wenn mehr Messpunkte näher bei den gewünschten Positionen zur Verfügung stehen. Wiederum wurde der Ansatz gewählt, für einen gegebenen

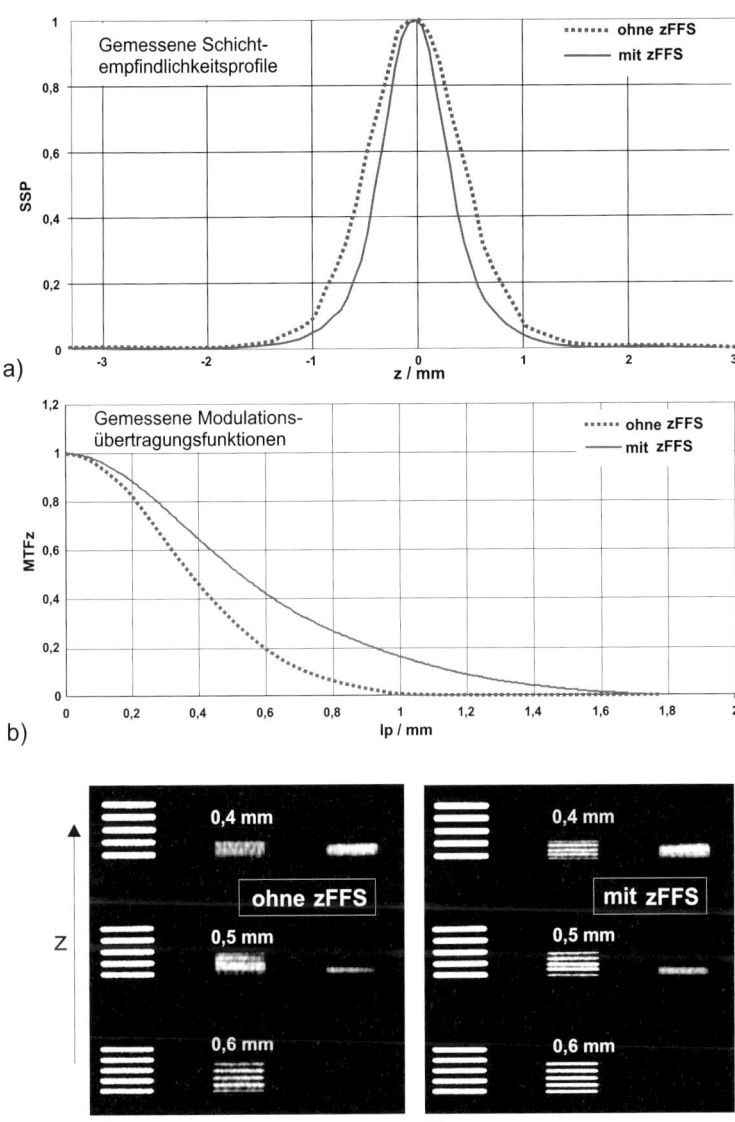

Bild 4.19

Ortsauflösung in z-Richtung mit und ohne doppelte z-Abtastung. Simulierte und gemessene Punktbild- und Modulationstransferfunktionen (**a, b**) und gemessene Auflösungstests (**c, d**) bestätigen die signifikante Verbesserung der Auflösung durch feinere Abtastung.

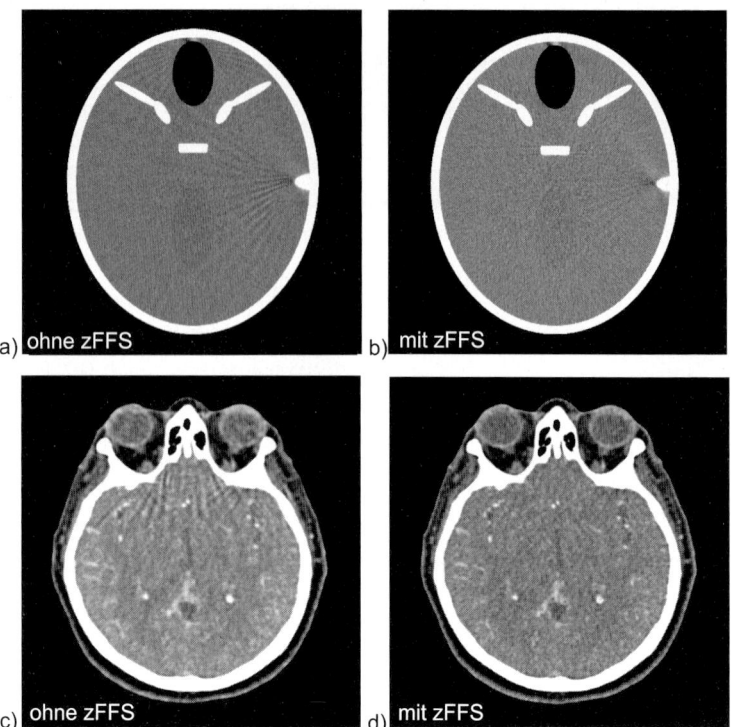

Bild 4.20
Reduzierung von Windmühlenartefakten durch doppelte z-Abtastung. Artefakte, die von Strukturen ausgehen, bei denen sich die Schwächungswerte in z-Richtung (**a, c**) ändern, werden durch die z-Springfokustechnologie mit doppelter Abtastung signifikant reduziert (**b, d**). Die entsprechenden Effekte sind sowohl bei simulierten (**a, b**) als auch bei gemessenen Daten (**c, d**) sehr viel einfacher erkennbar, wenn man interaktiv durch die Bildstapel in z-Richtung fährt (siehe die entsprechenden Clips auf der CD-ROM).

Datensatz Bilder getrennt für nur eine und für beide Fokuspositionen zu rekonstruieren. Eine beeindruckende Verbesserung kann sowohl bei Simulationen als auch bei Messungen beobachtet werden (Bild 4.20). Es muss allerdings festgestellt werden, dass die Artefakte im Allgemeinen nicht sehr stark auftraten, da die Aufnahmen mit 0,6 mm nomineller Schichtdicke bereits eine deutliche Verbesserung gegenüber Aufnahmen mit dicken Schichten bei älteren Scannern darstellt. Der zusätzliche Einsatz der doppelten z-Abtastung eliminiert den Effekt wirkungsvoll in allen praktischen Belangen.

4.3 Überlegungen zur Flächendetektor-CT

Der technische Hintergrund für Flächendetektor-, Flachbilddetektor- oder Kegelstrahl-CT wurde in Abschnitt 2.4.3 beschrieben. Es stellt einen neuen Ansatz für CT-Bildgebung dar und hat bereits weitgehende Hoffnungen bezüglich Verbesserung der Bildqualität geweckt. Die erste und offensichtliche Erwartung ist, dass die Ortsauflösung verbessert wird. Dies kann als sicher gelten, wie wir unten an den Ergebnissen von Simulationenmessungen sehen werden. Es ist jedoch wichtig, auch andere Bildqualitätsparameter im Auge zu behalten, wie z. B. die Kontrasterkennbarkeit. Entsprechende Überlegungen werden in diesem Abschnitt kurz aufgezeigt. Allgemeine Überlegungen bezüglich der Dosis werden in Abschnitt 4.4 diskutiert.

Flachbilddetektoren bieten im Allgemeinen deutlich kleinere Detektorelemente an als die heutigen dedizierten CT-Detektorsysteme. Damit wird der Abtastabstand sowohl in Fächer- als auch in z-Richtung deutlich reduziert. Gemäß der einfachen Formeln in Abschnitt 4.1.3 kann damit geschlussfolgert werden, dass die Ortsauflösung entsprechend verbessert wird und annähernd isotrop sein sollte. Wenn man weiterhin die Tatsache in Betracht zieht, dass die heute mit FPDs ausgerüsteten C-Bogengeräte mit Röntgenröhren arbeiten, die kleinere Brennfleckdimensionen haben als die üblichen CT-Scanner, führt dies zu einer weiteren Verbesserung.

Simulationen und Messungen bestätigen diese Erwartungen; Resultate für das C-Bogensystem Siemens Axiom Artis dFC am IMP, ausgerüstet mit einem FPD mit Pixelpitch von 184 μm und 0,4 mm Brennfleck werden in Bild 4.21 gezeigt. Die gute Übereinstimmung zwischen simulierten und gemessenen MÜF-Kurven ist bemerkenswert und erlaubt es, den Einfluss einzelner Parameter mit hoher Sicherheit bezüglich der Gültigkeit der Ergebnisse per Simulation zu untersuchen [Riedel, 2005]. Die MÜF-Bestimmung mit z. B. 0,4 mm Fokus und 184 μm Pixelpitch wurde für das System mit einem hypothetischen Punktfokus wiederholt, um das Potenzial weiterer technischer Verbesserungen an diesem Parameter aufzuzeigen. Die Strichrasteraufnahmen bestätigen ebenfalls, dass Strukturen von 200 μm Dicke und Abstand mit dem gegebenen System aufgelöst werden können (Bild 4.21b, c). Ortsauflösungswerte von 100 μm können mit feiner geteilten Detektoren sicher erreicht werden. Dass mit CT-Bildgebung und FPDs noch deutlich höhere Auflösungswerte möglich sind, wird im Abschnitt 7.4 für die Spezialanwendung Mikro-CT gezeigt. Dabei müssen aber Einschränkungen beachtet werden.

Die Niedrigkontrastauflösung kann nicht in gleicher Weise gesteigert werden wie die Ortsauflösung. Für gegebene Dosiswerte wird das Rauschniveau bei erhöhter Ortsauflösung deutlich steigen, wie im nächsten Abschnitt gezeigt wird, und damit können nur Strukturen mit hohem Kontrast noch klar unter-

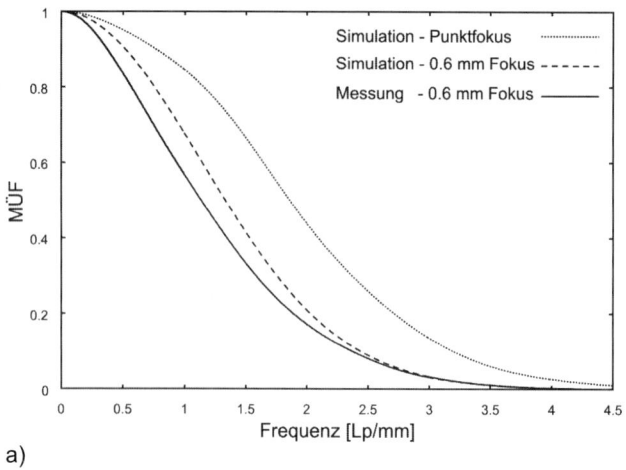

a)

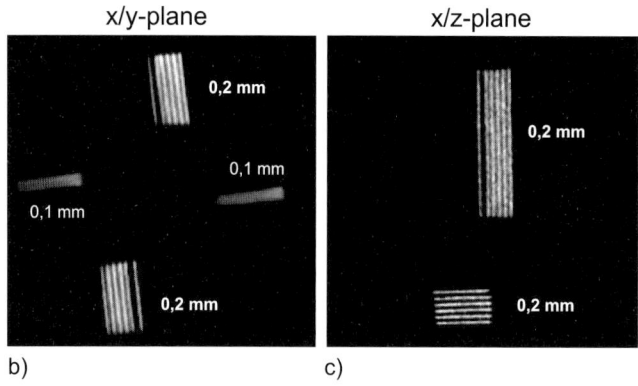

b)   c)

Bild 4.21
Simulationen und Messungen der Ortsauflösung bei FPD-CT. Die Modulationsübertragungsfunktionen (**a**) und Strichrastertests (**b, c**) bestätigen, dass 200 μm isotrope Ortsauflösung mit einem Standard-C-Bogen-CT-System erreicht werden können und dass weitere Verbesserungen möglich sind.

schieden, d. h. „aufgelöst" werden. Messungen an einem Niedrigkontrastphantom verdeutlichen das Problem (Bild 4.22). Hier wurde ein Phantom, das Details mit einem Kontrast von −10 HU und −20 HU bietet, mit Aufnahmeparametern ähnlich wie bei klinischer CT gescannt. Die Niedrigkontraststrukturen sind bei einer Schichtdicke von 0,2 mm, die bei dem angestrebten Auflösungsniveau die offensichtliche Wahl darstellt, nicht erkennbar. Nur, wenn mit weichem Rekonstrutionskern gearbeitet wird und Bilder zu einer

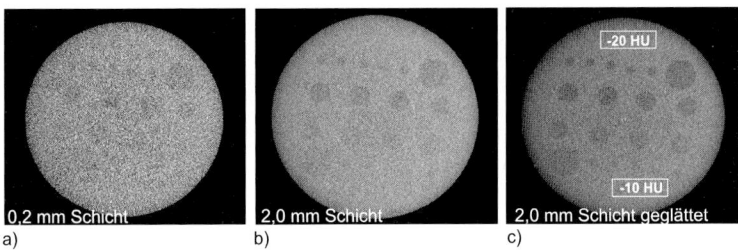

a)   b)   c)

Bild 4.22
Messungen der Niedrigkontrastauflösung bei FPD-CT. Nur, wenn Bilder zu effektiven Schichtdicken von 2,0 mm zusammengefasst und weiche Faltungskerne eingesetzt werden, ist das Rauschniveau ausreichend reduziert, um die Niedrigkontrastdetails gut unterscheiden zu können.

2 mm Schicht zusammengefasst werden, erscheint die Niedrigkontrasterkennbarkeit adäquat.

Weitere Charakteristika und Leistungsparameter der FPD-CT werden in diesem kurzen Überblick nicht angesprochen, da nur der wichtigste Punkt betont werden soll: Die Niedrigkontrasterkennbarkeit kann im besten Falle nur das Niveau der Standard-CT erreichen bzw. wegen der schlechteren Detektorcharakteristika der FPDs im Regelfall schlechter sein. Eine deutliche Steigerung der Röntgenintensität, um eine ausreichende Anzahl der nachgewiesenen Quanten pro Detektorelement zu erreichen und ein niedrigeres Rauschniveau zu gewährleisten, würde zu einer unnötig erhöhten Patientendosis führen. Die entsprechenden Zusammenhänge und Implikationen für die Dosis, werden im nächsten Abschnitt erläutert.

Trotzdem faszinieren die Hochauflösungsbilder, die per FPD-CT erstellt werden können, und haben zu Aussagen geführt, dass dieser Ansatz die „Zukunft der CT" darstellen kann. Bilder von Präparaten, die nur geringe Schwächung aufweisen und nur ein kleines Messfeld benötigen, sind perfekte Beispiele hierfür, so wie das Femur-Präparat in Bild 4.23a. Bilder von größeren Objekten, so wie die Patientenscans an einem klinischen C-Bogengerät während einer neuroradiologischen Untersuchung und einer interventionellen Prozedur, entsprechen eher der Realität (Bild 4.23b, c). Die Bildqualität übersteigt sicher nicht die der Standard-CT in ähnlichen Fällen.

Und es gibt weitere Nachteile und Einschränkungen, die erwähnt werden müssen. Die Dosiseffizienz von FPDs ist wegen der niedrigen Absorptionseffizienz der heute verfügbaren Systeme ebenfalls niedrig. Der Dynamikbereich von typischen 12 oder 14 Bit ist zudem zu gering, um große Objektquerschnitte mit hoher Qualität abzubilden. Die zeitlichen Ansprechcharakteristika des Absorbers sind ein weiteres Problem, das kritisch wird, sobald

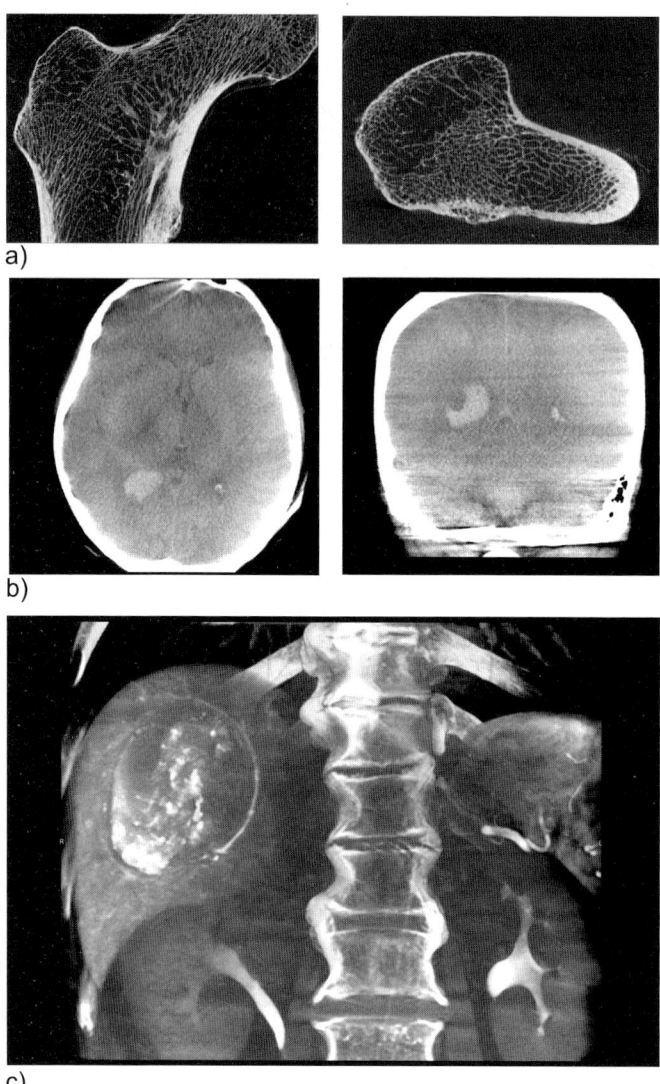

a)

b)

c)

Bild 4.23

Klinische Bildgebung mit Flachbilddetektor-CT. Die hohe Ortsauflösung ermöglicht es, anatomische Details mit einer Schärfe darzustellen, die bisher in der klinischen CT nicht verfügbar war, hier demonstriert an einem Femur-Präparat (**a**). In klinischen Anwendungen wie z. B der Nachuntersuchung eines Patienten mit arteriovenöser Malformation (**b**) oder in der interventionellen CT bei typischen Patientenquerschnitten (**c**), werden die Grenzen der Bildqualität offensichtlich (Bild 4.23b und 4.23c wurden freundlicherweise von Dr. Charles Strothers, Houston, USA, und Kunio Tekano, Japan zur Verfügung gestellt).

hohe zeitliche Auflösung erreicht werden soll (s. Abschnitt 2.2.4, Bild 2.10). Dies ist aber generell nicht das Ziel der C-Bogensysteme, die wegen ihrer Mechanik auch nicht auf Subsekunden-Rotationszeit abzielen. Zusätzlich ist das Messfeld bei FPDs erheblich kleiner als die typischen 50 cm, die in der klinischen CT als Standard zur Verfügung stehen. Auch für die größten FPD-Formate von typischerweise 40 cm resultiert nur ein Messfeld von 20-25 cm [Kalender, 2003].

Die FPD-CT besitzt trotzdem große Bedeutung für die Zukunft, aber nicht als „Die Zukunft der CT" allgemein, wie sie bereits angekündigt wurde, sondern als eine wichtige Spezialanwendung der CT. Dedizierte Geräte für die interventionelle und intraoperative Anwendung werden Radiographie, Fluoroskopie und CT-Bildgebung in Kombination bereitstellen und können damit den Workflow wesentlich verbessern. Zum Beispiel können Patienten mit einer displastischen Hüfte oder anders gearteten schwierigen Umständen, bei denen ein künstliches Hüftgelenk eingesetzt werden soll, direkt im OP untersucht werden, ohne dass eine präoperative CT-Untersuchung durchgeführt werden muss. Die gesamte Untersuchung, einschließlich des postoperativen Kontrollscans, der bei schwierigen Fällen ebenfalls als 3D-CT durchgeführt werden sollte, kann direkt am OP-Tisch erfolgen. Die komplette Prozedur wird damit abgekürzt und die Qualität der Resultate potenziell verbessert. Auf entsprechende Spezialanwendungen wird in Abschnitt 7.4 weiter eingegangen.

Die präklinische Bildgebung bzw. Kleintier-Bildgebung mit Kegelstrahl-CT und dem Einsatz von FPDs in einer Standard-Gantry kann als spezielle CT-Anwendung ebenfalls Bedeutung erlangen. Zwei dieser Scanner wurden bereits in Abschnitt 2.4.3 angesprochen. Diese werden zurzeit hauptsächlich für die präklinische Bildgebung mit einer Auflösung von 200 bis 250 μm eingesetzt [Kiessling, 2004; Grasruck, 2005]. Dieses Thema wird in Abschnitt 7.5 weiter verfolgt, mit Schwerpunkt auf dedizierten Kleintierscannern, die eine Ortsauflösung von 100 μm oder besser erlauben, den so genannten Mikro-CT-Scannern.

4.4 Beurteilung des Gesamtsystems

4.4.1 Abhängigkeiten von Rauschen, Dosis und Ortsauflösung

Um die Eigenschaften des Gesamtsystems zu bewerten und ihnen nach Möglichkeit einen einzelnen Wert als Maßstab, also einen Gütefaktor zuzuordnen, ist es notwendig, die Abhängigkeiten der wichtigsten Bildqualitätsparameter zu verstehen: von Rauschen, Dosis und Auflösung. Die entsprechenden Zusammenhänge wurden bereits in den Frühzeiten der CT-Forschung festgestellt. In Anbetracht der neuen Entwicklungen, insbesondere des Trends zu immer höherer Ortsauflösung, erscheint es wichtig, diese Zusammenhänge von der Schicht- auf die 3D-Bildgebung mit isotroper Auflösung erweitert festzuhalten.

Die Abhängigkeit des Rauschens von der Dosis ist allgemein bekannt und wurde in Abschnitt 4.1.2 dargelegt. Die zugehörige Gleichung 4.3 kann auf die einfache Form reduziert werden:

$$\sigma \propto \sqrt{\frac{1}{D}} \qquad (4.17)$$

Dies bedeutet natürlich auch, dass das Produkt aus Varianz des Rauschen σ^2 und Dosis D bei einem guten System über einen weiten Bereich der Dosiswerte konstant sein sollte. Da nach Möglichkeit sowohl das Bildpunktrauschen als auch die Dosis niedrig sein sollten, kann das System als überlegen angesehen werden, das das niedrigere Produkt $\sigma^2 \cdot D$ zur Verfügung stellt.

Die Abhängigkeit des Rauschens von der Ortsauflösung ist weniger gut bekannt; sie wurde in mehreren Veröffentlichungen im ersten Jahrzehnt der CT-Forschung beschrieben, z. B. in [Brooks, 1976b; Chesler, 1977]. Für den 2D-Fall einer einzelnen transversalen Schicht wird der Zusammenhang durch die Formel beschrieben:

$$\sigma^2 \propto 1 / \Delta \xi^3 \qquad (4.18)$$

Die Auflösung ist hier durch den Abtastabstand $\Delta \xi$ in der Datenakquisition, oder alternativ durch die Größe des Auflösungselementes im resultierenden Bild beschrieben. In gleicher Weise kann auch ein Frequenzwert in die Gleichung eingesetzt werden, z. B. ρ_i, die Frequenz ρ, bei der die MÜF auf i% abfällt. Der in Gl. 4.18 aufgezeigte Zusammenhang wurde kürzlich über Simulationen und Messungen verifiziert [Fuchs, 2003]. Im 3D-Fall bei isotroper Ortsauflösung kann er in einfacher Weise erweitert werden. Wenn die Schichtdicke S der dargestellten Schicht gleich groß ist wie der Abtastabstand oder die Größe des Auflösungselementes, erhalten wir:

$$\sigma^2 \propto 1 / \Delta \xi^4 \qquad (4.19)$$

Die entscheidende Aussage ist, dass bei Konstanthalten aller anderen Scan- und Objektparameter die Dosis mit der 4. Potenz der relativen Verkleinerung des Auflösungselementes gesteigert werden muss, wenn wir die Niedrigkontrastauflösung in gleicher Weise steigern wollen wie die Ortsauflösung. Wenn wir die Auflösung zum Beispiel von 1,0 mm auf 0,5 mm erhöhen wollen, muss die Dosis um das $(1,0/0,5)^4$-fache, also um das 16-fache gesteigert werden, wenn Niedrigkontrast-Läsionen von 0,5 mm Durchmesser mit der gleichen Sicherheit erkannt werden sollen wie Läsionen mit 1,0 mm Durchmesser im vorherigen Fall.

Gleichung 4.19 beinhaltet auch die Aussage, dass das Produkt aus Varianz des Rauschens σ^2 und $\Delta\xi^4$ bei einem guten System über einen weiten Bereich der Auflösungswerte konstant sein sollte. Da sowohl das Bildpunktrauschen als auch der Abtastabstand vorzugsweise klein sein sollten, ist das System, das hier den niedrigeren Wert anbietet, offensichtlich das Überlegene.

Obwohl die Zusammenhänge in Gleichung 4.18 und 4.19 mathematisch auf der Basis des Bildrekonstruktionsprozesses und durch Experimente bestätigt sind, sind sie nicht notwendigerweise bezüglich der Größe des Effektes leicht nachzuvollziehen. Deswegen wird hier noch eine Erläuterung angeboten, dass ein intuitives Verstehen des Exponenten „4" auf der Basis von physikalischen Überlegungen erlaubt.

Nehmen wir an, dass ein Volumen- oder Auflösungselement den linearen Schwächungskoeffizienten μ aufweist und dass das Voxel isotrop mit der Größe d ist. I_0 sei hier die Anzahl der Photonen, die auf das Volumenelement treffen. Dann ist die Anzahl der Photonen, die das Voxel verlassen, gegeben durch:

$$I = I_0 e^{-\mu d} \tag{4.20}$$

Das Ziel der CT besteht darin, μ abzuschätzen, also den CT-Wert des Volumenelementes zu bestimmen. Ein guter Schätzwert besteht in:

$$\mu^* = -\frac{1}{d}\ln\frac{I}{I_0} \tag{4.21}$$

Da I letztlich eine Zufallsgröße darstellt, gilt dies auch für den Schätzwert μ^*. Der Fehler σ, der dem Rauschen im zugehörigen Bildelement entspricht, kann über Fehlerfortpflanzung abgeschätzt werden als:

$$\sigma^2 = \frac{1}{d^2}\left(\frac{\operatorname{Var} I}{\operatorname{E}^2 I} + \frac{\operatorname{Var} I_0}{\operatorname{E}^2 I_0}\right) \tag{4.22}$$

Damit geht die Größe des Voxels bzw. Auflösungselementes, das die Weglänge für die Signalentstehung angibt, in den Gesamtfehler in der Schätzung von μ mit einem Beitrag proportional zu $1/d^2$ ein.

Die Zahl der auftreffenden Photonen ist nach Poisson verteilt und somit ist I ebenfalls Poisson-verteilt. Dies beinhaltet, dass $\operatorname{Var} I_0 = \operatorname{E} I_0$ und $\operatorname{Var} I = \operatorname{E} I$.

Außerdem ist die Eigenschaft $EI \propto EI_0$ gegeben. VAR I ist notwendigerweise proportional d^2, dem Strahlquerschnitt, und zur Dosis D die gemeinsam die Anzahl der Quanten bestimmen. Damit geht die Größe des Voxels oder Volumenelementes, das den effektiven Strahlquerschnitt bei der Signalerzeugung darstellt, über den statistischen Fehler mit einem weiteren Beitrag proportional zu $1/d^2$ in den Gesamtfehler ein. Im Falle der isotropen Auflösung beträgt der Gesamtfehler somit:

$$\sigma^2 \propto \frac{1}{d^4 \cdot D} \qquad (4.23)$$

Falls die Auflösung nicht isotrop ist, muss d^2 durch $d \cdot S$ analog zu den Gleichungen 4.18 und 4.19 eingesetzt werden.

4.4.2 Gütefaktor

Es ist wünschenswert, einen einzelnen Gütefaktor oder Bewertungsmaßstab (im Englischen „figure of merit") zu erhalten, der einen bestimmten CT-Scanner, Scan-Mode oder ein Rekonstruktionsverfahren beschreibt und für direkte Vergleiche verwendet werden kann. Es hat entsprechende Bemühungen in der Vergangenheit gegeben, aber es gibt keinen generellen Konsens. An dieser Stelle soll zuerst ein Bewertungsmaßstab definiert werden, die Anwendbarkeit und Einschränkungen werden im Anschluss daran diskutiert.

Bei der Bewertung eines Systems müssen mindestens die Ortsauflösung, das Rauschen und die Dosis, die mit einem gegebenen Scan verbunden sind, berücksichtigt werden. Als Maß der Auflösung können wir den 10 %-Wert der MÜF, $\rho_{10\%}$ [1/mm], ansetzen. Wenn isotrope Auflösung nicht gewährleistet ist, muss die rekonstruierte Schichtdicke ebenfalls bestimmt und in Rechnung gestellt werden. Das Rauschen wird über die Standardabweichung σ [HU] berücksichtigt. D ist die Dosis, zum Beispiel gemessen als CTDI-Wert [mGy] in einem entsprechenden Phantom (s. Abschnitt 5.2). Die Wahl der Phantome und der spezifischen Scan-Parameter zur Bestimmung der Bildqualitätsparameter kann natürlich variieren. Dies hat aber nur sekundäre Bedeutung, da für einen Vergleich von Scannern oder Scan-Protokollen die gleichen Bedingungen gewählt werden.

Entsprechend den im vorigen Abschnitt definierten Beziehungen, können die Messwerte zu einem einzelnen Gütefaktor kombiniert werden:

$$Q = c \frac{1}{\sigma^2 \cdot \rho_{10\%}^{-4} \cdot D} \qquad (4.24)$$

Diese Definition ist für ein System mit isotroper Ortsauflösung gültig. Ein System, dass höhere Rauschwerte bei einem gegebenen Dosisniveau aufweist, wird den niedrigeren Q-Wert erhalten. In gleicher Weise wird der Bewertungsmaßstab niedriger sein, wenn ein gegebenes System bei einem gewählten Auflösungsniveau höhere Rauschwerte aufweist.

Für den Fall, dass keine isotrope Ortsauflösung vorliegt, muss dies in einfacher Weise durch Einbeziehung der Schichtdicke berücksichtigt werden:

$$Q = c \frac{1}{\sigma^2 \cdot \rho_{10\%}^{-3} \cdot S \cdot D} \tag{4.25}$$

Obwohl die Grundlagen für die Definition der Gütefaktoren unstrittig sind, muss betont werden, dass diese bisher nicht generell akzeptiert wurden. Dies ist auf mehrere Dinge zurückzuführen. Der Q-Faktor wird jeweils für eine spezifische Anwendung und damit auch für einen spezifischen Scan-Mode ermittelt. Für ein gegebenes System können damit in der Praxis unterschiedliche Q-Faktoren für unterschiedliche Modi entstehen. Scanner A kann bei Kopfscans überlegen erscheinen, die Situation kann aber bei Ganzkörperscans umgedreht sein. Physiker mögen diese Situation als interessant ansehen, die Hersteller – außer wenn sie in dem jeweiligen Vergleich als Sieger erscheinen – stellen in solchen Fällen die Prozedur und den Bewertungsmaßstab in Frage. Es wird auf unterschiedliche Daten-Vorverarbeitungsschritte, Rekonstruktionsalgorithmen und Faltungskerne verwiesen, die notwendige Information aber nicht bereitgestellt. Ein zusätzliches Argument ist oft, dass die Standardabweichung des Bildpunktrauschens nicht notwendigerweise der einzige Parameter ist, der die Niedrigkontrastauflösung oder Detailerkennbarkeit beschreibt. Auch die Rauschstruktur, festgelegt über das Rekonstruktionsverfahren, kann eine Rolle spielen. Es muss an dieser Stelle offen gehalten werden, ob in der Zukunft ein einzelner Bewertungsmaßstab generelle Akzeptanz und Eingang in Vorschriften zur Abnahme- und Konstanzprüfungen finden wird. Ich selbst würde dies begrüßen, bin aber nicht übermäßig optimistisch, dass solch ein Konsens leicht erreicht werden kann.

4.5 Abnahmeprüfung und Konstanzprüfung

Die CT ist ein etabliertes Verfahren in der Radiologie. Anforderungen an die Systemeigenschaften und Art und Umfang von Qualitätskontrollmessungen wurden dementsprechend in nationalen und internationalen Standards festgelegt und können überprüft werden. Obwohl dies sehr gut klingt, muss angemerkt werden, dass es eine große Zahl von Standards und Richtlinien gibt, die nicht nur von Staat zu Staat sondern auch von Bundesland zu Bundesland variieren und manchmal Probleme aufzeigen. Um möglicherweise verwirrende Bezüge auf unterschiedliche Standards zu vermeiden, werden in diesem Abschnitt nur die Empfehlungen der Internationalen Elektrotechnischen Kommission (IEC), des internationalen Herstellerverbandes, angesprochen, der entsprechende Standards in Kooperation mit institutionellen und akademischen Partnern erarbeitet. Die IEC hat kürzlich den internationalen Standard IEC 61223: Teil 3-5 zur Abnahmeprüfung [IEC, 2004] veröffentlicht; ein entsprechender neuer Standard zur Konstanzprüfung soll in Kürze folgen. In Deutschland z. B. wird dieser DIN 6868, Teil 53, gültig seit Dezember 1990, bezüglich der Abnahmeprüfung und den alten IEC-Standard 61223-2-6, gültig seit April 1994, bezüglich der Konstanzprüfung ersetzen.

Die Akzeptanzprüfung ist durch die IEC definiert als „Prüfung, die nach der Installation von neuen Geräten oder nach größeren Modifikationen an installierten Geräten durchgeführt wird, um die Übereinstimmung mit den Spezifikationen zu überprüfen". Die Konstanzprüfung ist durch die IEC definiert als „jeder Test in einer Serie von Tests, der sicher stellt, dass die Funktion des Gerätes die festgelegten Kriterien erfüllt bzw. ermöglicht, Änderungen in Eigenschaft oder Komponenten des Gerätes frühzeitig zu erkennen". Im Allgemeinen ist die Konstanzprüfung auf eine Untermenge der in der Abnahmeprüfung gemessenen Parameter beschränkt; die nötigen Referenzwerte für die Konstanzprüfung werden durch die Abnahmeprüfung festgelegt.

Die Parameter, die bei Abnahme- und Konstanzprüfungen gemessen werden, sind in Tabelle 4.4 zusammengefasst. In Übereinstimmung mit zahlreichen Empfehlungen und Veröffentlichungen, decken die beiden Prüfungen die wesentlichen Parameter für die sequenzielle CT ab, während die Spiral-CT nur am Rande erwähnt wird.

Anlässe und Häufigkeit von Testmessungen sind vorgeschrieben. Die Abnahmeprüfung muss bei Erstinstallation erfolgen und wann immer substantielle Änderungen am Gerät durchgeführt wurden, also zum Beispiel auch bei Röhrentausch. Dies muss geschehen, bevor Patientenuntersuchungen durchgeführt werden. Die ermittelten Werte müssen mit den Herstellerangaben übereinstimmen, sie dienen als Basis für alle weiteren Konstanzprüfungen im Rahmen der in den Normen vorgeschriebenen Toleranzen. Die Konstanzprüfung muss monatlich durchgeführt werden. Eine Ausnahme stellen Dosismessungen dar, die halbjährlich durchgeführt werden, und Ortsauflösungsmessungen, die vierteljährlich erfolgen müssen.

Ergänzungen oder Modifikationen der existierenden Vorschriften erscheinen in einigen Punkten wünschenswert. Niedrigkontrastmessungen sind äußerst subjektiv in der Bewertung; die unterschiedlichen auf dem Markt befindli-

Tabelle 4.4 Messgrößen für die Abnahmeprüfung und die Konstanzprüfung bei CT.

Messgröße bzw. Funktion	Abnahmeprüfung[1]	Konstanzprüfung[2]
CT-Werte	×	×
Homogenität	×	×
Rauschen	×	×
Ortsauflösung	×	×
Niedrigkontrastauflösung*	×	–
Schichtdicke	×	×
Schichtdicke bei Spiral-CT*	×	×
Dosisprofil*	×	–
Dosis auf der Systemachse	×	×
Tischpositioniergenauigkeit	×	×
Gantryneigung*	×	–
Lichtvisiere	×	–

[1] Abnahmeprüfung nach IEC 61223: Part 3-5, 2004
[2] Konstanzprüfung nach IEC 61223: Part 2-6, 1994
* Diese Prüfungen wurden erwähnt, aber nicht als zwingend notwendig angesehen.

chen Phantome geben voneinander abweichende Resultate, so dass die Überprüfung von Messwerten und Abnahmekriterien unsicher ist (vgl. Abschnitt 4.1.4). Es ist also auch schwierig, die Herstellerspezifikationen nachzuprüfen. Hier fehlen Bewertungen des Verfahrens und Vorgaben, wie die Prüfung erfolgen soll.

Für die Spiral-CT fehlen Vorgaben noch weitgehend. Zur Charakterisierung unterschiedlicher Implementierungen bei Spiral-CT und Mehrschicht-Spiral-CT sollten mehrere Parameter erfasst werden, wie oben bereits diskutiert. Hierzu gehören das Bildpunktrauschen, die Homogenität des Rauschens, die Schichtempfindlichkeitsprofile und eine erweiterte Prüfung von Tischvorschub und -geschwindigkeit. Der Bezug auf die Ergebnisse der Messung mit Einzelschichten ist nur in erster Näherung ausreichend.

5 Dosis

5.1 CT – ein Hochdosisverfahren?

CT wird allgemein nicht nur mit hohem Leistungsvermögen in der radiologischen Diagnostik assoziiert, sondern auch mit hoher Dosis. Die Einstufung als „Hochdosisverfahren" ist nicht unbedingt nachzuvollziehen, wie weiter unten diskutiert wird, muss aber inzwischen auch als offizielles Statement bezeichnet werden: Die Kommission der Europäischen Union hat in ihrer Richtlinie 97/43 über den Gesundheitsschutz von Personen gegen die Gefahren ionisierender Strahlen bei medizinischer Exposition [European Communities, 1997] in Artikel 9, Absatz (1) festgelegt:

> *„Die Mitgliedstaaten sorgen dafür, dass für medizinische Expositionen von Kindern, im Rahmen von Reihenuntersuchungen, mit hohen Patientendosen wie z. B. interventionelle Radiologie, Computertomographie und Strahlentherapie, geeignete radiologische Ausrüstung, praktische Techniken und Zusatzausrüstung benutzt werden.*
>
> *Besonders zu beachten sind bei diesen Anwendungen die Qualitätssicherungsprogramme im Sinne des Artikels 8, einschließlich Qualitätskontrollmaßnahmen und Ermittlung der Patientendosis oder der verabreichten Aktivität. "*

Die CT wird hier in einem Atemzug mit der interventionellen Radiologie und Strahlentherapie genannt, und es wurde die Ermittlung der Patientendosis bei CT vom Gesetzgeber ab Mai 2000 verbindlich vorgeschrieben. Wie ist dies begründet? Welche Konsequenzen ergeben sich hieraus?

Entgegen der allgemeinen Erwartung, dass mit dem Aufkommen der Magnetresonanztomographie und deren größerer Verbreitung die Bedeutung der Röntgen-Computertomographie schnell sinken würde, gewinnt die CT weiterhin an Bedeutung. Die Einführung der Spiral-CT und die damit verbundenen technischen Verbesserungen haben zu einer Renaissance der CT geführt. Das Spektrum der CT-Anwendungen wurde erweitert, zum Beispiel durch die CT-Angiographie und durch Mehrphasenkontraststudien. Die kürzliche Einführung von Mehrzeilendetektoren erhöht die Leistungsfähigkeit erneut drastisch und vereinfacht CT-Untersuchungen weiter. Man muss also durchaus mit weiter steigenden Untersuchungszahlen rechnen.

Der relative Beitrag der CT zur Dosis pro Kopf der Bevölkerung in Folge medizinischer Untersuchungen steigt damit natürlich an. Obwohl CT-Untersuchungen nur drei bis fünf Prozent aller radiologischen Untersuchungen ausmachen, beträgt ihr Beitrag zur Gesamtdosis in der westlichen Welt ca. 40 bis 60 Prozent [BfS, 2003; Stern, 2001] (Bild 5.1). Deswegen erfährt die CT von Seiten des Strahlenschutzes besondere Aufmerksamkeit; es wird gefordert, die mit CT-Anwendungen verbundene Dosis einzuschränken oder zu verringern. Diese Entwicklung stellt auch den Hintergrund für die oben angesprochene neue EU-Richtlinie über den Gesundheitsschutz von Personen gegen die Gefahren ionisierender Strahlen bei medizinischer Exposition dar. Neben der Einstufung der CT als „medizinische Exposition ... mit hohen Patientendosen" wurden die „Ermittlung der Patientendosis" und die Etablierung und Einhaltung von Referenzdosiswerten verbindlich festgelegt. Die Gesetzgeber in den Staaten der Europäischen Union müssen bis zum 13. Mai 2000 die entsprechenden gesetzlichen Regelungen schaffen!

Entsprechend der prinzipiellen und dieser aktuellen Bedeutung des Themas Dosis bei CT sollen dosisrelevante Aspekte in diesem Kapitel detailliert dargestellt und diskutiert werden. Insbesondere soll Information zur Verfügung gestellt werden, die helfen kann, die notwendige Diskussion mit Fachkollegen, aber auch mit Patienten und der breiten Öffentlichkeit mit Sachargumenten zu führen.

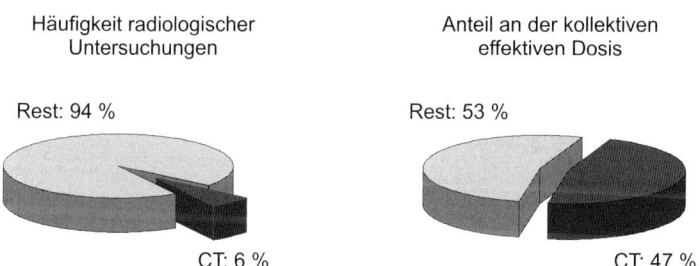

Häufigkeit radiologischer Untersuchungen	Anteil an der kollektiven effektiven Dosis
Rest: 94 %	Rest: 53 %
CT: 6 %	CT: 47 %

Bild 5.1
Obwohl die CT nur einen relativ niedrigen Anteil an der Häufigkeit von Untersuchungen mit Röntgenstrahlung aufweist, erreicht sie einen hohen Anteil an der kollektiven effektiven Dosis. Die gezeigten Zahlen beziehen sich auf Deutschland für das Jahr 2003 [BfS 2003], gelten aber größenordnungsmäßig auch für die meisten westlichen Länder.

5.2 Technische Messgrößen der Dosis

Messgrößen zur physikalischen Erfassung der Dosis bei CT sind für die konventionelle CT seit langem festgelegt. Diese beziehen sich auf

- die Dosisverteilung in der Schicht $D(x,y)$,
- die Dosisverteilung senkrecht zur Schicht, die Dosisprofile $D(z)$, und
- die Dosisverteilung im Raum, die Ortsdosis $D(x,y,z)$.

Die beiden erstgenannten Messgrößen betreffen den Patienten direkt, die dritte ist vorrangig zur Abschätzung der Exposition des Untersuchers und für Strahlenschutzüberlegungen von Interesse. Diese für die konventionelle CT definierten und ermittelten Parameter erlauben, unter Berücksichtigung einiger weniger Gesichtspunkte, auch eine vollständige Beschreibung der Situation bei Spiral-CT und Mehrschicht-Spiral-CT. Detailfragen, ob Dosis in Luft, in Wasser, in Gewebe oder gar in Plexiglas angegeben werden soll, die noch nicht eindeutig geklärt sind, werden im Weiteren angesprochen.

5.2.1 Aufnahme einzelner Schichten

Bei konventionellen Röntgenaufnahmen fällt die Dosis vom Eintrittspunkt zum Austrittspunkt entsprechend dem Verlauf der Primärintensität, aber durch Streustrahlenbeiträge überlagert, annähernd exponentiell ab (Bild 5.2a, b). Bei CT addieren sich durch die Messung über 360° die entsprechenden Beiträge aus allen Richtungen; die resultierende Dosisverteilung in der Untersuchungsschicht, $D(x,y)$, ist dementsprechend vergleichsweise homogen (Bild 5.2c). Auch hier ist die Dosis an den Eintrittsstellen, also über die gesamte Peripherie, höher als zentral; typischerweise treten aber höchstens Unterschiede um einen Faktor 2 bis 5 auf und nicht um Größenordnungen. Nur bei Teilscans über einen begrenzten Winkelbereich ergibt sich eine stärker asymmetrische Verteilung (Bild 5.2d).

Ähnlich wie die CT-Werte und das Rauschen sollte auch die Dosis an verschiedenen Stellen im Phantom und für unterschiedliche Phantomgrößen gemessen werden. Hierfür hat sich inzwischen das CTDI-Phantom als Standard etabliert (CTDI – Computed Tomography Dose Index) [Shope, 1981]. Es ist mit 16 cm und 32 cm Durchmesser spezifiziert, um die Schwächungsverhältnisse bei Schädel- und Körperstammuntersuchungen anzunähern, und besitzt eine axiale Ausdehnung von mindestens 14 cm (Bild 5.3a, b). CTDI-Phantome werden aus Plexiglas oder aus wasseräquivalenten Kunststoffen hergestellt. Zusätzlich zu einer zentralen Bohrung sind vier periphere Bohrungen in 10 mm Tiefe vorgesehen. Neben der Bestimmung der Dosisverteilung in der Schicht an diesen ausgewählten Messpunkten, die mit Stabionisationskammern durchgeführt wird, können an diesen Positionen auch

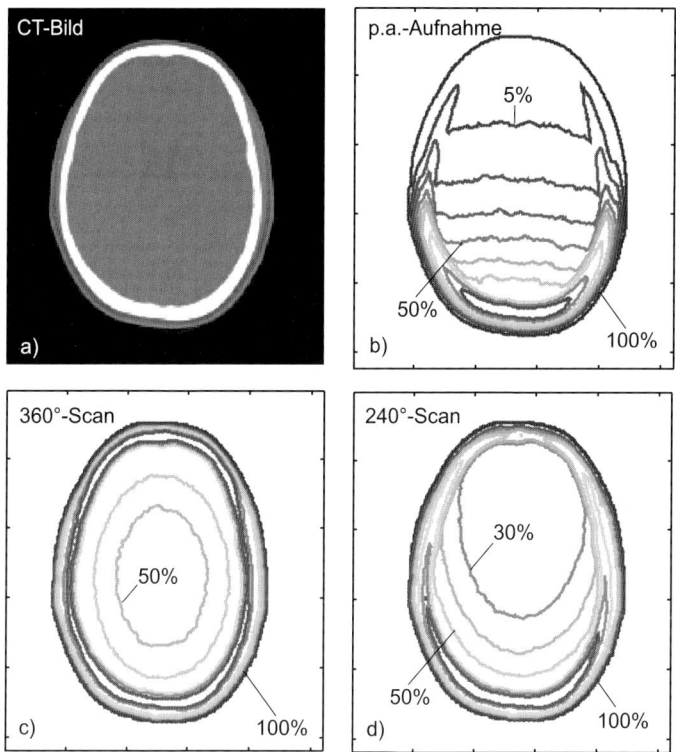

Bild 5.2
Dosisverteilungen in der gezeigten Schädelschicht (**a**), bei konventionellem Röntgen
(**b**), bei einem CT-Scan über 360° (**c**) und bei einem 240°-Teilscan (**d**).

Dosisprofile in z-Richtung gemessen werden, z. B. durch Messung mit Thermolumineszenz-Dosimetern.

Die standardmäßig eingesetzten zylindrischen CTDI-Phantome haben den Nachteil, dass sie die relevanten Patientenquerschnitte, die selten einem Zylinder angenähert sind, nur unzulänglich wiedergeben. Sie erlauben es daher auch nicht, den Einfluss der modernen Röhrenstrommodulationstechniken zu erfassen, die die Intensität mit dem Projektionswinkel an die jeweils vorliegende Schwächung anpassen (s. Abschnitt 5.4). Entsprechende Phantome, die der Patientenanatomie besser entsprechen, sind verfügbar; am IMP werden unterschiedliche anthropomorphe Designs als physikalische und als mathematische Phantome für Dosisfragen eingesetzt (Bild 5.3c, d). Die Akzeptanz für diesen Ansatz steigt; das anthropomorphe Cardio-CT-Phantom, zum Beispiel, wird inzwischen allgemein zur Kalibrierung und

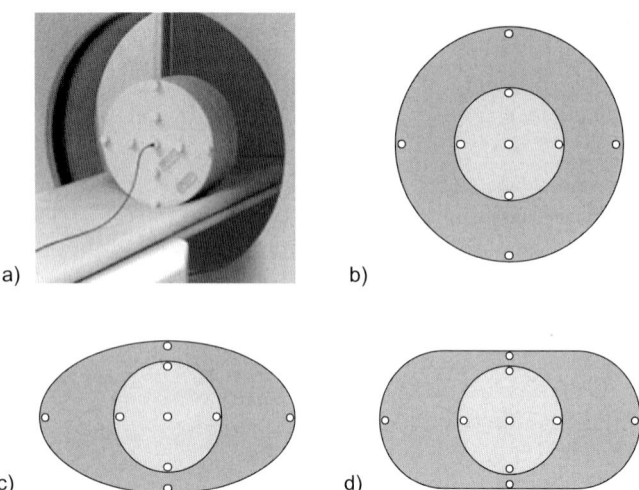

a)

b)

c)

d)

Bild 5.3
Die Dosisverteilung in der Aufnahmeschicht wird mit CTDI-Phantomen erfasst. **a, b)** Standardphantome mit 16 und 32 cm Durchmesser. **c, d)** Phantome mit eher anthropomorphen Querschnitten, die eine realistischere Dosisabschätzung ermöglichen und es insbesondere auch erlauben, den Einfluss der modernen Röhrenstrommodulationstechnik zu erfassen.

Standardisierung der CT-Bildgebung am Herzen eingesetzt und bietet auch Messöffnungen für Dosiskammern (Abschnitt 7.3.2).

Das Dosisprofil wird, ähnlich wie das Empfindlichkeitsprofil, im Wesentlichen durch die Fokusgröße, die Gerätegeometrie und insbesondere durch die fokusnahe Blende festgelegt (Bild 2.3). Das Empfindlichkeitsprofil ist etwas schlanker als das Dosisprofil, insbesondere wenn eine detektorseitige Blende eingesetzt wird, die nur auf das Empfindlichkeits-, nicht aber auf das Dosisprofil wirkt. Zusätzlich weisen Dosisprofile langreichweitige Ausläufer auf, die durch Streustrahlung bedingt werden. Dieser Effekt ist physikalisch bedingt unausweichlich und von der Phantomgröße und der Schichtdicke abhängig. Er führt genau wie in der konventionellen Radiographie zu einer Exposition von Organen außerhalb des Untersuchungsbereiches. Um diese Einflüsse zu erfassen, ist es notwendig, nicht nur die Dosis in der Aufnahmeschicht anzugeben, sondern das gesamte Dosisprofil $D(z)$ zu messen.

Die Messung der Dosisprofile wird meist nur zentral durchgeführt, entweder frei in Luft mit Röntgenfilm oder in CTDI-Phantomen mit Thermoluminisezenz-Dosimetern (TLD). Die Messung mit Röntgenfilm ist einfach und schnell durchzuführen, erlaubt aber nur eine qualitative Überprüfung der

Kollimierungsbreiten und wird vorrangig zur Konstanzprüfung eingesetzt. Eine Quantifizierung ist mit Film nicht zuverlässig möglich. Die TLD-Messung hingegen ist sehr aufwendig und wegen der unterschiedlichen Spektralanteile im Primärstrahlen- und im Streustrahlenfeld problematisch. Einfachere Verfahren, z. B. mit elektronischen Sensoren, sind in Entwicklung, stehen aber noch nicht breit zur Verfügung.

Mit TLD gemessene Dosisprofile sind in Bild 5.4 für unterschiedliche Fälle zusammengestellt. Die linke Spalte zeigt Messungen frei in Luft, mit denen – ähnlich wie bei der Konstanzprüfung mit Film – die Kollimierung überprüft wird. Die Messungen im Phantom bei 16 cm und 32 cm Durchmesser zeigen, dass ein erheblicher Dosisbeitrag außerhalb der direkt exponierten Schicht durch Streustrahlung zu verzeichnen ist, der erwartungsgemäß mit zunehmender Schichtdicke und dem Objektdurchmesser ansteigt. In gleicher Weise steigen die Streustrahlenbeiträge auch bei der weiteren Kollimierung bei Mehrschicht-CT an, d. h. bei größerem $M \cdot S$. Dies hat aber keine Konsequenzen für die Patientendosis bei der Untersuchung eines gegebenen Organabschnitts, da in Summe kein Unterschied zwischen den Beiträgen vieler Einzelschicht- und den Beiträgen weniger Mehrschichtaufnahmen besteht. In der unten folgenden Diskussion wird nur der Fall der klassischen Einzelschichtaufnahme angesprochen, ohne dass dadurch eine Einschränkung der Allgemeingültigkeit entsteht.

Wegen der Streustrahlungsbeiträge und weil die Halbwertsbreite des Dosisprofils meist leicht größer ist als die des Empfindlichkeitsprofils, ergibt sich bei der Aneinanderreihung mehrerer Schichten eine Dosisüberhöhung gegenüber der Einzelschicht (Bild 5.5). Das heißt, der Maximalwert des Dosisprofils einer Schicht gibt in der Regel nicht den zu erwartenden Dosisspitzenwert der Gesamtuntersuchung an. Um die aus einer Mehrschicht- oder Volumenuntersuchung resultierende Dosis abzuschätzen, wurde zuerst die „Multiple Slice Average Dose" (MSAD) vorgeschlagen, die für die bei einer spezifischen Untersuchung gewählte Anzahl von Schichten und das Scaninkrement I zu ermitteln ist:

$$MSAD = \frac{1}{I} \cdot \int_{-\infty}^{+\infty} D(z)dz \qquad (5.1)$$

Die Idee des MSAD wurde in Form des CT-Dosisindex (CTDI) standardisiert. Die erste Definition erfolgte durch die Food and Drug Administration der USA (FDA) und ist in der amerikanischen Gesetzgebung in folgender Form verankert [Shope, 1981]:

$$CTDI_{FDA} = \frac{1}{S} \cdot \int_{-7S}^{+7S} D(z)dz \qquad (5.2)$$

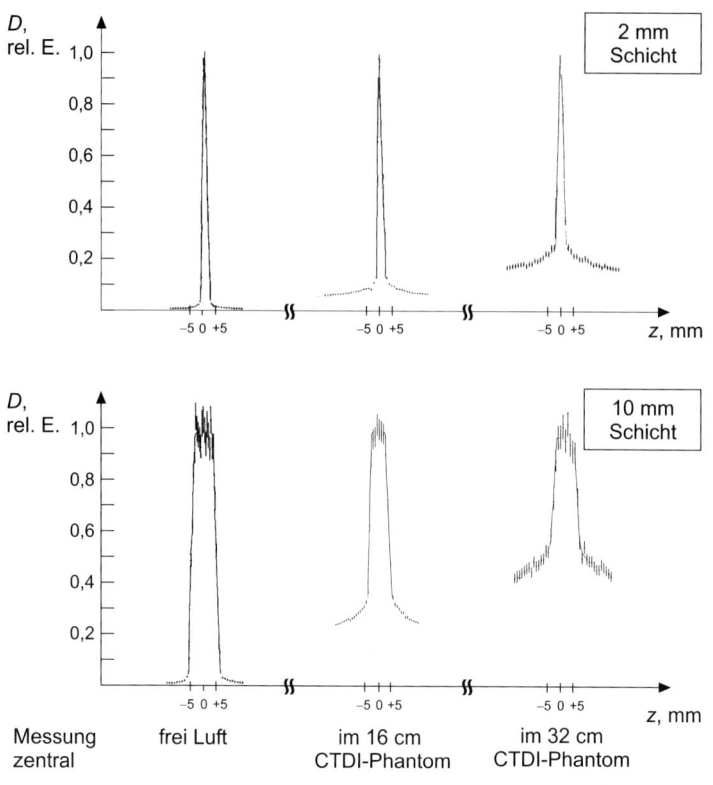

Bild 5.4
Dosisprofile für unterschiedliche Schichtdicken, gemessen mit Thermolumineszenz-Dosimetern im Drehzentrum und zentral im Phantom. Die Streustrahlenanteile steigen erwartungsgemäß mit der Schichtdicke und dem Phantomdurchmesser an.

Mit dem CTDI werden also auch Dosisbeiträge außerhalb der direkt exponierten Schicht berücksichtigt. Der CTDI-Wert ist deshalb in der Regel höher als der Spitzenwert des Dosisprofils (Bild 5.5). Während die Grundidee des CTDI allgemein akzeptiert ist, wurde die FDA-Definition nur notgedrungen übernommen, denn es ergeben sich praktische und prinzipielle Probleme. Die praktischen messtechnischen Probleme resultieren aus den von der jeweiligen Schichtdicke S abhängigen variablen Integrationsgrenzen, da Messkammern von beliebigen Längen $14 \cdot S$ nicht zur Verfügung stehen. Die Messungen erfolgen typischerweise mit 10 cm langen Ionisationskammern. Somit ist zur CTDI-Angabe eine Korrektur der Messwerte erforderlich, die die Kenntnis des gesamten Dosisprofils erforderlich macht. Dieser Aufwand

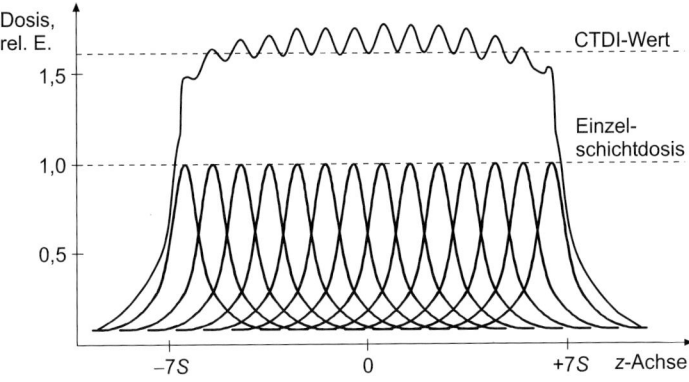

Bild 5.5
Bei Aufnahme mehrerer benachbarter Schichten ergibt sich eine Dosisüberhöhung gegenüber der Einzelschichtaufnahme, wie in der Schemaskizze qualitativ gezeigt.

ist häufig, zum Beispiel im Rahmen von Konstanzprüfungen, unakzeptabel hoch.

Das prinzipielle Problem der Definition des $CTDI_{FDA}$ besteht darin, dass durch die variablen, auf die nominelle Schichtdicke bezogenen Integrationsgrenzen für dünne Schichten, ein ungleich kleineres Streuvolumen erfasst wird als für dicke Schichten. Dies führt z. B. bei 1 mm-Schichten zu einer fälschlichen Unterbewertung. Die Problematik ist bekannt. Insbesondere auf europäischer Ebene und in Normungsgremien wurden neue Vorschläge erarbeitet, die eine feste Integrationslänge von 100 mm vorsehen [European Commission's Study Group, 1998, IEC, 2004]:

$$_n CTDI_{100,x} = \frac{1}{M \cdot S} \cdot \int_{-50\,mm}^{+50\,mm} D(z)\,dz \qquad (5.3)$$

n zeigt an, dass der CTDI-Wert normiert auf ein Standard-mAs-Produkt angegeben wird, meist pro 100 mAs. Das Subskript 100 gibt die Integrationslänge von 100 mm an. Das Subskript x zeigt an, ob die Messwerte für Luft (x = Luft) oder für ein Phantom zentral (x = z), peripher (x = p) oder gewichtet (x=w) angegeben werden.

An dieser Stelle muss angemerkt werden, dass Gleichung 5.3 der ursprünglichen CTDI-Definition entspricht [Rothenberg, 1995]. Wegen der damals häufig eingesetzten „Mehrschichtsysteme" ($M = 2$, s. Tabelle 2.4) musste die Anzahl der Schichten M berücksichtigt werden. Dies ist heute erst recht angezeigt, da inzwischen Mehrschichtsysteme den Markt dominieren. Die Normierung auf $M \cdot S$ ist notwendig und sinnvoll, weil anderenfalls CTDI-

Werte resultieren würden, die typischerweise um einen Faktor M über den ansonsten gebräuchlichen Werten lägen. Ein Vergleich zwischen Scannern mit einer, zwei oder einer höheren Anzahl von simultan aufgenommenen Schichten würde sich dann als schwierig erweisen. Insofern gelten die gleichen Argumente, die auch für die Definition des Pitch-Faktors gelten (vergleiche Abschnitt 3.2).

Die in der Bundesrepublik für die Konstanz- und für die Abnahmeprüfung bei CT noch geforderte Messung der Dosis frei Luft, der so genannte Luftkerma-Wert, entspricht somit der Definition:

$$_{\mathrm{n}}CTDI_{100,\mathrm{Luft}} = \frac{1}{S} \cdot \int_{-50\,\mathrm{mm}}^{+50\,\mathrm{mm}} D(z)dz \qquad (5.4)$$

Die Messung im Phantom ist allerdings vorzuziehen, da Einflüsse der Vorfilterung und von Formfiltern erheblich besser berücksichtigt werden.

Weiterhin wurde eine gewichtete Summe der peripheren und des zentralen CTDI-Wertes vorgeschlagen [European Commission's Study Group, 1998] und wird inzwischen weitgehend akzeptiert [IEC, 2004]:

$$_{\mathrm{n}}CTDI_{100,\mathrm{w}} = 1/3 \;_{\mathrm{n}}CTDI_{100,\mathrm{c}} + 2/3 \;_{\mathrm{n}}CTDI_{100,\mathrm{p}} \qquad (5.5)$$

Typische CTDI-Werte sind in Tabelle 5.1 für unterschiedliche Schichtdicken und CTDI-Phantome zusammengestellt. Die Werte fallen mit zunehmender Schichtdicke, da das Streuvolumen zurückgeht. Für sehr dünne Schichten steigen sie wieder an, was darauf zurückzuführen ist, dass sich eine leichte Verbreiterung des Dosisprofils gegenüber dem Empfindlichkeitsprofil ergibt.

Eine Bewertung des Dosisprofils kann auch über den Vergleich der Halbwertsbreiten des Empfindlichkeits- und des Dosisprofils erfolgen. Hiermit wird die geometrische Effizienz des Systems in z-Richtung angegeben als:

$$\varepsilon_{\mathrm{g}} = \frac{HWB_{\mathrm{SSP}}}{HWB_{\mathrm{DP}}} \cdot 100\% \qquad (5.6)$$

Ideal sind Werte nahe 100 %, die für breite Schichten auch angenähert zu erreichen sind. Niedrigere Werte resultieren beim Einsatz detektorseitiger Blenden. Werte von weniger als 70 % sind als kritisch anzusehen [IEC, 1999] und sollten dem Anwender mitgeteilt und bewusst gemacht werden.

Der normierte CTDI-Wert charakterisiert den jeweiligen CT-Scanner. Er kann aber auch genutzt werden, um eine erste Abschätzung der Dosis zu erhalten, die mit einer kompletten Untersuchung verbunden ist. Zu diesem Zweck wurde das Dosislängenprodukt (*DLP*) vorgeschlagen [European Commission's Study Group, 1998]:

$$DLP = \sum_{i} {}_n CTDI_{100,w,i} \cdot N_i \cdot M_i \cdot S_i \cdot C_i \qquad (5.7)$$

Das Summenzeichen bedeutet, dass die Beiträge aller Scansequenzen i einer Untersuchung, also zum Beispiel Nativscan und Kontrastscan, berücksichtigt werden müssen. C_i gibt den jeweiligen mAs-Wert an, N_i die Anzahl Einzelscans bzw. Rotationen, S_i die jeweilige Schichtdicke und M_i die Anzahl der simultan erfassten Schichten, die, obwohl selten der Fall, in einer Untersuchungsserie ebenfalls gewechselt werden kann. Die Definition des Dosislängenproduktes in der angegebenen Form ist also in gleicher Weise anwendbar für die sequentielle Aufnahme ganzer Volumina mit Einzelscans wie für die Spiral-CT; der Pitch ist dabei implizit über die Anzahl Rotationen N_i berücksichtigt. Das DLP lässt natürlich weiterhin keine direkten Aussa-

Tabelle 5.1
Normierte CTDI-Werte und Kerma-Werte für unterschiedliche Schichtdicken, gemessen zentral und peripher in 16 cm und 32 cm CTDI-Phantomen aus Plexiglas bei 120 kV an einem SOMATOM PLUS 4 und am SOMATOM Sensation 64.

Kollimierung [mm]	$_nCTDI_{100,c}$ [mGy/100mAs]	$_nCTDI_{100,p}$ [mGy/100mAs]	$_nCTDI_w$ [mGy/100mAs]	Kerma [mGy/100mAs]
16 cm CDTI-Phantom				
1	12,1	13,7	13,2	16,9
2	10,5	11,4	11,1	14,0
3	10,7	11,7	11,3	14,5
5	11,2	12,3	11,9	15,2
8	11,3	12,2	11,9	15,3
10	11,4	12,3	12,0	15,5
20 × 1,2	13,2	13,5	13,4	18,5
32 cm CDTI-Phantom				
1	4,4	9,1	7,5	16,9
3	3,8	7,9	6,5	14,5
10	4,1	8,3	6,9	15,5
20 × 1,2	4,3	7,8	6,6	18,5

gen zur Patientendosis zu, da keine Berücksichtigung der jeweils gescannten anatomischen Bereiche gegeben ist.

5.2.2 Ortsdosis

Die Dosisverteilung in der Umgebung des Scanners, die so genannte Ortsdosis, ist durch Streustrahlung, die vom Patienten ausgeht und ggf. durch Leckstrahlung bedingt. Ihre Bestimmung ist für Strahlenschutzüberlegungen von Bedeutung und dient zur Abschätzung der Exposition des Untersuchungspersonals, falls dieses während der Untersuchung beim Patienten bleiben muss. Im Bedienraum und in angrenzenden Räumen und Bereichen wird die Ortsdosis im Rahmen der Abnahmeprüfung ebenfalls ermittelt, um zu bestimmen, ob alle strahlenschutzrechtlichen Grenzwerte bei den vorgesehenen Betriebsparametern eingehalten werden

Wann immer Untersuchungspersonal im Rahmen interventioneller Verfahren, zur Kontrastmittelapplikation oder Betreuung des Patienten im Untersu-

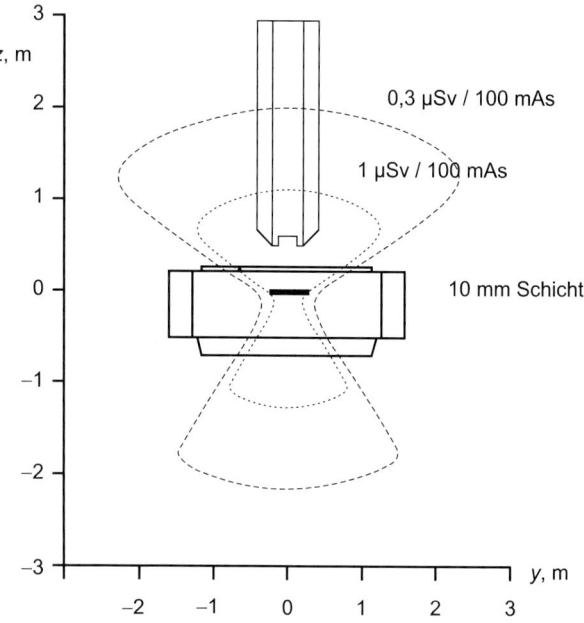

Bild 5.6
Typische Verteilung der Ortsdosisleistung. Gezeigt werden die Isodosislinien pro 100 mAs für ein SOMATOM PLUS 4. Die durch Streustrahlung bedingte Exposition im Untersuchungsraum ist seitlich neben der Gantry am niedrigsten.

chungsraum zugegen sein muss, gibt die Ortsdosisverteilung am ehesten Aufschluss darüber, welcher Exposition es potentiell ausgesetzt ist (Bild 5.6). Die Dosisleistungswerte sind sehr gering, insbesondere wenn sich der Untersucher weitgehend im „Schatten" der Gantry aufhalten kann. Wenn er direkt neben dem Patienten stehen muss, sollte die Dosis über das mAs-Produkt abgeschätzt werden. Bei einer Ortsdosis von 0,5 µSv/100 mAs, zum Beispiel, ergibt sich bei 40 Scans à 250 mAs ein Ortsdosiswert von 50 µSv. Dieser Wert ist z. B. für die Augenlinse anzusetzen, die meist ungeschützt ist, während der größte Teil der Körperoberfläche durch die Bleischürze geschützt wird.

5.2.3 Besonderheiten bei Spiral-CT-Aufnahmen

Aus physikalischer und aus technischer Sicht ergeben sich bei Spiral-CT keine neuen oder unerwarteten Aspekte bezüglich der Dosis. Spezifische Messverfahren oder Messgrößen für Spiral-CT sind bisher nicht definiert und erscheinen auch nicht geboten. Dosisprofile wie bei Einzelschichtaufnahmen sind natürlich nicht gegeben. Für zentrale Punkte ist die Verteilung in z-Richtung absolut homogen und ohne die bei Aufnahme von Einzelschichten auftretenden Spitzen (überlappende oder aneinander stoßende Einzelschichten – vgl. Bild 5.5) oder Senken (Aufnahme repräsentativer Schichten in größeren Abständen), da kontinuierlich abgetastet wird. In der Peripherie ergibt sich entsprechend der Spiralabtastung eine Modulation der Dosisverteilung, die, zum Beispiel unter Verwendung von Röntgenfilmen, leicht nachzuweisen ist. Besondere Relevanz hat dieses Phänomen nicht.

Neben positiven Aspekten, die die Spiral-CT bezüglich der Patientendosis bietet (s. Abschnitt 5.3.2), ist ein spezieller, allerdings wenig gravierender Aspekt zu erwähnen. Bei der Spiral-CT wird zwar jeder Messwert für die Bildberechnung genutzt, im Start- und Endsegment der Gesamtspirale allerdings nur mit geringer Gewichtung. Hier könnte sich also im Vergleich zur konventionellen CT ein Nachteil ergeben. Der Sachverhalt ist in Bild 5.7 für die Einschicht-Spiral-CT dargestellt. Für die Mehrschicht-Spiral-CT gewinnt dieser Effekt allerdings entsprechend an Bedeutung.

Wenn man annimmt, dass ein Organ oder Körperabschnitt von der Ausdehnung N Schichtdicken gescannt werden soll, sind in der konventionellen CT N Scans erforderlich, also N Aufnahmen über jeweils 360°, die an den Tischpositionen TP_1 bis TP_N durchgeführt werden. Die Spiral CT benötigt einen erweiterten Scanbereich pro Bild: für Bildrekonstruktion mit z-Interpolation 360°LI muss ein Datenbereich von 2·360° zur Verfügung stehen; es müssen also bereits Daten über 360° aufgenommen worden sein, wenn TP_1 erreicht wird. Man kann dies allerdings auch so ausdrücken, dass bei der konventionellen CT an TP_1 Daten über 360° aufgenommen werden, während bei Spi-

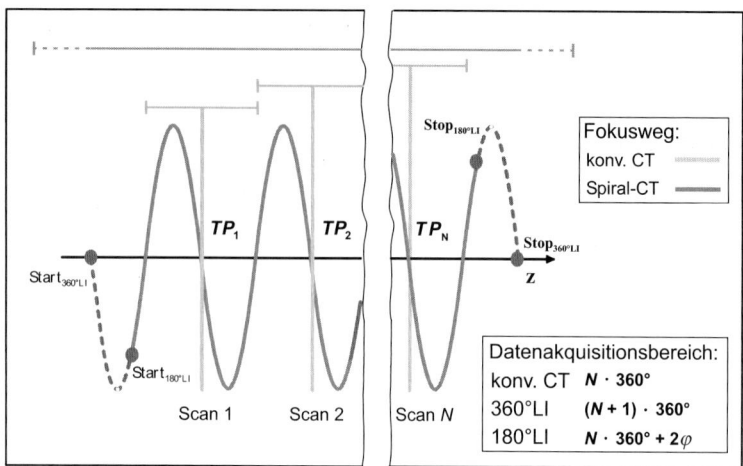

Bild 5.7
Vergleich der notwendigen Scanbereiche für konventionelle CT und Spiral-CT. Es ergibt sich für die üblichen Untersuchungslängen bei Einzelschichtaufnahmen kein signifikanter Unterschied bezüglich der Patientendosis.

ral-CT mit 360°LI bis TP_1 360° aufzunehmen sind. Eine Differenz ergibt sich erst dadurch, dass nach Erreichen von TP_N noch weitere 360° Datenakquisitionen notwendig sind. Bei Spiral-CT ist also im ungünstigsten Falle pro Volumenscan eine Rotation mehr erforderlich. Dies ist bei kurzen Scansegmenten zu berücksichtigen. Die Differenz reduziert sich bei 180°LI-Rekonstruktion auf eine zusätzliche Akquisitionsstrecke von zweimal dem Fächerwinkel φ; dies ist als vernachlässigbar anzusehen und kann durch Modifikation der z-Interpolation für diese Randbereiche komplett auf Null reduziert werden (z. B. 180°IX, s. Tabelle 3.1). Bei 180°LI, dem überwiegend eingesetzten Verfahren, ergäbe sich bei einem ungewöhnlich kurzen Spiral-Scan von nur zehn Umdrehungen und Fächerwinkel φ von ca. 50° ein Unterschied von 2,5 %, bei üblichen Scans von 25 Umdrehungen oder mehr ein Unterschied in der Dosis von weniger als 1 %. Das Dosislängenprodukt ist für diesen Vergleich das geeignete Maß. Neben der unterschiedlichen Nutzung der Spiralendsegmente wird vor allem der Pitch-Faktor über die Anzahl der Rotationen jeweils implizit berücksichtigt.

5.2.4 Besonderheiten bei Mehrschicht-Spiral-CT

Es ergeben sich keine prinzipiellen Unterschiede in der Mehrschicht-Spiral-CT bezüglich der Dosis, aber doch einige erwähnenswerte Aspekte und ein wichtiger technischer Aspekt.

Die Anzahl M der simultan erfassten Schichten ist in der Definition des CTDI in Gl. (5.3) erfasst, so wie dies analog auch für den Pitch-Faktor erfolgte. Der in Abschnitt 5.2.3 für Einzelschicht-Spiral-CT diskutierte Aspekt, dass das exponierte Volumen größer ist als das durch Bilder dargestellte, gewinnt mit steigender Kollimierung $M \cdot S$ an Bedeutung. Die exakte Bewertung des Effekts hängt auch hier von der Implementierung durch den jeweiligen Hersteller ab, wozu in der Regel keine detaillierten Angaben vorliegen. Zum Zweck des Vergleichs sollte in jedem Fall das Dosislängenprodukt, wie in Gl. (5.7) definiert, berücksichtigt werden, da hier das gesamte exponierte Volumen erfasst wird.

Die Streustrahlungsbeiträge und die Ortsdosis steigen während des Scans bei ansonsten konstant gehaltenen Bedingungen mit der Anzahl M der simultan erfassten Schichten linear an. Dies hat für die Patientendosis in Summe allerdings wenig Relevanz, da die Untersuchungszeit und das mAs-Produkt entsprechend reduziert sind. Gleiches gilt für die Ortsdosisleistung. Infolge dessen gibt es keinen signifikanten Unterschied zur Einzelschicht-Spiral-CT.

Ein prinzipieller Unterschied ergibt sich allerdings für die MSCT. Um die gemessenen Intensitätswerte korrekt in Schwächungswerte umrechnen zu können, muss sicher gestellt sein, dass für alle Detektorkanäle die gleiche Primärintensität I_0 gegeben ist. Dies bedeutet, dass Halbschattenbereiche, die bei Einzelschichtaufnahmen keine oder wenig Bedeutung haben, bei MSCT ausgeschlossen werden müssen. Diese Situation ist in Bild 5.8 skiz-

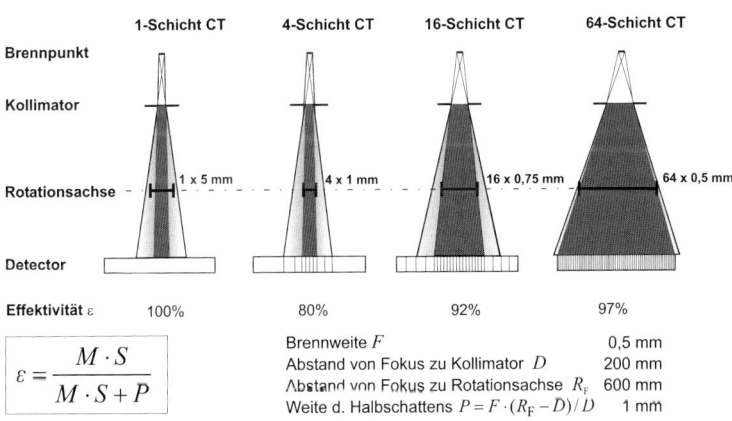

Bild 5.8
Während die Strahlung bei Einzelschichtaufnahmen auch im Halbschattenbereich voll genutzt wird, muss sie bei MCT ausgeschlossen werden. Daraus resultieren ein Verlust an geometrischer Effizienz und ein Anstieg der CDTI-Werte, die aber mit steigender Kollimierung $M \cdot S$ geringer werden, wie die Beispielrechnungen zeigen.

ziert. Während bei Einzelschichtaufnahme die Photonen in den Halbschattenbereichen zur Bildentstehung beitragen, müssen sie bei MSCT ausgeschlossen werden, um Dateninkonsistenzen zwischen zentral and peripher im Messkegel erfassten Messwerten auszuschließen. Dies bedeutet eine Reduzierung der geometrischen Effizienz (Gl. 5.6) und einen entsprechenden Anstieg der CTDI-Werte. Dieser liegt typischerweise zwischen 5 % und 30 % abhängig vom Scannerdesign und der Anzahl und der Dicke der Schichten.

Probleme und deutlich höhere Dosisanstiege wurden nur in einem Fall für die MSCT berichtet; McCollough et al. stellten Steigerungen des *CTDI* um mehr als 100 % bei 4·1,25 mm Kollimierung an einem GE LightSpeed fest [McCollough, 1999]. Der Hersteller hat diese „Kinderkrankheit" zwischenzeitlich behoben. Da reale Systeme aber unausweichlich immer geringen thermischen, mechanischen oder anderen Störungen unterliegen können, müssen gewisse Sicherheitsabstände eingehalten und damit die Dosisprofile etwas weiter als theoretisch notwendig gehalten werden. Die Kontrolle aller Systemparameter, insbesondere der Fokusposition, ist die entsprechende Herausforderung für die Hersteller, um einen Dosisanstieg an dieser Stelle zu vermeiden. Die relative Bedeutung der Halbschattenbereiche nimmt mit steigenden Werten für $M \cdot S$ ab. Die geometrische Effizienz liegt hier über 90 % und nähert sich dem Wert für Einzelschichtaufnahmen (Bild 5.8).

5.2.5 Vorschriften zur Dosismessung und -anzeige

Generell ist anzumerken, dass die einschlägigen Vorschriften bisher keine einheitlichen Festlegungen zur Dosismessung bieten. In der Bundesrepublik wird für die Abnahmeprüfung bei CT noch die Messung der Dosis frei Luft, entsprechend Gl. (5.4), gefordert. Die FDA fordert, den CTDI in Plexiglasphantomen zu messen und als Plexiglasenergiedosis zu spezifizieren. Die IEC fordert, den *CTDI* in Plexiglas zu messen und als Luftenergiedosis zu spezifizieren. Natürlich wäre es wünschenswert, den CTDI in Wasser zu messen und als Wasserenergiedosis zu spezifizieren, was den Werten in Körpergewebe am ehesten nahe kommt und in anderen Bereichen der Radiologie üblich ist. Wasseräquivalente Phantome (Bild 5.2) stehen inzwischen zur Verfügung, wurden aber bisher nicht berücksichtigt. Wann eine gesamteuropäische oder weltweite Angleichung der Vorschriften erfolgt, ist offen. Die Problematik ist in der Praxis hinderlich, aber andererseits nicht von gravierender Bedeutung.

Eine positive Entwicklung ist bezüglich neuer Vorschriften zur Dosisanzeige zu verzeichnen. Die Hersteller sind verpflichtet, den $CTDI_{vol}$-Wert für jedes gewählte Scanprotokoll anzuzeigen, und es wird empfohlen, das jeweilige Dosislängenprodukt ebenfalls anzuzeigen [IEC, 1999]. Die Festlegung von

Referenz-Dosiswerten, die innerhalb der EU verbindlich festgelegt werden müssen und die der Anwender nur in Ausnahmefällen überschreiten soll, ist noch nicht komplett umgesetzt und wird international unterschiedlich gehandhabt [Brix, 2003].

5.3 Patientendosis bei CT

Während technische Dosisangaben vom Gesetzgeber gefordert werden und allgemein zur Verfügung stehen, sind Angaben zu der für eine beliebige Untersuchung anfallenden Patientendosis bisher schwer zu erhalten. Die Patientendosis hängt von vielen Parametern ab, neben den technischen Eigenschaften des CT-Systems und den gewählten Untersuchungsparametern insbesondere auch von der Patientengröße und dem gewählten anatomischen Untersuchungsbereich. In diesem Abschnitt sollen die Abhängigkeit der Dosis von der Wahl der Untersuchungsparameter und des Scanmodus dargestellt und konkrete Angaben zur Höhe der Patientendosis bei einzelnen Untersuchungen gemacht werden. Möglichkeiten zur Dosisreduktion und Optimierungsbemühungen werden erst im nächsten Abschnitt angesprochen. Viele der Überlegungen in diesem Abschnitt wurden aus der ersten Auflage des Buches auch in ICRP Publication 87 [ICRP, 2000] übernommen.

5.3.1 Einfluss der Scanparameter auf die Patientendosis

Die Dosis hängt stark vom gewählten Röntgenspektrum, also von der Röhrenspannung und der Filterung der Strahlung ab. Grundsätzlich gilt, dass für eine bestimmte Bildqualität, insbesondere für gleiches Rauschniveau, bei einem Scanner mit hoher Filterung die Patientendosis geringer ist. Dieses Verhalten ist ähnlich dem in der konventionellen Radiographie. Jedoch ist der Einfluss des Spektrums auf den Kontrast bei der CT weniger kritisch. Der Hochspannungswert sollte jeweils an den Durchmesser des Patienten angepasst werden, also zum Beispiel mit 80 kV bei Kleinkindern und 140 kV bei dickeren Patienten.

Ein einfacher Zusammenhang besteht zwischen Dosis, Röhrenstrom (mA) und Untersuchungszeit (s): die Dosis hängt linear vom Strom-Zeit-Produkt (mAs) ab. Eine Reduzierung des mAs-Wertes um beispielsweise den Faktor zwei bedeutet eine gleich hohe Reduzierung der Dosis, natürlich aber auch einen Anstieg des Rauschens um den Faktor $\sqrt{2}$ (s. Abschnitt 4.2.2). Da in vielen Fällen der Untersuchungsbereich festliegt und alle anderen Parameter fest gehalten werden, wird das mAs-Produkt häufig zur Abschätzung der Dosis herangezogen. Dies ist im relativen Vergleich von Untersuchungsprotokollen an einem gegebenen Scanner sinnvoll. Im Vergleich verschiedener

CT-Scanner ist es jedoch trügerisch und prinzipiell falsch, zur Abschätzung für die Dosis nur das mAs-Produkt zu vergleichen. Eine hohe Vorfilterung, welche für niedrige Patientendosis äußerst sinnvoll ist, erfordert ein höheres mAs-Produkt. Ein Hersteller, der dosisbewusst ist und höhere Filterung trotz der damit verbundenen höheren Belastung der Röntgenkomponenten einsetzt, würde bestraft werden, wenn nur die mAs-Werte verglichen würden. Die Diskussion in diesem Abschnitt bezog sich nur auf die Standardsituation mit konstantem Röhrenstrom; die Situation beim Einsatz moderner Röhrenstrommodulationstechniken wird weiter unten dargestellt.

Ein einfacher Zusammenhang besteht auch zwischen exponiertem Volumen und Patientendosis: Die integrale Dosis, zum Beispiel angegeben als Dosislängenprodukt, steigt im Wesentlichen linear mit der Größe des Untersuchungsbereichs an. Strenge Linearität gilt nicht, wenn Dosisgrößen wie Organdosis oder effektive Dosis ermittelt werden, da der menschliche Körper inhomogen aufgebaut ist und eine Erweiterung des Scanbereichs unterschiedliche Organbereiche erfassen kann. Die wichtige Grundregel, dass die Gesamtdosis direkt von der Größe des Untersuchungsvolumens abhängt, bleibt hiervon im Prinzip unberührt. Mit Blick auf die Patientendosis sollte das Untersuchungsvolumen also so klein wie möglich gehalten werden.

Natürlich gilt ganz analog, dass bei der Aufnahme nur einer einzelnen Schicht, oder bei der Aufnahme nur weniger repräsentativer Schichten in größerem Abstand, die Dosis mit größerer Schichtdicke ansteigt. Da aber in den meisten Fällen ein Volumen lückenlos untersucht wird, hat die Wahl der Schichtdicke primär keinen Einfluss. Indirekt kann sich ein Einfluss erge-

Tabelle 5.2 Einflussgrößen auf die Patientendosis

Parameter	Einflussnahme auf die Dosis
Hochspannung	kV-Werte sollten an den Patientendurchmesser und die diagnostische Fragestellung angepasst werden; ein einfacher Zusammenhang zwischen Hochspannungswert und Patientendosis ist nicht gegeben.
Filter	höhere Filterung ist vorteilhaft
Röhrenstrom	linearer Anstieg der Dosis mit dem mA-Wert
Scanzeit	linearer Anstieg der Dosis mit der Scanzeit
Schichtdicke S	annähernd linearer Anstieg der Dosis mit S (gilt nur für die Aufnahme einzelner Schichten!)
Aufnahmevolumen V	annähernd linearer Anstieg der Dosis mit V

ben, wenn zum Beispiel bei dünnen Schichten ein höherer mAs-Wert gewählt wird oder ein erhöhter CTDI-Wert gegeben ist (vgl. Tabelle 5.1). Die beschriebenen Abhängigkeiten sind in Tabelle 5.2 kurz zusammengefasst. Sie gelten in gleichem Maße für die konventionelle CT wie für die Spiral-CT.

5.3.2 Einfluss der Spiral-CT auf die Patientendosis

Die Einführung von Volumenaufnahmen mit Spiral-CT ist in jeder Hinsicht positiv zu beurteilen. Unter Dosisgesichtspunkten wurden allerdings Vorbehalte angemeldet. Der einfache Gedanke war anfangs häufig, dass die Patientendosis höher sei, wenn man ein ganzes Volumen der Strahlung aussetzt anstatt nur einzelne Schichten. Tatsache ist jedoch, dass sich hinsichtlich der Dosis konventionelle und Spiral-CT prinzipiell nur wenig unterscheiden. Dies ist aus den gleichen Gründen zu erwarten, die schon bei den Überlegungen zur Bildqualität zum Tragen kamen. Bei beiden Methoden steigt die Dosis mit Röhrenstrom und -spannung, Scanzeit und untersuchtem Volumen. Bei beiden Aufnahmeprinzipien gelten die gleichen Konversionsfaktoren bei der Umrechnung von mAs-Produkt in CTDI-Wert und Dosis. Für Vergleichszwecke muss vor allem die begründete Annahme gemacht werden, dass immer der gleiche anatomische Bereich untersucht wird, unabhängig davon, ob mittels eines einzigen Spiral-Scans oder durch viele Einzelschichten. Bei einer Untersuchung, die nur wenige repräsentative Schichtaufnahmen erforderlich macht, liegt schon a priori keine Indikation für eine Spiral-Untersuchung vor. Es ist also im allgemeinen keine Erhöhung der Patientendosis bei der Untersuchung von kompletten Organen oder anatomischen Regionen mit Spiral-CT zu erwarten.

Wesentliche Unterschiede zwischen den beiden Scanmodi ergeben sich hingegen aus praktischen Überlegungen und wirken sich positiv aus im Sinne einer Dosisreduzierung durch Spiral-CT.

- Überlappende Scans, die früher häufig für gute multiplanare oder 3D-Darstellungen gewählt wurden und zu entsprechenden Dosisüberhöhungen führten, können entfallen, da bei Spiral-CT überlappende Bilder ohne zusätzliche Exposition zur Verfügung stehen.

- Wiederholungsscans, die früher oft notwendig wurden, wenn der Patient sich zwischen den Einzelscans stark bewegte oder atmete, entfallen bei Spiral-CT praktisch vollständig.

- Die technisch verfügbaren mA-Werte liegen bei Spiral-CT im Allgemeinen niedriger als bei Einzelscans, um eine Überhitzung der Röhre bei den längeren Scanzeiten zu vermeiden (vgl. Bild 2.5).

- Die Wahl von Pitch-Faktoren größer als 1 bei Ein-Schicht-Spiral-Scans erlaubt nicht nur, ein Volumen in kürzerer Zeit zu scannen, sondern ergibt auch eine dem Pitch-Faktor entsprechende Dosisreduktion.

Insgesamt ergibt sich also durch die Spiral-CT die Möglichkeit zu einer effektiven und im Routinebetrieb wirksamen Dosisreduktion. Bei Ein-schicht-Spiral-Scans ergibt sich der wichtigste Beitrag aus der gezielten Wahl von Pitch-Faktoren größer als 1; diese liegen im Routinebetrieb typischerweise im Bereich 1,2 bis 1,6 für Standardanwendungen und bis zu 2,0 bei CT-Angiographie oder orthopädischen Fragestellungen. Bei lückenloser Aufnahme von Volumina gilt in Übereinstimmung mit der Definition des *DLP* in Gl. (5.7) und (5.9), dass Dosis bei Spiral-CT reduziert wird gemäß:

$$D_{\text{spiral CT}} = D_{\text{conv CT}} / p \qquad (5.8)$$

Analog wurde auch ein „volume CT dose index" definiert als

$$_{n}CTDI_{\text{Vol}} = (1/3 \cdot {_{n}CTDI_{100,c}} + 2/3 \cdot {_{n}CTDI_{100,p}}) / p \qquad (5.9)$$

der auch jeweils vom CT-System angezeigt wird (Abschnitt 5.2.5).

Das Rauschniveau bei Ein-Schicht-Spiral-Scans ist unabhängig vom Pitch-Faktor, da in jedem Falle die beiden nächst gelegenen Werte zur z-Interpolation herangezogen werden; nur die Schichtempfindlichkeitsprofile werden mit ansteigendem Pitch weiter (Abschnitt 4.2.2). Bei Mehrschicht-Spiral-CT ist eine andere Situation gegeben, da generell mehr als zwei Messwerte berücksichtigt werden (s. Abschnitt 4.2.6). Die Hersteller haben sich hier entschieden, den Röhrenstrom jeweils über einen „effektiven Stromwert" an den Pitch anzupassen:

$$I_{\text{eff}} = I_{\text{nom}} / p \qquad (5.10)$$

Daraus resultiert ein entsprechender effektiver mAs-Wert pro Volumenscan. Diese Maßnahme dient dazu, ein bestimmtes Rauschniveau unabhängig vom Pitch-Wert zu sichern, was bezüglich der Bildqualität bei MSCT als positiv gewertet werden kann (Bild 4.15). Dosisgrößen wie das *DLP* berücksichtigen diese Anpassung per Definition automatisch.

Neue, adaptiv mehrdimensional filternde Algorithmen [Kachelrieß, 2001b] und die unter 3.4.2 angesprochenen Möglichkeiten bei Mehrschicht-Spiral-CT bieten wirksame Alternativen insbesondere für die MSCT, so dass in Summe kein Nachteil für die Spiral-CT verbleibt.

Tabelle 5.3
Vor- und Nachteile der Spiral-CT bezüglich der Dosis im Vergleich zur
konventionellen CT

Einflussgröße	Randbedingung	Dosis bei Spiral-CT
Nutzung der Daten im ersten und letzten Segment	> 25 Rotationen, 180°LI	um < 1 % erhöht
Vorschub pro Umdrehung ≥ Schichtdicke	$1,0 \leq$ Pitch-Faktor $\leq 2,0$ (Ein-Schicht-Spiral-CT)	um 0-50 % reduziert
Überlappende Bildrekonstruktion für MPR und 3D-Darstellungen	33 % bzw. 50 % Überlappung	um 33 % bzw. 50 % reduziert
Veränderung des Rauschens durch die z-Interpolation	Adaptive Filterung (s. Abschnitt 5.4.2)	signifikante Reduktion bei großen Objekten
Einsatz der Röhrenstrommodulation	Anatomieangepasst in Echtzeit (s. Abschnitt 5.4.2)	um 10-50 % reduziert

5.3.3 Abschätzung von Organdosiswerten und effektiver Dosis

Die an Phantomen gewonnenen physikalischen Messgrößen der Dosis erlauben keine einfache Umrechnung in Patientendosiswerte. Geometrie und Material der Phantome sind kaum als anthropomorph zu bezeichnen, Organe sind nicht berücksichtigt. Eine Abschätzung der Patientendosis bei CT-Untersuchungen wird aber in Zukunft vom Gesetzgeber gefordert, wie in 5.1 ausgeführt. Diese Information sollte dem Arzt und dem Patienten auch unabhängig von gesetzlichen Forderungen zur Verfügung stehen.

Die Literatur bietet zahlreiche Erhebungen zur Patientendosis, jeweils über viele Patienten und unterschiedliche Untersuchungsbedingungen und CT-Scanner gemittelt. Typische Werte sind in Tabelle 5.4 für einige Untersuchungen zusammengestellt, die Anhaltspunkte zur Größenordnung der Expositionen geben sollen [Kalender, 1999a]. Neben der Organdosis eines direkt exponierten „kritischen" Organs wird die effektive Dosis gelistet, die den über alle Organe entsprechend ihrer Strahlenempfindlichkeit gewichteten Summenwert gemäß den international gültigen Empfehlungen angibt [ICRP, 1990].

Um untersuchungsspezifisch genauere Angaben machen zu können, wurden Rechnungen mit Monte-Carlo-Verfahren für einen Durchschnittspatienten, „standard man", durchgeführt und in Tabellen zusammengefasst [Shrimpton,

Tabelle 5.4
Dosiswerte für einige typische CT-Untersuchungen. Es wurden lückenlose Einzel-
schichten bzw. Spiral-CT mit Pitch = 1 angenommen. (Die Werte wurden für ein
SOMATOM Sensation 16 und einen Durchschnittspatienten mit dem Softwarepaket
ImpactDose, VAMP GmbH, Möhrendorf berechnet.)

Anatomischer Bereich	Kopf	Thorax	Abdomen	Becken
Scanbereich, cm	12	30	40	20
Schichtdicke, mm	$16 \times 1,5$	$16 \times 1,5$	$16 \times 1,5$	$16 \times 1,5$
Röhrenstrom, mAs	320	100	160	160
Spannung, kV	120	120	120	120
Kerma in Luft, mGy/100mAs	25,0	16,9	16,9	16,9
Kritisches Organ	Linse	Lunge	Magen	Kolon
Organdosis, mSv	54,6	11,2	15,7	11,7
Effektive Dosis, mSv	2,9	3,8	8,2	3,9
Effektive Dosis, Jahre natürlicher Hintergrundstrahlung (3,0 mSv/a)	1,0	1,3	2,7	1,3

1991; Zankl, 1991]. Um diese schwer lesbaren und schwierig zu interpretie-
renden Tabellen in einfacher Form nutzbar zu machen, wurde ein PC-basier-
tes Programm erstellt, das es erlaubt, beliebige Scanregionen und Untersuchungsparameter zu definieren und hierfür die Dosiswerte aller interessierenden Organe und die effektive Dosis zu errechnen [Kalender, 1999a].
Berechnungen am Beispiel einer CT-Untersuchung der Lunge sind in Bild
5.99 gezeigt; weitere Beispiele sind auf der CD-ROM. Seit kurzem können
wir auch patientenspezifische Dosisberechnungen unter Berücksichtigung
der tatsächlichen Scanparameter auf der Basis der CT-Bilder des Patienten
durchführen (z. B. Bild 5.12 unten).

Ein wesentliches Ergebnis ist die Bestätigung, dass CT-Untersuchungen mit
typischen Werten der effektiven Dosis zwischen 1,0 und 10 mSv durchgeführt werden können. Sogar „Ganzkörperscans" werden in den meisten Fällen mit Werten der effektiven Dosis von unter 20 mSv durchgeführt. Spitzen-
dosis- und Organdosiswerte in der direkt exponierten Region liegen norma-
lerweise unter 50 mSv und unter 1 mSv für Organe weiter vom exponierten
Bereich entfernt. Literaturangaben bestätigen die genannten Werte von der
Größenordnung her und auch, dass die Dosiswerte bei Spiral-CT tendenziell

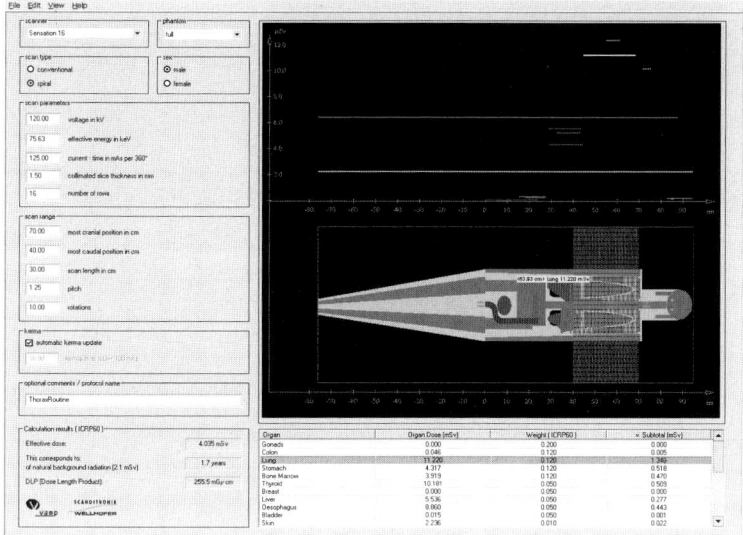

Bild 5.9
Die Berechnung von Organdosiswerten und der effektiven Dosis ist für beliebige CT-Scanprotokolle problemlos möglich [Kalender, 1999a]. Die Ergebnisse können in graphischer Form und tabellarisch (s. CD-ROM) ausgegeben werden.

niedriger liegen als bei der konventionellen CT, z. B. [Galanski, 2001; Stern, 2001].

Die Werte der effektiven Dosis bewegen sich also im Bereich der natürlichen Strahlenexposition, die in Deutschland mit 2,4, in den USA mit 3,0 mSv pro Jahr angegeben wird. Natürlich erhöht sich die Dosis bei Mehrfachuntersuchungen entsprechend Gl. (5.8). Dies ist z. B. bei dynamischer CT (s. Abschnitt 2.3.4) oder interventioneller CT (s. Abschnitt 2.3.5) besonders zu berücksichtigen. Perfusionsmessungen mit CT, die oft auch als kontinuierlicher Scan über bis zu 30 s bei relativ hohen mA-Werten durchgeführt werden, können exzessive örtliche Dosiswerte verursachen [Imanishi, 2005]. Die oben angesprochenen Monte-Carlo-Rechnungen können auch solche Situationen in einfacher Weise berücksichtigen und die Dosiswerte im Messvolumen und die effektive Dosis für den Patienten bestimmen.

5.4 Möglichkeiten zur Dosisreduktion

Maßnahmen zur Dosisreduktion können erfolgen

- durch den Untersucher bei der Prüfung der Indikation und der Wahl geeigneter Scanprotokolle und -parameter und

- durch den Hersteller bei der Entwicklung dosiseffizienter Systeme und spezieller technischer Maßnahmen und Verfahren.

Wesentliche Punkte sind in Tabelle 5.5 zusammengestellt, wobei selbstverständlich ist, dass der Hersteller auf die Untersuchungsprotokolle und der Anwender auf technische Maßnahmen Einfluss nehmen kann und sollte. In jedem Falle sollte das „ALARA-Prinzip", dass von der ICRP aufgestellt wurde, strikt befolgt werden: Die Patientendosis muss so niedrig wie möglich, also „As Low As Reasonably Achievable" gehalten werden.

Tabelle 5.5 Möglichkeiten zur Dosisreduktion bei CT

Maßnahmen durch den Untersucher	Maßnahmen durch den Hersteller
Prüfung der Indikation und Begrenzung des Aufnahmevolumens	Erhöhung der Vorfilterung der Strahlung
Adäquate Wahl der Bildrekonstruktionsparameter	Rauschmindernde Bildrekonstruktionsverfahren
Anpassung der Scanparameter an den Patientenquerschnitt	Schwächungsabhängige Röhrenstrommodulation
Deutliche Reduzierung der mAs-Werte bei Kindern	Niedrigdosis-Scanprotokolle für Kinder und spezielle Fragestellungen
Einsatz der Spiral-CT mit Pitch-Faktoren > 1 und Berechnung überlappender Bilder statt Aufnahme überlappender Einzelscans	Automatische Belichtungskontrolle bei konventioneller CT und Spiral-CT
Einsatz der z-Filterung bei Mehrschicht-CT-Systemen	Weiterentwicklung von Algorithmen zur z-Filterung und adaptiven Filterung

5.4.1 Einflussnahme durch den Untersucher

Es ist trivial, aber immer wieder wichtig anzumerken, dass das größte Potenzial zur Dosisreduktion bei der Indikationsstellung gegeben ist. Die häufig zitierten Werte der hohen kumulativen Dosis (Bild 5.1) könnten dadurch sicher reduziert werden. Es ist ebenfalls wichtig, immer wieder zu betonen, dass die Patientendosis in erster Näherung direkt proportional zur Größe des Untersuchungsbereiches ist. Neben der Indikation ist also auch zu prüfen, ob das Volumen reduziert werden kann. Ebenso muss kaum erwähnt werden, dass jede Untersuchung mit der optimalen Dosis durchgeführt werden sollte, d. h. mit der minimalen Dosis, die ein gefordertes Bildqualitätsniveau gewährleistet. Dosisminimierung ohne Berücksichtigung der Bildqualität kann zu nicht diagnostizierbaren Ergebnisbildern führen und ist deswegen genauso zu vermeiden wie eine unnötig hohe Dosis. Die Wahl geeigneter Rekonstruktionsparameter, insbesondere zur Rauschunterdrückung ist dann wichtig, wenn Niedrigkontrast- oder Weichgewebedifferenzierung von besonderem Interesse ist.

Eine ganz wesentliche Maßnahme zur Wahl der optimalen Dosis besteht in der Anpassung der Scanparameter an den Patientendurchmesser, wie dies auch in der konventionellen Radiologie geschieht. Dies gilt ganz besonders für Untersuchungen an Kindern, bei denen deutlich niedrigere mAs-Werte und damit auch Werte der effektiven Dosis unterhalb von 1 mSv zur Anwendung kommen sollten. Die bewusste Auswahl sowohl der kV- als auch der mAs-Werte abhängig von der jeweiligen Fragestellung sollte noch häufiger durchgeführt werden.

Während in der konventionellen Radiologie die Parameterwahl weitgehend dadurch festgelegt ist, die richtige optische Filmdichte zu erreichen, kann das Rauschniveau bei den meisten CT-Fragestellungen auf Grund des hohen Dynamikbereichs frei gewählt und der jeweiligen Aufgabe angepasst werden. Als einfaches Beispiel, wie dies genutzt werden kann, sei hier die quantitative Koronarkalkmessung angesprochen, bei der ein Konsens bezüglich des gewünschten bzw. tolerierten Rauschniveaus besteht; eine Standardabweichung von 30 HU wird hier als adäquater Kompromiss angesehen, der noch eine zuverlässige Messung erlaubt, gleichzeitig aber auch akzeptabel niedrige Dosiswerte sicher stellt (s. Abschnitt 7.3.2). Bild 5.10 zeigt Bilder des Cardio-CT-Kalibrierphantoms, das als Standard für diese Aufgabe festgelegt wurde und hier mit zwei unterschiedlichen Erweiterungsringen zur Simulation unterschiedlicher Patientendicken gescannt wurde. Die Anpassung der mAs-Werte von 200 auf 69 für den „schmaleren" Patienten ergab ähnliche Rauschwerte nahe an dem gewählten Zielwert und ermöglicht eine Dosisreduktion von ca. 65 %.

Entsprechende Überlegungen sind besonders wichtig bei CT-Untersuchungen an Kindern, da deutlich niedrigere mAs- und kV-Werte und damit auch niedrigere effektive Dosiswerte zur Anwendung kommen sollten. Während dies sicher bei vielen oder den meisten Kliniken bereits so gehandhabt wurde, haben Berichte über inadäquate Parameterwahl, bei denen die gleichen Scanparameter wie bei der Untersuchung von Erwachsenen angewandt wurden, die Radiologie und auch die Öffentlichkeit aufgeschreckt [Paterson,

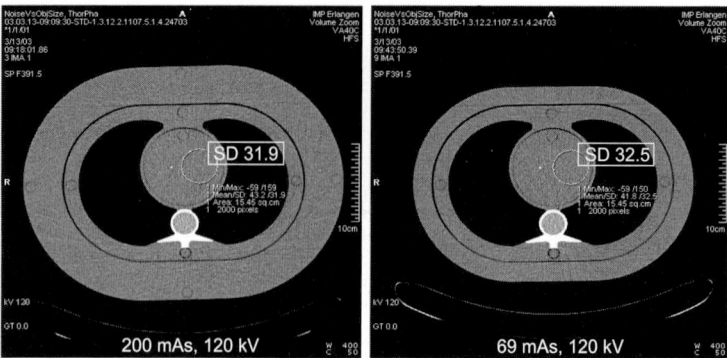

Bild 5.10

Ein Rauschwert von ca. 30 HU wird bei quantitativen Koronarkalkmessungen empfohlen. Der mAs-Wert kann bei schlanken Patienten deutlich reduziert werden, wie am Beispiel des Cardio-CT-Phantoms mit 40 und 35 cm lateralem Durchmesser gezeigt. Die Dosis wurde durch Reduktion der mAs Werte von 200 auf 69 um etwa 65 % reduziert (s. auch Abschnitt 7.3.2).

2001]. Die Wahl der Untersuchungsparameter muss sich am Objektdurchmesser und der erwarteten Schwächung und an dem gewünschten bzw. noch tolerierbaren Rauschniveau orientieren. Die pädiatrische CT und darauf bezogene Dosisfragen haben zwischenzeitlich große Aufmerksamkeit erhalten, was auch angemessen ist. Es muss angenommen werden, dass Kinder und Neugeborene eine höhere Empfindlichkeit gegenüber ionisierender Strahlung aufweisen als Erwachsene [Brenner, 2001].

Die besonderen Möglichkeiten, die die Spiral-CT zur Dosisreduzierung bietet, wurden im vorangegangenen Abschnitt bereits angesprochen. Die effektivste Maßnahme, die bei Einzelschicht-Spiral-CT die Dosis direkt senkt, ist über die Wahl von Pitch-Faktoren größer als 1 gegeben. Der gezielte Einsatz der neuen Möglichkeiten der Mehrschicht-CT-Systeme kann ebenfalls der Dosisbegrenzung dienen: über z-Filterung und die retrospektive Variation der effektiven Schichtdicke können zusätzlich zu Bildern mit hoher 3D-Ortsauflösung rauscharme Bilder zur Niedrigkontrastbeurteilung ohne erneute Exposition erstellt werden (vgl. Bild 4.16).

5.4.2 Technische Maßnahmen und neue Verfahren

Technische Maßnahmen zur Erhöhung der Dosiseffizienz von CT-Systemen sind bekannt und teilweise erprobt. Ihr Einsatz stellt allerdings oft einen Konflikt mit anderen Zielen und Notwendigkeiten dar. So führt zum Beispiel eine Erhöhung der Filterung, die zwar die Patientendosis senkt, aber höhere

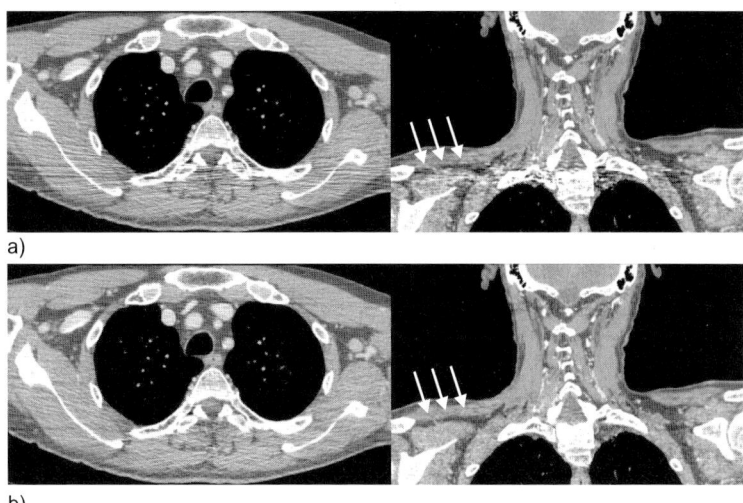

a)

b)

Bild 5.11
Mehrdimensionale adaptive Filterung (180°MAF) erlaubt eine Reduktion des Rauschens, ohne die Auflösung signifikant zu beeinflussen. Rauschstrukturen und -artefakte in der Originalrekonstruktion (**a**) werden durch die Vorverarbeitung der Rohdaten effizient beseitigt oder reduziert (**b**).

mAs-Werte erfordert, zu einer höheren Belastung der Röntgenröhre, was wiederum zu einer Begrenzung der zulässigen Aufnahmedauer bei Spiral-CT führen kann (vgl. Bild 2.5). Mehrschicht-CT-Systeme reduzieren die Aufnahmedauer drastisch, die freien Reserven sollten auch für den Einsatz von Zusatzfilterung verwendet werden. Die kürzlich erreichten Fortschritte in der Röntgenröhrentechnologie (Abschnitt 2.2.2) können dieses Potenzial noch vergrößern.

Die Definition und Bereitstellung von Niedrigdosis-Scanprotokollen für die pädiatrische CT und für spezielle Fragestellungen sollte von den Herstellern weiter verfolgt und aktiv propagiert werden. Auch die Weiterentwicklung von rauschmindernden Rekonstruktionsverfahren erscheint Erfolg versprechend, insbesondere mehrdimensionale adaptive Filter für Mehrzeilen-CT-Systeme bieten hier ein großes Potenzial [Kachelrieß, 1999; Baum, 2004]. Die in Bild 5.11 gezeigte Möglichkeit, das Rauschen ohne Verlust an Ortsauflösung zu reduzieren, kann natürlich auch zu Aufnahmen mit reduzierter Dosis bei unverändertem Rauschen eingesetzt werden.

Die wichtigsten und am meisten Erfolg versprechenden neueren technischen Maßnahmen zur Dosisreduktion sind durch die anatomieangepasste Röhrenstrommodulation und, basierend auf dieser Technologie, die Entwicklung von Ansätzen zu einer Dosisautomatik für CT gegeben.

5.4.2.1 Röhrenstrommodulation

Traditionell wird der Röhrenstrom bei CT während der gesamten Aufnahme konstant gehalten. Technisch ist dies der einfachste Ansatz, nicht aber der effizienteste. Die Anpassung des Röhrenstroms an die sich mit jedem Projektionswinkel ändernde Schwächung ermöglicht eine effizientere Nutzung der verfügbaren Röhrenleistung und gleichzeitig eine signifikante Reduktion der Patientendosis. Die Modulationsfunktion $i_m(\alpha)$ kann auf der Basis einer vor dem Scan erstellten Übersichtsaufnahme gewählt oder, vorzugsweise, in Echtzeit während des Scans auf der Basis der gemessenen Daten errechnet werden. Entsprechende anatomiebasierte, schwächungswertabhängige Verfahren zur Röhrenstrommodulation (tube current modulation – TCM) wurden in den späten 90er Jahren untersucht [Gies, 1999; Kalender, 1999b; Kalender 1999c].

Die Grundüberlegung zur Röhrenstrommodulation ist in Bild 5.12a dargestellt. Das Pixelrauschen in einem CT-Bild wird durch die Projektionen dominiert, in denen die höchste Schwächung und damit auch das höchste Quantenrauschen auftreten. Daraus ergibt sich, dass für Querschnitte, die stark von einer kreisförmigen Form abweichen, die Intensität der Strahlung in Projektionen mit geringer Schwächung reduziert werden kann, ohne dass ein signifikanter Effekt auf das Rauschbild gegeben ist. Dies bietet ein großes Potenzial zur Dosisreduktion ohne Beeinträchtigung der Bildqualität, wie in Bild 5.12b, c deutlich wird: die Dosisreduktion um ca. 50 % in diesem Fall hat keinen sichtbaren Effekt auf Rauschen und Bildqualität.

Die menschliche Anatomie weist praktisch immer Querschnitte auf, die mehr oder weniger deutlich von einer Kreis- oder Zylinderform abweichen. Entsprechend ergaben die inzwischen zahlreichen Untersuchungen mit dieser Technik, dass die Dosis typischerweise um 10 % bis 50 % ohne einen Verlust an Bildqualität reduziert werden kann. Bei Scans mit extrem unterschiedlichen Schwächungsverhältnissen in a.p. und lateraler Richtung, also z. B. in

Bild 5.12 ▶
Anatomie-angepasste Röhrenstrommodulation. Das Bildpunktrauschen wird im Wesentlichen durch die Projektionen bestimmt, in denen die Strahlung am meisten geschwächt wird (**a**). Durch Anpassung der Intensität an die Schwächung kann bei gleicher Dosis das Rauschen deutlich gesenkt – **b)** konstanter Röhrenstrom, **c)** Röhrenstrommodulation – oder bei konstantem Rauschen die Dosis in (**d, e**) um 32 % gesenkt werden [Kalender, 1999b].

Projektionen mit starker Schwächung dominieren das Pixelrauschen!

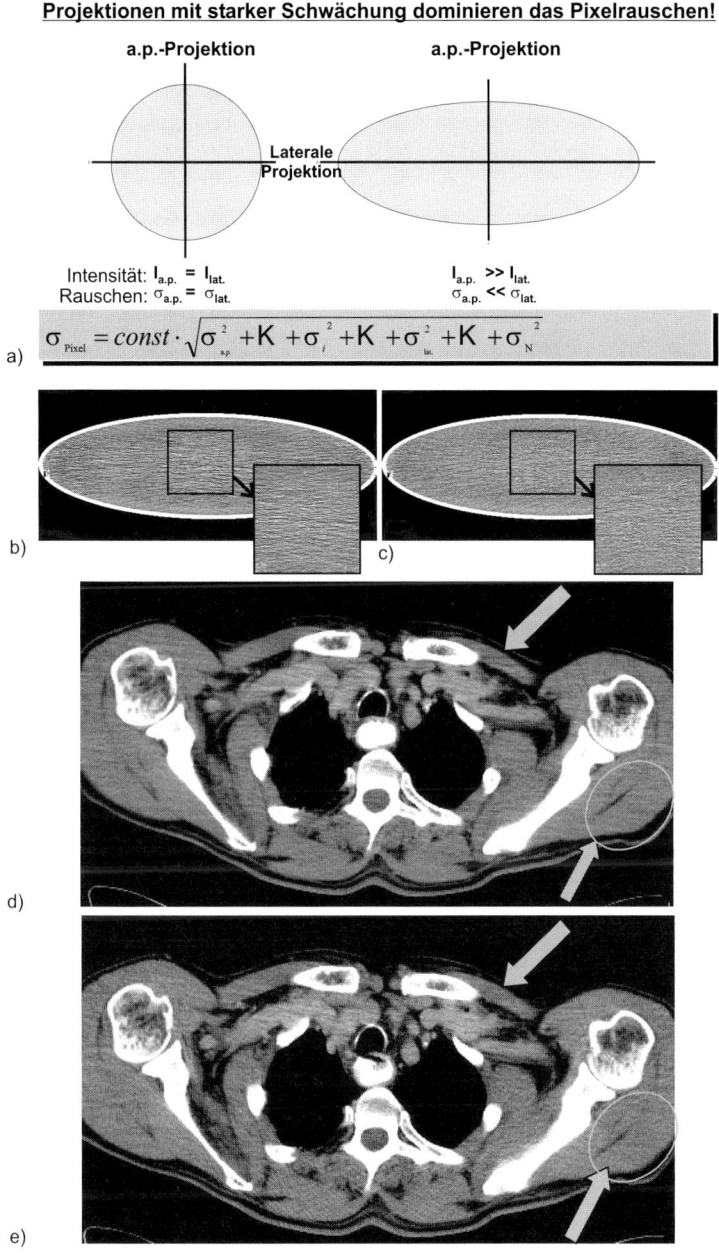

a.p.-Projektion   a.p.-Projektion

Laterale Projektion

Intensität: $I_{a.p.} = I_{lat.}$ $I_{a.p.} \gg I_{lat.}$
Rauschen: $\sigma_{a.p.} = \sigma_{lat.}$ $\sigma_{a.p.} \ll \sigma_{lat.}$

a)
$$\sigma_{Pixel} = const \cdot \sqrt{\sigma_{a.p.}^{2} + K + \sigma_{i}^{2} + K + \sigma_{lat.}^{2} + K + \sigma_{N}^{2}}$$

b)

c)

d)

e)

der Schulterregion, sind sogar Einsparungen der Dosis von über 50 % möglich [Greess, 1999; Greess, 2000; Kalender, 1999c]. Es besteht über die Röhrenstrommodulation auch die Möglichkeit, die Bildqualität gezielt zu beeinflussen. Durch Erhöhung des Röhrenstroms in lateraler Richtung und Absenken in a.p.-Richtung kann die Bildqualität verbessert und dabei gleichzeitig noch eine signifikante Dosisreduktion erzielt werden; bei der Untersuchung in Bild 5.12d, e wurde durch Anheben lateral um 33 % und Absenken a.p. um 80 % eine Dosisreduktion von 32 % erzielt. Dieses Beispiel zeigt auch, dass die Modulationsfunktion $i_\alpha(\alpha)$ im Prinzip beliebige Werte annehmen kann. Aus praktischen Gründen ist sie meist auf einen Wertebereich von typischerweise 100 % als Maximum und 10 % als Minimum begrenzt, da die Modulationsamplitude technisch begrenzt ist.

Beim Einsatz der Röhrenstrommodulation wird die Patientendosis stärker reduziert als das mAs-Produkt. Bei Hüftuntersuchungen, zum Beispiel, werden mAs-Reduktionswerte von 40 % oder auch mehr erreicht. Durch Phantommessungen und Monte-Carlo-Rechnungen konnten wir zeigen, dass dies einer Dosisreduktion von 60 bis 70 % (Bild 5.12) im Patienten entspricht. Dieses Ergebnis muss auf Grund von a-priori-Überlegungen erwartet werden und ist auch intuitiv verständlich. Projektionen in a.p.- und p.a.-Richtung tragen stark zur Dosis im Patienteninneren bei, da für diese Richtungen die

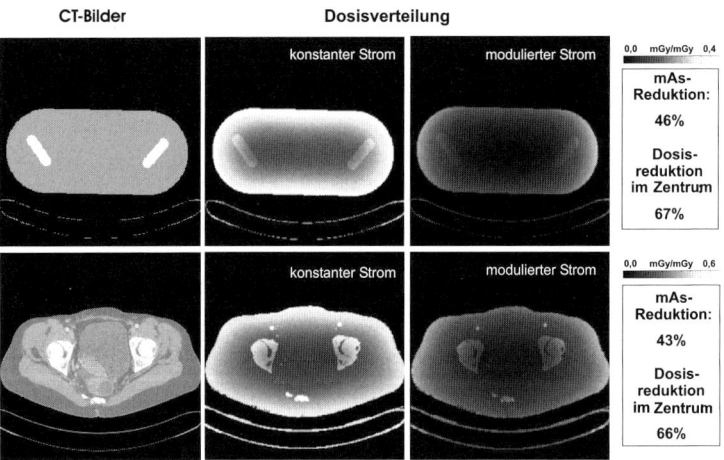

Bild 5.13
Die Patientendosis wird bei Röhrenstrommodulation noch stärker reduziert als das mAs-Produkt (rechte Spalte). Dieses Ergebnis wurde durch Messungen und durch Monte-Carlo-Rechnungen für Phantome und für Patientenstudien bestätigt. Bei der hier gezeigten Hüftuntersuchung führte die mAs-Reduktion von 43 % zu einer Dosisreduktion von 66 %. (Auf der CD-ROM wird eine Farbversion des Bildes angeboten.)

Intensitäten am wenigsten durch Schwächung reduziert werden. Laterale Projektionen tragen hingegen stark zur Dosis bei, da hier die Intensitäten durch den längeren Weg im Patienten deutlich stärker reduziert werden. Da die Röhrenstrommodulation den Röhrenstrom nicht generell senkt, sondern prinzipbedingt selektiv nur für die Projektionen, bei denen geringe Schwächung erwartet wird, muss die Dosisreduktion höher als die Reduktion des mAs-Produktes ausfallen.

Die Spiral-CT ist prädestiniert für die Implementierung und den Einsatz von TCM-Techniken geeignet, da die notwendigen Daten zur Modulation des Röhrenstroms – dem Spiralmessprinzip entsprechend – kontinuierlich und in Echtzeit an die Generatorsteuerung rückgekoppelt werden können. Nach einem Vorlauf von 180° Grad steht die Information über den Schwächungsverlauf abhängig vom Projektionswinkel vollständig zur Verfügung und wird mit dem Scanfortgang kontinuierlich ergänzt. Das heißt, es werden immer die für jede Winkelposition während der vorangegangen 180° gemessenen Schwächungswerte genutzt, um die sich mit der z-Position ständig ändernde Anatomie korrekt zu berücksichtigen. Diese schwächungsbasierte TCM-Technik ist inzwischen fest etabliert und, zum Beispiel, an neueren SOMATOM-Geräten als CARE Dose Option zur Röhrenstrommodulation routinemäßig im Einsatz.

Alternative Ansätze, die wie das von der Firma GE propagierte „Smart Scan"-Verfahren [Kopka, 1995a] Übersichtsaufnahmen in a.p. und lateraler Richtung benutzen, waren bisher weniger erfolgreich. Dies ist nachvollziehbar, da die Schwächungswerte nur für zwei Projektionsrichtungen bekannt sind und $i_m(\alpha)$ in der Regel durch eine Sinusfunktion angenähert wird. Zusätzlich ist ein Mindestmaß an Patientenkooperation gefordert, da Bewegung zwischen der Aufnahme von Übersichtsaufnahme und CT-Scan ausgeschlossen werden sollte. Die Nutzung von Spiral-CT Daten in Echtzeit bietet erheblich bessere und praktikablere Voraussetzungen für die anatomieorientierte Röhrenstrommodulation.

Die schwächungsbasierte Röhrenstrommodulation pro Umlauf bietet ein hohes Potenzial zur Dosisreduktion. Sie sollte generell eingesetzt werden, zumal mit ihrem Einsatz keine Nachteile für die Bildqualität verbunden sind. Sie stellt aber nur einen ersten Schritt dar, da sie immer nur einen vorgegebenen Röhrenstromwert über 360° anpasst.

5.4.2.2 Dosisautomatik für CT

Da sich die menschliche Anatomie mit der z-Position ändert, sollte auch der mit der Scan-Startposition gewählte maximale Röhrenstrom ständig angepasst werden, um eine homogene Bildqualität, insbesondere ein relativ konstantes Rauschniveau zu erreichen. Dieser weitere notwendige Schritt wird häufig als Dosisautomatik für die CT (automatic exposure control – AEC) bezeichnet. Primär zielen AEC-Ansätze darauf ab, den Röhrenstrom entlang der z-Achse über eine zusätzliche Funktion $i_c(z)$ anzupassen. AEC sollte in jedem Falle die Modulation $i_m(\alpha)$ beinhalten. Dies wird auch inzwischen von den Herstellern angestrebt. Der resultierende Röhrenstrom ist dann gegeben als:

$$I(\alpha, z) = I_{nom} \cdot i_m(\alpha) \cdot i_c(z) \qquad (5.11)$$

Konzepte der Dosisautomatik sind in der konventionellen Radiographie seit langem etabliert, obwohl dort weniger die Dosisreduktion und mehr der Ausschluss von Fehlbelichtungen das Ziel ist. In der CT wurden AEC-Konzepte über lange Zeit vernachlässigt, da bedingt durch den großen Dynamikbereich des Detektorsystems Fehlbelichtungen im klassischen Sinne praktisch ausgeschlossen waren und die notwendige TCM-Technik noch nicht zur Verfügung stand. Das generelle Konzept der bildqualitätsorientierten AEC wurde erstmals in der ersten Ausgabe dieses Buches beschrieben [Kalender, 2000b]; mit der allgemeinen Verfügbarkeit der TCM-Technologie wird AEC nunmehr in beliebigen Implementierungen technisch machbar.

Ein Beispiel dafür, welche Röhrenströme und Bildpunktrauschverteilungen sich bei konventionellen und bei AEC-kontrollierten Scans ergeben, wird in Bild 5.14 gezeigt. Im konventionellen Fall mit konstantem Röhrenstrom (durchgezogene Linie) schwankt das Rauschniveau (gepunktet) stark entlang der z-Achse. Im Falle der AEC (Bild 5.14b), der in diesem Falle per Simulation erzeugt wurde, ist das Rauschniveau angenähert konstant. Der mittlere Röhrenstrom $i_c(z)$, hier das mAs-Produkt pro 360°-Umlauf, ändert sich entsprechend der Schwächung nur „langsam" in Richtung der Körperlängsachse (durchgezogene Linie), während der Röhrenstrom $i_m(\alpha)$ (gepunktet) mit dem Projektionswinkel sehr „schnell" adaptiert wird.

AEC kann zusätzlich zu einer homogeneren Rauschverteilung auch eine signifikante Dosisreduktion bewirken. Dies ist vor allem bereits mit dem Einsatz der Röhrenstrommodulation pro Umlauf (TCM) verbunden. Es ist aber generell schwierig, einen Faktor für die Dosisreduktion anzugeben, da diese Feststellung nur sinnvoll ist, wenn ein gleiches Bildqualitäts- und Dosisniveau gegeben ist. Dies ist aber nicht der Fall, da AEC ja gerade eine Änderung der Bildqualität in positiver Richtung herbeiführen soll. Wir können aber in jedem Fall angeben, dass ein wichtiger Beitrag zur Dosisreduktion durch die Modulation mit $i_m(\alpha)$ herbeigeführt wird; er beträgt typischerweise 15-70 %, wie im letzten Abschnitt beschrieben. Die zusätzliche Kontrolle des Röhrenstroms über $i_c(z)$ zielt nicht primär auf eine Reduktion der Dosis, sondern auf die Sicherstellung des optimalen Rauschniveaus. Dies sollte in der Regel auch zu einer Dosisreduktion führen, ist aber letztlich

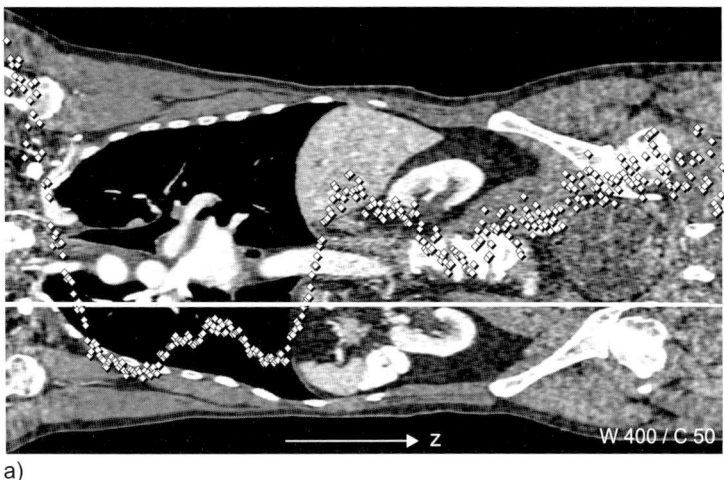

a)

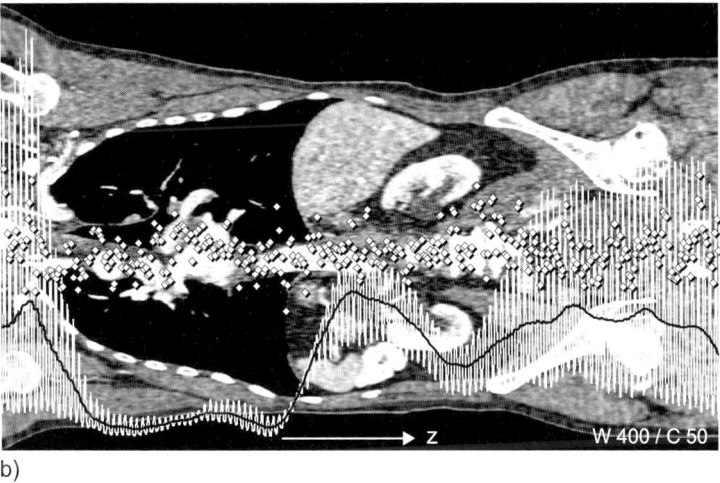

b)

Bild 5.14

Typische Verteilungen von Röhrenstrom und Rauschen bei Scans mit konstantem Röhrenstrom (**a**) und bei AEC-kontrollierten Scans mit Anpassung des Röhrenstroms an die Schwächung pro Umlauf und entlang der z-Achse (**b**). Es werden ein deutlich homogeneres Rauschen über den Scanverlauf und eine signifikante Dosisreduktion erreicht (siehe Text).

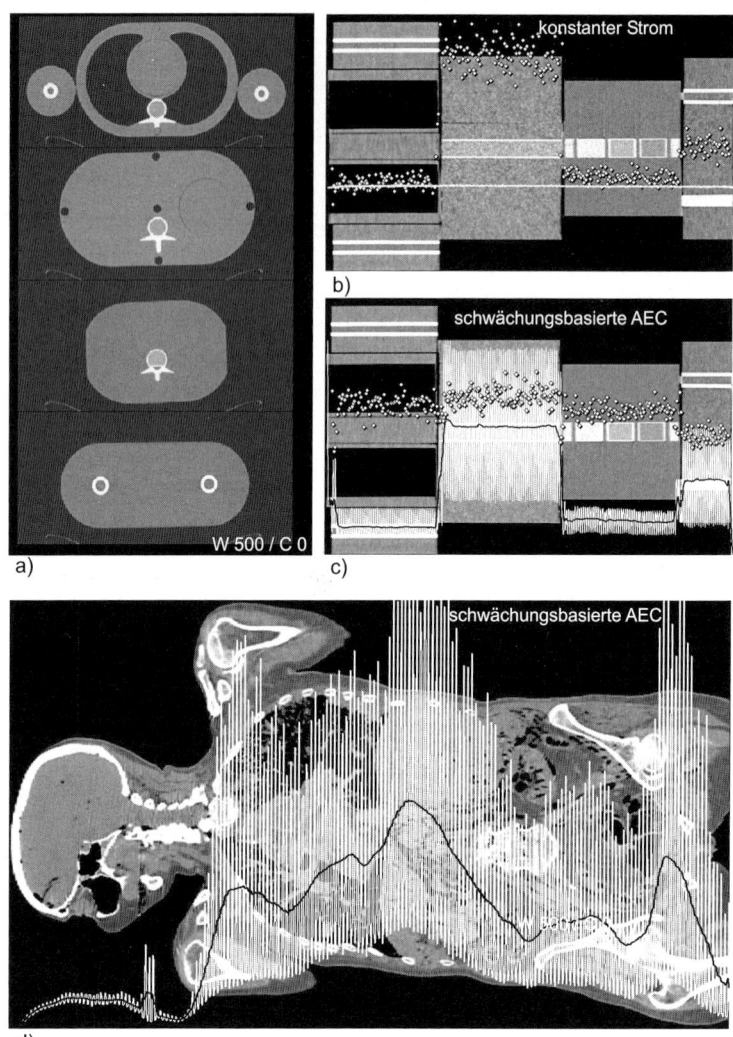

Bild 5.15
Das Prinzip der patientenspezifischen Anpassung des Röhrenstroms in Echtzeit mit dem Ziel, ein definiertes Rauschniveau zu erreichen, wurde an Phantomen (**a-c**) und Kadavern (**d**) überprüft. Eine bildqualitätsorientierte, schwächungswertbasierte AEC funktioniert offensichtlich auch für komplexe Geometrien wie erwartet.

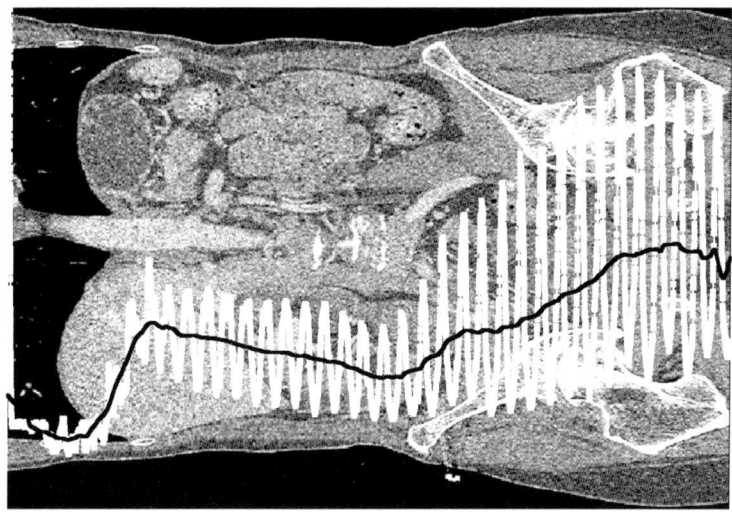

Bild 5.16
AEC auf der Basis einer Übersichtsaufnahme in Kombination mit Röhrenstrommodulation – hier am Beispiel der Siemens CARE Dose4D Option gezeigt – liefert gute Ergebnisse.

davon abhängig, welches Rauschniveau der Nutzer als notwendig ansieht und anwählt.

Die Validierung des AEC-Konzeptes mit schwächungsbasierter Stromanpassung in Echtzeit, also nicht über eine vorher durchgeführte Übersichtsaufnahme, wurde bisher nur für Phantome und an Kadavern durchgeführt (Bild 5.15). Die Implementierung folgte der Beschreibung in der Patentliteratur [Kalender, 2002]. Die Ergebnisse (Bild 5.16) haben die Erwartungen bestätigt. Eine Produktimplementierung steht zurzeit noch nicht zur Verfügung, die damit verbundenen potenziellen Vorteile werden unten noch weiter diskutiert.

Die heute verfügbaren AEC-Produkte basieren auf der Schwächungsinformation, die aus vor dem CT-Scan durchgeführten Übersichtsaufnahmen gewonnen wird. Dies hat den Vorteil, dass schon vor dem Scanstart Information zum Objekt bereitsteht, um den notwendigen Röhrenstrom $i_c(z)$ und das Gesamt-mAs-Produkt in erster Näherung abschätzen zu können und damit auch die Frage, ob ausreichende Röntgenleistung für die gewünschten Scanparameter zur Verfügung steht. Ein prinzipieller Nachteil ist gegeben, wenn auch $i_m(\alpha)$ aus der Übersichtsaufnahme abgeschätzt wird, weil damit das volle Potenzial zur Dosisreduktion nicht ausgeschöpft wird (Abschnitt

5.4.2.1). Weitere Nachteile sind eher praktischer Natur, wie zum Beispiel die erwähnte Bedingung, dass der Patient sich zwischen Aufnahme und Scan nicht bewegt. Die Aufnahme von zwei Topogrammen, eines in a.p. und eines in lateraler Richtung, die zur genaueren Abschätzung von $i_m(\alpha) \cdot i_c(z)$ manchmal empfohlen wird, stellt eine zusätzliche Belastung des Arbeitsablaufs und eine geringe Steigerung der Dosis dar. Das beschriebene Konzept der Echtzeit-AEC benötigt keine Übersichtsaufnahme.

Einen guten Kompromiss könnte eine Kombinationslösung darstellen: der Einsatz einer Übersichtsaufnahme, die in der Praxis sowieso meist gewünscht wird, zu einer ersten Abschätzung von $i_c(z)$ und danach ein Umschalten auf den Einsatz der Echtzeit-TCM. Ein entsprechender Ansatz wird zurzeit mit der Option CARE Dose4D geboten; ein Anwendungsbeispiel wird in Bild 5.16 gezeigt.

Ein wesentliches Problem, das nicht über technische Maßnahmen gelöst werden kann, besteht darin, objektive Vorgaben zu der für die jeweilige diagnostische Aufgabe zu erzielenden Bildqualität für den AEC-Einsatz zu erhalten. Vorrangig geht es dabei um die Parameter Bildpunktrauschen und Ortsauflösung, die beide großen Einfluss auf die Dosis haben (Abschnitt 4.4.1). Die Wahl ist kritisch, da zum Beispiel eine Lockerung der Anforderung an die Auflösung gemäß Gl. 4.19 zu deutlich niedrigerem Rauschen oder, bei gleichem Rauschen, zu deutlich niedrigerer Dosis führt. Die Spezifikation der benötigten Bildqualität erfordert eine konzertierte Aktion der Radiologie und wird im nächsten Abschnitt angesprochen.

5.5 Schlussfolgerungen

Die Häufigkeit von CT-Untersuchungen ist trotz der breiten Verfügbarkeit der MRT auch in den letzten Jahren weiter angestiegen. Aufgrund der neueren technischen Entwicklungen ist nicht zu erwarten, dass sich dieser Trend kurzfristig umkehren wird. Im Gegenteil, gerade die Möglichkeiten der Mehrschicht-Spiral-CT werden zu einem weiteren Anstieg der CT-Untersuchungszahlen führen. Damit erscheint es auch sicher, dass die kumulative Exposition der Bevölkerung gleich hoch bleiben oder ansteigen wird. Da konventionelle Röntgenaufnahmen eher rückläufig sind, wird sich der relative Anteil der CT an der jährlichen Exposition der Bevölkerung durch ionisierende Strahlung zur medizinischen Diagnostik weiter erhöhen. Dies ist eine rationale Abschätzung der Trends ohne jede Bewertung.

Eine sinnvolle Bewertung kann nur erfolgen, wenn neben der Diskussion möglicher Risiken auch der Nutzen, also diagnostische Sicherheit, Patientenkomfort, Kosten u. Ä. berücksichtigt werden. Diese Diskussion würde den Rahmen dieses Textbuches sprengen. Der Nutzen von CT-Untersuchungen steht auch allgemein nicht in Frage. Zum Risiko hingegen bestehen äußerst unterschiedliche Sichtweisen. Es ist mir ein persönliches Anliegen, diese Diskussion mit Sachinformation anzureichern und mit gezielten Empfehlungen zu einem Konsens beizutragen.

Zwei Probleme müssen anerkannt werden:

• Die Öffentlichkeit ist generell verunsichert, was die Risiken bei der Anwendung ionisierender Strahlung angeht. Die Höhe der jeweiligen Exposition ist meist nicht bekannt.

• Die Öffentlichkeit nimmt wahr, dass die kumulative Dosis pro Kopf der Bevölkerung aus medizinisch indizierten Expositionen steigt und dass CT einen großen Beitrag hierzu liefert. Zusätzlich ist bekannt, dass die Dosis für eine gegebene Untersuchung von Gerät zu Gerät und von Anwender zu Anwender stark schwanken kann.

Hierdurch werden auch Patienten verunsichert und belastet. Als Lösungsansatz sollten zwei Zielrichtungen verfolgt werden:

• Optimierung der CT-Systeme und Qualitätskontrolle. Es muss sichergestellt sein, dass ein definiertes Maß an Bildqualität mit minimaler Dosis erreicht wird.

• Information über CT-Dosiswerte, über Nutzen und Risiko. Diese Information muss sich an Untersucher, Patienten und die breite Öffentlichkeit in gleicher Weise wenden.

Ansätze bestehen bereits und werden im Folgenden näher erläutert. Eine konsequente Umsetzung erfordert aber weitere Arbeiten, das Erreichen eines Konsens und Festlegungen in Normen und Regulatorien. Die in Zukunft von den europäischen Gesetzgebern geforderten Angaben zur Dosis können bei geeigneter Umsetzung dazu beitragen.

5.5.1 Optimierung der CT-Systeme und Qualitätskontrolle

Optimierung der CT-Systeme bezüglich Bildqualität und Dosiseffizienz wurde bereits angesprochen. Auch die Unterstützung und Führung des Personals, z. B. durch Vorgabe von Scanprotokollen, ist selbstverständlich und stellt keine neue Forderung dar. Die bereits bekannten Maßnahmen müssen durch zwei Schritte ergänzt werden, die die Kooperation von Herstellern und Anwendern erfordern:

• allgemeine Einführung einer optimierten, an der Bildqualität ausgerichteten Belichtungsautomatik für CT und

• objektiv definierte Anforderungen an die Bildqualität.

Die Kombination dieser beiden Maßnahmen zielt darauf ab, ein für die jeweilige Untersuchungsart definiertes Maß an Bildqualität mit minimaler Dosis zu erreichen und zu sichern. Damit könnten auch Standards und Dosisreferenzwerte vorgegeben werden.

5.5.1.1 Objektiv definierte Anforderungen an die Bildqualität

Objektive Maße der Bildqualität wurden in Kapitel 4 definiert und diskutiert. Erfahrungsgemäß kann aber nicht in Anspruch genommen werden, dass damit Bilder komplett beschrieben sind. Dies bezieht sich zum Beispiel auf Rauschmuster, die sowohl durch die Dosis als auch durch die Wahl des Faltungskerns beeinflusst werden. Die subjektive Bewertung von Bildern durch den Radiologen kann sich durchaus von einer objektiv ermittelten Rangfolge unterscheiden. Trotzdem sollte es möglich sein, einen Konsens zu entscheidenden Parametern, vorrangig zu Bildschärfe und Rauschen, herbeizuführen.

Diese als „minimal notwendig" oder im Sinne des Strahlenschutzes als „optimal" einzustufende Bildqualität für eine gegebene Anwendung soll für alle Patienten und jeweils für alle Schichten des zu untersuchenden Volumens mit minimaler Dosis gesichert werden. Die Dosis würde automatisch gesenkt, wenn ein schlanker Patient untersucht wird. Dies trifft natürlich insbesondere auch für die pädiatrische CT zu, wo minimale Dosis bei gesicherter Bildqualität von höchster Bedeutung ist. Die Dosis würde genauso automatisch gesenkt, wenn im Laufe einer Untersuchung dünnere Querschnitte erreicht werden, was heute praktisch nie geschieht.

Ein Konsens über geforderte Bildqualitätsparameter zu den gängigen CT-Untersuchungen würde auch die häufig beklagte Situation verbessern, dass an unterschiedlichen Instituten mit stark unterschiedlichen Parametern und damit auch mit ganz unterschiedlichen Dosiswerten gearbeitet wird. Unterschiede von mehr als einem Faktor vier wurden häufig berichtet. Auch der Vergleich unterschiedlicher CT-Geräte hinsichtlich ihres Dosisbedarfs würde sich damit einfacher gestalten und akzeptierte Entscheidungskriterien an die Hand geben.

Es ist wünschenswert, aber nicht unbedingt zu erwarten, dass ein Konsens schnell herbeizuführen ist. Die zum Betrieb einer Dosisautomatik notwendigen Festlegungen können prinzipiell auch nur für den jeweiligen Anwender getroffen und in der Dosisautomatik berücksichtigt werden. Im Sinne einer Dosisreduzierung würde bereits damit ein großer Schritt getan.

5.5.2 Information über Dosis, über Nutzen und Risiko

Berechtigte Fragen zu Dosiswerten und auch zu den Risiken einer Röntgenuntersuchung werden häufig sehr unsicher, ungenau oder gar nicht beantwortet, was zu Verunsicherung und zu Misstrauen beitragen kann. Dies ist unnötig, und die Situation kann sehr leicht verbessert werden. Das vorgestellte Programm zur Berechnung der Patientendosis bei CT (s. Abschnitt 5.3.3) soll diese Situation gezielt verbessern. Die Angabe der Patientendosis bei jeder CT-Untersuchung wird, wie eingangs erwähnt, im Rahmen der Umsetzung der EU-Patientendirektive von den Herstellern gefordert. Dies ist sinnvoll, da Information und Transparenz auch Vertrauen schaffen können.

Patientendosiswerte wurden in Abschnitt 5.3.3 (Tabelle 5.4) angegeben. In der Literatur werden Angaben zur effektiven Dosis bei Spiral-CT im Bereich von 1 bis 15 mSv gemacht [Stern, 2001], was mit den kalkulierten Werten in Übereinstimmung steht. Ein positiver Aspekt der Dosisabschätzung „online" mit der Anwahl der Parameter oder der Durchführung der Untersuchung ist, dass eventuelle Besonderheiten einzelner Scanmodi, wie zum Beispiel detektorseitige Einblendung bei dünnsten Schichten, mangelhafte fokusseitige Einblendung oder der Einsatz von Hochauflösungskämmen und ihr Einfluss auf die Dosis für den Untersucher transparent werden und er bewusst auf das Dosisniveau Einfluss nehmen kann. Spitzenwerte der Dosis liegen typischerweise im Bereich von 5 bis 30 mSv, die effektive Dosis im Bereich von 1 bis 10 mSv. Besondere Aufmerksamkeit muss Mehrfachuntersuchungen, dynamischer und interventioneller CT gelten, die allerdings prozentual nur einen geringen Teil der Untersuchungen ausmachen und bei denen das Untersuchungsvolumen oft klein ist. Zurzeit ist noch offen, welche Dosisgröße der Gesetzgeber verbindlich vorschreiben wird. Es ist wünschenswert, dass neben technischen Größen wie dem Dosislängenprodukt auch patientenbezogene Größen wie Organdosis oder effektive Dosis stets angegeben werden.

Vermehrte Information tut Not, denn es ist erstaunlich und oftmals bedrückend, welche Nachrichten und Aussagen, welche Spekulationen und Mutmaßungen zu Dosis und Dosiswirkung in den Medien breite Resonanz finden: „Jeder Strahl kann töten!" und „Dreißigtausend Krebstote pro Jahr durch Röntgen!" sind typische Meldungen, die in der deutschen Presse Widerhall finden. Strahlenangst, die in der Zeit des kalten Krieges und mit Blick auf den technischen Einsatz der Nuklearenergie entstanden ist, wird in den medizinischen Bereich übertragen.

Kann wirklich jeder Strahl töten? Meldungen und Fakten, die keine Sensationen darstellen, die es aber dem Patienten und allen Betroffenen ermöglichen würden, die Situation etwas sachlicher einzuschätzen, bleiben meist unberücksichtigt. Hierzu gibt es viele Fakten und Beispiele:

• Der Durchschnittsmensch trägt über 9.000 Becquerel natürlich vorkommender Radioisotope in sich [ICRU, 1989]. Dies bedeutet mehr als 9.000 mit Strahlung einhergehende Zerfälle pro Sekunde, mehr als 30 Millionen pro Stunde, fast eine Milliarde pro Tag. Strahlung gehört zu unserem natürlichen Umfeld!

• Alle epidemiologischen Studien, die versuchten nachzuweisen, dass erhöhte Niveaus der natürlichen Umgebungsstrahlung zu höheren Krebsinzidenzraten führen, waren negativ. Das Gegenteil war meist der Fall. In den sieben Bundesstaaten der USA zum Beispiel, die eine doppelt so hohe Umgebungsstrahlung aufweisen wie der Rest der USA, liegt die Krebstodesrate um 15 % niedriger.

• Die wichtigsten Daten zur Abschätzung des Risikos bei Exposition durch ionisierende Strahlung stellen die Erhebungen an den Überlebenden der Atombombenabwürfe auf Hiroshima und Nagasaki dar [UNSCEAR, 1994]. Während unzweifelhaft feststeht, dass hohe Dosiswerte zu erhöhten Krebstodesraten führten, bleibt weitgehend unbeachtet, dass dies bei Dosiswerten unterhalb von 200 mSv nicht der Fall war. Bei den Leukämiefällen zum Beispiel, deren Auswertung als abgeschlossen angesehen werden kann, da hier keine weiteren Fälle zu erwarten sind, ergab sich im Bereich bis ca. 200 mSv eine signifikante Reduktion der Todesfälle bei den Exponierten.

• Eine Studie an Werftarbeitern in den USA ergab, dass die 29.000 Arbeiter im Nuklearbereich mit den höchsten kumulativen Dosiswerten niedrigere Krebsraten aufwiesen als die 33.000 umfassende Kontrollgruppe der selben Altersklasse aus dem nichtnuklearen Bereich bei identischer medizinischer Versorgung. Der Unterschied betrug 24 % zugunsten der exponierten Arbeiter bei einer Standardabweichung von 16 % [Matanoski, 1991].

Der interessante und bedrückende Aspekt ist, dass Ergebnisse dieser Art weitgehend ignoriert bleiben, während reine Spekulation leicht Verbreitung findet. Man stelle sich nur die Resonanz in der internationalen Presse vor, wäre die Todesrate bei den exponierten Arbeitern – bei ebenfalls fehlender Signifikanz des Ergebnisses – 24 % höher gewesen als bei der Kontrollgruppe. Die Tatsache, dass bei leicht erhöhter Strahlung keine negativen Effekte zu verzeichnen sind, stellt keine berichtenswerte Meldung dar.

Wir wissen sicher, dass bei hoher Strahlungsdosis Schädigungen wahrscheinlich und bei sehr hoher Dosis sicher auftreten. Im Niedrigdosisbereich fehlen hingegen entsprechende Daten. Alle verfügbaren Quellen weisen darauf hin, dass die Extrapolation aus dem Hochdosisbereich nicht gerechtfertigt ist. Die offiziell anerkannte Annahme [ICRP, 1990], dass die Dosis-Wirkungs-Beziehung streng linear ist und kein Schwellwert existiert – die „linear, no threshold" (LNT)-Hypothese – wurde aus Sicherheitsgründen aufgestellt, da keine anderen Daten vorlagen. Sie muss aus heutiger Sicht aber hinterfragt werden. [Jawarowski, 1999; Simmons, 1999]

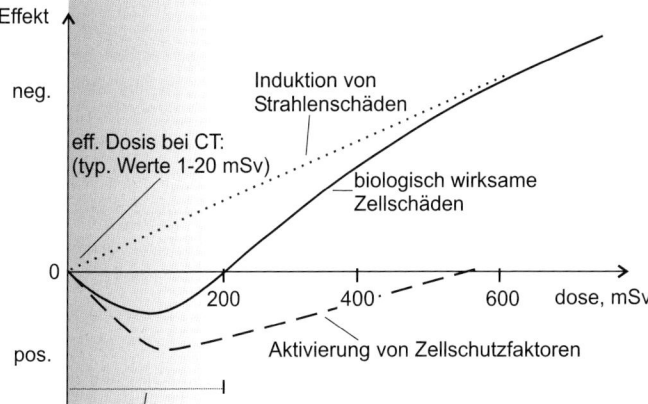

Bild 5.17
Für negative Effekte ionisierender Strahlung ist eine lineare Dosis-Wirkungs-Beziehung anzunehmen. Neue Ergebnisse deuten darauf, dass diese im Bereich bis zu ca. 200 mSv durch biopositive Effekte ausgeglichen werden können [Feinendegen, 2005].

Bereits in den achtziger Jahren wurden Ergebnisse in der Strahlenbiologie erarbeitet, die reproduzierbar belegten, dass im Niedrigdosisbereich positive Strahleneffekte zu erwarten sind; eine umfangreiche Zusammenstellung entsprechender Beobachtungen wurde von Luckey [Luckey, 1982] erstellt. Zwischenzeitlich liegen sehr viel mehr Grundlagenuntersuchungen vor, die die zugrunde liegenden Effekte aufgeschlüsselt haben. Man geht davon aus, dass im Bereich niedriger Dosis bis ca. 0,5 mSv mehrere Effekte synergistisch das Zellüberleben positiv beeinflussen und damit die gleichzeitig auftretenden schädlichen Wirkungen bis zu 0,2 mSv mehr als ausgleichen (Bild 5.17). Als biopositive Effekte bei Strahlung niedriger Dosis wurden die Entgiftung der Zelle von Radikalen, die Beseitigung und die Verminderung von DNA-Schäden und die Aktivierung von Genen nachgewiesen; eine aktuelle Übersicht mit Auflistung der zahlreichen Originalarbeiten wurde kürzlich erstellt [Feinendegen, 1999; Feinendegen, 2005]. Die negativen Effekte, die Induktion von Zellschäden, werden in diesem Modell nicht in Frage gestellt; es werden aber auch die positiven Effekte berücksichtigt. Damit könnten die zahlreichen und scheinbar widersprüchlichen Beobachtungen bei niedriger und hoher Dosis gleichermaßen erklärt werden. Diese Ergebnisse und Aussagen müssen weiter engagiert diskutiert und evaluiert werden, sie deuten aber daraufhin, dass auch bei Strahlung das alte Prinzip gelten könnte: Solis dosis facet venenum – nur die Dosis macht das Gift!

5.5.3 Persönliches Resumé und Empfehlungen

Die Diskussion zur Bedeutung der Dosis in der CT wird weiter kontrovers geführt werden. Ein Konsens ist sicher nicht gegeben, weswegen ich das folgende Resumé als persönliche Meinung kennzeichnen möchte. Meine Absicht ist, zur Versachlichung der Diskussion beizutragen. Meine Motivation resultiert aus der häufigen Beobachtung, dass Patienten nicht nur verunsichert, sondern mit Angst auf Röntgenuntersuchungen reagieren.

Es ist völlig klar und zweifelsfrei nachgewiesen, dass ionisierende Strahlung bei hoher Dosis Schäden bis hin zur Todesfolge setzen kann. Es erscheint genauso sicher, dass CT nicht als „Hochdosisverfahren" einzuordnen ist. Die Dosisspitzenwerte liegen in der Regel im Bereich unter 100 mSv, also im Niedrigdosisbereich, für den keine sicheren Aussagen möglich sind.

Bei der Verunsicherung und der manchmal panischen, rein emotionalen Furcht vor Strahlung, die heute in weiten Kreisen herrscht, muss Information angeboten werden, gerade und vor allem auch zum Wohle des Patienten, der natürlich verunsichert ist. Der Bezug auf die natürliche Umgebung des Menschen erscheint am ehesten geeignet und vermittelbar. Deshalb unterstütze ich den Vorschlag von Cameron [Cameron, 1991], Dosisangaben auch in Vielfachen der natürlichen Umgebungsstrahlung zu machen, in Anlehnung an das Englische in der Einheit BERT (background equivalent radiation time). Solche Angaben erlauben am ehesten eine auch für den Laien verständliche größenordnungsmäßige Einordnung des jeweiligen Dosiswertes. Diese Vorgabe wurde im Programm ImpactDose (siehe CD-ROM) bereits umgesetzt [Kalender, 1999a], wobei der für Deutschland gegebene Wert von 2,4 mSv pro Jahr angesetzt wurde. Für die USA gelten 3,0 mSv pro Jahr. Es ist korrekt und nahe liegend darauf hinzuweisen, dass der Körper Reparaturmechanismen gegen Schäden durch ionisierende Strahlung besitzt, und es erscheint, dass niedrige Dosis auch einen positiven Stimulus darstellen kann.

Die Angabe der effektiven Dosis in BERT soll einen Vergleich bieten, der objektiv nachvollziehbar ist. Es wird vermittelt, dass die Dosis bei der CT in den meisten Fällen in der Größenordnung der natürlichen Umgebungsstrahlung pro Jahr liegt. In gleicher Weise sollten auch Angaben zu den einzelnen Organdosiswerten gemacht werden. Diese liegen definitionsgemäß bei Teilkörperexpositionen höher als die Werte der effektiven Dosis.

Neben dem für Patienten wichtigen Bezugswert der jährlichen Umgebungsstrahlung von 2,4 mSv für Deutschland bzw. 3,0 mSv für die USA könnte auch auf den Wert von 200 mSv Bezug genommen werden, der vielleicht als der Wert angesehen werden kann, unterhalb dessen die natürlichen Abwehr- und Reparaturmechanismen des menschlichen Körpers die Wahrscheinlichkeit von Schädigungen reduzieren (Bild 5.17). Es erscheint mit moderner CT-Technik möglich sicherzustellen, dass dieser Wert – mit Ausnahme von interventionellen Maßnahmen und dynamischer CT – an keiner Stelle im Körper erreicht wird. Die oben skizzierten Vorkehrungen sollen ermöglichen, dass er deutlich unterschritten wird. Die dringend empfohlene Berechnung von Werten der Organdosis und effektiven Dosis kann nicht nur das Dosisbewusstsein schärfen, sondern auch dazu genutzt werden auszuschließen, dass diese Werte überschritten werden. Eventuell notwendige Überschreitungen müssten zumindest angezeigt werden. Für Untersuchungen an Kindern und Jugendlichen sollte dieses Konzept besonders konsequent umgesetzt werden, mit nochmals reduzierten Obergrenzen. Entsprechende Bemühungen und Versuche laufen in Erlangen bereits.

Meine Absicht ist also nicht, den Strahlenschutz allgemein oder bei CT im Speziellen in irgendeiner Weise in Frage zu stellen. Ganz im Gegenteil, mein Bemühen galt und gilt dem Ziel, die Dosis bei CT zu senken.

Meine Absicht ist es, Information zur Dosis bereitzustellen. Diese Information kann als Kontrolle genutzt werden und Bemühungen unterstützen, die Dosis zu begrenzen. Es soll aufgezeigt werden, dass das Risiko für den Patienten bei den gegebenen Dosiswerten als äußerst gering angesehen werden kann. Der hohe Nutzen ist bereits hinreichend bekannt.

6 Bilddarstellung und -verarbeitung

CT-Bilder, meist ein kompletter Stapel von Bildern, liegen in digitaler Form vor und können somit – anders als bei klassischen analogen Röntgenaufnahmen – direkt im Rechner weiterverarbeitet werden. Die Bestimmung von Dichtewerten, Histogrammen und anderen Gewebeparametern sowie geometrischen Größen ist jederzeit möglich. Aus den Originalbildern können Bilder in neuer Orientierung in zwei- oder dreidimensionaler Darstellung gewonnen werden, um eine geeignete Übersicht zu erhalten. Solche Auswerte- und Darstellungsformen sollen in diesem Kapitel kurz beschrieben werden. Als Ergänzung und zur Veranschaulichung sind Bildbeispiele, Videoclips und das Softwarepaket ImpactView zur Bilddarstellung und -auswertung auf der CD-ROM zusammengestellt. Für CT-Einsteiger, aber auch für alle, die bisher CT-Bilder überwiegend auf Film betrachtet haben, sollen interaktive Übungen ein Gefühl für die Möglichkeiten der modernen CT mit daran anschließender Monitorbefundung geben. Weitergehende Verfahren der Bildverarbeitung, z. B. die automatische Festlegung einzelner Gewebekompartmente wie Lunge oder Knochen und spezielle Untersuchungsverfahren werden im nächsten Kapitel angesprochen.

6.1 Einfache Bildverarbeitungs- und Auswerteschritte

Einfache Auswerteschritte und Möglichkeiten zur Bildmanipulation gehören zur Routine in der CT. Hierzu zählen:

- Ausgabe der CT-Werte beliebiger Pixel im Bild,

- Ausgabe von CT-Wertprofilen längs beliebiger Strecken im Bild,

- Einzeichnen von ROIs (rund, elliptisch, rechteckig, polygonal, ...),

- Messung von Mittelwert und Standardabweichung von ROIs,

- Ausgabe von CT-Werthistogrammen für ROIs,

- Messung von Flächen und Volumina,

- Messung von Entfernungen und Winkeln,

- Vergrößerung und Bildausschnittsverschiebung,

- Filterung von Bildern,

- Addition, Subtraktion oder andere Kombinationen von Bildern.

Messungen zu Geometrie und Dichte sind routinemäßig gefordert. Abstand, Fläche, Volumen und Winkel sind die am häufigsten bestimmten geometrischen Parameter, im Prinzip nur eine Erweiterung von Messungen, die auch in der konventionellen Radiographie durchgeführt werden. Die Genauigkeit ist bei CT allerdings erheblich erhöht, da keine Überlagerungsprobleme gegeben sind und CT den Vorteil der verzerrungsfreien Darstellung unabhängig von in der Radiographie mit der Aufnahmegeometrie verbundenen unterschiedlichen Vergrößerungsfaktoren bietet. Zur Erfassung der Gewebedichte wird meist der Mittelwert über einen definierten Auswertebereich, die ROI, erfasst, wobei auch die Standardabweichung als Maß der Homogenität und das Histogramm der CT-Werte erstellt werden können.

Die meisten der oben angesprochenen Auswerteschritte sind zwar an der CT-Konsole oder unabhängigen Auswertestationen routinemäßig durchführbar, aber heute noch häufig auf einzelne Bilder beschränkt. Eine Erweiterung und Verfeinerung der Auswertung muss durch Einbeziehung der dritten Dimension auf der Basis von Volumenaufnahmen erfolgen. Es liegt nahe, Abstände und Winkel an anatomischen Bezugspunkten im 3D-Aufnahmevolumen zu bestimmen. Einzelne Schichten bieten nur eingeschränkt repräsentative Werte. Das geometrisch korrekte Ergebnis kann in den meisten Fällen nur die 3D-Auswertung erbringen, da die Referenzpunkte selten in der gleichen Schicht liegen. Genauso sollten Dichtebestimmungen für die komplette interessierende Läsion oder ein komplettes Organ durchgeführt werden, also nicht nur für eine 2D-Auswerteregion, sondern für das gesamte 3D-Auswertevolumen („volume of interest" – VOI). Diese Art der Auswertung erfolgt gewöhnlich von Schicht zu Schicht durch manuelle Eingabe der ROIs. Methoden der Bildverarbeitung zur automatisierten Festlegung der relevanten Volumina können zukünftig einen gewichtigen Beitrag leisten, da gleichzeitig der Anwender entlastet und die Objektivität und Reproduzierbarkeit der Auswertung erhöht wird (s. a. Abschnitt 7.2).

6.2 Zweidimensionale Darstellungen

Jedes CT-Bild bietet eine zweidimensionale Darstellung der Schwächungswerte in einer Schicht. Und generell ist jedes der in diesem Kapitel gezeigten Bilder – unabhängig davon, was es darstellt – zweidimensional. Die Zuordnung zweidimensional (2D) und dreidimensional (3D) nimmt jeweils auf den Inhalt des Bildes Bezug, also 2D bei Darstellung von 2D-Verteilungen oder Schichten, 3D bei Darstellung ganzer 3D-Verteilungen oder Volumina.

Die CT ist, im Gegensatz zur Kernspintomographie, im Wesentlichen auf die Transversalebene als direkte Aufnahmeebene beschränkt. Nur am Kopf und an den Extremitäten werden mit Hilfe spezieller Lagerungstechniken manchmal auch Aufnahmen in sagittaler oder koronaler Orientierung gewonnen. Ansonsten müssen diese Ansichten aus den Originalbildern „synthetisiert" werden. Dies ist problemlos möglich, da immer ein Bilddatenquader gegeben ist, bei Spiral-CT häufig in angenähert isotroper Auflösung. Im einfachsten Falle wird ein Bild in sagittaler bzw. koronaler Orientierung dadurch aufgebaut, dass jeweils die gleiche Bildspalte bzw. Bildzeile aus

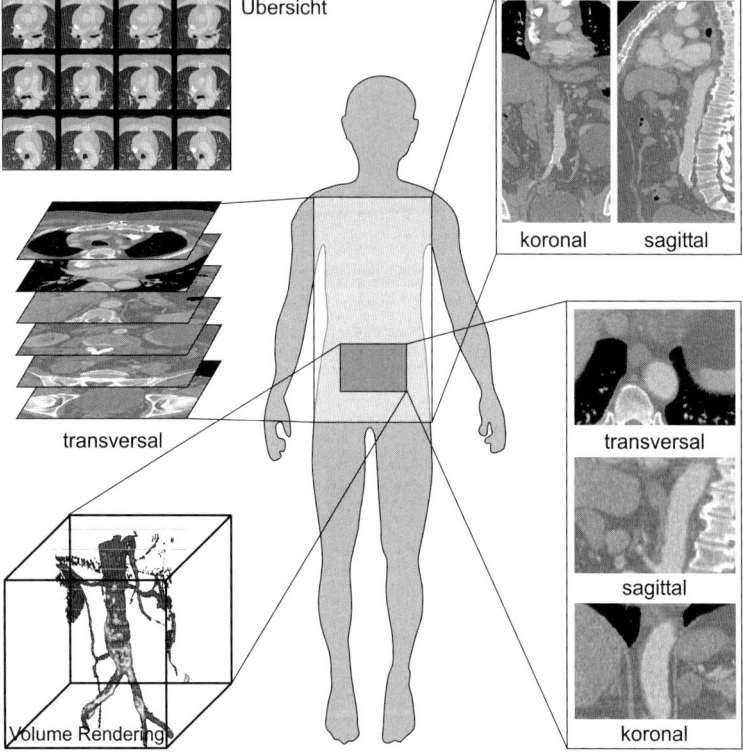

Bild 6.1 Unterschiedliche 2D-Darstellungsformen.
Eine CT-Untersuchung stellt immer einen Bilddatenquader bereit. Neben Einfachoder Mehrfachbildern (oben links) können beliebige Reformatierungen (rechts) gewählt werden. Im Gegensatz zu 3D-Darstellungen (unten links) kommen bei 2D-Darstellungsformen immer die Original-CT-Werte zur Darstellung.

einer Serie aufeinander folgender Bilder aneinandergereiht wird (Bild 6.1). Bilder können in beliebiger Orientierung gewählt werden; auch beliebig geformte Flächen, orientiert an anatomischen Strukturen, können erzeugt werden. Man spricht allgemein von multiplanaren Reformatierungen (MPR – multiplanar reformations).

Eine für die Diagnostik wesentliche Möglichkeit besteht in der interaktiven Durchsicht und Auswertung des Bildvolumens, meist kontrolliert durch Bewegen der Maus oder eines anderen Kontrollmediums und mit iMPR gekennzeichnet. Der Untersucher kann sich so – ähnlich wie im Ultraschall durch Führen des Schallkopfes – an die anatomischen Strukturen und pathologischen Details „herantasten" und durch Vor- und Zurückfahren das Bild wählen, in dem sich das interessierende Detail am klarsten präsentiert, also zum Beispiel mit dem höchsten Kontrast und dem größten Durchmesser. Dieser diagnostische Ansatz ist inzwischen generell verfügbar geworden; insbesondere 4-Quadranten-Darstellungen mit axialer, sagittaler, koronaler und obliquer Schnittführung sind heute Routine und bieten einen guten Überblick. Übungsbeispiele hierzu werden auf der CD-ROM angeboten.

Eine Erweiterung der MPR-Technik besteht darin, beliebig dicke Schichten (slabs) aus dünnen Schichten zusammenzufassen, was sowohl das Rauschen reduziert als auch Strukturen, z. B. Gefäße, die durch mehrere Schichten verlaufen, häufig besser zur Darstellung bringt. Vorzugsweise wird die Bildbetrachtung auch hier interaktiv durchgeführt: mit der Maus werden die Dicke und die Position der Scheibe gewählt und verschoben. In der englischsprachigen Literatur hat sich hierfür der Begriff „sliding-thin-slab" (STS) eingebürgert, wobei iSTS-MPR bzw. iSTS-MIP [Napel, 1993] bei entsprechender Softwareunterstützung auf der Auswertestation interaktiv durchgeführt werden kann.

Alle angesprochenen 2D-Darstellungen haben den Vorteil, dass die CT-Werte direkt und unverfälscht zur Darstellung kommen. Eventuelle Interpolationen oder Mittelwertbildung über mehrere Schichten bei STS sind vernachlässigbar. Damit ist immer eine einfache Orientierung im Volumen und eindeutige Interpretierbarkeit der Bildwerte gegeben. Die interaktive Auswertung am Monitor ist der Ansatz, mit dem die heute anfallenden Bilddatenmengen komfortabel erfasst und befundet werden können. Die Dokumentation der Bilder auf Film stellt hierzu von den Kosten und der Handhabbarkeit her keine echte Alternative mehr dar. Eine interaktive Auswahl von interessierenden Subvolumina (Bild 6.1) und der Einsatz von 3D-Darstellungen sind weitere Schritte, die sich nahtlos anfügen können.

6.3 Dreidimensionale Darstellungen

Dreidimensionale Darstellungen dienen dazu, das abgebildete Volumen in nur einem Bild und möglichst realistisch zu präsentieren und die diagnostisch relevanten Details gezielt herauszuarbeiten. Dies ist in hohem Maße erfolgreich, wenn nur eine Struktur, z. B. Skelett oder kontrastmittelgefüllte Gefäße, dargestellt werden sollen, in der Regel also Strukturen, die sich im Vergleich zu ihrer Umgebung durch hohe Kontraste auszeichnen. Die Originalinformation aus den CT-Werten geht dabei allerdings verloren. Bei den entsprechenden Verfahren wird zum Beispiel entweder nur die Oberfläche (shaded surface displays – SSD) erhalten oder der maximale CT-Wert (maximum intensity projection – MIP). Flexiblere Formen der Volumendarstellung bietet ein inzwischen auch im Deutschen mit „Volume Rendering" (VR) bezeichnetes Verfahren. Hierzu gehört auch die virtuelle Endoskopie, d. h. realitätsnahe endoskopieähnliche Darstellungen des Körperinneren, das so genannte „perspektivische Volume Rendering" (pVR). Diese Verfahren werden unten im Detail erklärt.

Bei allen 3D-Darstellungen muss vom Untersucher die Position vorgegeben werden, aus der er das im Rechner vorliegende 3D-Datenvolumen betrachten will. Es wird ein zweidimensionales Bild errechnet, das senkrecht zur Betrachtungsrichtung steht und einen räumlichen Eindruck vermitteln soll. Um solch eine Darstellung Punkt für Punkt in der Bildebene aufzubauen, müssen für jeden Strahl vom Betrachter zum jeweiligen Bildpunkt alle CT-Werte entlang dieses Strahls durch das 3D-Datenvolumen berücksichtigt und bewertet werden. Das CT-Wertprofil des zentralen Suchstrahls durch das in Bild 6.1 unten links ausgewählte Subvolumen wird deswegen in den folgenden Bildern jeweils schematisch dargestellt und zur Erläuterung benutzt. Alle 3D-Darstellungen können entweder als Zentralprojektion oder als Parallelprojektion aufgebaut werden. Zentralprojektion bietet sich für SSD und pVR an, Parallelprojektion für MIP und VR.

6.3.1 Oberflächendarstellungen

Bei schwellenwertbasierten Oberflächendarstellungen (surface rendering) wird ein CT-Wert als Schwelle vorgegeben. Für jeden Suchstrahl durch das vorliegende Datenvolumen wird der Punkt bestimmt, an dem der vorgegebene Schwellenwert vom Betrachter aus gesehen zum ersten Mal erreicht oder überschritten wird. In Bild 6.2 ist dies der Fall, wenn der Suchstrahl das kontrastmittelgefüllte Gefäßlumen erreicht, also der hier gewählte Schwellenwert von 160 HU entlang des CT-Wertprofils zum ersten Mal überschritten wird. Im einfachsten Fall kann die Entfernung dieses Punktes zum Betrachter als Grauwert kodiert dargestellt werden. Bei SSD-Bildern wird aus der Gesamtheit der Punkte die Oberfläche rekonstruiert und berechnet,

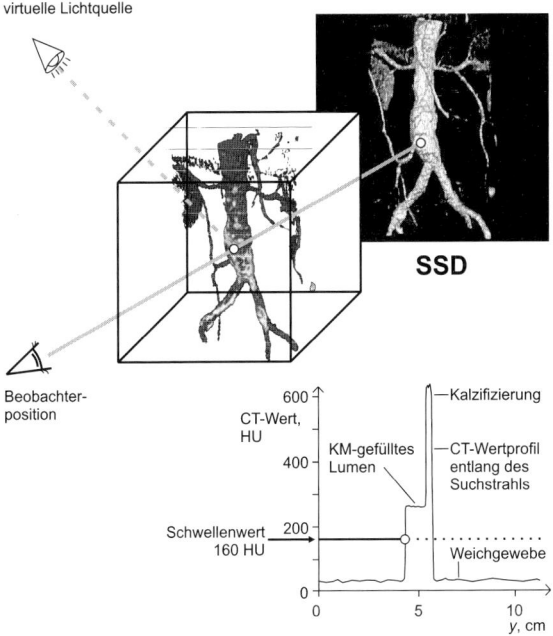

virtuelle Lichtquelle

SSD

Beobachter-
position

CT-Wert,
HU

600 — Kalzifizierung

400 — KM-gefülltes
Lumen

— CT-Wertprofil
entlang des
Suchstrahls

Schwellenwert
160 HU → 200

Weichgewebe

0

0   5   10
y, cm

Bild 6.2 Schwellenwertbasierte Oberflächendarstellung:
Es wird jeweils der Punkt im 3D-Bildvolumen dargestellt, bei dem erstmals
aus Sicht des Beobachters ein gewählter CT-Wert erreicht oder überschritten wurde. Aus der Gesamtheit dieser Punkte wird eine Oberfläche errechnet und beleuchtet, um Schattierungseffekte zu erzeugen.

wie viel Licht, das von einer fiktiven Lichtquelle ausgeht, abhängig von der
Oberflächenorientierung in jedem Punkt reflektiert wird (Bild 6.2). Darstellungen dieser Art erzeugen einen recht realistischen dreidimensionalen Eindruck. Die hierfür wichtigen Schattierungseffekte erklären die Namensge-
bung „shaded surface displays" bzw. SSD für dieses Verfahren.

Es ergeben sich bei SSD aber auch einige Einschränkungen und Fehlermög-
lichkeiten. Wenn sich in Blickrichtung mehrere Strukturen, die den Schwellenwert überschreiten, überlagern, kommt jeweils nur die am weitesten vorn
liegende zur Darstellung; aus Beobachtersicht dahinter liegende Strukturen
auch mit deutlich höheren CT-Werten bleiben verborgen. Zu deren Darstellung müssen andere Betrachtungsrichtungen gewählt oder die verdeckende
Struktur durch Editieren des Bildstapels entfernt werden. Das größte Problem des SSD-Verfahrens liegt in der Abhängigkeit der Darstellung vom
gewählten Schwellenwert. Knochenwandstärken oder Gefäßstenosen, zum
Beispiel, können beliebig manipuliert werden, je nachdem ob der Schwel-

lenwert erhöht oder abgesenkt wird. Bei Erhöhung ergeben sich Knochendefekte („fenestration") und höhere Stenosegrade, bei Absenkung kommen auch durch Rauschen erhöhte Pixelwerte zur Darstellung („flying pixels") und Stenosen werden verdeckt. Das Verfahren eignet sich also kaum zur Diagnose. SSD-Bilder werden zur Dokumentation des Befundes eingesetzt, das Hauptanwendungsgebiet sind Darstellungen knöcherner Strukturen.

6.3.2 Projektionsdarstellungen

Bei „Maximum Intensity Projections" (MIP) wird in Projektionsrichtung entlang jedes Suchstrahls der Punkt mit dem höchsten CT-Wert bestimmt. Dieser Wert kommt im MIP-Bild direkt zur Darstellung (Bild 6.3); es bleibt also im Gegensatz zur Oberflächendarstellung ein Minimum an CT-Wert-Information erhalten. Das einzelne MIP-Bild ist also ein 2D-Projektionsbild. Ein 3D-Eindruck, der bei MIP-Verfahren nicht gezielt erzeugt wird, kann im Gegensatz zu SSDs oft trügerisch sein. Um räumliche Zusammenhänge hervorzuheben, sollte eine Serie von MIP-Bildern, die unter Veränderung des

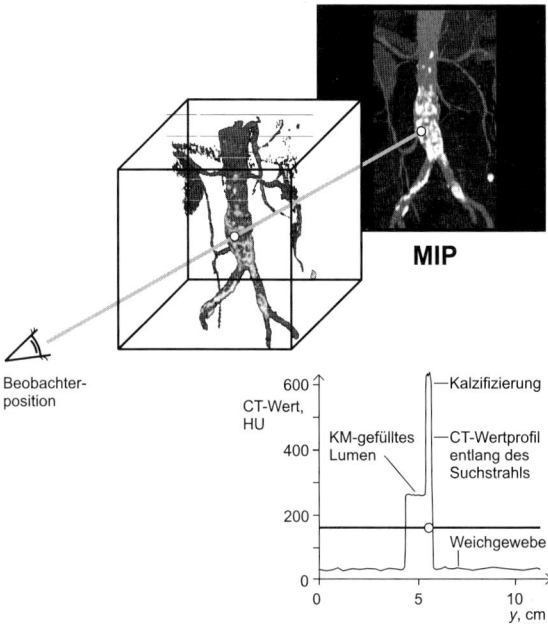

Bild 6.3 Maximum Intensity Projections:
Es kommt jeweils der maximale CT-Wert zur Darstellung, der entlang jeder Verbindungslinie vom Beobachter zur Bildebene durch das 3D-Bildvolumen gefunden wurde.

Betrachtungswinkels in kleinen Schritten erzeugt wurden, im bewegten Ablauf betrachtet werden.

Alternativ zu den Pixeln mit höchster Intensität können natürlich auch diejenigen mit der niedrigsten Intensität als Projektionsbild zur Darstellung gebracht werden; solche Bilder, oft MinIP genannt, können zum Beispiel zur Darstellung des Bronchialbaums eingesetzt werden. Summierung aller Voxelwerte entlang des Suchstrahls und geeignete Skalierung ergibt Bilder, die einem klassischen Röntgenbild ähneln. Im Gegensatz zu Röntgenaufnahmen können aber alle CT-basierten Pojektionsdarstellungen auf ein interessierendes Organgebiet oder Teilvolumen beschränkt werden, das – wie in Bild 6.1 gezeigt – vorab ausgewählt wird.

6.3.3 Volumenvisualisierung

Volumenvisualisierung und Volume Rendering (VR) können als Synonyme angesehen werden; der aus dem Bereich der Computergraphik stammende englische Begriff Rendering steht für den Prozess, ein 2D-Bild aus einem 3D-Modell zu erzeugen. VR-Verfahren gehen in ihrem prinzipiellen Ansatz und in ihrer Leistungsfähigkeit über die vorgenannten Verfahren SSD und MIP hinaus. Für jeden einzelnen vom Auge des Betrachters ausgehenden Suchstrahl wird nicht ein Voxel gewählt, sondern es können alle Werte entlang des Suchstrahls mit geeigneter Gewichtung zum Ergebnisbild beitragen. Über frei wählbare und interaktiv veränderbare Transferfunktionen werden jedem CT-Wert Opazität und Farbe zugeordnet (Bild 6.4). So kann zum Beispiel normales Weichteilgewebe als weitgehend transparent gewählt werden, kontrastierte Gefäße leicht opak und Knochen stark opak. Zusätzlich wird Farbe so eingesetzt, dass die Farbintensität im Allgemeinen mit größerem Abstand zum Beobachter abnimmt, wodurch Tiefeninformation und ein 3D-Eindruck vermittelt werden.

Bei entsprechender Wahl der Transferfunktion kann auch ein Ergebnis ähnlich einer SSD-Oberflächendarstellung erzielt werden. Interessanter und gewünscht ist es allerdings, die 3D-Anatomie, wie etwa Gefäßbäume, gut übersichtlich zu präsentieren, ohne dabei die umgebende Anatomie komplett auszublenden.

Volume Rendering wird wegen der großen Vielfalt der Darstellungsmöglichkeiten und wegen der ansprechenden Bilder als zukünftige Methode der Wahl unter den 3D-Darstellungsverfahren angesehen. Es ist aber anzumerken, dass die Bedienung Ausbildung und Erfahrung erfordert und dass höhere Ansprüche an Hardware und Software gestellt werden. Ein Volume Rendering von großen Datensätzen mit 512-er Matrix in Echtzeit ist zurzeit noch nicht verfügbar. Deren Bereitstellung sollte aber nur eine Frage der Zeit sein.

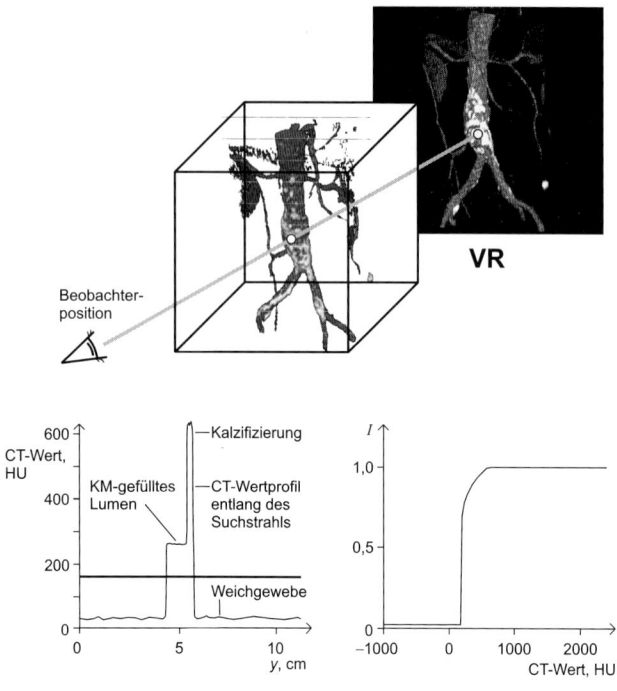

Bild 6.4 Volume Rendering:
Jedem CT-Wertintervall werden über so genannte Transferfunktionen Opazitäts- und Farbwerte zugeordnet. Es kommt jeweils eine diesen Funktionen entsprechend gewichtete Summe aller CT-Werte entlang des Suchstrahls vom Beobachter zur Bildebene zur Darstellung. Der Einsatz von Farbintensitäten verstärkt den 3D-Eindruck.

6.3.4 Virtuelle Endoskopie

Perspektivisches Volume Rendering stellt eine Spezialform der oben dargestellten Technik dar, mit der vor allem virtuelle endoskopische Ansichten erstellt werden sollen. Vorrangiges Einsatzgebiet dieser Techniken, der so genannten virtuellen Endoskopie (VE), sind anatomische Strukturen, die auch Endoskopen zugänglich sind, also zum Beispiel der Bronchialbaum, größere Gefäße, das Kolon und das Nasennebenhöhlensystem. Darüber hinaus finden sie aber auch in Bereichen Einsatz, wie in den Hirnzisternen und im Gastrointestinalbereich, die für Endoskope nicht direkt zugänglich sind.

Im Allgemeinen soll eine perspektivische Ansicht der Nahumgebung des „Endoskopkopfes" erstellt werden. Die VR-Opazitäts- und Farbfunktionen werden meist so eingestellt, dass der Übergang von Darm-, Bronchus-,

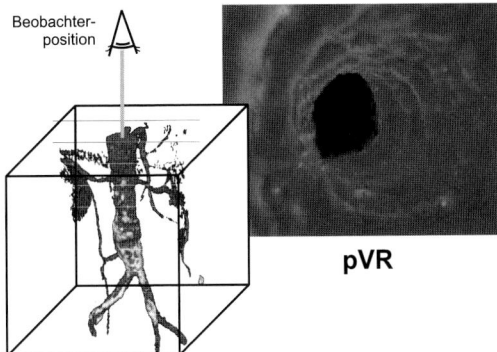

Bild 6.5 Perspektivisches Volume Rendering/Virtuelle Endoskopie:
Die Darstellung erfolgt wie bei Volume Rendering, es wird aber in
jedem Falle eine perspektivische Darstellung aus Sicht der Kamera im
Nahbereich mit speziell angepassten Opazitätsfunktionen erstellt.

Gefäßinnenräumen etc. zum umliegenden Gewebe, also der Darmwand, der
Bronchialwand oder der Gefäßwand opak gestaltet wird (Bild 6.5). Besonders aufschlussreich und diagnostisch oft sehr wichtig ist es, die Strukturen
bewegt und aus unterschiedlichen Richtungen zu betrachten, so wie es auch
mit dem Endoskop oder dem Operationsmikroskop erfolgt. Deswegen werden Flüge durch das Volumen erstellt, so genannte „fly throughs", die den
Eindruck eines virtuellen Flugs durch den gewählten Körperbereich ergeben
sollen. Dies ist nicht nur instruktiv und ästhetisch häufig sehr ansprechend,
sondern in vielen Fällen diagnostisch wertvoll. Einen interessanten Aspekt
bietet hierzu oft die der pVR innewohnende Möglichkeit, Details aus unterschiedlichen Richtungen zu betrachten, wohingegen das reale Endoskop nur
Bilder in Eindringrichtung liefert.

Der klinische Nutzen wurde bereits für die virtuelle CT-Endoskopie des
Kolons, des Dünndarms, der Bronchien und der Nasennebenhöhlensysteme
nachgewiesen. Die virtuelle CT-Kolonographie oder CT-Kolonoskopie ist
zurzeit die am häufigsten eingesetzte Anwendung. Sie wurde erstmals von
Vining 1996 [Vining, 1996] beschrieben; nichtsdestotrotz wird das Thema
immer noch kontrovers diskutiert [Hardacre, 2005], wobei Literaturberichte
unterschiedliche Aussagen zur Sensitivität und Spezifizität der Untersuchung machen, z. B. [Cotton, 2004; Pickhardt, 2003]. Es kann aber sicher
angenommen werden, dass sich die Erfolgsquote der virtuellen CT-Endoskopie mit steigender Qualität der Originalbilder und verbesserter Auswertesoftware, inklusive Computer-gestütztem Auffinden von Kolonpolypen,
weiter verbessern wird. Die Patientenreaktion auf diese neue Vorgehens-

weise ist teilweise überwältigend positiv, da ein nicht invasives Verfahren fast immer dem Eingriff mit einem Endoskop vorgezogen wird.

6.3.5 Zusammenfassende Bewertung

Zum Einsatz der unterschiedlichen Darstellungsverfahren stehen viele Optionen zur Verfügung. Eine Übersicht, welche Parameter und Charakteristika in welchen Fällen häufig zum Einsatz kommen, wird in Tabelle 6.1 gegeben.

Zum Einsatz der unterschiedlichen Darstellungsformen für unterschiedliche diagnostische Aufgaben gibt es umfangreiche Literatur; einige typische Anwendungsbeispiele werden in Bild 6.6 gezeigt. Weitere Beispiele stehen auf der CD-ROM zur Verfügung, die zudem Farbe und Animation bietet.

Alle Aussagen zur Wertigkeit der einzelnen Darstellungsverfahren leiden darunter, dass die Ergebnisse bedingt durch den technischen Fortschritt und durch die verbesserte Anwendbarkeit einzelner Verfahren ständig neu überprüft werden müssen. Insbesondere die Ansätze zum Volume Rendering waren bisher nicht breit und praktikabel verfügbar. Es ist sicher davon auszugehen, dass die technische Entwicklung weiter vorangetrieben wird, aber auch dass unterschiedliche persönliche Vorlieben bestehen bleiben werden. Meine Erwartung ist, dass sich Volume Rendering mit benutzerfreundlichen, fest vorgegebenen Auswerteprotokollen und intelligente Editor-Tools im 3D-Bereich durchsetzen wird (Bild 6.7). Es wird aber 2D-Darstellungsformen nur ergänzen und auf keinen Fall ersetzen.

Zur Wahl zwischen 2D- und 3D-Darstellungen kann zumindest ein einfacher Hinweis gegeben werden: die Befundung erfolgt in fast allen Fällen über die Originalbilder oder multiplanare Darstellungen, d. h. mit 2D-Darstellungen und der tatsächlichen CT-Werteinformation; die Dokumentation des Befun-

Tabelle 6.1
Einsatz unterschiedlicher Parameter bei 2D- und 3D-Darstellungsverfahren

	Farbe	Beleuchtung	Perspektive	Interaktion, Bewegung
MPR	nein	nein	nein	ja
MIP	nein	nein	nein	ja
SSD	nein	ja	ja	ja
VR	ja	ja	nein	ja
pVR	ja	ja	ja	ja

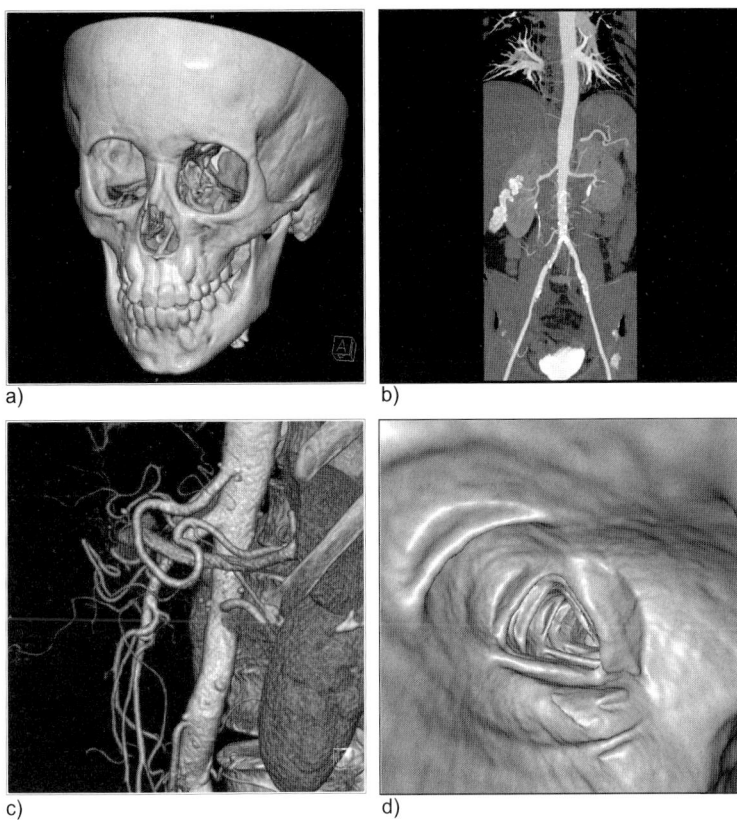

Bild 6.6
Beispiele zum Einsatz unterschiedlicher 3D-Darstellungsformen. **a)** SSD-Einsatz zur Skelettdarstellung. **b)** MIP-Einsatz in der CT-Angiographie. **c)** VR-Einsatz im Abdomen. **d)** pVR-Einsatz in der virtuellen Kolonoskopie.

des hingegen, insbesondere auch für den Chirurgen oder den überweisenden Arzt, häufig über 3D-Darstellungen. Der Grund hierfür ist, dass Original- und MPR-Bilder die volle CT-Wertinformation enthalten, während 3D-Bilder zwar einen einfachen Überblick gewähren, aber viele Details in diesen Ansichten durch Schwellwert oder durch andere Effekte bedingt künstlich erzeugt oder willkürlich weggelassen werden.

Die unterschiedlichen Verfahren zu 3D-Darstellungen, insbesondere in Verbindung mit interaktiven Displayoptionen, werden in Zukunft weiter an Bedeutung gewinnen. Erst nach der Auswahl der Bilder und des Designs des Buchumschlages fiel mir auf, dass für diese zweite Auflage kein einziger

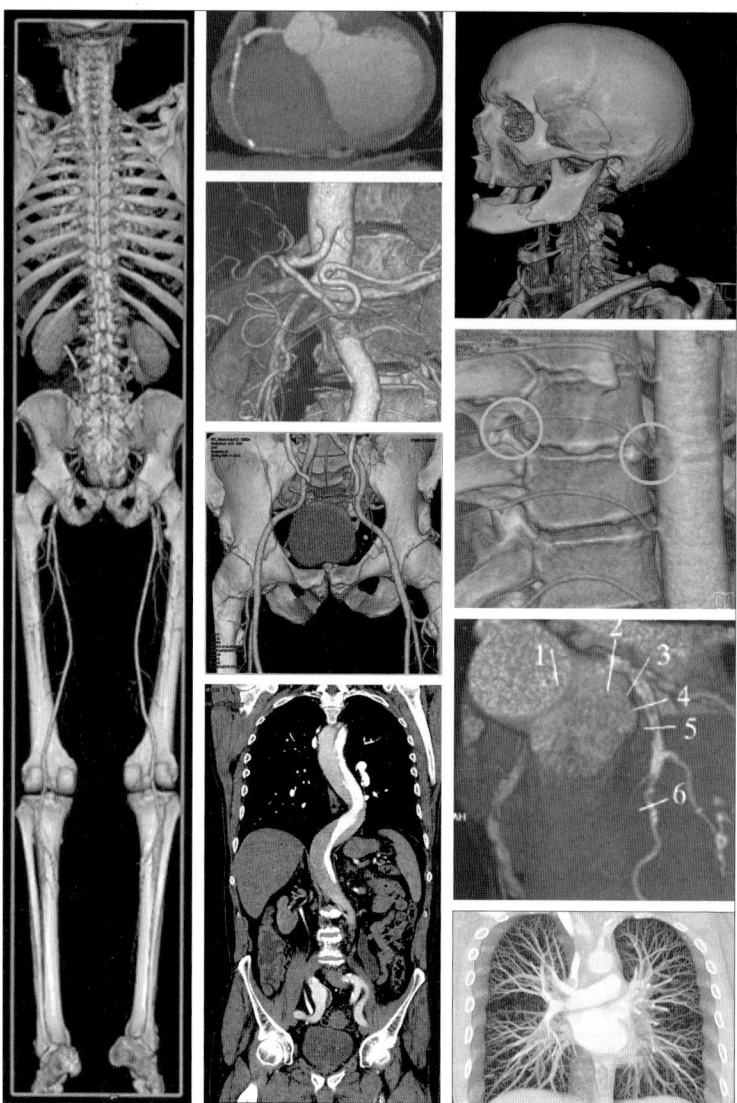

Bild 6.7

Alle Bilder auf der Titelseite des Buches sind 3D-Darstellungen, multiplanar entlang der anatomischen Struktur, Oberflächen- oder Volumen-Renderings.

Die Bilder wurden von W. Bautz, K. Anders und Kollegen, Institut für Diagnostische Radiologie, Universität Erlangen-Nürnberg, am SOMATOM Sensation 64 des IMP aufgenommen und freundlicherweise zur Verfügung gestellt. Das Bild links wurde von A. Küttner, Universität Tübingen, die Darstellung der Intercostalarterien rechts von E. Fishman, Johns Hopkins University, Baltimore, aufbereitet.

Transversalschnitt für die Umschlagseite ausgewählt wurde. Um diesen Punkt zu betonen und gleichzeitig denen erneut Dank zu sagen, die die entsprechenden Bilder erzeugt haben, wird das Titelbild mit Erläuterungen als Bild 6.7 noch einmal gezeigt.

6.4 Wohin mit den vielen Bildern?

Hohe Auflösung in der dritten Dimension ist der besondere Vorteil, den die Spiral-CT und, in noch ausgeprägterer Form, die Mehrschicht-Spiral-CT bieten. Dies ist notwendigerweise verbunden mit der Aufnahme großer Volumina mit dünnen Schichten und überlappender Bildrekonstruktion, d. h., mit einer hohen Anzahl von Bildern. Dreistellige Zahlen sind inzwischen fast die Regel. Die in diesem Kapitel gezeigte Aortographie (Bild 6.1 ff.), zum Beispiel, umfasste 522 Bilder, die „Ganzkörper-Angiographie" auf dem Buchumschlag über 2000 Bilder. Eine Obergrenze ist praktisch nicht gegeben. Die erste Reaktion auf MSCT im Routinebetrieb ist daher häufig die Frage: Wohin mit den vielen Bildern?

Eine Dokumentation auf Film und anschließende Befundung über dieses Medium ist kaum gangbar und sicher nicht zeitgemäß. Auch die Kostensituation spricht dagegen. Ein einziges Blatt Film kostet mehr als, zum Beispiel, eine CD-ROM. Zur Dokumentation eines der oben erwähnten Fälle wären mehr als 50 Filme erforderlich, während eine einzige CD-ROM dieses Datenvolumen problemlos fasst. Die Speicherung und Archivierung sollte also auch aus Kostengründen digital erfolgen. Der zusätzliche Vorteil gegenüber Film besteht darin, dass damit auch die volle Information verfügbar bleibt und nicht nur die innerhalb des für den Film gewählten Fensters.

Die Befundung muss, aus praktischen wie aus prinzipiellen Gründen, interaktiv am Monitor erfolgen. Und damit stellen auch die Datenmengen kein wesentliches Problem mehr dar, vorausgesetzt, dass geeignete Befundungs-Stationen und Software gegeben sind. Dies stellt heute technisch kein Problem mehr dar. Häufiger scheint das Problem in der Organisation der Prozessabläufe zu liegen. Der Abschied vom Film scheint vielen Radiologen schwer zu fallen.

Als Beleg dafür, dass mit heutiger Technik auch große Datenmengen leicht bewältigt werden können, ist auf der CD-ROM ein Auswerteprogramm enthalten (ImpactView), das auf beliebigen PCs und Laptops unter Windows 98 und Windows NT ablauffähig ist. Bei entsprechender Speichergröße können alle angesprochenen Fälle interaktiv befundet und, zum Beispiel über Videobeamer, demonstriert werden. Neben der Möglichkeit effektiver Präsentationen im klinischen Alltag bietet solch eine Software Einsatzbereiche in der

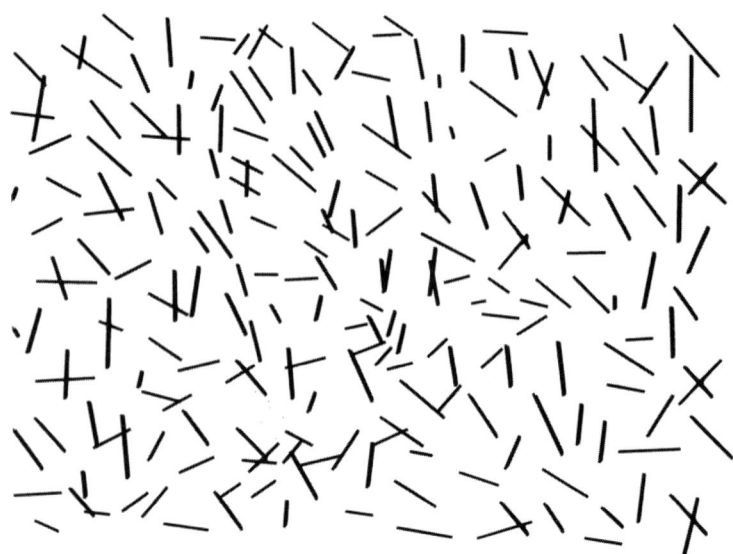

Bild 6.8
Welches Tier verbirgt sich in dieser Zeichnung? Es ist im Videoclip „motion.avi" auf
der CD-ROM leicht zu erkennen, wenn Bewegung aktiviert wird. Dieses Phänomen
kann bei interaktiver Befundung genutzt werden.

Lehre, bei Vorträgen und anderen Gelegenheiten. Ein beabsichtigter Nebeneffekt im Zusammenhang mit diesem Buch: Für CT-Einsteiger unter den
Lesern soll die Möglichkeit gegeben werden, sich mit CT-Bildern und Techniken vertraut zu machen und die menschliche Anatomie an einigen Beispielen von Volumenuntersuchungen interaktiv zu erkunden. Lehrende können
die Software im gleichen Sinne zu Demonstrationen von CT-Bildern unabhängig von einer CT-Konsole oder Auswertestation nutzen. Der Einsatz von
iMPR, interaktiven Mehrquadranten-MPR-Darstellungen, ist hierbei meine
besondere Empfehlung.

Dabei kann sich auch ein besonderer Vorteil der interaktiven Befundung
erschließen. Das menschliche Wahrnehmungssystem ist durch die Evolution
darauf spezialisiert, bewegte Objekte oder Strukturen besonders gut wahrzu-
nehmen, also zum Beispiel den Feind oder das Raubtier, die plötzlich auf der
Szene erscheinen. In Bild 6.7 ist ein Tier verborgen, das zwar ungefährlich,
aber gleichwohl nicht leicht zu entdecken ist. Erst wenn es sich bewegt, ist es
gut zu erkennen. Dies kann in dem kurzen Videoclip „motion.avi" auf der
CD-ROM leicht nachvollzogen werden, sobald Bewegung gestartet wird.
Das Phänomen, dass bewegte Details leichter zu erkennen sind, kann zum
Beispiel genutzt werden, wenn ein Lungenbildvolumen durchfahren wird.

Ein „unvermittelt" auf der Szene auftauchender Lungenknoten ist von den durchgängigen Gefäß- und Bronchialstrukturen leichter zu unterscheiden als quasi statisch auf einzelnen Schichtbildern.

Ob sich daraus ein Vorteil für die interaktive Befundung ableiten lässt, bleibt noch nachzuweisen. Die praktischen Vorteile der Monitorbefundung erscheinen aber unabweisbar. Anders als am Filmalternator kann mühelos auf das komplette Volumen zugegriffen werden. Fensterung, Vergrößerung und alle in diesem Kapitel angesprochenen Auswerte- und Darstellungsformen stehen uneingeschränkt zur Verfügung.

7 Spezialanwendungen

Im Wettstreit der modernen Aufnahmeverfahren – vorrangig zwischen CT, MRT, PET und Ultraschall ausgetragen – werden Verfeinerungen der Methodik und damit auch Spezialanwendungen immer wichtiger. Sie sind häufig ein Anzeichen dafür, wie ausgereift und wie zuverlässig eine Methode ist, und sie können breite klinische Anwendung finden. Schnelle Volumenaufnahmen mit Spiral-CT, die anfangs eine exotische Spezialanwendung darstellten, sind ein Beispiel hierfür, die CT-Angiographie ein weiteres.

7.1 Allgemeine Überlegungen

CT wird vom Kopf über den Körperstamm bis hin zu den Extremitäten in allen Körperabschnitten und anatomischen Regionen, bei Patienten jeder Größe und in allen Altersgruppen von pädiatrischen bis zu geriatrischen Fragestellungen routinemäßig eingesetzt. Wann von einer Spezialanwendung zu sprechen ist, ist nicht hart definiert. „Spezialanwendungen" liegen dann vor, wenn zusätzliche technische Ausrüstung des Gerätes, spezielle Aufnahmeprotokolle oder der Einsatz spezieller Bildnachbearbeitungs- oder Auswerte-Software erforderlich sind, also Dinge, die über die Routineanwendung hinausgehen. Auch die Anforderungen an die Ausbildung des Personals sind meist höher, und sie sind nicht immer mit dem Routinebetrieb vereinbar.

Eine Auflistung typischer Beispiele soll eine Vorstellung vom Spektrum der Spezialanwendungen bei CT geben, aber auf keinen Fall einen Anspruch auf Vollständigkeit erheben, denn eine solche Auflistung ist stetem Wandel unterworfen. Es gehören dazu:

- CT-Angiographie
- Dynamische CT:
  - Beurteilung der Kontrastmittelkinetik in einzelnen Geweben,
  - Messung der Hirnperfusion,
  - Messung der Myokardperfusion,
- Interventionelle CT

- Quantitative CT:
  - Knochendichtemessung,
  - Lungendichtemessung,
  - Koronarkalkmessung,
- Phasenselektive Bildgebung am Herzen
- Virtuelle Endoskopie
  - Virtuelle Bronchoskopie
  - Virtuelle Kolonoskopie
  - Virtuelle Angiographie

Die CT-Angiographie (CTA) kann heute wegen ihrer hohen Anwendungshäufigkeit schon fast als Routineverfahren angesehen werden. Nach intravenöser Injektion eines Kontrastmittelbolus, der eine möglichst hohe Gefäßkontrastierung über einen Zeitraum von typischerweise 30 bis 40 Sekunden gewährleisten soll, muss das interessierende Areal in genau diesem Zeitraum mit Spiral-CT erfasst werden. Die Schwierigkeit besteht darin, die Zeitfenster für Kontrastierung und Scan exakt zur Deckung zu bringen, da die Bolusankunftszeit individuell stark variieren kann. Um gute Ergebnisse sicher zu stellen, kann ein Testbolus vorab verabreicht werden, um die Ankunftszeit über wiederholte Messung nur einer Schicht zu ermitteln. Alternativ wird die Ankunft des tatsächlichen Bolus über sequentielle Messung einer Schicht erfasst und dann in kürzestmöglicher Zeit auf die Volumenaufnahme umgeschaltet [Kopka, 1995b]. Dieses Vorgehen wird von den Herstellern unterstützt, indem Möglichkeiten wie CareBolus und SmartPrep zur Verfügung gestellt werden. Während die zeitliche Abstimmung Aufwand und Erfahrung erfordert, gestaltet sich die 3D-Darstellung mit den im vorigen Kapitel angesprochenen Verfahren inzwischen zunehmend einfacher. Beispielbilder wurden dort gezeigt und sind auf der CD-ROM enthalten.

Dynamische CT, die in technischer Hinsicht bereits in Abschnitt 2.3.4 angesprochen wurde, dient dazu, zeitliche Änderungen der Schwächungswertverteilung zu erfassen. Hierbei kann es sich sowohl um physiologische Vorgänge wie Herzschlag oder Atmung handeln, in der klinischen Anwendung geht es aber überwiegend um die Beurteilung der Kontrastmittelkinetik in unterschiedlichen Körperabschnitten. Hierzu wird eine repräsentative Schicht (bei Mehrschicht-Scannern M Schichten) oder ein Volumen ausgewählt, ein Kontrastmittel verabreicht und die gewählte Schicht oder das Volumen wiederholt gescannt. Der zeitliche Abstand der einzelnen Aufnahmen ist abhängig von dem zu untersuchenden physiologischen Vorgang und der Art des Kontrastmittels: Wird z. B. die Hirngewebeperfusion durch Messung der Anreicherung von Xenon bei kontinuierlicher Inhalation eines Xenon/Sauerstoff-Gemisches untersucht, werden in der Regel Aufnahmen im Abstand von einer Minute über typischerweise fünf bis zehn Minuten

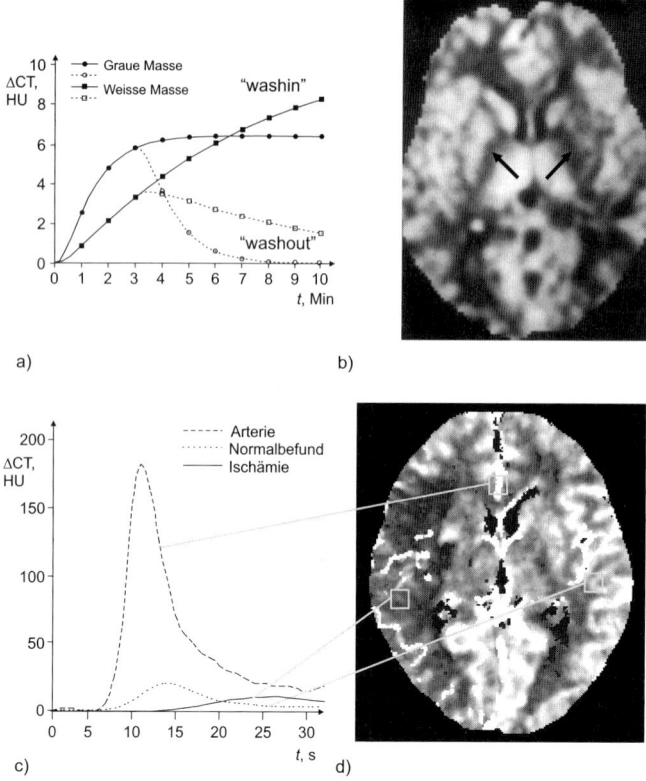

Bild 7.1
Dynamische CT kann mit Messungen im Minuten- (Xenon-Inhalation: **a, b** [Kalender, 1991c]) bzw. im Sekundenbereich (Kontrastmittelbolus **c, d** [König, 2003]) erfolgen, so zum Beispiel bei der Messung der Hirngewebeperfusion.

durchgeführt [Kalender, 1991c] (Bild 7.1a, b). Mit der Kety-Gleichung steht ein akzeptiertes physiologisches Modell zur Verfügung und die Methode liefert Absolutwerte mit hoher Genauigkeit. Die „Xenon-CT" konnte sich aber bisher nicht breit etablieren, da sie ein in der klinischen Routine nicht zu garantierendes Maß an Patientenkooperation erfordert. Jede Bewegung während der Untersuchung führt zu Fehlern in der Abschätzung der Gewebeperfusion.

Eine Alternative besteht darin, den Durchfluss eines möglichst kurzen, intravenös verabreichten Kontrastmittelbolus mit hoher zeitlicher Auflösung in kurzer Zeit aufzuzeichnen [Miles, 1997]. Statt einzelner Aufnahmen in größerem zeitlichen Abstand wird hier meist kontinuierlich gemessen. Untersuchungen dieser Art werden zum Beispiel bei Patienten mit akutem Hirnschlag eingesetzt, um die verbliebene Gewebeperfusion abzuklären und darauf basierend die Therapieentscheidung zu treffen (Bild 7.1c, d) [König, 2003]. Dynamische CT kann auf weitere Anwendungsgebiete übertragen werden, so zum Beispiel zur Messung der Myokard- oder der Tumorperfusion.

Unter interventioneller CT versteht man CT-geführte oder CT-kontrollierte Eingriffe, zum Beispiel Punktionen zur Entnahme von Biopsien, Drainagen und zahlreiche andere therapeutische Eingriffe. Hierfür werden oft mechanische Zielvorrichtungen und Führungshilfen eingesetzt mit Software, die die Bestimmung der Zielkoordinaten aus den CT-Bildern ermöglicht und die Einstellparameter für die Punktionshilfe vorgibt. Die besondere Anforderung an das CT-Gerät besteht darin, dass der jeweilige Eingriff in einigen Fällen in Echtzeit überwacht werden soll. Denn gerade im Körperstamm, der jederzeit Bewegung unterworfen sein kann, sollte der Eingriff – zum Beispiel die Position einer Punktionsnadel (Bild 7.2) – ständig überwacht werden. Dies empfiehlt sich nicht nur, um eine Gefährdung kritischer Organbereiche auszuschließen, sondern auch um den Erfolg der Maßnahme jederzeit kontrollieren und steuern zu können. Wichtig für die interventionelle CT sind daher kurze Scanzeiten und sehr kurze Rekonstruktionszeiten, wie in Abschnitt 2.3.5 bereits dargestellt. Man spricht von CT-Fluoroskopie, wenn kontinuierliche Aufnahmen mit mehreren Bildern pro Sekunde zur Verfügung stehen.

Der Einsatz von Mehrschichtaufnahmen erlaubt in Zukunft eine noch bessere Kontrolle des Zielvolumens, da durch die simultane Überwachung meh-

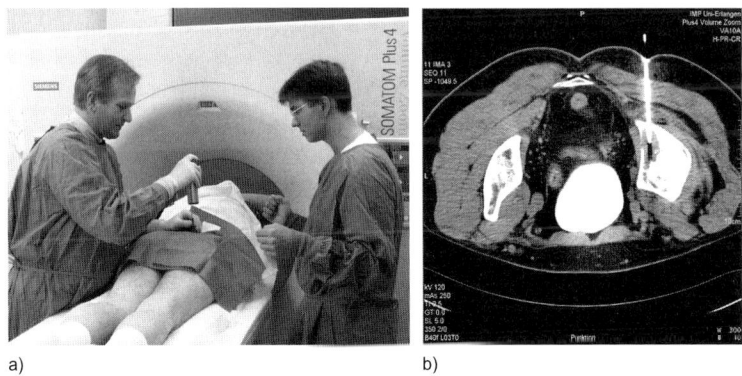

a)   b)

Bild 7.2
Interventionelle Eingriffe, zum Beispiel Biopsien (**a**), können unter CT-Kontrolle sicher durchgeführt werden (**b**).

rerer Schichten die Nadelspitze immer eindeutig geortet und der Patiententisch geeignet nachgeführt werden kann. Diese technischen Möglichkeiten werden einhellig begrüßt, da viele minimalinvasive Eingriffe damit noch unproblematischer und sehr sicher durchgeführt werden können. Lediglich die Patientendosis kann bei längeren Eingriffen zu einem Problem werden. Geeignete Überwachungs-Software und Maßnahmen zur Dosisreduktion, wie sie auch in der konventionellen interventionellen Fluoroskopie üblich sind, sind für die CT erst in Entwicklung.

7.2 Quantitative CT

Hohe Anforderungen und häufig auch die Frage, wie ausgereift und zuverlässig ein bildgebendes Verfahren ist, werden bei quantitativen Verfahren gestellt, hier also bei der quantitativen CT (QCT). Einige QCT-Anwendungen wurden bereits angesprochen. Quantitative Angaben können in einfachen geometrischen Angaben bestehen, wie Größe und Volumen eines Tumors. Es stehen aber auch vielfach komplexere Verfahren zur Verfügung, z. B. Optionen zur Messung der Knochendichte, zur Messung des Kalkgehaltes der Koronararterien oder zur Bestimmung von Dichte und Struktur der Lunge. Die oben angesprochene Abschätzung der Gewebeperfusion mit dynamischer CT wird nicht zur QCT gerechnet, da meist nur Verteilungsmuster als Parameterbilder angeboten, aber Absolutwerte nicht in Anspruch genommen werden. Akzeptierte Modelle und Kriterien zur Überprüfung solcher Werte fehlen noch.

Bei allen quantitativen Aussagen ist besondere Sorgfalt gefordert, weil diagnostische oder therapeutische Entscheidungen eventuell von einem ermittelten Zahlenwert abhängig gemacht, in jedem Falle aber davon beeinflusst werden. Bei Verlaufskontrollen zur Überprüfung des Tumorwachstums müssen Angaben zum Volumen also zuverlässig sein, genauso wie die Abschätzung der Knochenmineraldichte, wenn dieser Parameter zur Osteoporosediagnose herangezogen werden soll. Es können beliebig weitere Beispiele gegeben werden, die die Bedeutung von quantitativen Aussagen illustrieren und die Forderung nach besonderer Sorgfalt und nach Maßnahmen zur Qualitätssicherung rechtfertigen. Bei den folgenden Erörterungen wird auf die Knochendichtemessung (Bild 7.3) und die Lungendichtemessung Bezug genommen, die auch als Produktoptionen eingeführt sind (OSTEO CT und PULMO CT am SOMATOM PLUS). Zusätzlich wird im nächsten Abschnitt die QCT-Anwendung „Koronarkalkmessung" diskutiert. Es soll an diesen Beispielen herausgearbeitet werden, dass bei quantitativer CT immer wieder ähnliche Prinzipien und Überlegungen zum Einsatz gelangen.

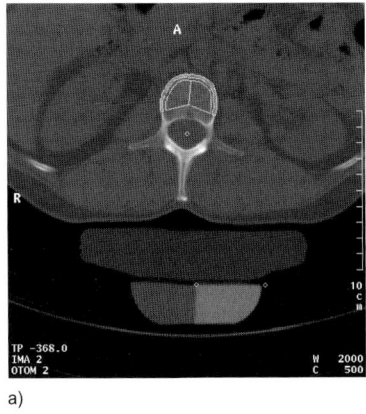
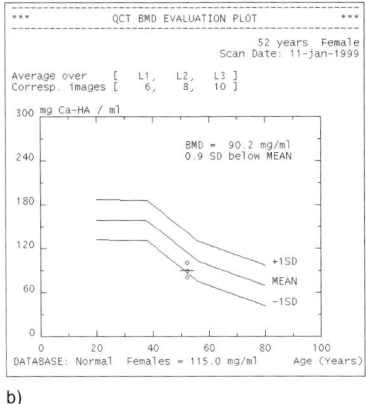

a)   b)

Bild 7.3
Die Bestimmung der Dichte von spongiösem und kortikalem Knochen an der Lendenwirbelsäule stellt ein etabliertes Verfahren dar, für das automatisierte Auswertesoftware (a), Kalibrierphantome und Normalwerte (b) zur Verfügung stehen.

Aus technischer und physikalischer Sicht stehen die folgenden Kriterien für
die Güte eines quantitativen Verfahrens im Vordergrund, die bei der norma-
len Bildgebung kaum hinterfragt werden:

- Genauigkeit (Accuracy),

- Reproduzierbarkeit (Precision),

- Qualitätssicherung und

- Vergleichbarkeit mit anderen Geräten.

Die absolute Genauigkeit einer Messung wird allgemein immer hoch bewer-
tet, sie ist aber bei vielen medizinischen Anwendungen im Vergleich zur
Reproduzierbarkeit weniger wichtig. Eine Zuordnung zu „gesund" oder
„krank" über einen einzelnen Messwert ist häufig nicht möglich, da von
Natur aus eine große Schwankungsbreite zwischen Individuen für viele
Parameter gegeben ist. In der Verteilung der Knochendichte bei gesunden
Individuen gleichen Alters und Geschlechts wird zum Beispiel eine Stan-
dardabweichung von ca. 30 % als typisch angesehen (Bild 7.2b). Eine
Genauigkeit von ca. 10 % erscheint ausreichend, höhere Anforderungen, die
nicht leicht zu erreichen sind, bieten keinen signifikanten Vorteil.

Die Reproduzierbarkeit der Messung ist in den meisten Fällen der wichtigere
Parameter, da hierüber entschieden wird, ob Verlaufskontrollen sinnvoll
sind. Bei der als Beispiel angesprochenen Knochendichtemessung sollen
Knochenverlustraten von 1 bis 2 % pro Jahr, die als normal angesehen wer-

den, von erhöhten Verlustraten sicher unterschieden werden. Um einen Verlust von 5 % diagnostizieren zu können, muss eine Reproduzierbarkeit der Messung von besser als 2 % erreicht werden. Denn allgemein gilt bei Messungen, dass eine Zustandsänderung mit Sicherheit erst festgestellt werden kann, wenn sie das 2,8-fache der Standardabweichung überschritten hat $(2 \cdot \sqrt{2} -$ oder „3σ"-Regel). Diese hohe Präzision ist möglich, erfordet aber besondere Anstrengungen. Für die Knochendichtemessung und die oben genannten Kriterien bedeutet das:

- Eine Genauigkeit von 5-10 % kann bei geeigneter Kalibrierung erreicht werden und erscheint ausreichend.

- Eine Reproduzierbarkeit besser als 2 % erfordert feste Scanprotokolle, automatisierte Auswerteverfahren und Kalibriermaßnahmen.

- Zur Qualitätssicherung, im Rahmen der monatlichen Konstanzprüfung, aber besser noch bei jeder Patientenmessung, muss ein Kalibrierstandard gemessen werden.

- Vergleichbarkeit mit anderen Geräten ist erforderlich, um allgemeine Akzeptanz für ein Verfahren zu erreichen. Hierfür sollte ebenfalls ein akzeptierter Standard eingesetzt werden.

Diese Voraussetzungen sind für die OSTEO CT-Option, zum Beispiel, weitgehend gewährleistet. Es werden feste Scanprotokolle vorgegeben, automatisierte objektive Auswerteverfahren und Kalibrierkörper angewendet [Kalender, 1987c] und ein Industriestandard, das European Spine Phantom [Kalender, 1995b], zur Gerätekalibrierung eingesetzt. Alters- und geschlechtsspezifische Referenzen einer knochengesunden Bevölkerung stehen zur Verfügung [Kalender, 1989b].

Bei der quantitativen CT der Lunge stehen ebenfalls Fragen zur Reproduzierbarkeit im Vordergrund, weil sich patientenbedingt ganz unterschiedliche Messwerte ergeben können. Die Lungendichte variiert sehr stark mit dem Einatemzustand; innerhalb der Grenzen der Vitalkapazität (VK) ergeben sich Unterschiede von einem Faktor 2 bis 3. Eine Kontrolle der Einatemtiefe ist also erforderlich, um adäquate Reproduzierbarkeit zu erreichen und damit Verlaufskontrollen zu ermöglichen. Spirometrische Kontrolle erscheint als Methode der Wahl und bietet gleichzeitig die Möglichkeit, den Scan bei einer gewünschten Einatemtiefe zu triggern [Kalender, 1990a]. Bei diesem Vorgehen atmet der Patient während der gesamten Untersuchung durch ein Spirometer. Zu Beginn wird eine Vitalkapazitätsmessung durchgeführt, um eine Bezugsgröße zu erhalten. Die Messung kann im Prinzip bei beliebigen Werten ausgeführt werden. 50 % VK wird häufig gewählt, da dies für die Patienten eine angenehme Einatemtiefe darstellt. Meist werden nur wenige repräsentative Schichten gemessen, wobei die Carina im a.p. Topogramm als

Orientierung dienen kann; Volumenmessungen mit Spiral-CT sind mit dieser Technik in gleicher Weise möglich.

Bei der Auswertung der Bilder sollten wiederum automatisierte Verfahren zur Anwendung kommen, um auch hier die Reproduzierbarkeit zu erhöhen [Kalender, 1991a]. Ähnlich wie Knochen stellt auch die Lunge ein sehr inhomogenes Gewebe dar. Die Platzierung der ROI, insbesondere bei regionaler Auswertung, ist daher kritisch. Automatisierte Verfahren erlauben nicht nur eine reproduzierbare Auswertung unter objektiv vorgegebenen Kriterien, sondern sie sind auch extrem schnell und komfortabel und bieten eine große Palette von Auswerteparametern an. Kalibrierung und Qualitätssicherung werden ähnlich wie bei der Knochenmineralmessung über ein anthropomorphes Phantom erreicht.

Quantitative CT muss also in jedem Fall durch geeignete Maßnahmen unterstützt und abgesichert werden. Im besten Falle geschieht dies direkt durch den Hersteller, der alle Einflussfaktoren erfassen kann. Diese Ansprüche müssen auch an die unten zu besprechende Koronarkalkmessung gestellt werden, wenn dieses Verfahren einen hohen Qualitätsstandard erreichen und breite Akzeptanz finden soll.

7.3 Bildgebung am Herzen und Koronarkalkmessung

Die allgemeine Erwartung ist, dass eine gute Darstellung des Herzens erreicht werden kann, wenn sich die Strukturen während der Scanzeit bzw. bei retrospektiven Verfahren während der effektiv genutzten Scanzeit nur wenig bewegen. Diese Annahme ist bei Rotationszeiten von 500 ms und niedrigen Herzfrequenzen in der diastolischen Phase weitgehend erfüllt, denn bewegungsarme Phasen von 250 ms oder mehr sind für Teilscans häufig gegeben. Mit neueren Scannern, die Rotationszeiten von 330-400 ms bieten, werden auch für höhere Pulsraten und für unterschiedliche Herzphasen gute klinische Ergebnisse erzielt. Wenn harte Maßstäbe an die Bildqualität angelegt werden, können auch Scanzeiten von 50 ms oder weniger notwendig erscheinen, um das Herz in allen Bewegungsphasen artefaktfrei und ohne Bewegungsunschärfe abzubilden [Ritchie, 1992].

Ein erster Ansatz besteht also darin, das komplette Herz konsistent in der bewegungsarmen diastolischen Phase darzustellen, da hier in jedem Falle die höchste Bildqualität zu erwarten ist. Dies kann mit konventioneller CT ebenso wie mit Elektronenstrahl-CT erfolgen, indem sequentiell prospektiv getriggerte Teilscans aufgenommen werden. Diese Vorgehensweise wurde insbesondere für Koronarkalkmessungen eingesetzt. Bei Einzelschichtakquisition überschreitet die Gesamtaufnahmezeit aber meist 30 s, was zu atembedingten Registrierungsproblemen von Schicht zu Schicht führt. Mehrschichtaufnahmen und die Spiraltechnik bieten hier Vorteile, weshalb sich dieser Abschnitt ganz auf retrospektiv EKG-korrelierte Spiral-CT-Rekonstruktionen konzentriert, die auch phasenselektive Bildgebung in einfacher Weise erlauben. Die hierfür notwendigen speziellen z-Interpolationsverfahren wurden bereits in Abschnitt 3.4.3 besprochen.

Bei Anwendungen am Herzen gilt allgemein, dass der Vorschub pro Herzschlag die Kollimierungsbreite $M \cdot S$ nicht überschreiten sollte, wobei das Zeitintervall pro Herzschlag direkt aus der Herzfrequenz f_H folgt. Es ergeben sich die maximale Tischgeschwindigkeit

$$d' = \frac{M \cdot S}{1/f_H} \tag{7.1}$$

der Vorschub pro Umdrehung

$$d \leq M \cdot S \cdot f_H \cdot t_{rot} \tag{7.2}$$

und somit der Pitch:

$$p \leq \frac{d}{M \cdot S} = f_H \cdot t_{rot} \tag{7.3}$$

Der Pitch bei Spiral-CT am Herzen ist also auf relativ niedrige Werte begrenzt. Für eine Rotationszeit von 0,4 s und eine Herzfrequenz $f_H = 60$ bpm (Herzschläge pro Minute) ergibt sich ein Pitch von maximal 0,4, bei $f_H = 120$ bpm ein Wert von maximal 0,8. Neben der allgemeinen Bildgebung, wie zum Beispiel der CT-Koronarangiographie, gilt der phasenselektiven Darstellung des Herzens und der Messung des Koronarkalks besonderes Interesse, die im Folgenden dargestellt werden. Keine der angesprochenen Anwendungen ist zurzeit breit etabliert. Die überzeugenden Bildergebnisse, die bisher erzielt wurden, lassen aber erwarten, dass sich hier ein neuer Anwendungsbereich für die CT ergeben wird. Die insgesamt hohe Qualität der Ergebnisse, wie die Darstellung einer Stenose und von weichem Plaque in Bild 7.4, kann an weiteren Beispielen auf der CD-ROM, die dort auch als Videoanimation angeboten werden, nachvollzogen werden.

7.3.1 Phasenselektive Darstellung des Herzens mit MSCT

Phasenselektive Darstellungen bei Einzelschicht-CT können prinzipiell auch über wiederholte prospektive Triggerung oder über retrospektive phasenkorrelierte Rekonstruktion mit Einzelschicht-Spiral-CT erreicht werden. Dosisüberlegungen und praktische Gründe sprechen aber gegen einen breiten Ein-

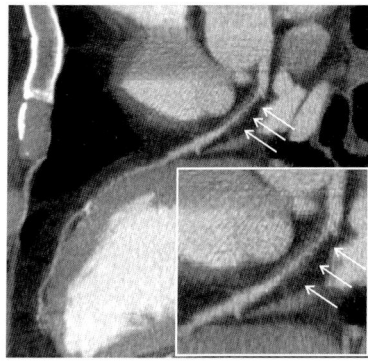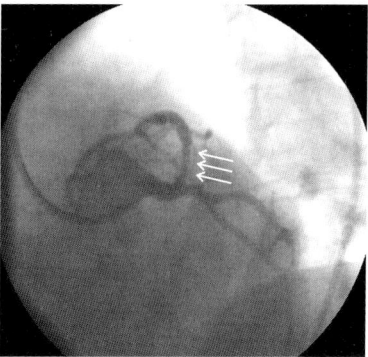

Bild 7.4

EKG-korrelierte Bildrekonstruktion mit dem Interpolationsalgorithmus 180°MCI kombiniert Messwerte aufeinander folgender Herzschläge. Die hohe zeitliche Auflösung (auch bei 0,5 s Rotationszeit bis zu Werten unter 100 ms) stellt für hohe Herzraten eine gute Darstellung der Anatomie zur Verfügung, in diesem Falle eine Stenose und weicher Plaque (links) in direktem Vergleich zur konventionellen Angiographie (rechts). Dieser Fall wurde 1998 am 4-Schicht-Gerät SOMATOM Volume Zoom erstellt.

satz. Mehrschicht-Spiral-CT mit Rotationszeiten im Subsekundenbereich bietet hingegen ein erstaunliches Potenzial.

Teilscan-Rekonstruktionen aus MSCT-Scans, die bei Rotationszeiten von 500 bzw. 330 ms eine effektive Scanzeit von etwas über 250 bzw. 165 ms benötigen (s. Abschnitt 3.4.3), liefern erstaunlich gute Ergebnisse (180°MCD). Dies wird auch in Bild 7.5 im direkten Vergleich der beiden prinzipiell möglichen Ansätze gezeigt.

Die Qualität der EKG-korrelierten Rekonstruktionen, die aus dem gleichen Datensatz mit den Algorithmen 180°MCD und 180°MCI gewonnen werden, unterscheiden sich in Details, da die zeitliche Auflösung vom Zusammenspiel von Herzfrequenz und Scannerrotationsfrequenz im Falle der Interpolation abhängt. Teilscanrekonstruktionen stellen immer die gleiche zeitliche Auflösung zur Verfügung, die in etwa der halben Rotationszeit entspricht. Interpolationsansätze können hingegen in den meisten Fällen deutlich höhere zeitliche Auflösung ermöglichen [Kachelrieß, 2000c]. Bild 7.5a zeigt die Variationen der zeitlichen Auflösung in Prozent des RR-Intervalls des EKGs als Funktion der Herzfrequenz. Offensichtlich sind kürzere Rotationszeiten immer von Vorteil. Die Ergebnisse für die Interpolationsalgorithmen schwanken zwischen dem Basiswert, der der Teilscanrekonstruktion entspricht, und deutlich besseren Werten. Bildbeispiele sind deswegen für unterschiedliche Herzfrequenzen zusammengestellt, hier im Vergleich zweier

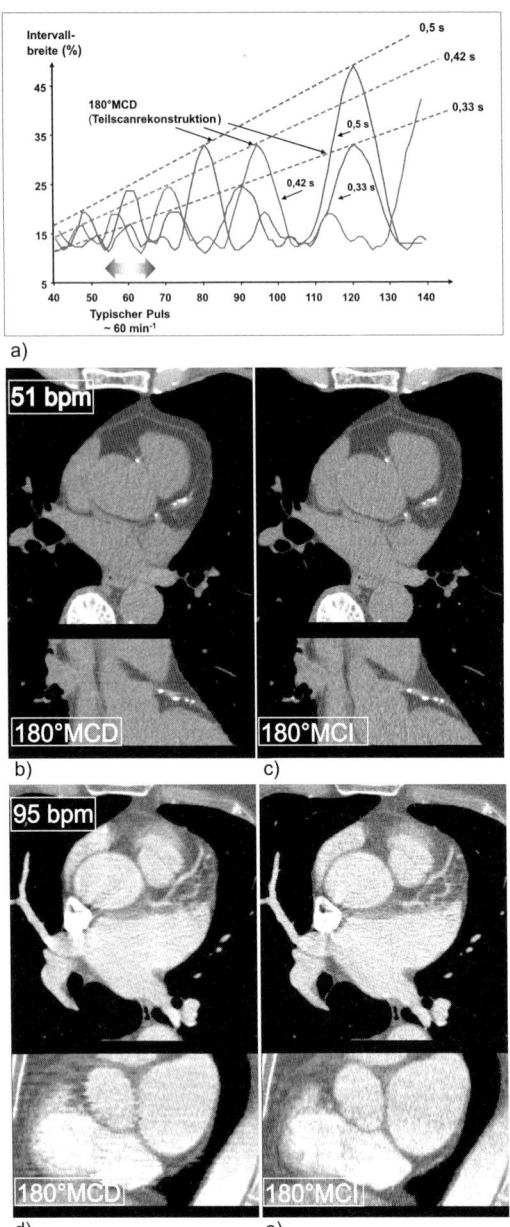

Bild 7.5
Vergleich der Leistungsfähigkeit von Teilscan- und interpolierenden Herzrekonstruktionsalgorithmen bei unterschiedlichen Herzfrequenzen. Analyse der zeitlichen Auflösung (**a**) und Vergleich von Fallbeispielen (**b-e**) (siehe Text zur Erläuterung).

Fälle bei 50 bpm (Bild 7.5b, c) und bei 95 bpm (Bild 7.5d, e) bei 0,42 s Rotationszeit. Die Begrenzungen von 180°MCD sind offensichtlich, am besten in der multiplanaren Darstellung bei höheren Herzfrequenzen zu erkennen, da hier die diastolische Phase verkürzt ist und unter 200 ms abfällt.

Interpolierende Rekonstruktionsalgorithmen (180°MCI, ASSR CI, EPBP CI etc.) bieten signifikante Verbesserungen der zeitlichen Auflösung, da sie nur relativ kurze Segmente des R-R-Intervalls nutzen. Abhängig von der Herzfrequenz und der Rotationsfrequenz können effektive Scanzeiten von deutlich unter 100 ms erreicht werden [Kachelrieß, 2000b]. Damit werden auch phasenselektive Darstellungen des Herzens bei höheren Pulsraten möglich. Wie auch an den animierten Darstellungen auf der CD-ROM gesehen werden kann, sind entsprechende klinische Ergebnisse äußerst eindrucksvoll. Es ist jedoch schwierig zu bestimmen, wie scharf und wie zuverlässig solche Darstellungen für Herzphasen mit hoher Bewegungsgeschwindigkeit sind. Klinische Beispiele erlauben nur eine qualitative und subjektive Beurteilung. Wir haben versucht, die Simulationsergebnisse und den subjektiven Eindruck durch einen Experimentalaufbau mit einem PC-gesteuerten Roboter, der die dreidimensionale Bewegung des Herzens während des Scans simuliert, zu überprüfen.

Es bestätigte sich, dass MSCT bei Rotationszeiten von 0,4 s und darunter mit geeigneten Interpolationsalgorithmen eine zeitliche Auflösung von besser als 100 ms bereitstellen kann. In jedem Falle wird eine weitere Reduktion der Rotationszeit die Situation verbessern. Die Anpassung der Rotationszeit an die Herzfrequenz, die auf der Basis von Bild 7.5a sinnvoll erscheinen mag, würde aber nur zu besseren Ergebnissen führen, wenn die Herzfrequenz absolut konstant ist. Dies ist im Allgemeinen bei Patienten nicht der Fall, insbesondere nicht, wenn Kontrastmittel injiziert wird. Die Alternative einer Echtzeitanpassung der Rotationsfrequenz an die Herzfrequenz ist keine realistische Option bei dem Umfang der rotierenden Massen auf der Gantry. Unabhängig vom Scannertyp oder dem Rekonstruktionsalgorithmus wäre es von Interesse, die phasenselektiven Bilder ohne Vorliegen des zeitgleich aufgezeichneten EKGs rekonstruieren zu können. Dies würde die Untersuchung nicht nur leichter und schneller machen, sondern es könnte auch die Bildqualität verbessern.

Das Kymogramm, das in Abschnitt 3.4.3 bereits angesprochen wurde, stellt die Bewegungsfunktion des Herzens selbst dar, statt des Surrogats eines elektrophysiologischen Signals wie des EKGs [Kachelrieß, 2002]. Es kann als Funktion der Zeit, aber auch als Funktion des anatomischen Bereiches entweder durch Analyse der Rohdaten oder der zugehörigen Bilder erstellt werden [Kalender, 2000a]. Ein EKG und ein Kymogramm sind in Bild 7.6 für einen willkürlich gewählten Herzscan zusammen mit den resultierenden Bildern dargestellt. Offensichtlich ist die Bildqualität in diesem Falle weit-

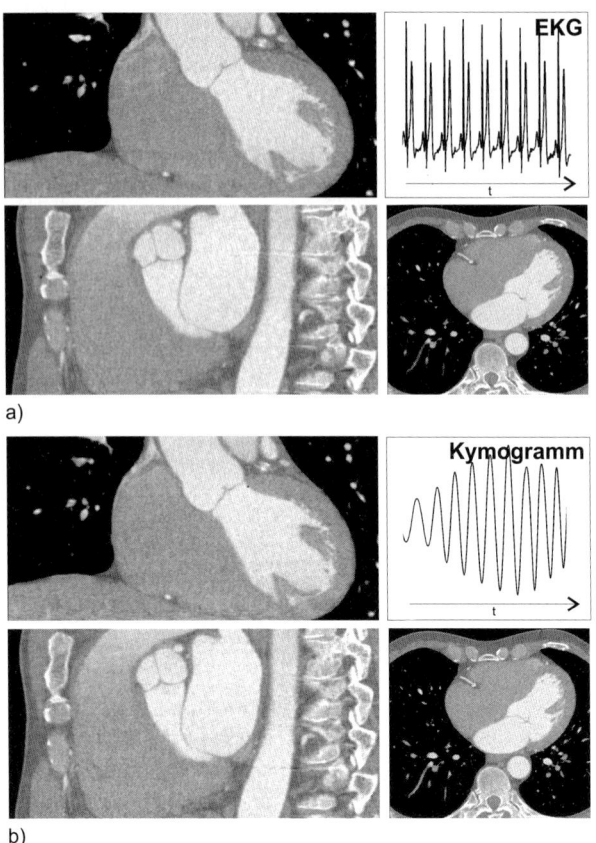

a)

b)

Bild 7.6
EKG- (**a**) und Kymogramm-basierte (**b**) Herzphasen-selektive Bildrekonstruktionen bieten in den meisten Fällen äquivalente Bildqualität, wie dieses willkürlich gewählte Beispiel zeigt. Die entsprechenden Synchronisationsfunktionen, das aufgezeichnete EKG und das errechnete Kymogramm sind jeweils oben rechts im Bild zu sehen.

gehend für beide Synchronisationsfunktionen äquivalent. In einigen Fällen haben wir auch verbesserte Bildqualität bei der Kymogramm-korrelierten Rekonstruktion festgestellt, insbesondere, wenn Probleme mit der Aufzeichnung oder der Interpretation des EKGs vorlagen.

Die Bewertung des Kymogramm-Ansatzes ist noch in Arbeit. Dieses neue Verfahren zur Erzeugung von phasenkorrelierten Herzbildern kann durchaus allgemeine Akzeptanz finden, da es eine vereinfachte Untersuchung erlaubt und auch in Echtzeit durchgeführt werden kann. Da die niedrigen Pitch-

Werte, die für phasenkorrelierte Bildgebung notwendig sind, mit der größeren z-Abdeckung der Detektoren praktisch immer leichter verfügbar werden, könnte jeder Standard-Thoraxscan Kymogramm-basiert auch mit Ausschluss der Effekte der Herzbewegung rekonstruiert werden.

7.3.2 Koronarkalkmessung mit CT

Die koronare Herzkrankheit (KHK) ist eine der häufigsten Todesursachen in unserer Gesellschaft. Verfahren zu einer frühen und sicheren Erkennung und zu zuverlässiger Verlaufskontrolle werden weiter gesucht. Der Nachweis von Gefäßstenosen ist ein Mittel der Wahl; neben der etablierten Koronarangiographie stellt deshalb die Entwicklung der weniger invasiven CT-Koronarangiographie ein besonders interessantes Forschungsthema dar. Verkalkungen der Koronararterien gelten als ein weiterer, wenn auch nicht sehr spezifischer Indikator für KHK. CT bietet die Möglichkeit, Verkalkungen und ihre dreidimensionale Verteilung darzustellen und quantitativ zu erfassen.

Koronarkalkmessungen, in der Literatur häufig als „coronary calcium scoring" angesprochen, werden seit Jahren an EBT-Scannern (Abschnitt 2.4.1) betrieben. Das Verfahren kann aber trotzdem nicht als ausgereift oder etabliert angesehen werden. Zur Genauigkeit sind keine Angaben verfügbar; dieser Parameter ist aber auch, ähnlich wie bei der Knochendichtemessung, von nachrangiger Bedeutung. Die Reproduzierbarkeit wird mit ca. 30 % angegeben [Bielak, 1994]. Dies bedeutet nach der oben erwähnten „3σ"-Regel, dass eine Zustandsänderung mit Sicherheit erst festgestellt werden kann, wenn der Messwert sich um mindestens 80-100 % geändert hat. Für einen Test mit dem Anspruch hoher Sensitivität ist dies völlig unakzeptabel. Die Reproduzierbarkeit des Verfahrens muss verbessert und durch Qualitätssicherungsmaßnahmen gewährleistet werden. Auch müssen Möglichkeiten zum Vergleich der Ergebnisse unterschiedlicher Scanner und Scanmodi geschaffen werden.

Der Einsatz der CT zur Koronarkalkmessung stellt also eine typische QCT-Anwendung dar und kann wiederum nach den oben genannten Kriterien betrachtet werden:

- Genauigkeit ist nicht das entscheidende Kriterium, geeignete Kalibrierung ist aber erforderlich.

- Für möglichst hohe Reproduzierbarkeit sind feste Scanprotokolle, dedizierte Rekonstruktionsalgorithmen, automatisierte Auswerteverfahren und Kalibriermaßnahmen erforderlich.

- Zur Qualitätssicherung im Rahmen der monatlichen Konstanzprüfung, aber besser noch bei jeder Patientenmessung, sollte ein Kalibrierstandard gemessen werden.

• Vergleichbarkeit mit anderen Geräten ist erforderlich, um allgemeine Akzeptanz zu erreichen. Es sollte ein akzeptierter Standard entwickelt und eingesetzt werden.

Ansätze hierzu sind gegeben. Bild 7.7 zeigt ein Qualitätsphantom und zugehörige Kalibrierinserts und Erweiterungsringe, wie bereits früher vorgeschlagen [Kalender, 2000b]. Es wurde auf der Basis der Konzepte und Tech-

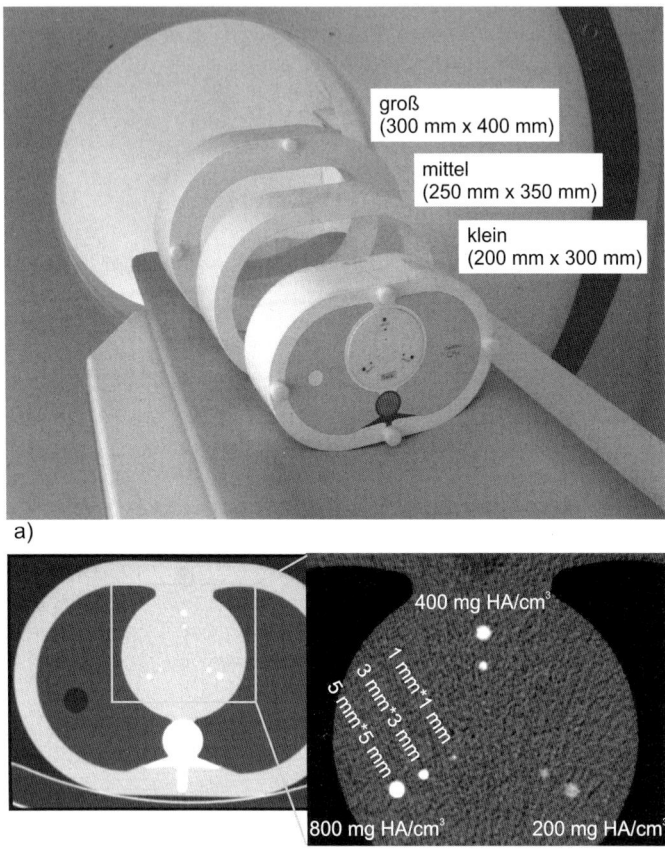

a)

b)   c)

Bild 7.7
Ein anthropomorphes Thoraxphantom zur Qualitätssicherung bei Koronarkalkmessungen. **a)** Foto des Phantoms und der Erweiterungsringe, die unterschiedliche Patientenquerschnitte simulieren. **b, c)** CT-Bilder des Phantoms und der austauschbaren Kalibrierinserts mit Strukturdetails von unterschiedlicher Größe und Kalziumhydroxyapatitkonzentration.

nologien des European Spine Phantom [Kalender, 1995b] in Zusammenarbeit mit dem Phantomhersteller QRM entworfen. Diese Arbeiten wurden in Kooperation mit dem International Consortium on Standardisation in Cardiac CT durchgeführt. Das Konsortium wurde im Jahr 2000 gegründet und brachte verschiedene Gruppen von Forschungseinrichtungen und allen CT-Herstellern zusammen, um einen Konsens zu erreichen bezüglich Kalibrierstandards, Scanprotokollen und Auswerteprozeduren für die Koronarkalkmessungen mit CT. Entsprechende Empfehlungen stehen inzwischen zur Verfügung (https://clinapps.bio.ri.ccf.org/cascore/) und werden zwischenzeitlich von den Anwendern diskutiert und bewertet [Ulzheimer, 2003; McCollough, 2005].

Ein Konsensus zu Kalibrierstandards und Qualitätssicherungsmaßnahmen ist dringend erforderlich. Dieses neue Anwendungsgebiet der CT entwickelt sich sehr rasch, und ein langfristiger Erfolg wird sich nur einstellen, wenn die Qualität der Ergebnisse, insbesondere Reproduzierbarkeit und Vergleichbarkeit zwischen unterschiedlichen Geräten sichergestellt werden.

7.4 Bildgestützte navigierte Interventionen

Das allgemeine Prinzip der bildgestützten Intervention oder Therapieverfahren wurde bereits in Abschnitt 7.1 dargestellt. Es wird inzwischen als logisch und als Stand der Technik angesehen, dass die Planung und Durchführung von Interventionen oder weitergehender Therapiebemühungen auf der Basis der 3D-Bildinformation durchgeführt werden. Im gleichen Sinne kann es als logisch angesehen werden, dass technische Unterstützung, Kontrolle und Qualitätssicherung sichergestellt sind. Bei „Freihand"-Interventionen, wie in Abschnitt 7.1 beschrieben, verlassen wir uns auf die Erfahrung und das Geschick des interventionell Tätigen, zum Beispiel bei der korrekten Platzierung der Nadel für eine perkutane Gewebeentnahme. Notwendigerweise ergibt sich daraus oft ein iteratives Verfahren, bei dem zusätzliche Scans durchgeführt werden, um die Position der Nadelspitze im Gewebe während des Vorschubs zu kontrollieren und zu korrigieren. Das Ziel der navigierten, bildgestützten Intervention ist es, den Radiologen zuverlässig und präzise mit der notwendigen Information zu unterstützen, z. B. zu jedem Zeitpunkt während der Intervention die Position und Orientierung des Instruments im 3D-Bildstapel anzuzeigen.

In diesem Abschnitt betrachten wir als Anwendungsbeispiel die genaue Platzierung einer Nadel im Zielpunkt. Das Ziel kann hier in einer Gewebebiopsie oder eine Drainage sein, kann in der Injektion von Schmerzmitteln (zum Beispiel bei der periradikulären Therapie) oder anderen Substanzen (z. B.

bei der Vertebroplastie) oder in der Platzierung einer Nadel für die Radiofrequenzablation einer Läsion bestehen. Die Liste möglicher Anwendungen lässt sich leicht erweitern, da bildgestützte Navigation nicht nur in der Radiologie oder in der CT Einsatz findet, sondern auch in vielen chirurgischen Applikationen. Der Ersatz von Hüft- und Kniegelenken in der Orthopädie und Traumachirurgie zum Beispiel, oder die Neuro- und Mund-Kiefer-Gesichtschirurgie werden schon länger auf der Basis der 3D-Information, die die präoperative CT-Bildgebung bereitstellt, durchgeführt [z. B. Amiot, 2004; DiGioia, 2004]. Navigations- und dedizierte Robotiksysteme wurden vorrangig für diese chirurgischen Anwendungen entwickelt, die interventionelle CT kann direkt auf diesen Arbeiten aufbauen.

Die navigierte Platzierung einer Nadel, die hier als primäres Anwendungsbeispiel gewählt wurde, erfolgt entsprechend der folgenden Schritte:

• Lagerung des Patienten eventuell mit zusätzlichen Lagerungshilfen, die eine Patientenbewegung während der kompletten Prozedur weitgehend ausschließen.

• CT-Scan des interessierenden anatomischen Bereichs.

• Planung der Trajektorie, d. h. Festlegung von Zielpunkt und Einstichpunkt anhand des 3D-Bildstapels.

• Orientierung der Nadel in der gewünschten Richtung unter visueller Kontrolle (Feedback durch das Navigationssystem) und Einstich bis zur geplanten Tiefe.

• Kontrollscan, um die Nadelposition zu überprüfen.

• Durchführung der Intervention.

• Zusätzliche Scans, falls die Art der Intervention weitere Kontrollen erfordert.

Da viele Radiologen Interventionen erfolgreich ohne technische oder Navigationsunterstützung durchführen, werden Navigationssysteme zurzeit nur für schwierige Fälle vorgesehen und dann auch nur, wenn sie schnell und zuverlässig funktionieren. Das im IMP eingesetzte System erfüllt diese Erwartungen weitgehend und bietet einige innovative Eigenschaften (Bild 7.8).

Der typische Ablauf einer Intervention ist hier der Folgende: Der Patient wird zuerst gelagert, wobei eine evakuierbare Matratze benutzt wird, um dem Patient Sicherheit und möglichst wenig Bewegungsspielraum zu gewähren. Ein spezieller Registrierungsrahmen wird im Messfeld befestigt, der sowohl die CT-Marker als auch die optischen Marker aufweist. Ein Spiralscan des interessierenden anatomischen Bereiches inklusive Registrie-

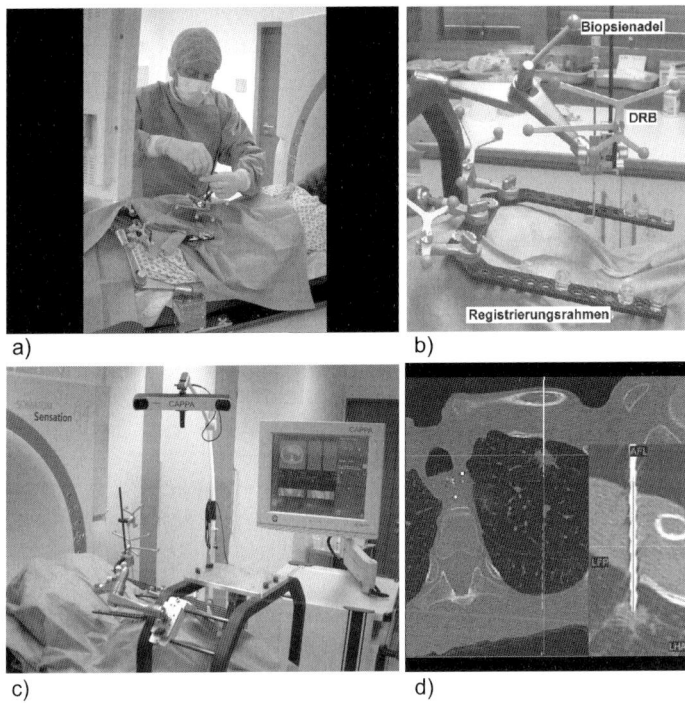

Bild 7.8
CT-Raum während einer bildgestützten Intervention (**a**). Eine Punktionsnadel mit optischen Markern (**b**) wird kontinuierlich nachverfolgt (**c**). Die Nadelposition und -orientierung werden in Echtzeit in den präoperativ gewonnenen CT-Bildern dargestellt (**d**), um dem Arzt das gewünschte Feedback bereitzustellen. (System: CAPPA IRAD, CAS innovations AG, Erlangen, Germany).

rungsrahmen wird durchgeführt. Die Bilder werden rekonstruiert und sofort zum Navigationssystem am Scanner transferiert. Der Radiologe kann hier die Bilder überprüfen und den Zugang zum Zielpunkt planen. Der geplante Pfad der Nadel wird in den drei Hauptebenen und optional in einer weiteren schrägen Ebene dargestellt, um zu überprüfen, ob kritische Strukturen im Wege liegen.

Das System führt eine vollautomatische Registrierung zwischen den CT-Bildkoordinaten und den physikalischen Patientenkoordinaten durch. Hierzu werden dedizierte Segmentierungsalgorithmen eingesetzt, die die Hochkontrastmarker auf dem Registrierungsrahmen automatisch erfassen. Da das optische Trackingsystem die optischen Marker, die ebenfalls auf dem Rahmen befestigt sind, erfasst und den Bezug zu den CT-Markern kennt, können weitere, mit entsprechenden Markern ausgerüstete Instrumente im Sichtfeld des Systems direkt mit den CT-Bildern registriert werden. Damit dies praktisch umgesetzt werden kann, ist die Nadel (Bild 7.8b) mit drei passiven Markern, einer so genannten dynamischen Referenzbasis (DRB), ausgerüstet. Das optische Trackingsystem (Bild 7.8c) misst kontinuierlich die Position der Marker und bestimmt dadurch die Position und Orientierung der Nadel mit einer Genauigkeit von besser als einem Millimeter. Die Nadel, oder in gleicher Weise jedes andere Instrument mit DRB, wird kontinuierlich in ihrer aktuellen Position in den CT-Bildern dargestellt (Bild 7.8d).

Die Orientierung und die Position der Nadel können somit präzise in Echtzeit kontrolliert werden. Eine Freihand-Platzierung der Nadel im 3D-Raum, d. h. insbesondere wenn eine Trajektorie schräg und nicht innerhalb der angezeigten Schicht gewählt wird, ist sehr viel schwieriger, auch wenn visuelles Feedback zur Verfügung steht. Um diesen Schritt zu vereinfachen, werden spezielle Nadelhalter verwendet. Die Systemsoftware unterstützt diesen Schritt durch grafische Zielhilfen, bei denen eine virtuelle Nadel entlang ihrer Trajektorie dargestellt wird und die Ist- mit der Sollposition in Übereinstimmung gebracht werden können. In diesem Schritt kann nicht nur die Nadel präzise in 3D orientiert werden, sondern auch unter Navigationskontrolle bis zur geplanten Eindringtiefe vorgeschoben werden. Damit ist eine höhere Sicherheit bei der Nadelplatzierung gewährleistet. Ein Kontrollscan, häufig von einem kleineren Volumen, das den Zielpunkt beinhaltet, wird nach der Platzierung durchgeführt, um das Ergebnis zu verifizieren. Danach wird die geplante Intervention oder Therapie durchgeführt. Wiederholte Kontrollscans während der Intervention können dadurch entfallen. Damit wird eines der besonderen Ziele von navigierten Interventionen erreicht, nämlich die Anzahl der Scans und damit auch die Exposition von Patient und Personal, auf den präoperativen und den Kontrollscan zu begrenzen, ohne dass damit ein Kompromiss zu Ungunsten von Sicherheit oder Genauigkeit geschlossen werden muss.

Obwohl die Konzepte der bildgestützten navigierten Intervention offensichtlich Vorteile bieten, insbesondere bezogen auf Präzision und Sicherheit, sind sie noch nicht allgemein akzeptiert. Neben der bisher begrenzten Verfügbarkeit liegt dies auch an den Kosten des Systems, der Komplexität der Anwendung und diesbezüglicher Zeitanforderungen. Zusätzlich treten weitere Einschränkungen auf: Zum Beispiel müssen die optischen Marker am Instrument jederzeit im Sichtfeld des Trackingsystems erkennbar sein, was andere Aktivitäten im Untersuchungsraum behindern kann. Da die Technologien weiter entwickelt werden, ist zu erwarten, dass diese Probleme gelöst oder zumindest reduziert werden. Magnetische Trackingsysteme werden zum Beispiel Alternativen zu optischen Trackingsystemen bereitstellen, obwohl sie noch nicht in jedem Falle gleich hohe Genauigkeit erreichen. Der zunehmende Einsatz von C-Bogen-Systemen mit Flachbilddetektoren für CT-Bildgebung in Interventions- oder Operationssälen wird diese Anstrengungen weiter vorantreiben. Bildgestützte Interventionen und Therapieverfahren können als eines der zukunftsträchtigsten und wachsenden Felder unter den CT-Applikationen angesehen werden.

7.5 Präklinische Bildgebung mit CT (Mikro-CT)

Die präklinische Bildgebung hat in den letzten Jahren bemerkenswerte Anerkennung gefunden und ist inzwischen ein anerkanntes Feld. Der Begriff wird oft auch als Synonym für molekulare Bildgebung verwandt. In jedem Falle zielt sie auf nicht-klinische medizinische Anwendungen ab, bei denen Gewebeproben, Biopsien, Organismen oder lebende Tiere bildlich dargestellt werden. Das gesamte Spektrum der Bildgebungsverfahren, die klinisch eingesetzt werden, wie die Kernspintomographie, die Computertomographie, Ultraschall und nuklearmedizinische Verfahren, wird auch präklinisch mit Hilfe von dedizierten Scannern oder speziellen Aufbauten eingesetzt. Optische Lumineszenz- und Fluoreszenzverfahren werden ebenfalls genutzt. In diesen Fällen stellen präklinische Anwendungen den vorrangigen Einsatzbereich dar.

CT wurde generell in der Vergangenheit nicht als vorrangiges Verfahren für molekulare oder präklinische Bildgebung angesehen. Wenn überhaupt, dann wurden entsprechende Anwendungen mit dem Ziel sehr hoher Ortsauflösung durchgeführt und als Mikro-Computertomographie (Mikro-CT oder μ-CT) bezeichnet. Über mehr als 10 Jahre waren Mikro-CT-Anwendungen auf die Bildgebung an Biopsien und Gewebeproben beschränkt. Die in-vivo-Bildgebung an Kleintieren (small animal imaging – SAI) ist erst kürzlich in den Vordergrund getreten.

In diesem Unterkapitel über präklinische CT-Bildgebung werden in-vitro- und in-vivo-Bildgebung mit Mikro-CT in zwei getrennten Abschnitten dargestellt, da sie typischerweise unterschiedliche Gerätekonfigurationen nutzen und deutlich unterschiedliche Leistungsmerkmale aufweisen. Dies ist nicht notwendigerweise für alle in der Literatur dargestellten Anwendungen der Fall, da häufig in-vitro-Scanner, so wie sie im Weiteren definiert werden, auch für Kleintier-Bildgebung eingesetzt wurden. Dabei bleiben die Komponenten des Scanners ortsfest und das Tier rotiert. Umgekehrt können Biopsien auch in in-vivo-Scannern untersucht wurden. Es erscheint aber logisch und didaktisch günstiger, die beiden Anwendungen separat zu beschreiben und zu definieren.

Auf Flachbilddetektor-Scanner, wie in Abschnitt 2.4.3 und 4.3 beschrieben, wird hier nicht eingegangen. Diese bieten größere Messfelder und Ortsauflösungswerte von typischerweise 200-250 µm, was nur wenig über das Leistungsvermögen der besten klinischen CT-Scanner hinausgeht. Ich benutze den Begriff Mikro-CT nur, wenn Ortsauflösungswerte von 100 µm oder besser erreicht werden. Diese willkürlich gesetzte Schwelle bzw. Definition erscheint sinnvoll, um zwischen Gerätetypen wie Mikro-CT und C-Bogen-CT und den zugehörigen Anwendungen zu unterscheiden.

7.5.1 In-vitro-Bildgebung mit Mikro-CT

Die 3D-Darstellung beliebiger Proben oder Objekte mit Mikro-CT wird schon seit langem sowohl in der präklinischen medizinischen Forschung als auch in beliebigen technischen Anwendungsgebieten durchgeführt, in denen zerstörungsfreie Tests von Komponenten gewünscht werden. Ein typischer Scanneraufbau wird in Bild 7.9 als Skizze und durch das Foto eines Experimentalaufbaus illustriert. Das Ziel der meisten Anwendungen ist es, Objektstrukturen mit hohem Kontrast bei sehr hoher Ortsauflösung von typischerweise 5-50 µm abzubilden. Hierfür werden Röntgenröhren mit sehr kleinen Fokusgrößen von ebenfalls typischerweise 5-50 µm eingesetzt. Als Alternative kommen in wenigen großen Forschungslaboratorien Synchrotrone als Strahlenquellen zum Einsatz, die hohe Strahlenintensitäten in Parallelstrahlgeometrie bereitstellen können und damit auch für alle praktischen Belange einen beliebig kleinen Fokus aufgrund der großen Entfernung zur Quelle bieten. Solche Anlagen sind allerdings für typische präklinische Anwendungen kaum von Bedeutung, da sie mit sehr hohen Kosten und hohem Aufwand verbunden sind.

Die eingesetzten Mikrofokusröntgenröhren können nur mit sehr niedriger Leistung betrieben werden. Gemessen in Watt liegen die Leistungswerte in der gleichen Größenordnung oder nur leicht höher als die in µm gemessenen Fokusdurchmesser. Aufgrund dieser Beschränkung resultieren sehr lange Scanzeiten. Dies ist nicht wünschenswert, aber in den meisten Fällen kein großes Problem, da in-vitro-Untersuchungsobjekte nicht leben und sich nicht bewegen, obwohl auch solche Proben während langer Untersuchungszeiten Änderungen wie z. B. Schrumpfung unterliegen können. Die Scanzeiten werden oft auch dadurch verlängert, dass die Aufnahmen bei starker Vergrößerung mit hohen Fokus-Detektor-Abständen durchgeführt werden, die die Anzahl der Quanten pro Detektorelement weiter reduzieren. Die Strahlendosis im Objekt wird im Allgemeinen nicht als Problem angesehen. Mikro-CT-Bilder von medizinischen und technischen Objekten sind beeindruckend, da sie Mikrostrukturen zur Darstellung bringen, die in klinischen CT-Scannern nicht sichtbar werden.

Mit Ortsauflösungswerten von 10 µm und besser (s. Bild 7.10a, b) sind Untersuchungen von Knochenbiopsien ein typisches präklinisches Anwendungsbeispiel. Sie zeigen die Mikrostruktur des spongiösen Knochens (Bild

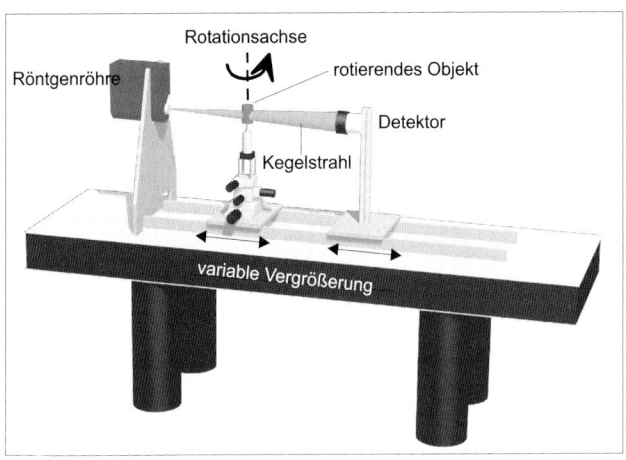

a)

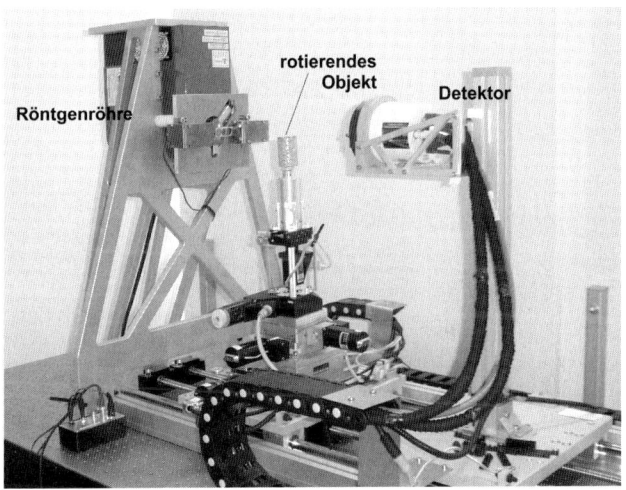

b)

Bild 7.9
Präklinische in-vitro-Bildgebung: Aufbau eines Mikro-CT-Scanners, bei dem die Mikrofokusröntgenröhre und der Flächendetektor feststehen und das Objekt rotiert.
a) Prinzipskizze eines Scanners. **b)** Foto eines in-vitro-Scanner-Experimentalaufbaus, der verschiedene Vergrößerungsstufen ermöglicht (IMP, Erlangen).

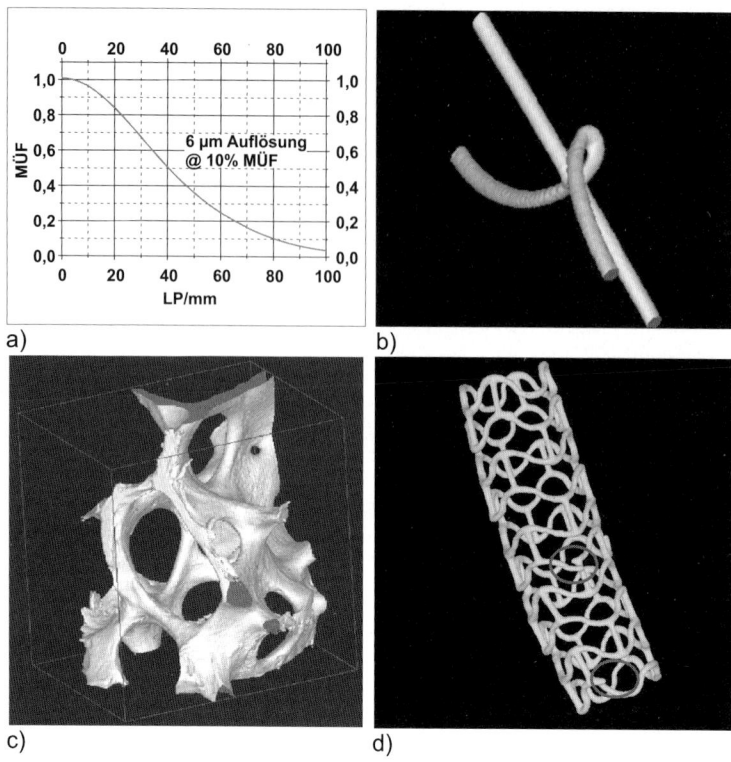

Bild 7.10
Präklinische in-vitro-Bildgebung: Ergebnisse an dem in Bild 7.9b abgebildeten Scanner. **a)** Die Modulationsübertragungsfunktion dokumentiert 6 µm Auflösung als 10 %-MÜF-Wert. **b)** Anschauliche Darstellung der Auflösung durch zwei 10 µm-Wolframdrähte. **c)** 3D-Darstellung einer gescannten Knochenbiopsieprobe, um den Grad der Osteoporose zu bestimmen. **d)** Untersuchung der 3D-Struktur eines Gefäßstents, um künstlich induzierte Fehler zu evaluieren (mit freundlicher Genehmigung von Biotronik, Erlangen).

7.10c) und erlauben eine qualitative und quantitative Beurteilung des trabekulären Netzwerks, was einen wichtigen Beitrag in der Osteoporoseforschung darstellt. Scanner dieser Art können genauso zur Untersuchung von technischen Objekten wie dem metallischen Stent in Bild 7.10d eingesetzt werden. Solche Untersuchungen dienen dazu, den Herstellungsprozess entsprechender Materialien zu kontrollieren und zu optimieren, aber auch zur Evaluierung der entsprechenden Implantate in der präklinischen Forschung.

7.5.2 In-vivo-Bildgebung mit Mikro-CT

Die in-vivo-Bildgebung an Kleintieren setzt Vorgaben, die sich deutlich von denen der in-vitro-Bildgebung unterscheiden. Die Anforderungen sind in vielen Aspekten ähnlich denen, die auch für die klinische Bildgebung gelten: Die Geschwindigkeit der Aufnahme ist von sehr hoher Bedeutung, und die Dosis sollte „As Low As Reasonably Achievable" sein, d. h. das ALARA-Prinzip (Abschnitt 5.4) gilt für SAI in gleicher Weise wie für die klinische Bildgebung. Letzter Aspekt ist noch nicht allgemein in der Praxis berücksichtigt und auch nicht im allgemeinen Bewusstsein der Anwender verankert. Anekdotische Berichte, meist als „persönliche Mitteilung" weitergegeben, berichten, dass Tiere akute Strahlenschäden erlitten; die entsprechenden Dosiswerte sind allerdings meist unbekannt. Diese Situation muss sich ändern, wenn dieses Anwendungsgebiet sich weiter entwickeln soll. Aus diesem Grund werden im Folgenden Dosisaspekte stark betont.

Einige wesentliche Unterschiede zwischen in-vitro- und in-vivo-Mikro-CT ergeben sich zwangsläufig aus den Zielsetzungen und werden in Tabelle 7.1 zusammengefasst. Auch in der Kleintier-Bildgebung wird eine Röntgenquelle mit Fokusgrößen deutlich unter denen der klinischen CT-Bildgebung eingesetzt; 50-200 µm sind typische Werte, die akzeptable Röntgenleistungswerte erlauben. Es versteht sich, dass – auch hier wiederum der klinischen CT ähnlich – vielzeilige oder Flächendetektoren als Komponente der Wahl zum Einsatz kommen, da sie die verfügbare Röntgenleistung effizienter nutzen. Moderne SAI-Scanner bieten Scanzeiten von 20 s bis 3 min, während Scanzeiten von typischerweise 10 bis 30 min noch vor wenigen Jahren den Standard darstellten.

Tabelle 7.1
Einige Merkmale, die die in-vitro- und die in-vivo-Bildgebung mit Mikro-CT charakterisieren und unterscheiden.

	in-vitro-Bildgebung	in-vivo-Bildgebung
Fokusgröße	1-30 µm	50-200 µm
Röntgenleistung	1-30 W	10-300 W
Ortsauflösung	5-100 µm	50-200 µm
Scanzeiten	10-300 min	0,3-30 min
Detektor	Flachbilddetektor	Flachbilddetektor
Messfeld	1-100 mm	30-100 mm
Dosis	nicht von Bedeutung	gemäß ALARA

Eine praktische Anforderung an die Kleintier-Bildgebung ist, dass das Tier jeweils auf der Liege ruhen sollte und dass es mit Anästhesiegas, Elektroden etc. während der Untersuchung versorgt werden kann. Deshalb ist es unabdingbar, dass die Gantry rotiert, während das Tier stationär auf der Liege bleibt. Das entsprechende Design wird in Bild 7.11 wiederum als Skizze und als Foto gezeigt.

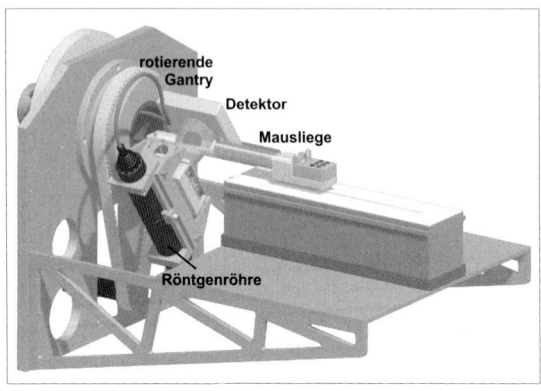

a)

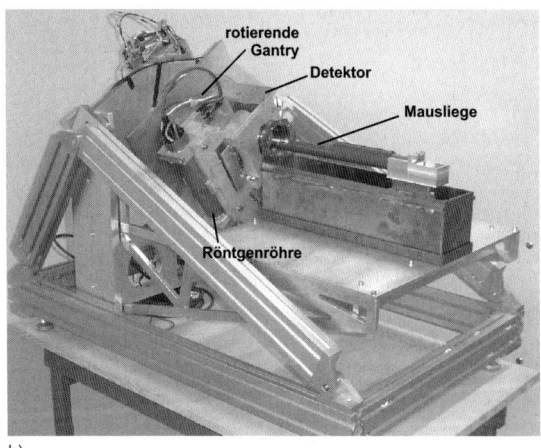

b)

Bild 7.11
Präklinische in-vitro-Bildgebung: Aufbau eines Mikro-CT-Scanners, bei dem die Mikrofokusröntgenröhre und der Flächendetektor rotieren und das Tier auf einer Liege ruht wie ein Patient in der klinischen CT. **a)** Skizze eines Scanners. **b)** Foto eines in-vivo-Scanners nach Entfernung des Gehäuses (TomoScope 30s, VAMP GmbH, Möhrendorf, Deutschland).

Die Abwägungen von Bildqualität und Patientendosis, die in Abschnitt 4.4 im Detail diskutiert wurden, gelten für die Mikro-CT in absolut gleicher Weise. Die Situation in der Mikro-CT war ein zusätzlicher Grund, den neuen Abschnitt 4.4 in die 2. Auflage dieses Buches einzufügen. Die Dosis steigt für eine gegebene Objektgröße umgekehrt proportional mit der vierten Potenz der Größe des Auflösungselementes. Die Scanzeiten sind weiterhin lang, da die Röntgenleistung bei der gegebenen kleinen Fokusgröße niedrig ist. Aber, sogar wenn eine höhere Röntgenleistung verfügbar wäre oder die Scanzeiten beliebig ausgedehnt werden könnten, stellt letztlich die Dosis die Begrenzung in vielen Fällen dar, und das nicht nur aus ethischen Gründen. Die Notwendigkeit und die Forderung nach Verlaufsstudien an ein und demselben Tier über angemessene Zeiträume macht es zwingend notwendig, die Dosis zu begrenzen, z. B um Tumorvolumenzuwachsraten zu messen. Die Angabe entsprechender Organdosiswerte und der effektiven Dosis in Mäusen ist ähnlich schwierig wie im Menschen. Die Einhaltung des ALARA-Prinzips und der Einsatz aller technischen Möglichkeiten zur Dosisbegrenzung stellen die einzige akzeptable Strategie dar.

Die Begrenzung der Dosis auf typischerweise 100-200 mSv oder weniger pro Untersuchung erscheint zurzeit als möglicher Konsens [Ford, 2003; Boone, 2004]. Dies lässt sicherlich noch viele Fragen offen wie z. B. die Unterscheidung zwischen Ganzkörper- und Teilkörper-Scans. Trotzdem ist es ein Fortschritt, dass Dosisfragen auch in der Kleintier-Bildgebung Berücksichtigung finden. Außer, wenn gute Gründe vorliegen, sollten deswegen in Anbetracht der Auswirkung auf Scanzeiten und Dosis, keine Ortsauflösungswerte deutlich unter 100 µm eingesetzt werden. Dementsprechend wurden die neuesten Scanner daraufhin optimiert, Scanzeiten im Bereich von einer Minute oder weniger bei Auflösungswerten von 50-100 µm und Dosiswerten im Bereich von 100 mSv oder niedriger zu erreichen (Bild 7.12). Abhängig von der gewünschten Niedrigkontrastauflösung und den entsprechenden Signal-Rausch-Werten werden unterschiedliche Scanparameter erforderlich sein und höhere Dosiswerte resultieren. In diesem Sinne ist die Parameterwahl bei der Kleintier-Bildgebung in Tierlabors sehr ähnlich wie die in der klinischen Bildgebung. Die Scanzeiten sollen so kurz wie möglich gehalten und die Dosis auf ein Minimum begrenzt werden.

Eine direkte Konsequenz dieser Überlegung ist, dass die Beurteilung und Kontrolle der Bildqualität und die Messung der Dosis eine Notwendigkeit auch für das Gebiet der Mikro-CT und der Kleintier-Bildgebung sein müssen, wenn sich dieses Feld weiterentwickeln soll. Um entsprechende Messungen für Akzeptanz- und Konstanzprüfungen und zum Vergleich von Scanprotokollen zu ermöglichen, habe ich Phantome in Analogie zu denen in der klinischen CT vorgeschlagen und zwischenzeitlich zum Einsatz gebracht (Bild 7.13). Sie zielen darauf ab, die gleichen Parameter zu bestim-

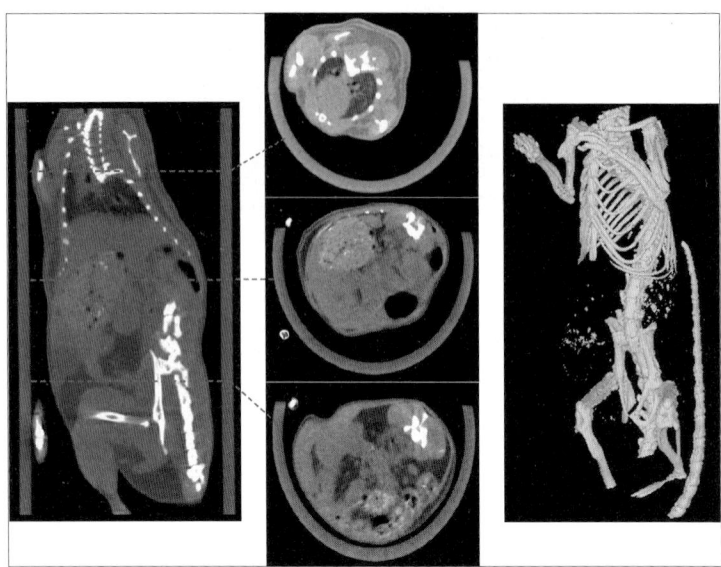

Bild 7.12
Präklinische in-vivo-Bildgebung mit reduzierter Dosis. Ganzkörperscan einer Maus
bei ca. 80 µm Auflösung mit ca. 100 mSv effektiver Dosis.

men wie bei der klinischen CT (Kapitel 4). Die Phantome sind lediglich verkleinert. Durchmesser von 20 mm und 32 mm sollen dabei typische Durchmesser einer Maus oder Ratte repräsentieren statt der 20 cm und 32 cm
Phantomdurchmesser, die in der klinischen CT typische Kopf- und Körper-
durchmesser repräsentieren. Die gleichen Testmessungen und Phantomtypen
wie bei klinischen CT-Scannern können dann auch in guter Näherung in der
Mikro-CT zum Einsatz gebracht werden.

Bisher gibt es keine Richtlinien oder Empfehlungen zu in-vivo Mikro-CT-
Messungen an Tieren. Es wäre eine weise und zukunftsorientierte Entscheidung, wenn die Anwender entsprechende Qualitätskontrollmaßnahmen
akzeptieren und Richtlinien erstellen würden, ähnlich wie dies für die klinische CT bereits geschehen ist. Dies wird hilfreich sein für die Auswahl und
den Gebrauch der Scanner, aber es wird auch dem Schutz der Versuchstiere
dienen und dadurch die Etablierung der nicht-invasiven Kleintier-Bildgebung fördern. Insgesamt kann dies helfen, die Zahl der Versuchstiere in der
präklinischen Forschung zu reduzieren und wäre damit insgesamt ein Fortschritt für den Tierschutz und für verbesserte Ergebnisse bei der in-vivo
Mikro-CT.

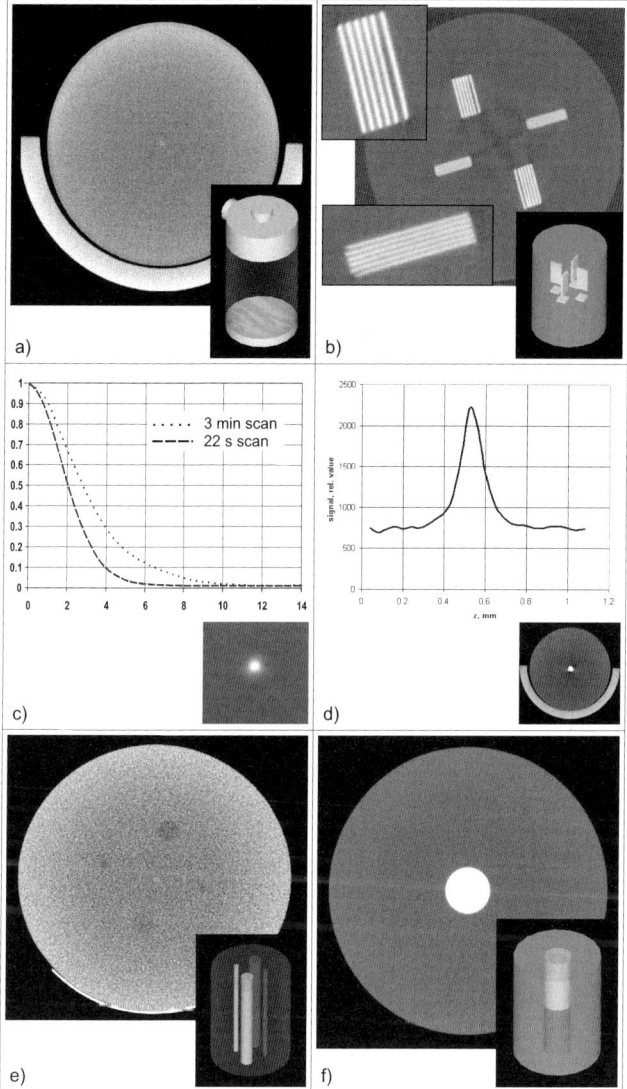

Bild 7.13

Die Kontrolle von Bildqualität und Dosis ist eine Notwendigkeit auch in der Kleintier-Bildgebung. Da die Aufgabe die gleiche ist, bieten sich Phantome an, die den in der klinischen CT genutzten entsprechen und in der Größe angepasst sind. CT-Bilder von Phantomen mit 32 mm Durchmesser zur Messung von Rauschen (**a**), Ortsauflösung (**b, c**), Empfindlichkeitsprofilen (**d**), Niedrigkontrastdetailerkennbarkeit (**e**) und Kontrastskalafaktoren (**f**). (Die Phantome wurden freundlicherweise von QRM, Möhrendorf, Deutschland, zur Verfügung gestellt.)

8 Die Zukunft der CT

Die Frage, ob die CT überhaupt noch eine Zukunft habe, wurde bereits in den 1980er Jahren mehrfach beantwortet – allerdings falsch, wie wir heute wissen. „CT ist tot!" war eine populäre Aussage angesichts der imponierenden Entwicklungen auf dem Gebiet der MRT. Die CT lebte aber ohne Komplikationen weiter, sie erfuhr in den neunziger Jahren eine Renaissance und durchläuft heute erneut eine Phase rasanter Innovationen. Was wird die Zukunft bringen?

Seit einigen Jahren ist die häufigste Frage bezüglich der Zukunft der CT eine sehr einfache: Wie viele Detektorzeilen oder wie viele Schichten wird die nächste Scannergeneration bieten? Diese Frage zeigt die Erwartung, dass sich die Entwicklung, die in Bild 8.1 dargestellt ist, kontinuierlich fortsetzen wird. Die Analogie zur Entwicklung der Rechenleistung moderner Computer wurde oft angesprochen. Diese ist gekennzeichnet durch das Mooresche Gesetz, das eine Verdopplung der Rechenleistung in jeweils 18 Monaten voraussagt und sie hat sich über viele Jahren als gültig erwiesen und wird dies auch noch einige Zeit tun. Es sind auch keine offensichtlichen Nachteile damit verbunden, wenn die Rechenleistung weiter steigt. Dementsprechend gibt es keine Diskussion in dieser Hinsicht, obwohl klar ist, dass auch die Entwicklung der Rechner aus physikalischen Gründen nicht unbegrenzt weitergehen kann.

Für die Mehrschicht- oder die Kegelstrahl-CT sind hingegen potenzielle Nachteile bekannt, die mit einer weiteren Verdoppelung der Anzahl der simultan erfassten Schichten verbunden ist. Diese beziehen sich nicht nur auf die Kosten, sondern vor allem auf die Bildqualität. So ist zum Beispiel bekannt, dass die Bildqualität bei einer Aufnahme mit einem Flächendetektor in nur einer Rotation für die einzelnen Schichten mit dem Abstand zur Zentralschicht abnehmen wird und der Bildqualität von Spiral-CT-Aufnahmen deutlich unterlegen ist. Der mit dem exponierten Volumen ansteigende Streustrahlenanteil kann sich ebenfalls nachteilig auswirken. Nachteile werden bei steigenden Kegelwinkeln aber auch bezüglich der Dosiseffizienz entstehen, da die nicht vollständige Nutzung der Daten im Start- und im Schlusssegment der Spirale (s. Abschnitt 5.2.3) bei der mit steigendem Kegelwinkel kleiner werdenden Anzahl von Rotationen prozentual an Bedeutung gewinnt. Außerdem kann eine Dosisautomatik die optimale Röhrenstromanpassung nur für eine einzelne Schicht oder einen begrenzten

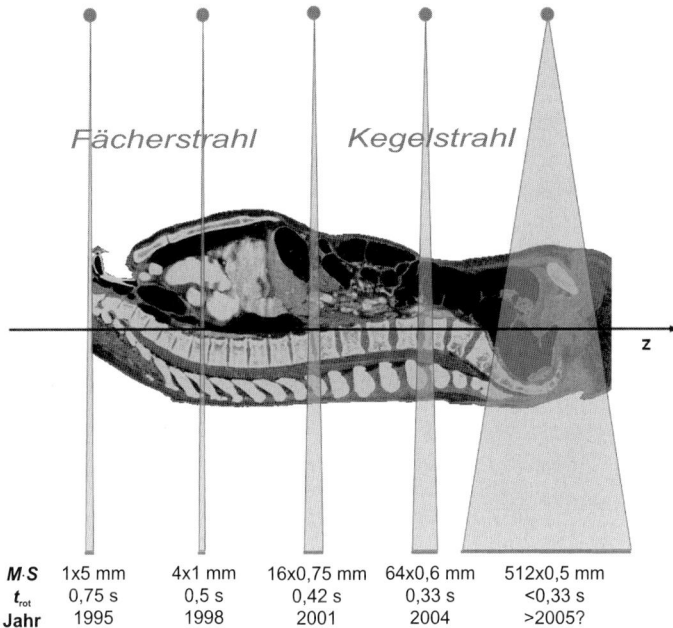

$M \cdot S$	1x5 mm	4x1 mm	16x0,75 mm	64x0,6 mm	512x0,5 mm
t_{rot}	0,75 s	0,5 s	0,42 s	0,33 s	<0,33 s
Jahr	1995	1998	2001	2004	>2005?

Bild 8.1
Entwicklungsstufen der CT von der Aufnahme mit einem einfachen Fächerstrahl bis hin zu Mehrfächer- und Kegelstrahlaufnahmen in den letzten 10 Jahren. Die allseits diskutierte Frage ist, ob sich diese Entwicklung in ähnlicher Weise fortsetzen wird.

Abschnitt festlegen, bei größeren Kegelwinkeln muss damit hingegen ein Mittelwert gewählt werden, der notwendigerweise hinter dem Optimum zurückbleibt. Unabhängig von diesen objektiven Argumenten gegen eine unbegrenzte Erhöhung der Zahl der Detektorzeilen möchte ich auch anmerken, dass es langweilig und enttäuschend wäre, wenn eine weitere Erhöhung der Anzahl der Detektorzeilen die einzige mögliche Entwicklung der Bildgebungsmodalität CT darstellen würde.

In diesem abschließenden Kapitel möchte ich einige generelle Erwartungen zur zukünftigen Entwicklung der CT darstellen und daran anschließend mögliche technologische Entwicklungen aufzeigen. Es ist offensichtlich, dass weitere Entwicklungen durch Anwendungen getrieben werden sollten und durch deren erwarteten Nutzen, nicht aber ausschließlich durch die Technologie. Dies ist auch ein ganz wesentlicher Grund, warum wir eine automatische Verdoppelung der Anzahl der Schichten innerhalb von jeweils wenigen Jahren nicht erwarten sollten. Die heutigen CT-Scanner erfüllen bereits jetzt fast alle Anforderungen der klinischen Praxis.

8.1 Allgemeine Überlegungen

Die Zukunft der CT kann aus mehreren Blickwinkeln betrachtet werden, aus klinischer bzw. radiologischer Sicht, unter wirtschaftlichen Aspekten oder aus Sicht der Physiker und Techniker. Für die radiologische Diagnostik bestimmt sich die Bedeutung der CT vorrangig aus der täglichen Routine. CT ist schnell und für den Patienten komfortabel, die diagnostische Sicherheit in ihren Einsatzgebieten ist hoch. Innovationen wie die Mehrschicht-Spiral-CT brachten gerade in dieser Hinsicht weitere Verbesserungen, denn die MSCT erleichtert und verbessert die Routinediagnostik. So zum Beispiel, wenn die komplette Lunge während einer einzigen Atempause problemlos und mit hoher, angenähert isotroper Ortsauflösung erfasst wird. Die Ortsauflösung in allen drei Dimensionen ist den Konkurrenzverfahren überlegen, geometrische Verzerrungen treten nicht auf.

Die Konkurrenzfähigkeit und die besondere Leistungsfähigkeit der CT beruhen nicht auf noch unerschlossenen Potenzialen oder beliebig komplexen neuen Ansätzen, sondern auf ihrer nachgewiesenen und zuverlässigen Einfachheit. CT ist in der Anwendung sehr schnell – viele Untersuchungen können inzwischen in nur wenigen Sekunden abgeschlossen werden, also ähnlich wie eine konventionelle Röntgenaufnahme. Zur Einfachheit des Verfahrens und guten Interpretierbarkeit der Ergebnisse gehört auch, dass die Kontraste klar definiert sind und kaum von den Untersuchungsparametern abhängen. Natürlich muss auch der damit verbundene Nachteil anerkannt werden, dass unterschiedliche Kontrastmechanismen wie in der MRT nicht zur Verfügung stehen. Die diagnostische Fragestellung kann aber trotzdem in vielen Fällen sicher abgeklärt werden. So ist auch die pragmatisch orientierte Entwicklung der letzten Jahre in den USA zu verstehen, dass Schädeluntersuchungen mit CT eine der am stärksten wachsenden radiologischen Anwendungen darstellen.

Die Wirtschaftlichkeit der CT ist hoch, insbesondere im direkten Vergleich zu MRT und PET. Die Gerätekosten haben sich, ähnlich wie im Bereich der Computer, trotz Leistungssteigerungen verringert. Für Geräte der höchsten Leistungsklassen sind zwar weiterhin Preise zwischen ein und zwei Millionen Euro typisch, es werden aber auch bereits Geräte für unter 300.000 Euro angeboten und – nur zehn Jahre nach Einführung der Spiral-CT – sind es ausschließlich spiralfähige Geräte. Die Reduktion der Kosten bleibt, bedingt durch den Konkurrenzdruck unter den Herstellern, ein wichtiges Entwicklungsziel.

Die zukünftigen Entwicklungen der Computertomographie werden aber auch durch neue Anwendungsfelder definiert werden. Neue Anwendungen sind in den Bereichen zu sehen, wo sich die nunmehr erreichte hohe Volumenscan-Geschwindigkeit der MSCT auswirkt: am Herzen, in der Lunge, bei dynamischen Untersuchungen und in der CT-Angiographie. Einen weiter wachsenden Anwendungsbereich stellen auch interventionelle Verfahren und die computerunterstützte Chirurgie dar, wie im Kapitel 7 beschrieben. Welche diagnostischen Fragestellungen kann die CT heute noch nicht abdecken?

Die Diskussion konzentriert sich auf zwei klinische Fragestellungen und die daraus resultierenden Forderungen:

1. Noch höhere zeitliche Auflösung für die Bildgebung am Herzen und

2. Größere Abdeckung in z-Richtung für Perfussionsmessungen, zum Beispiel im Hirn und am Myokard.

Entsprechende Ansätze zu möglichen technischen Lösungen werden im Folgenden skizziert. Es gibt keine Naturkonstanten, die eine harte Begrenzung der Rotationszeit oder der Anzahl der Zeilen pro Detektorarray vorgeben würden. Deshalb wären Ansätze mit „brachialer Gewalt" durchaus möglich, sie würden aber auch potenziell erhebliche Nachteile beinhalten. Die Herausforderung besteht darin, innovative Konzepte und neue Paradigmen zu entwickeln, mit denen kürzere effektive Scanzeiten und höhere z-Abdeckung erzielt werden können.

8.2 Technische Konzepte und Komponenten

Die Forderung nach höherer zeitlicher Auflösung beinhaltet höhere Anforderungen an die mechanische Konstruktion. Der Standardansatz, die Rotationsgeschwindigkeit zu erhöhen und die damit verbundenen Nebenbedingungen wurden bereits in Kapitel 2 diskutiert. Weitere Steigerungen sind möglich. Neben den Anforderungen an die Mechanik ist es jedoch vor allem die damit verbundene Erhöhung der Röntgenleistung, die neue Denkansätze erfordert. Die Elektronenstrahl-CT hat die in sie gesetzten Hoffnungen nicht erfüllt. Grund dafür war insbesondere auch, dass trotz extrem kurzer Scanzeiten die Röntgenleistung nicht ausreichend war, um ein rauscharmes Einzelbild oder einen kompletten Volumenscan in kurzer Zeit zu erstellen. Die alte Idee, mehrere Röntgenquellen und -detektoren einzusetzen, könnte eine realistische Alternative bieten (s. Abschnitt 2.4). Bild 8.2 zeigt einen alten und einen neuen Ansatz in diese Richtung. Während Bild 8.2a wegen der gewählten Geometrie und Dimensionen nur als Prinzipskizze anzusehen ist, stellt Bild 8.2b ein realitätsnahes dediziertes Design für die Mikro-CT dar. Der Bedarf an höherer Röntgenleistung ist in der Mikro-CT besonders dringend (s. Abschnitt 7.5), und die Erhöhung der Anzahl der Röhren N_T von besonderem Interesse, denn die Zeit zur Erreichung des jeweils nötigen mAs-Produktes ist direkt proportional zu $1/N_T$.

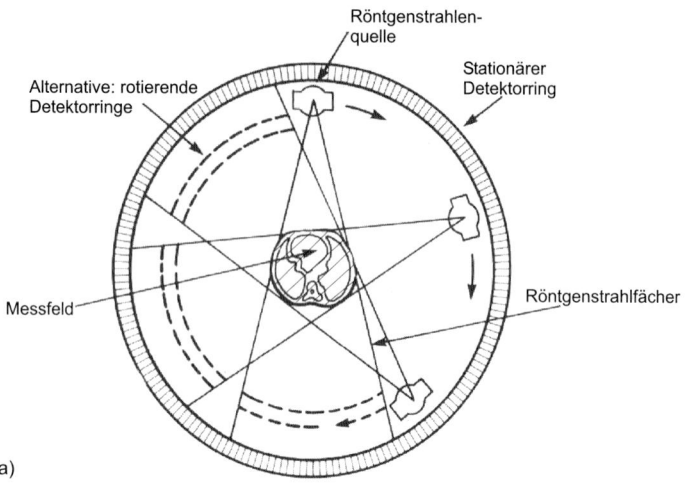

a)

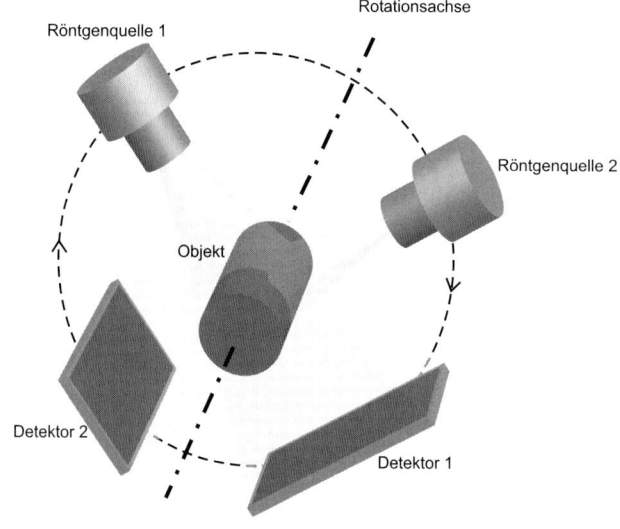

b)

Bild 8.2

CT-Scanner mit mehr als einer Strahlenquelle und der entsprechenden Anzahl von Detektoren bieten Vorteile. **a)** Designs mit mehreren Röhren-Detektor-Paaren wurden schon früh vorgeschlagen um die Scanzeit zu reduzieren und die zeitliche Auflösung zu steigern (adaptiert nach [Boyd, 1981]). **b)** Das neue Design stellt einen realistischen Ansatz für die Mikro-CT dar und ermöglicht Zwei-Spektren-CT bei Reduzierung der Dosis. Detektor 1 zielt auf ein großes Messfeld ab, Detektor 2 auf hohe z-Abdeckung (Quelle: VAMP GmbH, Erlangen, Germany).

Die Forderung nach höherer z-Abdeckung bedeutet vor allem eine höhere Anforderung an die Detektoren. Die notwendige Technologie ist verfügbar; die Hersteller haben im Laufe des „slice race" wiederholt gezeigt, dass sie entsprechend ausgedehnte Detektoren leicht zur Verfügung stellen können. Die Kosten, die Datenmengen, der Datenfluss und andere mit der Erweiterung der Detektoren verbundene Änderungen stellten größere Probleme dar. Intelligente und kosteneffiziente Alternativen zu einer schlichten Erweiterung des heute gebräuchlichen homogen strukturierten rechteckigen Arrays wären eventuell von Vorteil.

Die Bereitstellung von Detektoren mit ständig kleineren Elementen zum Erreichen höherer Auflösungswerte hat ebenfalls Grenzen. Sie treibt die Kosten nach oben und hat Nachteile wie etwa Verluste in der geometrischen Effizienz aufgrund der Septen zwischen den einzelnen Elementen, die in ihrer Dicke kaum noch zu reduzieren sind. Eine viel versprechende Alternative zum Erreichen höherer Auflösung ohne gleichzeitige Aufwandssteigerung beim Detektor besteht in der feineren Abtastung unter Zuhilfenahme der „z-Sharp" Springfokustechnologie (Abschnitt 4.2.8).

Das Ziel, höhere z-Abdeckung und höhere Auflösung gleichzeitig zu erreichen, kann durch den Einsatz von zwei Detektorsystemen oder einem nicht-rechteckigen kreuzförmigen Detektor erreicht werden. Das erste Konzept ist für Spezialscanner, zum Beispiel bei Mikro-CT, von besonderem Interesse. In diesem Fall kann die zueinander senkrechte Anordnung der beiden nicht quadratischen Detektoren ein möglichst großes Messfeld mit einem Detektor und große z-Abdeckung mit dem zweiten Detektor zur Verfügung stellen (Bild 8.2b).

Eine mögliche Kombination zweier Detektoren in einem kreuzförmigen, inhomogenen Array – eine mögliche Implementierung ist in Bild 8.3 aufgezeigt – erscheint durchaus möglich, obwohl dies eine neue und potenziell kostspielige Detektorentwicklung bedeuten würde. Zusammen mit entsprechenden Kollimatorsystemen würde dies aber Möglichkeiten für eine selektive Scanvolumen-Festlegung bereitstellen: Größere z-Abdeckung bei einem begrenzten Messfeld, das volle Messfeld bei begrenzter z-Abdeckung pro Rotation, aber komplette Abdeckung im Spiralscanmode und lokale Hochauflösungstomographie unter Benutzung nur des zentralen Bereiches mit den kleinsten Detektorelementen. In gleicher Weise kann auch eine asymmetrische Anordnung des Detektors gewählt werden. Dies wird im gezeigten Beispiel dadurch erreicht, dass die grob geteilte Detektorfläche entweder links oder rechts in Bild 8.3 ausgelassen wird. Das Ziel in all diesen Fällen ist es, die aktive Detektorfläche und die Gesamtzahl der Detektorelemente zu minimieren und damit die Kosten des Detektorsystems zu verringern und gleichzeitig auch die Patientendosis, da das exponierte Volumen reduziert

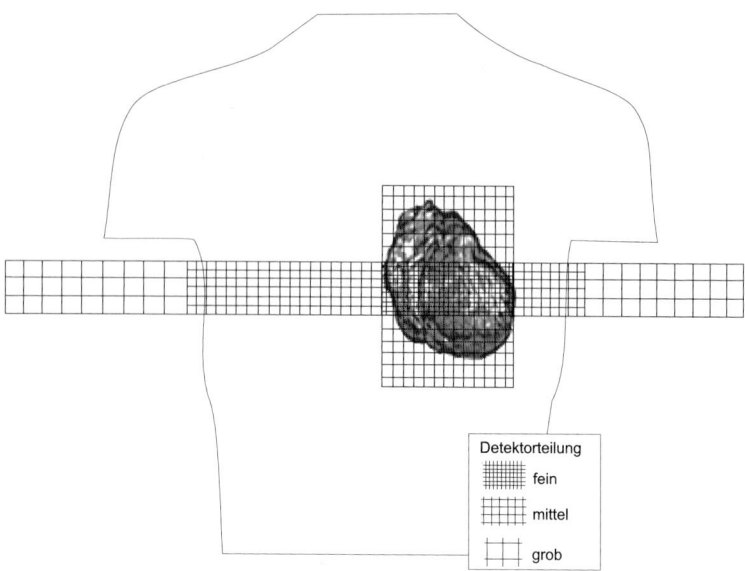

Bild 8.3
Ein neuartiges Detektordesign, das hohe z-Abdeckung, ein großes Messfeld und einen zentralen Hochauflösungsbereich bietet. (Siehe Text zur Erläuterung.)

würde. In jedem Falle gilt, dass Mehrröhrensysteme nicht einen Anstieg der Dosis bewirken, sondern dass sogar das Gegenteil der Fall sein kann.

Der Einsatz mehrerer Röhren und Detektoren kann weitere Vorteile bieten wie zum Beispiel Zwei-Spektren-Messungen (siehe auch die Wunschliste am Ende dieses Kapitels) und die bereits angesprochenen Möglichkeiten zur Dosisreduktion. Die letztere Aussage mag überraschen, da der Einsatz mehrerer Röhren den Anstieg der verfügbaren Röntgenleistung bedeuten und damit auch einen Anstieg der Patientendosis zur Folge haben könnte. Dies ist aber keinesfalls notwendig. Die nötige und damit optimale Dosis wird lediglich in einem entsprechend kürzeren Zeitintervall zur Verfügung gestellt; das heißt, die Röntgenleistung steigt, nicht aber die kumulierte Patientendosis. Die Möglichkeit, den Fächerwinkel für den zweiten Detektor zu begrenzen, wird ganz im Gegenteil zu einer Reduktion der Dosis führen. Die notwendige Information über die peripheren Regionen des Patienten, der Maus oder eines beliebigen Objektes, die bei hoher Bildqualität zur Verfügung stehen sollte, wird durch Detektor 1 bereitgestellt, der das gesamte Messfeld abdeckt; der Fächer für Detektor 2 kann hingegen auf das notwendige, minimal interessierende Volumen begrenzt werden und damit auch eine Reduktion der Dosis bewirken (Bild 8.2b).

8.3 Bildqualität und Patientendosis

Das allgemeine Ziel aller technischen Entwicklungen muss es sein, die optimale Bildqualität für eine gegebene klinische Anwendung mit minimalem Aufwand für alle Beteiligten und mit der geringst möglichen Belastung für den Patienten, insbesondere mit der niedrigsten notwendigen Patientendosis zur Verfügung zu stellen. Dies entspricht der allgemein akzeptierten Philosophie (Kapitel 5), die sich in den meisten CT-Entwicklungen praktisch widerspiegelt. Daran soll sich auch in Zukunft nichts ändern.

Der Einsatz von Flachbilddetektoren für Kegelstrahl-CT, der zurzeit an vielen Stellen untersucht und erprobt wird, stellt hier einen gewissen Konflikt dar. Die Dosiseffizienz dieser Detektorsysteme und die dadurch erreichte Niedrigkontrastauflösung sind den in der klinischen Standard-CT erreichten Werten unterlegen. Neue Anwendungen wie zum Beispiel Optionen für intraoperative Bildgebung und interventionelle CT sowie Ansätze zu weiter erhöhter Ortsauflösung sind zwei Gebiete, die den Einsatz von Flachbilddetektoren trotzdem interessant machen. Grenzen, die durch die Physik gesetzt werden, werden sich aber auch in Zukunft nicht ändern. Dies bedeutet zum Beispiel, dass folgende Gesetzmäßigkeit erhalten bleiben wird: Die Varianz des Bildpunktrauschens steigt umgekehrt proportional mit der vierten Potenz der Größe des Auflösungselementes (s. Gleichung 4.23).

Bedeutet dies, dass wir auch in Zukunft auf hohe Ortsauflösung in der CT verzichten werden müssen? Nicht notwendigerweise. Die Darstellung von Hochkontraststrukturen und die Bildgebung an kleinen Objekten mit niedriger Schwächung sind auch mit erhöhter Ortsauflösung gut möglich und vertretbar. Ortsauflösungswerte von ca. 80 µm, wie in Bild 8.4a gezeigt, sind

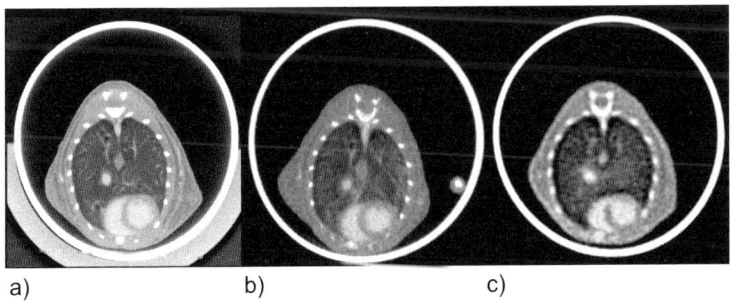

a)   b)   c)

Bild 8.4
Welches Auflösungsniveau ist nötig? Scans einer Maus mit einem jodhaltigen Kontrastmittel mit Mikro-CT (**a**), Flachbilddetektor-CT (**b**) und klinischer CT (**c**) mit isotroper Auflösung von ca. 80, 200 bzw. 400 µm.

notwendigerweise mit höherer Dosis verbunden als die mit reduzierter Ortsauflösung erstellten Aufnahmen in Bild 8.4b und c um ca. 160 mSv. Die
Erwartung von höherer Ortsauflösung bei klinischen Untersuchungen ist
gerechtfertigt, darf aber nicht mit der Erwartung unverändert niedrigen Bildpunktrauschens verknüpft sein. Es ist Augenmaß erforderlich, damit keine
ungerechtfertigten Dosiserhöhungen ausgelöst werden.

8.4 Fünf Wünsche

Manchmal – zumindest darf man hoffen – erhält man die Möglichkeit, seine
Wünsche zu nennen. Was sind relevante Merkmale oder Eigenschaften in
der CT, die wir heute noch nicht zur Verfügung haben, die wir aber als notwendig ansehen? Die Gelegenheit, meine Wünsche in dieser Hinsicht zu formulieren, wurde mir kürzlich von Dr. Geoff Rubin von der Stanford Univer-
sity geboten. Er bat mich, einen Vortrag zum Thema „Top 5 CT Features we
don't have now, but need" beim „Stanford MDCT Course 2005" zu halten.
Den Aussagen in diesem Vortrag entsprechend folgt hier meine persönliche
Wunschliste zu den fünf Eigenschaften der CT, die ich am meisten vermisse.
Diese Liste ist möglicherweise sehr subjektiv und sicher nicht komplett.
Aber sie kommt von Herzen und – man beachte – sie enthält nicht den
Wunsch nach mehr Detektorzeilen.

Wunsch Nr. 1: Ein CT-System mit mehreren Detektoren bzw. mehreren Detektorsegmenten!

Eine perfekte Kombination der Möglichkeiten zur radiographischen, fluoroskopischen und CT-Bildgebung mit einem einzigen Gerät! Wie bereits dargestellt, wird ein einfacher Wechsel zu den für die Radiographie entwickel-
ten Flachbilddetektoren nicht die Lösung dieser Aufgabe darstellen. Dosisef-
fiziente CT mit hoher Bildqualität wird auch in Zukunft dedizierte CT-
Detektoren erfordern. CT-Scanner mit zwei Detektorsystemen können aber
erweiterte Möglichkeiten bieten: zum Beispiel die Kombination eines
Detektors für große Messfelddurchmesser bei begrenzter z-Ausdehnung mit
einem Flächendetektor, der Projektionsbilder hoher Ortsauflösung, lokale
Tomographie und auch Scans mit größerer z-Abdeckung bietet. Im gleichen
Sinne kann natürlich auch ein kombinierter Detektor, wie in Bild 8.3 gezeigt,
diese Aufgabe erfüllen. Die entsprechenden Kollimatorsysteme in Fächer-
und in z-Richtung müssen hierfür zur Verfügung stehen, um mit den
niedrigstmöglichen Dosiswerten zu arbeiten.

Wunsch Nr. 2: Ein perfekter Scanner für die Herzbildgebung mit effektiven Scanzeiten unter 50 ms!

Ein System dieser Art soll ausreichend hohe zeitliche Auflösung und hohe isotrope Ortsauflösung für alle Aufgaben der kardialen Bildgebung bereitstellen, insbesondere für die Koronarangiographie. Zusätzlich sollte es Perfusionsmessungen am Myokard ermöglichen. Für letztere Aufgabe wäre es von Vorteil, wenn das komplette Herz in einer Projektion erfasst würde. Ein Detektorsystem gemäß Wunsch Nr. 1 könnte dies ermöglichen. Ein dediziertes CT-System mit zwei Quellen und zwei Detektoren, so wie zuvor beschrieben, kann vor allem aber auch die notwendige zeitliche Auflösung von ca. 50 ms bei den heute verfügbaren Rotationszeiten von 330 ms in guter Näherung erreichen (Bild 8.5a). Interessanterweise zeigen entsprechende Rechnungen auch, dass es bezüglich der zeitlichen Auflösung günstiger ist, die Anzahl der Systeme zu verdoppeln als die Rotationszeiten zu halbieren. Ein entsprechendes Zwei-Röhren-System bietet gleichzeitig die nötige Röntgenleistung, ohne dass die heute als Maximum angesehenen 80-100 kW Leistung eines Systems mit nur einer Quelle auf den doppelten Wert gesteigert werden müssten.

Wunsch Nr. 3: Interaktiv veränderbare isotrope Ortsauflösung!

Die Bedeutung von isotroper Ortsauflösung, die nicht bei allen Schichtbildgebungsverfahren zur Verfügung steht, die aber gerade die modernen CT-Systeme auszeichnet, wird inzwischen allgemein anerkannt. Sie ist von großer Bedeutung für eine echte 3D-Untersuchung von anatomischen Strukturen und insbesondere auch für die Weiterverarbeitung von entsprechenden Bilddatensätzen. In der klinischen Praxis gibt es viele Fälle, in denen sowohl hohe Ortsauflösung als auch gute Weichgewebsdifferenzierung gefordert sind. Das erfordert einerseits Bilder, die mit einem scharfen Rekonstruktionskern rekonstruiert und mit weitem Displayfenster dargestellt werden, und andererseits Bilder, die mit einem „weichen" Kern rekonstruiert und mit engem Displayfenster dargestellt werden. Die Rekonstruktion von zwei oder auch mehr kompletten Bilddatensätzen ist die Konsequenz hieraus. In der Thoraxbildgebung ist dies zum Beispiel auch die gängige Praxis, stellt aber gleichzeitig einen unangenehmen Zusatzaufwand dar. Mein Wunsch an dieser Stelle ist, dass CT-Systeme mit der höchsten Ortsauflösung Daten akquirieren und Bilder rekonstruieren, um sicherzustellen, dass alle Feinstrukturen bestmöglich zur Darstellung kommen. Dies könnte auch bedeuten, dass Bilddatensätze von $(2k)^3$ erzeugt werden müssen. Eine Horrorvorstellung? Nicht unbedingt. Wir können einfach annehmen, dass die Rechenleistung und Speicherkapazitäten diese Probleme in Zukunft einfach erscheinen lassen. Bilder bei niedrigerer Ortsauflösung und niedrigerem Rauschen für bessere Weichgewebsdarstellung können jeweils mit geeigneter Software inter-

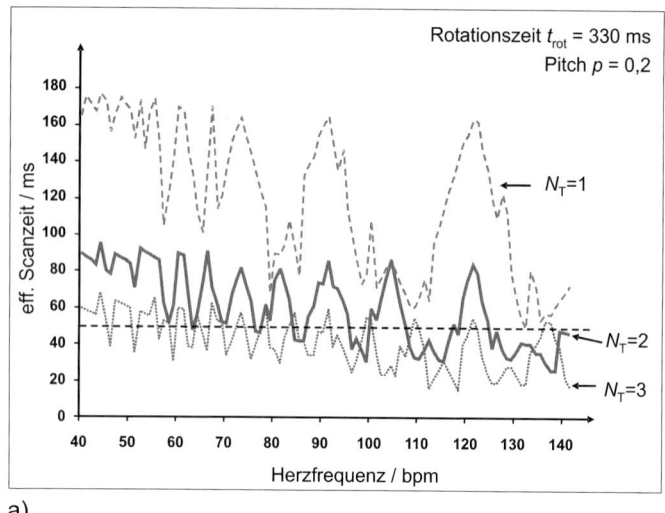

a)

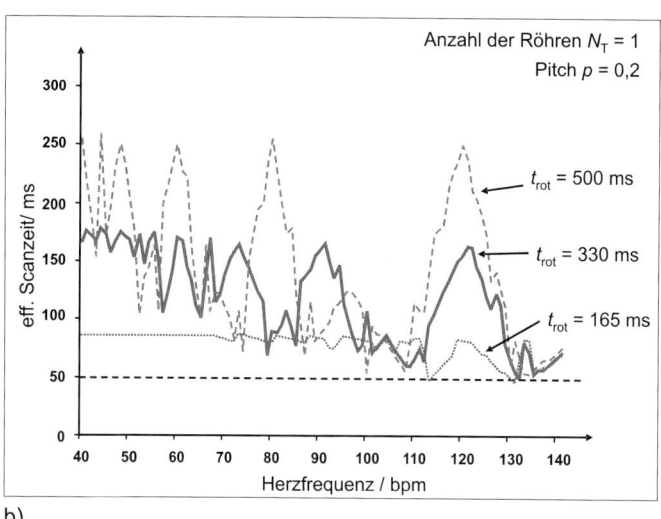

b)

Bild 8.5
Effektive Scanzeiten von 50 ms können mit einem Zwei-Röhren-System in
guter Näherung bereits bei den heute verfügbaren 330 ms erreicht werden (**a**).
Die Alternative, die Rotationszeit auf deutlich unter 200 ms zu verkürzen, ist
bezüglich der zeitlichen Auflösung weniger effektiv (**b**) und löst das Problem
der zu niedrigen Röntgenleistung nicht.

aktiv über Bildverarbeitung und ohne zusätzlichen Speicherbedarf erzeugt werden. Der Ansatz erlaubt insbesondere auch eine kontinuierliche Veränderung der Bildcharakteristik [Lapp, 2005]. Man ist also – wie auch bei der Wahl des Betrachtungsfensters – nicht auf zwei fixe Einstellungen beschränkt, sondern kann sich interaktiv an das Optimum für den jeweils vorliegenden Fall herantasten. Entsprechende Beispiele, die die zugrunde liegende Idee erläutern und den beeindruckenden Effekt veranschaulichen sollen, sind unter „ImpactIso" auf der CD-ROM zu finden. Neben einer Vereinfachung der Routinearbeit und eventuell einer Verbesserung der Diagnostik ist es ein gewünschter Nebeneffekt, dass mit niedriger Dosis gearbeitet werden kann, da das Rauschen statt durch höhere Dosis retrospektiv sehr effektiv über eine Reduktion der Auflösung verringert werden kann.

Wunsch Nr. 4: Die CT muss sich aus dem „Hounsfield-Käfig" befreien!

Der Begriff Hounsfield-Käfig mag überraschen oder, schlimmer noch, fehl am Platze scheinen. Was versteckt sich dahinter? Die CT stellt bis heute vorrangig Information über die Schwächung als CT-Werte für Gewebe und ihre pathologischen Veränderungen in Hounsfield-Einheiten bereit. Die CT wird nur selten mit funktioneller Bildgebung in Verbindung gebracht und fast nie mit molekularer Bildgebung. Es gibt aber eine Reihe von Ansätzen, die es ermöglichen, zusätzliche Information und Gewebeparameter aus CT-Messungen zu ermitteln. Zum Beispiel werden schon heute Perfussionsmessungen klinisch eingesetzt und stellen Bilder der 3D-Verteilung der Parameter Gewebeperfusion, Blutvolumen, Bolustransitzeit und Maximumsankunftszeit für jedes Volumenelement im untersuchten Organabschnitt zur Verfügung (Abschnitt 7.1). Die Entwicklung neuer Tracer steht auch für die CT an. Dies könnte als Endziel auch zu Ansätzen für molekulare Bildgebung führen, obwohl es schwer sein wird, die notwendigen Konzentrationen für ein ausreichendes Signal-zu-Rausch-Verhältnis zu erreichen, die auch vom Patienten toleriert werden. Auf dem Wege solcher Entwicklungen könnte sich auch die Zwei-Spektren-CT (Abschnitt 2.3.3) neu etablieren. Dieses Verfahren wurde in den 1980er Jahren breit untersucht [Kalender 1986; Kalender, 1987a; Bautz, 1987a; Kalender, 1987c; Bautz, 1987b; Kalender, 1987d; Kalender, 1988]. Die Implementierung der so genannten Methode der Basismaterial-Zerlegung erlaubte es, Bilder der Elektronendichte, der effektiven Ordnungszahl und Bilder für beliebige monoenergetische Quellen bzw. Bilder der äquivalenten Dichte für jeweils eine Kombination je eines Materials mit niedriger und mit hoher Ordnungszahl zu errechnen. In Bild 1.12 hatte ich dazu Wasser und Kalzium gewählt, bei anderen Fragestellungen wie Messungen des Jodgehaltes in der Schilddrüse oder des Eisengehaltes in der Leber der Anwendung entsprechend Wasser/Jod- bzw. Wasser/Eisen-Zerlegungstabellen. Die Produktoption (Dual Energy CT am Siemens SOMATOM DR) kam in den 80er Jahren an mehreren hundert klinischen

CT-Installationen zum Einsatz, vorrangig für Knochendichtemessungen. Diese Scanoption war in technischer Hinsicht noch sehr eingeschränkt und wurde aufgegeben. Neue Systeme mit zwei Röntgenröhren für präklinische, aber möglicherweise auch für klinische CT würden erhebliche technische Verbesserungen und Vorteile bieten und neue Arbeitsgebiete und Forschungsansätze unterstützen. Dabei kommen neben praktischen Anwendungen insbesondere Energiesubtraktionsverfahren mit neuen oder alten Kontrastmitteln oder neu zu entwickelnden Tracern sowie die Quantifizierung von körpereigenen Substanzen in Frage. Praktische Anwendungen wären z. B. eine verbesserte Planungsmöglichkeit für Strahlentherapie mit Protonen und hochenergetischen Strahlen auf der Basis von Elektronendichtebildern, oder die Schwächungskorrektur bei PET/CT und SPECT/CT auf der Basis von errechneten „monoenergetischen" CT-Bildern für beliebige Energiewerte, bei 511 keV für PET. Als Anregung sind entsprechende gut mögliche und rein hypothetische Anwendungen in Tabelle 8.1 zusammengestellt. Wesentlich ist, dass die aus Zwei-Spektren-Messungen gewonnene Information jeweils zusätzlich zur Verfügung steht und nicht das primäre Ziel sein

Tabelle 8.1
Mögliche Anwendungen der Zwei-Spektren-CT. Die angesprochene Information steht – wie in der CT üblich – als 3D-Bildinformation zur Verfügung und kann beliebig weiter verarbeitet, ausgewertet und dargestellt werden.

Information	Anwendungsbeispiele
Selektive Darstellung von körpereigenen Substanzen mit hoher Ordnungszahl	Quantifizierung der Konzentration von Kalzium, Eisen und Jod
Getrennte Darstellung von Knochen und Weichgewebe	Übersichtsradiographie des Thorax
Selektive Darstellung von Kontrastmitteln oder anderen injizierten Tracern	Bildliche Darstellung oder Messung der Konzentration der injizierten Substanzen, z. B. Jod oder Gadolineum
Differenzierung von Jod und Kalzium	Abgrenzung von kontrastmittelangereichertem Blut und verkalktem Plaque oder Knochen bei CT-Angiographie
CT-Werte für beliebige Energiewerte hypothetischer monoenergetischer Quellen	Schwächungskorrektur bei PET/CT (bei 511 keV) und bei SPECT/CT
Elektronendichte	Planung der Therapie mit Protonen, Elektronen und hochenergetischer Röntgenstrahlung

muss. Die üblichen CT-Bilder stehen in jedem Fall zur Verfügung. Für den Einsatz der Zwei-Spektren-Auswertung gilt es in den meisten Fällen zu klären oder sicher zu stellen, ob bzw. dass ausreichende Konzentrationen für ein entsprechend adäquates Kontrast-zu-Rausch-Verhältnis gegeben sind bzw. erreicht werden können.

Wunsch Nr. 5: Die CT muss im Bewusstsein der Anwender und auch der Öffentlichkeit als ein sicheres Niedrigdosis-Bildgebungsverfahren verankert werden!

Ist dieses reine Wunschdenken weit weg von jeder Realität? Ich will diesen Vorsatz nicht aufgeben und habe in Kapitel 5 Fakten und Argumente zusammengestellt, die vielleicht bei der Verwirklichung helfen können. Bei allen Diskussionen über den Einsatz unterschiedlicher Bildgebungsmodalitäten steht – oft mit überraschender Emotionalität vorgetragen – das Thema Dosis im Vordergrund. Dabei werden selten tatsächliche Dosiswerte genannt, wie sie heute allgemein zur Verfügung stehen (Kapitel 5), sondern eine irrationale Angst angesprochen.

Die Zukunft der CT wird nicht nur durch die Wertung ihrer Leistungsfähigkeit, sondern auch durch die mit der Aufnahme verbundene Dosis bestimmt. In früheren Jahren wurde die Leistungsfähigkeit der CT hinterfragt, heute ist es die mit der anerkannt hohen Leistungsfähigkeit gekoppelte „hohe Dosis". CT steht offensichtlich unter Beobachtung und Kritik, wobei jedoch meist nur ein hypothetisches Risiko diskutiert wird, selten aber der Nutzen. Information zur Dosis bei CT ist genauso wichtig wie Bemühungen zur Dosisreduzierung. Wie bereits in Kapitel 5 geschehen, muss darauf hingewiesen werden, dass die Einstufung als „Hochdosisverfahren" nicht zu rechtfertigen ist, da sich die effektive Dosis für den Patienten in der Größenordnung der natürlichen Umgebungsstrahlung pro Jahr bewegt. 10 mSv können als ein typischer Wert für die effektive Dosis genannt werden, 1 bis 20 mSv als Bereich. Der Niedrigdosisbereich, üblicherweise angegeben als der Bereich zwischen 0 und 200 mSv, wird bei CT praktisch nicht verlassen. Wie in Kapitel 5 gezeigt, besteht noch Potenzial für weitere Dosisreduzierung. Auch die Realisierung von Wunsch Nr. 3 kann dazu eventuell einen Beitrag liefern.

Es gibt sicher noch viele weitere Wünsche und Ideen, die hier genannt werden könnten. Andererseits ist es manchmal gut, wenn die Anzahl der Wünsche begrenzt wird. Unter anderem wird damit sicher gestellt, dass das Buch endlich abgeschlossen wird.

Mein persönliches Fazit zum Thema CT: Die CT lebt, und sie wird noch viele Jahre leben. Sie ist ein technisch ausgereiftes, risikoarmes Verfahren und kann viel zum Nutzen des Patienten beitragen.

8.5 P.S.: Die Zukunft ...

Es ist schön, über die Zukunft zu reden. Es ist hingegen gefährlich, über die Zukunft zu schreiben, denn sie stellt keine stabile Größe dar. Seit der Drucklegung der englischen Ausgabe dieses Buches im Juni 2005 ist die Entwicklung in erfreulich hohem Maße vorangeschritten. Ich habe der Versuchung widerstanden, bei der Übersetzung des Buches Neuigkeiten einzuarbeiten. Anmerkungen zur Zukunft der CT unter „P.S." und zur Zwei-Spektren-CT unter „Wunsch Nr. 4" konnte ich aber nicht zurückhalten.

Es muss Gedankenübertragung gewesen sein: Das im Juni unter „Wunsch Nr. 2" beschriebene System mit zwei Röhren („dual source system") und zwei Detektoren ist inzwischen Realität und seit Oktober 2005 im IMP in Betrieb. Bild 2.2a ist unverändert, in der Realität ist aber das in Bild 2.2b gezeigte Gerät durch das in Bild 8.6 gezeigte ersetzt worden. Die erwarteten Verbesserungen, wie bereits hypothetisch angesprochen, wurden damit realisiert.

Zwei komplette CT-Messsysteme sind in diesem Falle auf dem rotierenden Teil in einem Gehäuse untergebracht, ohne dass sich die äußeren Abmessungen des Scanners wesentlich vergrößert haben (Bild 8.6b). Dies mag gedanklich relativ einfach erscheinen, die technische Umsetzung stellt aber eine große Herausforderung dar, da die heute gängigen Systeme bereits eine sehr hohe Packungsdichte erreicht haben. Neben verstärkten Anstrengungen zur Integration der Komponenten und einer effizienten Auslegung des gesamten Kühlsystems war entscheidend, dass mit der Straton-Technologie (Kapitel 2) kompaktere Röntgenröhren zur Verfügung stehen. Das SOMATOM Definition bietet damit auch die erwartete Röntgenleistung von 2×80 kW.

Detektorseitig kommt die gleiche Technologie wie im SOMATOM Sensation 64 zum Einsatz. Aus Platzgründen und zur Dosisreduktion wurde ein Detektor (Bild 8.6a) aber leicht verkleinert. „Detektor 2" deckt ein reduziertes, für alle gängigen Anwendungen aber ausreichendes Messfeld ab. Insbesondere das Herz wird jeweils von beiden Detektorsystemen voll erfasst. Die notwendigen Messdaten zur Darstellung peripherer Regionen werden aus den Daten von „Detektor 1" übertragen, um so genannte Messfeldüberschreitungsartefakte (s. Abschnitt 4.1.5) auszuschließen. Zusätzliche Anstrengungen sind auch erforderlich, um die mit der Anzahl der Röntgenquellen steigenden Streustrahlungsbeiträge zu korrigieren und hier ebenfalls Artefakte auszuschließen.

Durch die Umsetzung dieser Maßnahmen wird hervorragende Bildqualität erzielt, die im Allgemeinen der eines 64-Schicht-Gerätes entspricht. Entscheidende Bildqualitätsvorteile ergeben sich in der klinischen Anwendung wegen der verdoppelten Röntgenleistung bei schwergewichtigen Patienten und wegen der höheren zeitlichen Auflösung bei Herzuntersuchungen (Bild 8.7). Die Qualität der Darstellung bei Patienten mit höheren Pulsraten, auch in der systolischen Phase, ist beeindruckend. Erfreulich ist dabei, dass

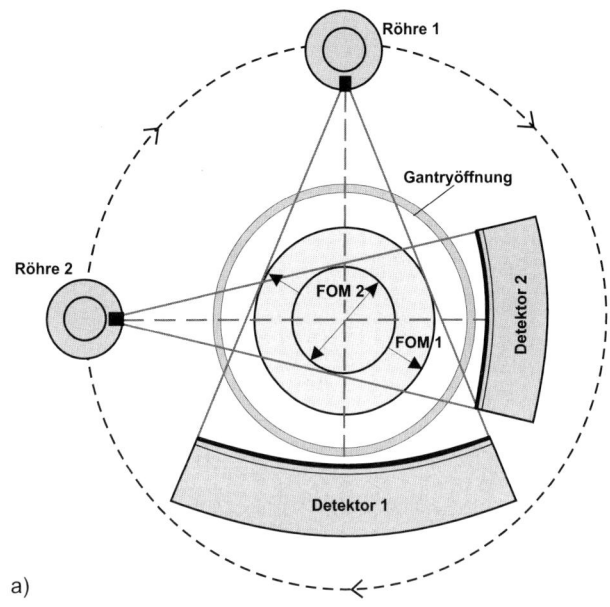

a)

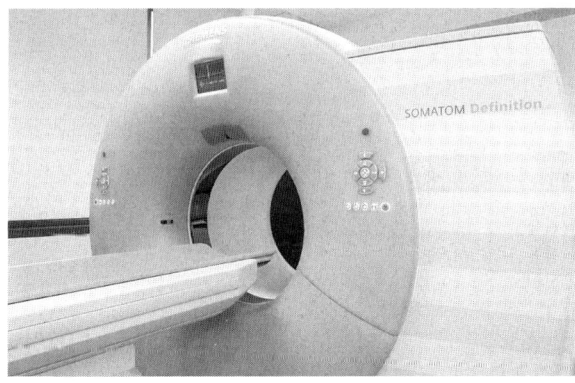

b)

Bild 8.6
Ein neuartiges CT-System mit zwei Röhren und zwei Detektoren. Prinzip-skizze (**a**) und Foto (**b**) des Siemens SOMATOM Definition, das seit Oktober 2005 im IMP im klinischen Einsatz ist.

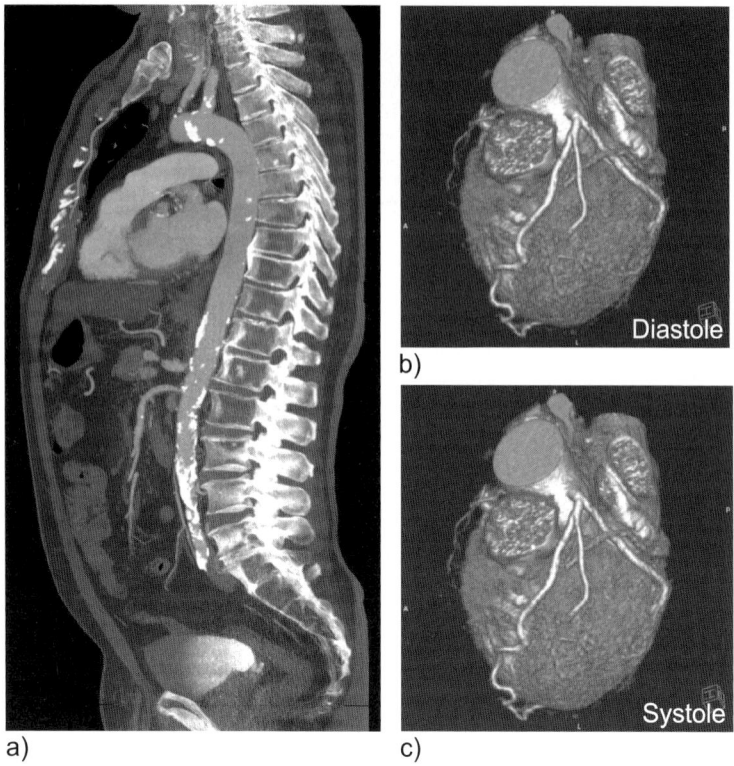

Bild 8.7
Klinische Ergebnisse mit „Dual Source CT". Als Beispiele werden hier eine Körperstamm-CTA an einem schwergewichtigen Patienten (**a**) und eine Darstellung des Herzens in Diastole und Systole (**b, c**) gezeigt.

gleichzeitig die Dosis durch ein Zusammenspiel verschiedener Maßnahmen deutlich reduziert werden konnte [Flohr, 2006].

Die unter „P.S.: Die Zukunft ..." nachträglich aufgezeigten neuen Entwicklungen geben Anlass zur Hoffnung, dass auch weitere Wünsche zur CT in Zukunft in Erfüllung gehen werden.

9 Mathematische Aspekte der Bildrekonstruktion

Dieses Kapitel behandelt mathematische Grundlagen der Rekonstruktion tomographischer Daten. Zum Verständnis sind tiefgehende mathematische Kenntnisse der Integral- und Differenzialrechnung sowie Interesse an der Bildrekonstruktion hilfreich. Eine anschauliche Beschreibung einiger Konzepte der Bildrekonstruktion findet sich in Kapitel 1 des Buches.

Eine Möglichkeit, die zahlreichen Methoden tomographischer Bildkonstruktion zu klassifizieren, ist deren Aufteilung in

- analytische Rekonstruktionsalgorithmen,

- algebraische Methoden (Series Expansion Methods) sowie

- statistische Verfahren.

Die analytische Bildrekonstruktion fasst die Objektfunktion $f(x,y)$ als kontinuierliche mathematische Funktion auf. Ebenso werden der Messprozess und auch die Projektionsdaten $p(\vartheta,\xi)$ als kontinuierliche Funktionen angenommen. Das Rekonstruktionsproblem besteht damit in der Lösung einer Integralgleichung. Diese wird entweder exakt oder mit Näherungsmethoden invertiert. Man spricht dabei auch von exakter bzw. approximativer Bildkonstruktion. Erst nach der Herleitung einer solchen analytischen Lösung wird – gleichermaßen als letzter Schritt – die inhärente Diskretisierung der Messdaten in Betracht gezogen und bei der Implementierung der Inversionsformel berücksichtigt. Der Vorteil analytischer Algorithmen liegt in deren Robustheit sowie deren hohen Performanz im Vergleich zu anderen Rekonstruktionsverfahren.

Algebraische Methoden hingegen basieren auf der Diskretisierung der Messdaten und der zu berechnenden digitalen Bilder; die Diskretisierung ist also die grundlegende Voraussetzung. Am besten lassen sich die algebraischen Verfahren anhand eines einfachen aber anschaulichen Beispiels verstehen. Wenn man sich das Objekt durch Voxel unterschiedlichen Grauwerts angenähert vorstellt, dann besteht jeder Projektions- oder Messwert aus nichts anderem als einer gewichteten Summe über gerade diejenigen Voxel, durch die der dem Projektionswert entsprechende Strahl führt. Die Gewichte können beispielsweise so gewählt werden, dass sie der Schnittlänge des Strahls mit dem jeweiligen Voxel entsprechen. Für die Gesamtheit der Messwerte ergibt sich aus den gewichteten Summen dann das System linearer Gleichungen $p = M \cdot f$. Dabei ist f ein dem unbekannten Objekt bzw. dem zu rekonstruierenden Bild entsprechender Vektor; dessen beispielsweise 512×512 Einträge stellen die Grauwerte der Pixel dar. Der Vektor p hingegen enthält die Gesamtheit der Messwerte, also der Linienintegrale. Die Systemmatrix M beschreibt den Messprozess: Jede Zeile von M enthält die Gewichte, mit denen die Pixel oder Voxel aus f zum jeweiligen Messwert in p beitragen. Ziel der algebraischen Rekonstruktion ist es, das Gleichungssystem $p = M \cdot f$ zu lösen. Allerdings ist es aufgrund von Messungenauigkeiten, Quantenrauschen, Streustrahlung und anderen Effekten sowie der immensen Größe der Systemmatrix nicht möglich, die Inverse M^{-1} zu berechnen. Vielmehr muss das Gleichungssystem iterativ gelöst werden. Da dies extrem rechenaufwändig ist, lassen sich algebraische Rekonstruktionsalgorithmen in der klinischen Routine bisher nicht einsetzen.

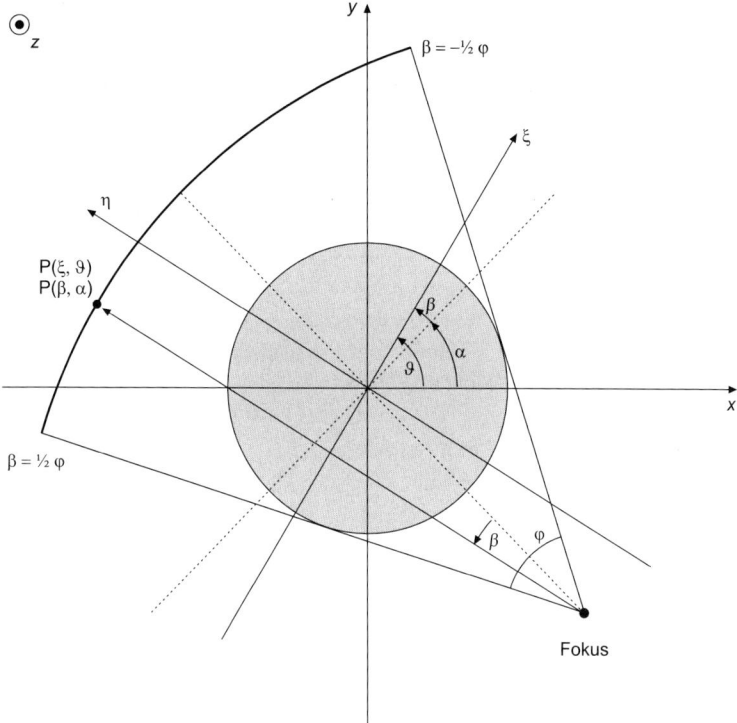

Bild 9.1 Definitionen des Koordinatensystems und der Scannergeometrie

Auch die dritte Klasse von Rekonstruktionsalgorithmen ist iterativer Natur. Im Gegensatz zu den algebraischen Verfahren modelliert die statistische Rekonstruktion die Wahrscheinlichkeit $P_f(p)$, die Messwerte zu beobachten. Die unbekannten Parameter f werden nun so gewählt, dass $P_f(p)$ maximal wird. Dieses Maximum-Likelihood-Prinzip garantiert eine bestmögliche Dosisnutzung. Die statistische Rekonstruktion zeigt im Vergleich zu den anderen genannten Verfahren das geringste Bildpunktrauschen bei sonst gleicher Bildqualität. Leider gilt auch hier, dass der Rekonstruktionsaufwand um Größenordnungen über dem einer analytischen Rekonstruktion liegt. Unter anderem deshalb finden sich bisher keine statistischen Algorithmen in klinischen CT-Scannern.

Insbesondere, weil klinische CT-Geräte ausschließlich mit analytischen Bildrekonstruktionsverfahren arbeiten, werde ich mich im Folgenden auf einige wichtige analytische Methoden konzentrieren. Dabei wird keinesfalls Anspruch auf Vollständigkeit erhoben und interessante analytische Ansätze wie beispielsweise die Fourier-Rekonstruktion [Stark, 1981] oder die linogrammbasierte Rekonstruktion [Edholm, 1987], die in der Praxis wenig Anwendung finden, können hier nicht berücksichtigt werden. Ebenso wenig werden technische Details zur Implementierung, Rechenzeitoptimierung sowie mögliche Diskretisierungsprobleme diskutiert.

Wichtige geometrische Parameter wurden bereits in Kapitel 1 erläutert. Im Prinzip lassen sich Tomogramme mit beliebiger Orientierung messen. Bei klinischer CT ist die typische Orientierung der primären Schichten jedoch die x/y-Ebene und die Rotationsachse fällt mit der z-Achse des Koordinatensystems zusammen. Diese wiederum ist ungefähr parallel zur Patientenlängsachse (Bild 9.1). Die sagittale Ebene entspricht der y/z-Ebene und die koronale Ebene der x/z-Ebene. Die wichtigen Parameter in Bezug auf die Scannergeometrie können Bild 9.1 entnommen werden.

9.1 2D-Bildrekonstruktion

Der wohl einfachste Einstieg in die CT-Bildrekonstruktion ist die Rekonstruktion von 2D-Parallelstrahldaten mittels gefilterter Rückprojektion – einer der frühen und empfehlenswerten Aufsätze zu diesem Thema wurde von Shepp und Logan veröffentlicht [Shepp, 1974]. Obwohl heutzutage kein klinischer CT-Scanner die Parallelstrahlgeometrie als Messgeometrie nutzt, lassen sich oft die typisch in Fächerstrahl- oder Kegelstrahlgeometrie akquirierten Rohdaten durch Umsortieren (Rebinning) so aufbereiten, dass eine 2D Parallelstrahlrekonstruktion Anwendung finden kann. Ausgehend von der Rekonstruktion in Parallelgeometrie werden die Verfahren der direkten

Fächerstrahlrekonstruktion und der Fächerstrahlrekonstruktion mit Rebinning hergeleitet. Das Verständnis der 2D-Bildrekonstruktion erleichtert dann den Übergang zur modernen 3D-Rekonstruktion von Kegelstrahldaten.

9.1.1 Definition der 2D-Parallelprojektion

Die zu rekonstruierende Objektfunktion sei $f(x,y)$ und wir nehmen an, der Objektsupport läge innerhalb eines um das Rotationszentrum zentrierten Kreises mit Radius R_M. Außerhalb dieses Messfelds hat $f(x,y)$ also den Wert Null.

In Parallelgeometrie parametrisieren wir einen Strahl durch seinen Winkel ϑ und durch seinen Abstand ξ zum Ursprung des Koordinatensystems (Bild 9.1). Mathematisch lässt sich der Strahl somit durch die Gerade $x\cos\vartheta + y\sin\vartheta = \xi$ beschreiben.

Jeder CT-Messwert entspricht einem Integral durch das Objekt $f(x,y)$ entlang eines solchen Strahls:

$$p(\vartheta, \xi) = \int dx\,dy\,f(x, y)\delta(x\cos\vartheta + y\sin\vartheta - \xi) \qquad (9.1)$$

Hierbei ist δ die Dirac'sche Deltafunktion und p sind die Parallelprojektionen von f. Die Transformation (9.1), die f in p umrechnet, wird auch Radontransformation (in zwei Dimensionen) genannt. Wir schreiben auch $p = R\,f$ unter Zuhilfenahme des Radontransformationsoperators R. Der Winkel ϑ, der die Projektionsrichtung angibt, wird auch Projektionswinkel genannt.

9.1.2 Rekonstruktion von Paralleldaten

Um ein CT-Bild berechnen zu können, benötigen wir die inverse Radontransformation R^{-1}. Wie bereits angekündigt, beschränken wir uns bei der Herleitung auf die am weitesten verbreitete Methode der gefilterten Rückprojektion (Filtered Backprojection, FBP).

Zuerst sei die Fouriertransformation einer Funktion g wie folgt definiert:

$$G(u) = \int\limits_{-\infty}^{\infty} dx\, g(x)e^{-2\pi iux}$$

Die inverse Fouriertransformation lautet damit:

$$g(x) = \int\limits_{-\infty}^{\infty} du\, G(u)e^{2\pi iux}$$

Ausgehend von Gleichung (9.1) wird nun die Fouriertransformation P der Projektionswerte p bezüglich des Abstandsparameters ξ berechnet:

$$P(\vartheta, u) = \int d\xi\, p(\vartheta, \xi)e^{-2\pi i u\xi} = \int dxdy\, f(x, y)e^{-2\pi i u(x\cos\vartheta + y\sin\vartheta)}$$

Ein Vergleich von P mit der zweidimensionalen Fouriertransformation F von f

$$F(u_x, u_y) = \int dxdy\, f(x, y)e^{-2\pi i(u_x x + u_y y)}$$

führt zum Fourier-Slice-Theorem:

$$F(u\cos\vartheta, u\sin\vartheta) = P(\vartheta, u) \tag{9.2}$$

Das Fourier-Slice-Theorem besagt also, dass die Fouriertransformation der Parallelprojektionsdaten bezüglich des Abstandsparameters ξ der zweidimensionalen Fouriertransformation des Objekts entspricht, und zwar in Polarkoordinaten $(u_x, u_y) = (u\cos\vartheta, u\sin\vartheta)$.

Offensichtlich kann Gleichung (9.2) direkt zur Berechnung der gesuchten Objektfunktion f verwendet werden, denn nach einer inversen 2D-Fouriertransformation der Funktion F erhält man das gewünschte Bild. Diese so genannte Fourier-Rekonstruktion lässt sich allerdings nicht ohne Probleme in eine diskrete Variante umsetzen. Die im Fourierraum nötige Umrechnung vom Polarraster $F(u\cos\vartheta, u\sin\vartheta)$ auf ein kartesisches Gitter $F(u_x, u_y)$ erfordert einen Interpolationsalgorithmus. Der wiederum erzeugt lokale Fehler im Fourierraum, die sich dann im Ortsraum als globale und somit großflächige Artefakte erkennen lassen. Um dennoch optimale Bilder mittels Fourier-Rekonstruktion zu erhalten, sind spezielle Vorkehrungen zu treffen [Stark, 1981; O'Sullivan, 1985; Peng, 1987; Schomberg, 1995].

Die deutlich elegantere und stabilere, gefilterte Rückprojektion erhalten wir ausgehend von (9.2) auf analytischem Weg. Ein Wechsel der Integrationsvariablen von u und ϑ nach $u_x = u\cos\vartheta$ and $u_y = u\sin\vartheta$ unter Berücksichtigung von $du_x du_y = |u|du\, d\vartheta$ erlaubt es, die inverse 2D-Fouriertransformation durchzuführen. Wir erhalten:

$$f(x, y) = \int_0^\pi d\vartheta \int_{-\infty}^\infty du\, |u|\, P(\vartheta, u)e^{2\pi i u\xi}\Big|_{\xi = x\cos\vartheta + y\sin\vartheta} \tag{9.3}$$

Mit Hilfe des Faltungssatzes für Fouriertransformationen, der besagt dass die Faltung

$$(g_1 {}^* g_2)(x) = g_1(x) {}^* g_2(x) = \int dt\, g_1(t) g_2(x-t)$$

zweier Funktionen g_1 und g_2 als Multiplikation der Fouriertransformierten G_1 und G_2, gefolgt von einer inversen Fouriertransformation durchgeführt werden kann, lässt sich (9.3) weiter vereinfachen. Die beiden Faktoren im Fourierraum können aus der Gleichung direkt abgelesen werden: der nach seiner Form benannte Rampenkern (Ramp-Kernel) $|u|$ sowie die Fouriertransformierte der Rohdaten $P(\vartheta, u)$.

Im Ortsraum wird der Rekonstruktionskern $|u|$ zu:

$$k(\xi) = \int du\, |u|\, e^{2\pi i u \xi} = \frac{-1}{2\pi^2 \xi^2}$$

Man beachte, dass der Ausdruck aufgrund der punktweisen Konvergenz des Integrals nur für $\xi \neq 0$ definiert ist. In der Praxis wird das Integral durch Reduktion der Integrationsgrenzen auf den Bereich $-b \leq u \leq b$ regularisiert. Dabei stellt b die Bandbreite bzw. die Nyquistfrequenz der gemessenen Daten dar.

Die gefilterte Rückprojektion lautet nun:

$$f(x, y) = \int_0^\pi d\vartheta\, P(\vartheta, \xi) {}^* k(\xi)\big|_{\xi\, =\, x\cos\vartheta\, +\, y\sin\vartheta} \tag{9.4}$$

Die Inversionsformel (9.4) besagt, dass die Projektionsdaten p mit dem Rekonstruktionskern $k(\xi)$ projektionsweise (für jedes ϑ) gefaltet werden müssen (Bild 1.8). Die gefalteten Projektionen $\hat{p} = p * k$ werden dann entlang der Sinuslinie $\xi(\vartheta) = x\cos\vartheta + y\sin\vartheta$ über alle ϑ innerhalb eines 180°-Intervalls aufintegriert. Daraus ergibt sich der Pixel-Wert am Ort (x,y).

Den zweiten Schritt der Rekonstruktion, die Aufintegration entlang einer Sinuskurve, betrachtet (und implementiert) man oft von einem anderen Standpunkt aus. Anstatt ausgehend von einem Punkt (x,y) alle Projektionsrichtungen ϑ zu durchlaufen und die zugehörigen Werte des gefalteten Sinogramms auf den Pixel aufzuaddieren, ist es wesentlich anschaulicher für einen festen Projektionswinkel ϑ zunächst alle Pixel (x,y), d. h. das gesamte Bild zu durchlaufen und den Wert $\hat{p}(\vartheta, \xi)$ für $\xi = \xi(x,y,\vartheta)$ auf den gerade betrachteten Pixel zu addieren.

Diese Vorgehensweise entspricht dem projektionsweisen „Zurückschmieren" der gefalteten Daten entlang der ursprünglichen Strahlrichtung auf das zu berechnende CT-Bild. Zusammen mit der in (9.4) vorkommenden Faltung ergibt sich der Name gefilterte Rückprojektion (FBP). Wie bereits in Zusammenhang mit der anschaulichen Beschreibung der FBP erwähnt wurde (Abschnitt 1.2.3 sowie Bild 1.7), enthält beiliegende CD-ROM vier Videosequenzen, die die Rückprojektion veranschaulichen.

9.1.3 Parallelstrahl-FBP

Zur Vereinfachung der Notation und als Vorbereitung auf die Herleitung der Fächerstrahl- und Kegelstrahlalgorithmen wird die gefilterte Rückprojektion hier nochmals formuliert – nun jedoch in Vektornotation.

Es sei $f(r)$ die Objektfunktion und $r = (x,y)$. Gleichung (9.1) wird somit zu:

$$p(\vartheta, \xi) = \int d^2 r f(r) \delta(r \cdot \boldsymbol{\vartheta} - \xi) \quad \text{mit} \quad \boldsymbol{\vartheta} = \begin{pmatrix} \cos \vartheta \\ \sin \vartheta \end{pmatrix} \tag{9.5}$$

Ebenso wie bisher steht ϑ für den Winkel des Strahls zur y-Achse und ξ für den Abstand des Strahls zum Rotationszentrum.

Aus Gleichung (9.4) ist bereits bekannt, dass das Objekt $f(r)$ aus der Radontransformierten $p(\vartheta,\xi)$ berechnet werden kann mit:

$$f(r) = \int_0^\pi d\vartheta \, (p * k)(\boldsymbol{\vartheta}, \hat{\xi}) = \int_0^\pi d\vartheta \int d\xi \, p(\boldsymbol{\vartheta}, \xi) k(\hat{\xi} - \xi) \tag{9.6a}$$

Dabei ist $\hat{\xi} = \hat{\xi}(r, \vartheta) = r \cdot \boldsymbol{\vartheta}$ der Abstand des Strahls, der unter dem Winkel ϑ durch den Punkt r zum Ursprung geht und

$$k(\xi) = \int du |u| e^{2\pi i u \xi} = \frac{-1}{2\pi^2 \xi^2} \tag{9.6b}$$

ist der Rekonstruktions- oder Faltungskern.

9.1.4 Definition der Fächerstrahlprojektion

Heutzutage gibt es keine klinischen CT-Scanner, die in Parallelstrahlgeometrie messen. Zur besseren Nutzung der Quanten wird die Messung vielmehr in Fächerstrahlgeometrie durchgeführt. Am Fokuspunkt s werden Photonen emittiert. Die Richtung eines solchen Photons auf dem Weg zum Detektor lässt sich durch einen Richtungsvektor Θ beschreiben. Der Scanner bestimmt letztendlich das Integral entlang einer vom Fokus s in Richtung Θ ausgehenden Linie durch das Objekt f:

$$q(s, \Theta) = \int_0^\infty d\lambda f(s + \lambda \Theta) \quad \text{mit} \quad |\Theta| = 1 \tag{9.7}$$

Man beachte: das Symbol q wurde eingeführt, damit sich später eindeutig zwischen Fächerstrahldaten (Bezeichnung q) und Parallelstrahldaten (Bezeichnung p) unterscheiden lässt.

Um vollständige Daten zu akquirieren, muss jeder Objektpunkt aus einem Winkelintervall von mindestens 180° Länge gemessen werden. Dies erfordert, dass sich der Fokus auf einer geeigneten Trajektorie $s(\alpha)$ um das Objekt bewegt. Im speziellen Fall eines Kreis- oder Spiralscans wird der Bahnparameter α üblicherweise so gewählt, dass er dem Rotationswinkel der Gantry entspricht. Im Allgemeinen existiert eine derartige Korrespondenz nicht und α kann bestenfalls als Zeitparameter aufgefasst werden. Die Gesamtheit aller Daten, die zu einem festen Zeitpunkt α akquiriert werden, heißt Fächerstrahlprojektion.

Als Parametrisierung des Einheitsvektors Θ wird im Folgenden

$$\Theta = \Theta(\Theta) = \begin{pmatrix} -\sin\Theta \\ \cos\Theta \end{pmatrix}$$

gewählt. Da beide Vektoren s und Θ Funktionen von je einem Parameter sind, wird an Stelle von $q(s,\Theta)$ auch $q(\alpha,\Theta)$ oder $q(\alpha,\Theta)$ Verwendung finden. Außerdem wird später noch die partielle Ableitung benötigt:

$$q'(\alpha, \Theta) = \partial_\alpha q(\alpha, \Theta)$$

9.1.5 Fächerstrahl-FBP

Im Folgenden wird ein gefilterter Rückprojektionsalgorithmus für Fächerstrahldaten hergeleitet. Ausgehend von der Rekonstruktionsformel für Paralleldaten aus Abschnitt 9.1.3 lassen sich die gefalteten Parallelprojektionen so umformen, dass eine Beziehung zu den gefilterten Fächerstrahlprojektionen entsteht.

Hierfür wird zuerst der Rekonstruktionskern als Ableitung dargestellt:

$$k(\xi) = \partial_\xi K(\xi)$$

Nun betrachten wir die gefilterten Paralleldaten, d. h. den Integranden von Gleichung (9.6a), und erhalten:

$$(p * k)(\vartheta, \xi) = \partial_\xi\, p(\vartheta, \xi) * K(\xi)$$

$$= \partial_\xi \int d^2 r f(r) \delta(r \cdot \vartheta - \xi) * K(\xi)$$

$$= \partial_\xi \int d^2 r f(r) K(\xi - r \cdot \vartheta)$$

Um zu einem projektionsweisen Ablauf zu kommen, müssen alle Linienintegrale in der Reihenfolge des Messzeitpunkts α behandelt werden. Dazu wechseln wir unter Verwendung der Beziehung $\xi = s \cdot \boldsymbol{\vartheta}$ von der unabhängigen Variable ξ zur Fokusposition s bzw. zur Bahnvariable α als neuen unabhängigen Parameter. Die Ableitung bezüglich ξ wird zur Ableitung nach α und die Kettenregel liefert den zusätzlichen Faktor $s' \cdot \boldsymbol{\vartheta}$. Nun gilt:

$$
\begin{aligned}
(p * k)(\boldsymbol{\vartheta}, s \cdot \boldsymbol{\vartheta}) &= \frac{1}{s' \cdot \boldsymbol{\vartheta}} \partial_\alpha \int d^2 r f(\boldsymbol{r}) K(s \cdot \boldsymbol{\vartheta} - \boldsymbol{r} \cdot \boldsymbol{\vartheta}) \\
&= \frac{1}{s' \cdot \boldsymbol{\vartheta}} \partial_\alpha \int d\Theta d\lambda f(s + \lambda\Theta) \lambda K(-\lambda\Theta \cdot \boldsymbol{\vartheta}) \qquad (9.8) \\
&= \frac{1}{s' \cdot \boldsymbol{\vartheta}} \partial_\alpha \int d\Theta q(s, \Theta) K(-\Theta \cdot \boldsymbol{\vartheta})
\end{aligned}
$$

Im zweiten Schritt erfolgte ein Wechsel der Integrationsvariablen von kartesischen Koordinaten $d^2 r$ nach Polarkoordinaten $d\Theta\, d\lambda\, \lambda$ durch die Substitution $\boldsymbol{r} = s + \lambda\Theta$. Im letzten Schritt wurde der Jakobiterm λ unter Ausnutzung der Eigenschaft $\lambda K(\lambda\xi) = K(\xi)$ absorbiert und das Integral über λ in der Definition der Fächerstrahldaten (9.7) versteckt.

Die Rückprojektion der gefalteten Daten wird durch das äußere Integral von (9.6a) beschrieben. Die Fächerstrahlrückprojektion erfordert nun einen Wechsel der Integrationsvariablen von ϑ nach α. Nur dann kann neben der projektionsweisen Faltung (9.8) auch eine projektionsweise Rückprojektion stattfinden. Für einen gegebenen Pixel $\boldsymbol{r}$ ist der Strahlwinkel ϑ eine Funktion der Fokusposition $s(\alpha)$. Wir drücken diese Abhängigkeit formell als $\vartheta(\boldsymbol{r}, \alpha)$ aus und wollen nun den Jakobiterm $\vartheta' = \partial_\alpha \vartheta(\boldsymbol{r}, \alpha)$, dessen Betrag beim Wechsel von $d\vartheta$ nach $d\alpha$ benötigt wird, berechnen. Dazu wird die Beziehung $(\boldsymbol{r} - s(\alpha)) \cdot \boldsymbol{\vartheta}(\vartheta) = 0$ nach α abgeleitet:

$$
0 = (\boldsymbol{r} - s) \cdot \boldsymbol{\vartheta}' \vartheta' - s' \cdot \boldsymbol{\vartheta} = |\boldsymbol{r} - s|\, \vartheta' - s' \cdot \boldsymbol{\vartheta}
$$

und nach ϑ' aufgelöst:

$$
\partial_\alpha \vartheta(\boldsymbol{r}, \alpha) = \frac{s' \cdot \boldsymbol{\vartheta}}{|\boldsymbol{r} - s|}
$$

Falls $(\boldsymbol{r} - s(\alpha)) \cdot \boldsymbol{\vartheta}(\vartheta) = 0$ keine eindeutige Lösung besitzt, wird der durch $\boldsymbol{r}$ gehende Strahl mit Winkel ϑ mehrfach von der Fokustrajektorie geschnitten. Dies erfordert die Zuordnung eines Gewichts $w(\boldsymbol{r}, \vartheta, \alpha)$ für jeden dieser Schnittpunkte. Die Summe aller Gewichte bezüglich eines derartigen Strahls muss 1 ergeben und dementsprechend ist die Gewichtsfunktion zu normieren. Folglich ist das Maß $d\vartheta$ zu ersetzen durch:

$$d\vartheta = w(r, \vartheta, \alpha) \left| \frac{s' \cdot \vartheta}{r - s} \right| d\alpha$$

Ausgehend von Gleichung (9.6a) wechseln wir nun die Integrationsvariable und setzen (9.8) ein. Dies ergibt die Fächerstrahlrekonstruktionsformel:

$$f(r) = \int_{\pi(r)} d\alpha \frac{w(r, \vartheta, \alpha) \operatorname{sgn}(s' \cdot \vartheta)}{|r - s|} \int d\Theta \, q'(\alpha, \Theta) K(-\Theta \cdot \vartheta) \qquad (9.9)$$

Der Einheitsvektor ϑ ist so zu wählen, dass $(r - s(\alpha)) \cdot \vartheta = 0$. Aus $\Theta \cdot \vartheta = \sin(\vartheta - \Theta)$ ist zu sehen, dass Gleichung (9.9) eine gefilterte Rückprojektion darstellt: Das innere Integral ergibt sich zur Faltung $q'(\alpha, \vartheta) * K(-\sin\vartheta)$. Der Integrationsbereich des Rückprojektionsintegrals muss so gewählt werden, dass jeder Punkt r Beiträge aus einem 180°-Intervall erhält. Formell wird die Menge der diese Bedingung erfüllenden Bahnparameter α mit $\pi(r)$ bezeichnet.

Im folgenden Abschnitt wird die allgemeine Rekonstruktionsformel (9.9) auf Scanner der dritten Generation (Fächerstrahlgeometrie mit mitrotierendem bogenförmigen Detektor) angewendet.

9.1.6 Fan-Beam-FBP für Scanner der dritten Generation

Die allgemeine Inversionsformel (9.9) ermöglicht die Rekonstruktion von Fächerstrahldaten mit beliebiger Fokusbahn. Von Bedeutung ist jedoch nur die Kreistrajektorie und, in drei Dimensionen, die Spiraltrajektorie. Bei den heute meist verbreiteten Scannern der dritten Generation rotiert ein bogenförmiges, dem Fokus gegenüberliegendes Detektorarray um den Patienten. Die allgemeine Rekonstruktionsformel soll deshalb auf gerade diese Scangeometrie angewendet werden.

Der CT-Detektor eines Scanners der dritten Generation (Ein- oder Mehrschicht-CT) weist ein äquidistantes Winkelinkrement $\Delta\beta$ zwischen benachbarten Strahlen einer Projektion auf. Die Fächerstrahldaten werden mit $q(\alpha, \Theta)$ bezeichnet und als Parametrisierung von s und Θ wählen wir:

$$s(\alpha) = R_{\mathrm{F}} \begin{pmatrix} \sin\alpha \\ -\cos\alpha \end{pmatrix} \quad \text{und} \quad \Theta(\Theta) = \begin{pmatrix} -\sin\Theta \\ \cos\Theta \end{pmatrix}$$

R_{F} ist der Radius der kreisförmigen Fokusbahn.

Das Argument des Rekonstruktionskerns aus (9.9) kann nun zu $-\Theta \cdot \vartheta = \sin(\Theta - \vartheta)$ vereinfacht werden. Die gewünschte projektionsweise Behandlung der Messdaten erfordert einen Wechsel der Parametrisierung (α, Θ)

nach (α, β), wobei $\beta = \Theta - \alpha$ der Winkel eines Strahls relativ zum Zentralstrahl des Fächers darstellt (Bild 9.1). Um Verwechslungen zu vermeiden, bezeichnen wir die gemessenen Daten als $q_{\mathrm{m}}(\alpha, \beta) = q(\alpha, \alpha + \beta)$. Der Wechsel zur Messparametrisierung impliziert folgende Modifikation der partiellen Ableitung der Rohdaten:

$$q'(\alpha, \Theta) = \partial_\alpha q(\alpha, \Theta) = (\partial_\alpha - \partial_\beta) q(\alpha, \alpha + \beta) = (\partial_\alpha - \partial_\beta) q_{\mathrm{m}}(\alpha, \beta)$$

Durch Einsetzen in Gleichung (9.9) erhalten wir:

$$f(r) = \int\limits_{\pi(r)} d\alpha \frac{1}{|r - s|} \int d\beta K(\sin(\alpha + \beta - \vartheta))(\partial_\alpha - \partial_\beta) q_{\mathrm{m}}(\alpha, \beta)$$

Der Strahlwinkel ϑ wird so gewählt, dass $(r - s(\alpha)) \cdot \boldsymbol{\vartheta}(\vartheta) = 0$ gilt. Zusätzlich wurde angenommen, dass es sich um nichtredundante Daten handelt, um so $w(r, \boldsymbol{\vartheta}, \alpha) = 1$ zu setzen. Die Signumfunktion aus (9.9) nimmt wegen $s' \cdot \boldsymbol{\vartheta} = \cos \beta > 0$ den Wert 1 an.

Abschließend muss die Look-up-Variable ϑ durch den entsprechenden Fächerstrahlwinkel $\hat{\beta}(r, \alpha) = \hat{\vartheta}(r, \alpha) - \alpha$ ersetzt werden. Somit ergibt sich schließlich die gefilterte Rückprojektion für Fächerstrahlscanner der dritten Generation:

$$f(r) = \int\limits_{\pi(r)} d\alpha \frac{1}{|r - s|} \int d\beta (\partial_\alpha - \partial_\beta) q_{\mathrm{m}}(\alpha, \beta) K(\sin(\hat{\beta} - \beta))$$

$$= \int\limits_{\pi(r)} d\alpha \frac{1}{|r - s|} ((\partial_\alpha - \partial_\beta) q_{\mathrm{m}}(\alpha, \hat{\beta})) * K(\sin \hat{\beta})$$

Die partielle Ableitung nach β lässt sich alternativ auch als Faltung formulieren:

$$f(r) = \int\limits_{\pi(r)} d\alpha \frac{1}{|r - s|} (\partial_\alpha q_{\mathrm{m}}(\alpha, \hat{\beta}) * K(\sin \hat{\beta}) + q_{\mathrm{m}}(\alpha, \hat{\beta}) * \cos \hat{\beta} k(\sin \hat{\beta}))$$

Diese Möglichkeit kann im Hinblick auf eine Implementierung des Algorithmus von Interesse sein. Auch hier gilt für den Integrationsbereich von α, dass dieser eine Funktion der Pixelkoordinate r ist und so gewählt werden muss, dass $\alpha + \hat{\beta}(r, \alpha)$ letztendlich ein 180°-Intervall überstreicht.

Es sei hier nochmals darauf hingewiesen, dass die zuvor hergeleitete Rekonstruktionsformel vom Typ gefilterte Rückprojektion ist. Der eingeklammerte

Term des Integranden besteht aus zwei Faltungen und das Integral über den Bahnparameter α stellt die Rückprojektion dar, gewichtet mit dem inversen Abstand des Voxels r vom Vertex s.

9.1.7 Rebinning

Eine weitere Option zur Rekonstruktion von Fächerstrahldaten ist das Umsortieren oder Rebinning der Daten, so dass sie der Parallelstrahlgeometrie entsprechen. Die so entstandenen Parallelsinogramme werden dann mit der Parallelstrahl-FBP aus Abschnitt 9.1.3 rekonstruiert. Vorteil dabei ist: Die gefilterte Rückprojektion von Parallelstrahldaten kommt im Gegensatz zur Fächerstrahlrückprojektion ohne die inverse, pixelabhängige Abstandsgewichtung aus und entsprechende Implementierungen benötigen daher weniger Rechenzeit.

Dass Rebinning in jedem Fall möglich ist, sehen wir an der Tatsache, dass jeder Fokusposition $s = s(\alpha)$ und jeder Strahlrichtung $\Theta = \Theta(\Theta)$ eindeutige Parallelstrahlparameter ϑ und ξ zugewiesen werden können. Um die Parallelstrahlparameter zu erhalten, berechnen wir die Hessesche Normalform $r \cdot \vartheta - \xi = 0$ der Geraden $s + \lambda\Theta$ und erhalten:

$$\vartheta = \Theta \quad \text{und} \quad \xi = s \cdot \vartheta$$

Dieser Zusammenhang zwischen (ϑ, ξ) und (α, Θ) dient nun zum Umsortieren der Fächerstrahldaten in Parallelstrahl-Sinogramme:

$$p(\vartheta, \xi) = q(\alpha, \Theta)$$

Es empfiehlt sich, α und Θ als Funktion von ϑ und ξ aufzufassen.

Zahlreiche CT-Scanner nutzen heutzutage das Prinzip des Rebinnings. Die Einfachheit des Verfahrens, die Robustheit der Parallelstrahl-FBP sowie die bereits genannte bessere Nutzung der Computerressourcen sind einige Gründe dafür. Außerdem bieten Rohdaten nach dem Rebinning große Vorteile beim Verständnis und bei der Implementierung von Spiral-CT-Rekonstruktionen. Insbesondere bei der z-Interpolation oder dem z-Filtern von Spiralrohdaten sind relativ komplizierte Normierungsbedingungen zu erfüllen und es müssen Komplementärdaten, abhängig vom Pitch, berücksichtigt werden. All dies lässt sich in Parallelgeometrie wesentlich leichter verstehen und realisieren. Wenn es zudem gilt, Scannermisalignment auszugleichen oder versetzte Fokuspositionen wie beispielsweise beim Springfokus (Bild 2.3c und 2.7) exakt zu berücksichtigen, ist Rebinning die Methode der Wahl.

9.1.8 Rebinning für Scanner der dritten Generation

Wir schließen die Betrachtung der 2D-Algorithmen ab mit der Spezialisierung der allgemeinen Rebinningformel auf Scanner der dritten Generation. Aus Abschnitt 9.1.6 ist bereits bekannt, dass klinische CT-Scanner im (α, β) Koordinatensystem akquirieren. Ebenso wurde gezeigt, dass $\vartheta = \Theta = \alpha + \beta$ gilt. Der zum Strahl gehörige Abstandsparameter errechnet sich zu $\xi = s \cdot \vartheta = -R_\mathrm{F} \sin\beta$.

Rebinning von Fächerstrahldaten der dritten Generation nach Parallelgeometrie ist damit gegeben durch die Variablentransformation:

$$p(\vartheta, \xi) = q_\mathrm{m}(\alpha, \beta)$$

mit $\beta = -arcsin\dfrac{\xi}{R_\mathrm{F}}$ und $\alpha = \vartheta - \beta$.

Die Daten $q_\mathrm{m}(\alpha, \beta)$ stehen üblicherweise nur an diskreten Punkten $\alpha_\mathrm{n} = \alpha_0 + n\Delta\alpha$ und $\beta_\mathrm{m} = \beta_0 + m\Delta\beta$ zur Verfügung. Bei der Umrechnung auf Parallelkoordinaten werden allerdings Daten zwischen diesen Gitterpunkten abgefragt. Diese sind durch geeignete Interpolationsverfahren (z. B. lineare Interpolation) zu berechnen.

9.2 3D-Bildrekonstruktion

Die Bildrekonstruktion von Kegelstrahldaten ist ungleich komplizierter als ihr zweidimensionales Pendant. Schuld daran ist die Tatsache, dass der Fokus punktförmig ist und die von ihm abgefahrene Bahn nur eindimensional sein kann. Offensichtlich lässt sich so nur eine kleine Untermenge aller Linienintegrale messtechnisch bestimmen, nämlich genau diejenigen Linien, die die Fokustrajektorie schneiden.

Glücklicherweise bedeutet dies nicht, dass die Bildrekonstruktion aus Kegelstrahldaten unmöglich ist. Verallgemeinert man nämlich die Radontransformation (9.5) auf drei Dimensionen, so zeigt sich unmittelbar, dass wir es jetzt mit Flächen- oder Ebenenintegralen und nicht mehr mit Linienintegralen zu tun haben:

$$p(\vartheta, \xi) = \int d^3 r f(r) \delta(r \cdot \vartheta - \xi) \qquad (9.10)$$

Die in (9.10) auftretenden Vektoren sind nunmehr dreidimensional und ϑ ist der Normalenvektor der Integrationsebene. Der Parameter ξ behält weiterhin seine Bedeutung als Abstandsparameter und stellt den Abstand der Integrationsebene vom Ursprung des Koordinatensystems dar.

Interessanterweise lässt sich (9.10) auf die gleiche Art und Weise invertieren wie im 2D-Fall. Die Inversionsformel lautet:

$$f(r) = \frac{1}{2}\int d^2\vartheta (p*k)(\vartheta, \hat{\xi}) = \frac{1}{2}\int d^2\vartheta \int d\xi\, p(\vartheta, \xi)\, k(\hat{\xi} - \xi) \qquad (9.11a)$$

mit $\hat{\xi} = r \cdot \vartheta$ und:

$$k(\xi) = \int du\, u^2 e^{2\pi i u \xi} = \frac{-1}{4\pi^2}\delta''(\xi) \qquad (9.11b)$$

Das Maß $d^2\vartheta$ steht für das Integral über die Einheitskugel und der Faktor 1/2 korrigiert die Tatsache, dass die Ebenen durch das Integral doppelt gezählt werden.

Laut der 9.11-Gleichungen benötigen wir alle möglichen durch das Objekt gehenden Ebenenintegrale zur Bildrekonstruktion. Allerdings lassen sich diese messtechnisch ebenso wenig direkt erfassen wie alle denkbaren Linienintegrale. Wir werden aber sehen, dass ein Ebenenintegral aus genau der Kegelstrahlprojektion bestimmbar ist, deren Fokus in der Ebene liegt. Daraus lässt sich folgern, dass die exakte Kegelstrahlrekonstruktion genau dann möglich ist, wenn für jede durch das Objekt gehende Ebene mindestens ein Schnittpunkt mit der Fokusbahn existiert. Diese Bedingung wurde unter dem Namen Tuy-Bedingung bekannt [Tuy, 1983].

9.2.1 Definition der Kegelstrahlprojektion

Die Kegelstrahlprojektion ist die dreidimensionale Verallgemeinerung der Fächerstrahlprojektion:

$$q(s, \Theta) = \int_0^\infty d\lambda\, f(s + \lambda\Theta) \quad \text{mit } |\Theta| = 1 \qquad (9.12)$$

Sämtliche auftretende Vektoren sind nun dreidimensional. Auch hier ist die Scantrajektorie $s(\alpha)$ durch α parametrisiert, und wir können $q(\alpha,\Theta)$ an Stelle von $q(s,\Theta)$ schreiben. Die partielle Ableitung bezüglich des Bahnparameters sei $q'(\alpha, \Theta) = \partial_\alpha q(\alpha, \Theta)$.

9.2.2 Der Feldkampalgorithmus

Der Feldkampalgorithmus [Feldkamp, 1984], ist ein so genannter approximativer und wohl der am häufigsten verwendete Kegelstrahl-Rekonstruktionsalgorithmus. Daher ist er auch für Trajektorien geeignet, die die Tuy-Bedingung nicht erfüllen. Darunter fällt insbesondere die Kreisbahn und deshalb soll der Feldkampalgorithmus für diesen Spezialfall ausformuliert werden.

Feldkamp, David und Kress hatten die Idee, den Richtungsvektor Θ in eine in der Rotationsebene liegende und in eine dazu senkrechte Komponente zu zerlegen. Es liegt nun nahe, diese z-Komponente zunächst zu vernachlässigen und die Faltung ganz so wie im 2D-Fall durchzuführen. Nachdem jede Detektorzeile separat mit dem Rekonstruktionskern gefaltet wurde, erfolgt eine dreidimensionale Rückprojektion [Feldkamp, 1984].

Die genannte Zerlegung des dreidimensionalen Strahlvektors Θ sei:

$$\Theta = \cos\gamma\,\Theta^\perp + \sin\gamma\,\Theta^\| \ \ \text{mit} \ \ \Theta^\perp = \begin{pmatrix} -\sin\Theta \\ \cos\Theta \\ 0 \end{pmatrix} \text{ und } \Theta^\| = \begin{pmatrix} 0 \\ 0 \\ 1 \end{pmatrix}$$

Der Winkel γ ist der Kegelwinkel des gerade betrachteten Strahls, d. h. der Winkel zwischen Θ und der x-y-Ebene ($\gamma = 0$ entspräche dem zweidimensionalen Fall). Mit

$$q(s, \Theta) = \int\limits_0^\infty d\lambda\, f(s + \lambda\Theta) = \int\limits_0^\infty \frac{d\lambda}{\cos\gamma}\, f(s + \lambda\Theta^\perp + \lambda\tan\gamma\,\Theta^\|)$$

werden die Ähnlichkeiten zur 2D-Projektion (9.7) deutlich, sofern der dritte Term im Argument von f vernachlässigt wird. Der Längenkorrekturfaktor $\cos\gamma$ berücksichtigt, dass Strahlen mit $\gamma \neq 0$ eine größere Schnittlänge mit dem Objekt aufweisen als solche mit $\gamma = 0$. Die Längenkorrektur ist charakteristisch für Feldkamp-basierte Algorithmen. Der Korrekturfaktor kann bereits als Vorverarbeitungsschritt auf die Rohdaten multipliziert werden. Um dies zu veranschaulichen, definieren wir die längenkorrigierten Rohdaten:

$$q_\gamma^\perp(s, \Theta^\perp) = q(s, \Theta)\cos\gamma$$

Die längenkorrigierten Daten $q^\perp$ entsprechen genau den zweidimensionalen Projektionsdaten aus Abschnitt 9.1.4, denn die z-Komponenten von s und $\Theta^\perp$ sind konstant beziehungsweise 0. Die längenkorrigierten Daten werden nun zeilenweise, d. h. separat für jedes γ gefaltet, so, als ob es sich um eine 2D Fächerstrahlrekonstruktion handelte. Erst nach der Faltung, während der Rückprojektion, wird die wahre Kegelstrahlnatur und die wahre Strahlgeometrie berücksichtigt und eine echte 3D-Rückprojektion durchgeführt. Zusammenfassend besteht der Feldkampalgorithmus aus einer zeilenweisen

Faltung der Projektionsdaten, gefolgt von einer dreidimensionalen Kegelstrahlrückprojektion.

Die Feldkamp-Verallgemeinerung der 2D-gefilterten Rückprojektionsformel (9.9) lautet beispielsweise:

$$f(\boldsymbol{r}) = \int_{\pi(\boldsymbol{r})} d\alpha \, \frac{w(\boldsymbol{r}, \boldsymbol{\vartheta}^{\perp}, \alpha) \operatorname{sgn}(s' \cdot \boldsymbol{\vartheta}^{\perp})}{|\boldsymbol{r} - \boldsymbol{s}|} \int d\Theta (q_\gamma^{\perp})'(\alpha, \boldsymbol{\Theta}^{\perp}) K(-\boldsymbol{\Theta}^{\perp} \cdot \boldsymbol{\vartheta}^{\perp})$$

wobei

$$\boldsymbol{\vartheta}^{\perp} = \begin{pmatrix} \cos\vartheta \\ \sin\vartheta \\ 0 \end{pmatrix}$$

und dabei müssen ϑ und γ so gewählt werden, dass einerseits $(\boldsymbol{r} - \boldsymbol{s}(\alpha)) \cdot \boldsymbol{\vartheta}^{\perp}$ $= 0$ gilt und andererseits $\boldsymbol{\Theta}$ parallel zu $\boldsymbol{r} - \boldsymbol{s}$ ist, d. h. wir wählen $\sin\gamma = \dfrac{(z - s_z)}{|\boldsymbol{r} - \boldsymbol{s}|}$.

Das Vernachlässigen des Kegelwinkels bei feldkampartigen Algorithmen während der Faltung führt üblicherweise zu Kegelstrahlartefakten. Diese nehmen mit größer werdendem Kegelwinkel zu. Bei klinischen CT-Scannern jedoch liegt der Kegelwinkel im Bereich weniger Grad und die Feldkamp-Rekonstruktion ist geeignet, klinisch hochwertige Bilder zu rekonstruieren.

9.2.3 EPBP, ein Feldkamp-basierter Algorithmus

In den letzten Jahren wurden zahlreiche Erweiterungen des Feldkampalgorithmus entwickelt und publiziert. Viele davon beschäftigen sich mit nichtplanaren Trajektorien und darunter sind insbesondere die Algorithmen für die Kegelstrahl-Spiral-CT hervorzuheben. Der in Abschnitt 3.5.2 vorgestellte EPBP-Algorithmus (Extended Parallel Backprojection) ist solch ein Beispiel, das zudem 100 %-ige Dosisnutzung für die Kreis-, die Sequence- und die Spiraltrajektorie bei beliebigem Pitch-Wert garantiert, Cardio-CT mit eingeschlossen [Kachelrieß, 2004]. EPBP unterscheidet sich vom klassischen Feldkampalgorithmus nicht nur durch die flexible Trajektorie und durch die volle Dosisnutzung, sondern auch dadurch, dass ein Rebinning auf Parallelgeometrie durchgeführt wird. Erst durch dieses Umsortieren wird es ermöglicht, alle Datenredundanzen korrekt zu berücksichtigen, die volle Dosisnutzung zu garantieren, Rekonstruktionen für nahezu beliebige Trajektorien und auch für die phasenkorrelierte Cardio-CT zur Verfügung zu stellen.

Im Folgenden wird eine verallgemeinerte Version von EPBP definiert, die sich nicht unbedingt auf kreis- oder spiralförmige Trajektorien beschränken muss. Dazu wird der Richtungsvektor $\boldsymbol{\Theta}$ wieder in eine transversale und eine longitudinale Komponente zerlegt:

$$\boldsymbol{\Theta} = \frac{\boldsymbol{\Theta}^{\perp} + b\boldsymbol{\Theta}^{\parallel}}{\sqrt{1 + b^2}} \ \text{ mit }\ \boldsymbol{\Theta}^{\perp} = \begin{pmatrix} -\sin\Theta \\ \cos\Theta \\ 0 \end{pmatrix} \text{ und }\ \boldsymbol{\Theta}^{\parallel} = \begin{pmatrix} 0 \\ 0 \\ 1 \end{pmatrix}$$

Der Parameter b stellt dabei die longitudinale Koordinate dar, und die Parametrisierung ist somit auf die zylindersegmentförmigen Detektoren der Kegelstrahlscanner der dritten Generation ausgelegt. Außerdem sei $\xi = s \cdot \boldsymbol{\vartheta}^{\perp}$ die zugehörige ξ-Koordinate.

Der feldkampartige Algorithmus EPBP ist nicht auf planare Trajektorien beschränkt. Um Kegelstrahlartefakte zu minimieren, muss darauf geachtet werden, dass die Faltung in Richtung der Tangente s' der Bahntrajektorie durchgeführt wird [Sourbelle, 2002]. Da die Faltung also nicht in Richtung der physikalischen Detektorzeilen durchgeführt wird, sondern in einer dazu schräg verlaufenden Richtung, wird eine neue longitudinale Koordinate l eingeführt und der Datensatz entsprechend der neuen Koordinaten umsortiert, so dass die Faltung entlang ξ bei konstantem ϑ und konstantem l stattfinden kann.

Dazu betrachten wir einen Punkt $r = (x,y,z)$ und nehmen an, er bewege sich in Richtung der Tangente s'. Der Abstand des Punkts vom Fokus ist:

$$D^{\perp} = \sqrt{(x - s_x)^2 + (y - s_y)^2}$$

Die Koordinaten ϑ-ξ-b des Strahls, der durch r geht, lassen sich über die Beziehung $\boldsymbol{\Theta} = \frac{(r - s)}{|r - s|}$ leicht ausrechnen:

$$\cos\vartheta = \frac{y - s_y}{D^{\perp}}, \ \sin\vartheta = \frac{s_x - x}{D^{\perp}}, \ \xi = \frac{y s_x - x s_y}{D^{\perp}} \ \text{ und }\ b = \frac{z - s_z}{D^{\perp}}$$

Durch die Bewegung in Richtung s' erhalten wir $dx = s'_x$, $dy = s'_y$ und $dz = s'_z$. Es folgt:

$$\frac{db}{d\xi} = \frac{d(bD^{\perp})}{d(\xi D^{\perp})} = \frac{s'_z}{s'_y s_x - s'_x s_y}$$

Diese Beziehung ist unabhängig von *r*, aber nicht notwendigerweise auch unabhängig vom Bahnparameter α.[1] Nun wird der neue longitudinale Parameter *l* so definiert, dass für konstantes *l* die Faltung in ξ-Richtung einer Ebene durch *s* mit Richtungsvektor *s'* entspricht:

$$b = l + \frac{db}{d\xi}\,\xi$$

Der erste Verarbeitungsschritt der EPBP-Rekonstruktion ist das Rebinning. Es entspricht der Koordinatentransformation:

$$p(\vartheta, \xi, l) = q(s, \Theta) = q(\alpha, \Theta, b)$$

Dabei sind die funktionellen Zusammenhänge $\alpha = \alpha(\vartheta,\xi)$, $\Theta = \vartheta$ und $b = b(\vartheta,\xi,l)$ zu beachten.

Die endliche Detektorgröße realer Scanner führt dazu, dass der verfügbare Θ- und *b*-Bereich beschränkt ist. Folglich gilt dies auch für die transformierten Daten im ϑ-ξ-*l*-System. Die Faltung benötigt jedoch ξ-Werte im Bereich $-R_M \leq \xi \leq R_M$, wobei R_M der Radius des Messfelds ist und das Objekt $f(r)$ außerhalb des Messfelds, also für alle $x^2 + y^2 > R_M$ den Wert Null annimmt. Um zu vermeiden, dass wegen dieser Bedingung Detektorbereiche ungenutzt bleiben, erweitert EPBP den Detektor in *z*-Richtung durch Extrapolation. Die extrapolierten Projektionsdaten und somit die neu hinzugekommenen Detektorbereiche werden ausschließlich zur Faltung genutzt. Die abschließende Rückprojektion hingegen wird nur im Bereich des realen Detektors auf die gefalteten Daten zugreifen und keine extrapolierten Daten zurückprojizieren. Dieser Trick ermöglicht die volle Nutzung aller gemessenen Werte und somit 100 % Dosiseffizienz ohne Bildqualitätsverluste.

Die Faltung der Paralleldaten nutzt den Kern aus Gleichung (9.6b):

$$\hat{p}(\vartheta, \xi, l) = p(\vartheta, \xi, l) * k(\xi)$$

Die Datenredundanzen, die beispielsweise durch niedrige Pitch-Werte entstehen, sowie die Berücksichtigung von Bewegungsphasen zur phasenkorre-

---

[1] Für eine Spiralbahn $s(\alpha) = R_F \begin{pmatrix} sin\,\alpha \\ -cos\,\alpha \\ 0 \end{pmatrix} + \ddot{o}\alpha$ mit $\ddot{o} = (0,0,\ddot{o})$, $\ddot{o} = d/2\pi$ und dem Tischvorschub pro Rotation *d* gilt $db/d\xi = \ddot{o}/R_F^2$, was sowohl von *r* als auch von α unabhängig ist. Dies gilt selbstverständlich auch für die klassische Kreisbahn, da dann $\ddot{o} = 0$.

lierten Bildgebung [Kachelrieß, 1998b] müssen durch geeignete Gewichtungsverfahren während der 3D-Rückprojektion berücksichtigt werden. Dazu wird die voxelabhängige Gewichtungsfunktion $w(r, \vartheta)$ eingeführt. Sie muss die 180°-Vollständigkeitsbedingung erfüllen:

$$\sum_{k=-\infty}^{\infty} w(r, \vartheta + k\pi) > 0 \quad \forall \vartheta$$

Im einfachsten Fall wird die Gewichtungsfunktion auf den Wert 1 gesetzt, wenn der Voxel r von der Projektion ϑ erfasst wird, ansonsten wird der Wert 0 zugeordnet. Im Falle der phasenkorrelierten Bildgebung werden die Bewegungsphasen in die Gewichtungsfunktion mit einkodiert, so dass letztendlich nur erlaubte Datenbereiche zur Rekonstruktion beitragen werden.

Vor der Rückprojektion muss aus dem 180°-vollständigen Gewicht eine normierte Gewichtungsfunktion gemäß

$$\hat{w}(r, \vartheta) = \frac{w(r, \vartheta)}{\sum_{k} w(r, \vartheta + k\pi)}$$

erzeugt werden. Jetzt gelten die nötigen Normierungskriterien:

$$\sum_{k=-\infty}^{\infty} w(r, \vartheta + k\pi) = 1 \quad \text{und} \quad \int_{-\infty}^{\infty} d\vartheta \, \hat{w}(r, \vartheta) = \pi$$

Der Voxelwert $f(r)$ lässt sich nun durch Rückprojektion der gewichteten gefalteten Rohdaten berechnen:

$$f(r) = \int d\vartheta \, \hat{p}(\vartheta, \xi, l) \hat{w}(r, \vartheta)$$

wobei $\xi = \xi(r, \vartheta)$ und $l = l(r, \vartheta)$ die Projektion des Punkts r auf den Detektor darstellen.

Technische Details zu EPBP und ausführliche Simulationsergebnisse in Bezug auf Standard- und auf phasenkorrelierte Rekonstruktion mit Kreis-, Sequence und Spiralbahnen finden sich in Referenz [Kachelrieß, 2004].

9.2.4 Advanced Single-Slice Rebinning (ASSR)

Anstatt eine feldkampartige Kegelstrahlrekonstruktion durchzuführen, bietet sich unter gewissen Bedingungen die interessante Alternative, die Kegelstrahldaten ähnlich der klassischen z-Interpolation auf planare Daten umzurechnen. Im Gegensatz zur z-Interpolation sind diese so genannten Rekonstruktionsebenen oder R-Planes nicht senkrecht zur z-Achse, sondern passen sich möglichst gut der Fokusbahn an. Nach dem Rebinning auf solch virtuelle Kreisscans berechnet ASSR die den R-Planes entsprechenden Bilder mittels 2D-gefilterter Rückprojektion. Die Bilder sind nun noch entlang der Rekonstruktionsebenen orientiert und in Bezug auf das Koordinatsystem entsprechend der Trajektorie geneigt. Abschließend führt ASSR daher eine Interpolation auf kartesische Koordinaten durch.

Solch eine Rekonstruktionsebene sei:

$$n \cdot r - a = 0$$

Wir wollen durch Umsortierung (Rebinning) der Kegelstrahldaten 2D-Parallelstrahldaten $p(n,a,\vartheta,\xi)$ auf dieser Ebene erzeugen. Um ein ganzes Volumen zu rekonstruieren, werden zahlreiche Rekonstruktionsebenen an die Trajektorie angepasst und zwar so, dass der mittlere Abstand jeder Ebene zu einem 180°-Segment der Trajektorie minimal und der mittlere Abstand der Ebenen zueinander möglichst gering ist. Im Allgemeinen werden sich benachbarte Rekonstruktionsebenen schneiden und gegenseitig durchdringen. Die Güte der Approximation hängt von der Glattheit der Trajektorie ab. Insbesondere die Spiraltrajektorie lässt sich extrem genau durch Rekonstruktionsebenen abdecken, da jedes 180°-Spiralsegment nahezu exakt einem Halbkreis entspricht.[1]

Entsprechend der vorhergehenden Abschnitte werden Parallelkoordinaten ϑ und ξ definiert und der Richtungsvektor Θ in eine transversale Komponente $\Theta^\perp$ und eine longitudinale Komponente $\Theta^\parallel$ zerlegt.

Die Paralleldaten p berechnen sich aus den Kegelstrahldaten q wie folgt:

$$p(n, a, \vartheta, \xi) = q(s, \Theta) = q(\alpha, \Theta, b)$$

Dabei ist $\alpha = \alpha(\vartheta,\xi)$, $\Theta = \vartheta$, $\xi = s \cdot \vartheta^\perp$ und $\Theta^\perp \cdot \vartheta^\perp = 0$. Die longitudinale Komponente $b = b(n,a,\vartheta,\xi)$ des Richtungsvektors Θ wird so bestimmt, dass der mittlere Abstand des Strahls (s,Θ) zur Rekonstruktionsebene minimiert wird. Beispielsweise wählt man den Strahlparameter b so aus, dass der Punkt, an dem der Strahl den minimalen lateralen Abstand zur z-Achse hat,

---

[1] Bei Spiralscans bietet es sich an, die R-Planes um die Rekonstruktionsposition α_R zu zentrieren und den Normalenvektor n und den Abstand a der Rekonstruktionsebene durch Minimierung von $\int_{-\pi/2}^{\pi/2} d\alpha (n \cdot s(\alpha_R + \alpha) - \alpha)^2$ zu bestimmen [Kachelrieß, 2000a; Kachelrieß, 2001a].

in der Rekonstruktionsebene liegt. Der Punkt des minimalen lateralen Abstands ist:

$$s + (s \cdot \Theta^{\perp})(\Theta^{\perp} + b\Theta^{\parallel})$$

Durch Einsetzen in die Ebenengleichung $n \cdot r - a = 0$ ergibt sich die gesuchte Lookup-Variable:

$$b = \frac{a - n \cdot s - (n \cdot \Theta^{\perp})(s \cdot \Theta^{\perp})}{(n \cdot \Theta^{\parallel})(s \cdot \Theta^{\perp})}$$

Nach dem Rebinning auf gekippte Ebenen werden die Parallelrohdaten gemäß (9.6) per gefilterte Rückprojektion rekonstruiert:

$$f(n, a, r) = \delta(n \cdot r - a) \int d\vartheta\, w(\vartheta) \int d\xi\, p(n, a, \vartheta, \xi) k(\hat{\xi} - \xi)$$

Dabei stellt $\hat{\xi} = r \cdot \vartheta^{\perp}$ die Parallelkoordinate des durch r gehenden Strahls dar. Der Rekonstruktionskern $k(\xi)$ ist in Gleichung (9.6b) definiert. Die Dirac'sche Deltafunktion $\delta(n \cdot r - a)$ drückt aus, dass das Bild auf die gekippte Rekonstruktionsebene beschränkt ist. Die Gewichtsfunktion $w(\vartheta)$ kann zur Gewichtung redundanter Daten genutzt werden, zum Beispiel zur phasenkorrelierten Bildgebung.

Ausgehend von der Menge der rekonstruierten primären Bilder $f(n,a,r)$ muss nun die Volumeninterpolation dafür sorgen, dass die Bilddaten auf einem regelmäßigen kartesischen Raster zur Verfügung stehen:

$$f(r) = \frac{\sum_{n, a} f(n, a, r) * S(z)}{\sum_{n, a} \delta(n \cdot r - a) * S(z)}$$

$S(z)$ ist eine frei zu wählende Gewichtungs- oder Profilfunktion, die das Schichtempfindlichkeitsprofil und somit die Ortsauflösung in z-Richtung mitbestimmt.

Der ASSR-Algorithmus wird bevorzugt für klinische Spiral-CT-Daten eingesetzt [Kachelrieß, 2000a]. Wie bereits in Abschnitt 3.5.1 beschrieben, nutzt ASSR bei Spiral-CT 180° große Spiralsegmente, um Halbkreissegmente möglichst gut daran anzupassen. Die hohe, mit ASSR erzielbare Bildqualität selbst bei 64-Schicht-Scannern führte zu kommerziellen Implementierungen; eine Variante von ASSR ist der in Siemens CT-Scannern genutzte

AMPR-Algorithmus [Schaller, 2001]. Eine bemerkenswerte Erweiterung des ASSR-Algorithmus, die unvollständige Datensegmente kleiner als 180° nutzt, ist der SMPR-Algorithmus [Stierstorfer, 2002].

9.2.5 Exakte 3D-Kegelstrahlrekonstruktion

Die Kegelstrahlrekonstruktionsverfahren, die auf dem Feldkampalgorithmus oder dem ASSR-Algorithmus basieren, sind approximativer Natur, denn während des Faltungsschritts wird die Kegelstrahlnatur der Daten vorübergehend vernachlässigt. Damit zeigen sich allerdings Kegelstrahlartefakte, die mit wachsendem Kegelwinkel zunehmen. Seit mehr als einem Jahrzehnt wird deshalb nach exakten analytischen Rekonstruktionsverfahren gesucht. Erst kürzlich konnte eine zufriedenstellende Lösung gefunden werden, die auch vom Typ „Faltung + Rückprojektion" ist [Katsevich, 2003]. Unsere Herleitung des Katsevich-Algorithmus wird in Analogie zur 2D-gefilterten Rückprojektion aus Abschnitt 9.1.5 durchgeführt, und es wird empfohlen, sich zuerst mit der zweidimensionalen Herleitung vertraut zu machen.

Ebenso wie im 2D-Fall benötigen wir einen Zusammenhang zwischen den gefalteten 3D-Projektionen (der Integrand von (9.11a)) und den gefalteten Fächerstrahlprojektionen. Der Rekonstruktionskern ist proportional zu $\delta''(\xi)$ und es gilt:

$$
\begin{aligned}
(p * \delta'')(\boldsymbol{\vartheta}, \xi) &= \partial_\xi p(\boldsymbol{\vartheta}, \xi) * \delta'(\xi) \\
&= \partial_\xi \int d^3 r f(\boldsymbol{r}) \delta(\boldsymbol{r} \cdot \boldsymbol{\vartheta} - \xi) * \delta'(\xi) \\
&= \partial_\xi \int d^3 r f(\boldsymbol{r}) \delta'(\xi - \boldsymbol{r} \cdot \boldsymbol{\vartheta})
\end{aligned}
$$

Um die Daten projektionsweise, d. h. für festes s abarbeiten zu können, setzen wir $\xi = s \cdot \boldsymbol{\vartheta}$. Die Ableitung nach ξ kann durch eine Ableitung nach dem Bahnparameter α substituiert werden, denn dieser ist ein freier Parameter in $s \cdot \boldsymbol{\vartheta}$ und taucht nicht auf der rechten Seite der Gleichung auf. Laut Kettenregel entsteht dabei der Faktor $s' \cdot \boldsymbol{\vartheta}$ und nun gilt:

$$
\begin{aligned}
(p * \delta'')(\boldsymbol{\vartheta}, s \cdot \boldsymbol{\vartheta}) &= \frac{1}{s' \cdot \boldsymbol{\vartheta}} \partial_\alpha \int d^3 r f(\boldsymbol{r}) \delta'(s \cdot \boldsymbol{\vartheta} - \boldsymbol{r} \cdot \boldsymbol{\vartheta}) \\
&= \frac{1}{s' \cdot \boldsymbol{\vartheta}} \partial_\alpha \int d^2 \Theta d\lambda f(s + \lambda \Theta) \lambda^2 \delta'(-\lambda \Theta \cdot \boldsymbol{\vartheta}) \qquad (9.13) \\
&= \frac{1}{s' \cdot \boldsymbol{\vartheta}} \partial_\alpha \int d^2 \Theta q(s, \Theta) \delta'(-\Theta \cdot \boldsymbol{\vartheta})
\end{aligned}
$$

Im zweiten Schritt erfolgte durch die Substitution $\boldsymbol{r} = s + \lambda \Theta$ ein Wechsel der Integrationsvariablen von $d^3 r$ nach Kugelkoordinaten $d^2 \Theta\, d\lambda\, \lambda^2$. Um das

Integral über λ auszuwerten, wurde die Eigenschaft $\lambda|\lambda|\delta'(\lambda\xi) = \delta'(\xi)$ ausgenutzt und zudem die Definition (9.12) der Kegelstrahldaten q verwendet.

Das äußere Integral von (9.11a) stellt die Rückprojektion dar. Zur projektionsweisen Behandlung der Daten muss die Integration über $d^2\vartheta$ zugunsten einer Integration über $d\alpha$ und einer weiteren noch zu definierenden Dimension substituiert werden. Der Schlüssel hierzu ist die Relation $\xi = \vartheta \cdot r = \vartheta \cdot s$, die nichts anderes besagt, als dass sich alle Radonebenen durch einen gegebenen Voxel r und eine gegebene Vertexposition $s(\alpha)$ aufaddieren lassen. Somit gilt $(r - s) \cdot \vartheta = 0$. Um das Argument $\Theta \cdot \vartheta$ des Rekonstruktionskerns vereinfachen zu können, führen wir Kugelkoordinaten für beide Vektoren ein. Dies geschieht relativ zu einem orthonormalen Koordinatensystem, in dem der z-Einheitsvektor von s nach r zeigt:

$$\vartheta(\varphi, \gamma) = \begin{pmatrix} \sin\gamma\,\cos\varphi \\ \sin\gamma\,\sin\varphi \\ \cos\gamma \end{pmatrix}_{r-s} \quad \text{und} \quad \Theta(\Phi, \Gamma) = \begin{pmatrix} \sin\Gamma\,\cos\Phi \\ \sin\Gamma\,\sin\Phi \\ \cos\Gamma \end{pmatrix}_{r-s}$$

Die besondere Wahl des Koordinatensystems wird durch das Subskript $r - s$ betont. Aus den Maßen $d^2\vartheta$ und $d^2\Theta$ wird nun $d^2\vartheta = \sin\gamma\,d\gamma\,d\varphi$ beziehungsweise $d^2\Theta = \sin\Gamma\,d\Gamma\,d\Phi$. Das Skalarprodukt $\Theta \cdot \vartheta$ errechnet sich zu:

$$\vartheta \cdot \Theta = \cos\gamma\cos\Gamma + \cos(\varphi - \Phi)\sin\gamma\sin\Gamma = \cos(\varphi - \Phi)\sin\Gamma$$

wobei im letzten Schritt $\gamma = \pi/2$ aufgrund von $(r - s) \cdot \vartheta = 0$ ausgenutzt wurde.

Jetzt lässt sich die Jakobideterminante zum Übergang auf die Integration nach $d\alpha$ bestimmen. Die Lösungen $\alpha(\varphi, \gamma)$ der Gleichungen $(r - s) \cdot \vartheta = 0$ sind lokal unabhängig von φ, weil der Winkel φ nur eine Drehung von ϑ um $r - s$ parametrisiert. Folglich ist die Schar der Lösungen α funktionell nur von γ abhängig, und ebenso darf γ als Funktion von α aufgefasst werden. Wir erhalten den gesuchten Term $\partial\gamma/\partial\alpha$ in dem $(r - s) \cdot \vartheta = 0$ nach α abgeleitet wird:

$$-s' \cdot \vartheta + (r - s) \cdot \vartheta \frac{\partial\gamma}{\partial\alpha} = -s' \cdot \vartheta + |r - s| \cdot \vartheta \frac{\partial\gamma}{\partial\alpha} = 0$$

Es wurde dabei ausgenutzt, dass die Ableitung von ϑ nach γ ein zu $r - s$ antiparalleler Einheitsvektor ist, da $\gamma = \pi/2$. Auflösen nach $\partial\gamma/\partial\alpha$ unter Berücksichtigung von Mehrfachlösungen $\alpha_n = \alpha_n(r, \vartheta)$ von $(r - s) \cdot \vartheta = 0$ ergibt schließlich:

$$\left|\frac{\partial \gamma}{\partial \alpha}\right| = w(r, \vartheta, \alpha_n)\left|\frac{s' \cdot \vartheta}{r - s}\right| \quad \text{mit} \quad \sum_n w(r, \vartheta, \alpha_n) = 1$$

Anschaulich gesehen sind diese Mehrfachlösungen die Schnittpunkte der Trajektorie mit der Ebene durch r und Normalenvektor ϑ. Die Gewichtungsfunktion $w(r,\vartheta,\alpha)$ dient zur korrekten Normierung dieser Mehrfachlösungen und stellt einen Freiheitsgrad in der Bildrekonstruktion dar. Auf den ersten Blick scheint die Abhängigkeit der Funktion $w(r,\vartheta,\alpha)$ vom Punkt r redundant zu sein, da die besagte Ebene bereits durch die Vertex-Position α und den Vektor ϑ wohldefiniert ist. Im Falle von abgeschnittenen Projektionen jedoch wird die explizite Abhängigkeit von r benötigt.

Aus (9.11) und (9.13) erhalten wir schließlich:

$$f(r) = \frac{1}{8\pi^2} \int d\alpha \, d\varphi \, d^2\Theta \left|\frac{\partial \gamma}{\partial \alpha}\right| \frac{1}{s' \cdot \vartheta} q'(\alpha, \Theta) \, \delta'(\Theta \cdot \vartheta)$$

$$= \frac{1}{8\pi^2} \int d\alpha \, d\varphi \, d^2\Theta \, w(r, \vartheta, \alpha) \frac{\operatorname{sgn}(s' \cdot \vartheta)}{|r - s|} q'(\alpha, \Theta) \, \delta'(\Theta \cdot \vartheta)$$

(9.14)

Die Berechnung des Integrals über φ kann gemäß folgender Überlegung ausgeführt werden. Nehmen wir an $u(\varphi) = w(r,\vartheta,\alpha) \operatorname{sgn}(s' \cdot \vartheta)$ sei eine stückweise konstante Funktion mit Sprüngen der Stärke $c_m = c_m(r,\alpha)$ an den Stellen φ_m. Somit gilt $u'(\varphi) = \sum_m c_m \delta(\varphi - \varphi_m)$ für die Ableitung von u. Ein Sprung der Stärke 2 wird beispielsweise an der Stelle $s' \cdot \vartheta = 0$, an der die Integrationsebene tangential zur Fokusbahn ist, auftreten. Andere Unstetigkeiten stellen Sprünge der Gewichtungsfunktion w dar. Es sei $v(\varphi) = \Theta \cdot \vartheta = \cos(\varphi - \Phi) \sin \Gamma$ eine weitere von φ abhängige Funktion mit der Nullstelle $\varphi_v = \Phi + \pi/2$. Dann gilt:

$$u(\varphi)\delta'(v(\varphi)) = u(\varphi)\frac{\delta'(\varphi - \varphi_v)}{v'(\varphi)|v'(\varphi)|} = -u'(\varphi)\frac{\delta(\varphi - \varphi_v)}{v'(\varphi)|v'\varphi|}$$

Unter dieser Annahme einer stückweise stetigen φ-Abhängigkeit bricht das Integral über φ zu einer Summe zusammen. Einsetzen in (9.14), Substitution von $d^2\Theta$ durch $\sin \Gamma \, d\Gamma \, d\Phi$ und Integration über Φ ergibt:

$$f(r) = \frac{1}{8\pi^2} \int d\alpha \sum_m \frac{c_m(r, \alpha)}{|r - s|} \int \frac{d\Gamma}{\sin \Gamma} q'(\alpha, \Theta(\Phi_m, \Gamma))$$

(9.15)

mit $\Phi_m = \varphi_m - \pi/2$. Das ist die allgemeine, von Katsevich entdeckte Rekonstruktionsformel für die exakte Kegelstrahlrekonstruktion [Katsevich, 2003].

Ist das Ergebnis auch wirklich eine gefilterte Rückprojektion? Betrachtet man (9.15) so ist dies nicht offensichtlich. Das innere Integral muss eine shift invariante Faltung sein, doch unmittelbar ablesen kann man diese Eigenschaft nicht. Erinnern wir uns daran, dass Θ relativ zu einem orthonormalen Koordinatensystem, dessen z-Achse parallel zu $r - s$ liegt, definiert wurde. Dabei lenkt der Winkel Γ den Vektor Θ innerhalb der m-ten Ebene relativ zur $(r - s)$-Achse aus. Das gleiche Integral lässt sich aber auch durch ein von r unabhängiges Polarkoordinatensystem in besagter Ebene ausdrücken. Darin sei $\hat{\Gamma}(r)$ der Polarwinkel des Vektors $r - s$ und $q_{\mathrm{m}}(\alpha, \Gamma)$ seien die Kegelstrahlprojektionsdaten, die in der Ebene gemessen wurden. Damit wird das innere Integral zur Faltung:

$$\int \frac{d\Gamma}{\sin\Gamma}\, q'(\alpha, \Gamma - \hat{\Gamma}) = \frac{1}{\sin\hat{\Gamma}} * q'(\alpha, \hat{\Gamma})$$

Das Kegelstrahlproblem für beliebige Geometrien und Trajektorien ist mit der abschließenden, gefilterten Rückprojektionsformel (9.15) aber nur scheinbar gelöst, denn schließlich gilt es, eine Gewichtsfunktion w zu finden, die möglichst wenig Sprünge für die gegebene Scantrajektorie aufweist. Aus (9.15) ist zu ersehen, dass jede Unstetigkeit in w eine neue Radonebene und somit einen erneuten Faltungsschritt nach sich zieht. Außerdem sollen die Gewichtungsfunktion und somit die Faltungsrichtungen unabhängig vom Voxelort r sein, um den Faltungsaufwand in Grenzen zu halten. Die Berechnung geeigneter Gewichtungsfunktionen ist demnach nicht allgemein, sondern nur nach Festlegung einer bestimmten Fokusbahn möglich und soll deshalb hier nicht erfolgen.

Implementierungen der exakten Rekonstruktionsformel zeigen viel versprechende Ergebnisse. Dies gilt sogar für sehr große Kegelwinkel, denn schließlich kommt die Rekonstruktion ohne Näherungen aus. Ein Nachteil der exakten Verfahren ist jedoch, dass Datenredundanzen, beispielsweise bei überlappender Datenaufnahme mit niedrigem Pitch, – wenn überhaupt – dann nicht vollständig genutzt werden können. Die der Faltung entsprechenden Integrationslinien auf dem Detektor liegen in unterschiedlichsten Richtungen und können, sofern der Detektor nicht unendlich ausgedehnt ist, somit nicht mit den physikalischen Detektorgrenzen übereinstimmen. Daher werden nicht alle gemessenen Strahlrichtungen zur Rekonstruktion beitragen und die Dosisnutzung bleibt unter 100 %. Außerdem gibt es derzeit keine Ansätze der exakten Bildrekonstruktion zur phasenkorrelierten Bildgebung (s. Abschnitt 3.4.3). Es ist folglich zu erwarten, dass in naher Zukunft weiterhin approximative Algorithmen wie der von Feldkamp oder ASSR die klinische CT dominieren werden.

Literatur

AAPM (American Association of Physicists in Medicine): Report No. 1: Phantoms for performance evaluation and quality assurance of CT scanners. Chicago 1977

Amiot LP, Poulin F: Computed tomography-based navigation for hip, knee, and spine surgery. Clin. Orthop. 2004; 421(4): 77-86

Baum U, Anders K, Steinbichler G, Lell M, Greess H, Riedel T, Kachelrieß M, Kalender WA, Bautz WA: Improvement of image quality of multislice spiral CT scans of the head and neck region using a raw data-based multidimensional adaptive filtering (MAF) technique. European Radiology 2004; 14: 1873-1881

Bautz W, Kalender WA: Klinische Ergebnisse der Zwei-Spektren-Radiographie bei Thoraxuntersuchungen. Fortschr. Röntgenstr. 1987a; 146: 497-504

Bautz W, Kalender WA: Materialselektive Bildgebung und Dichtemessung mit der Zwei-Spektren-Methode: II. Klinische Anwendung der Zwei-Spektren-Radiographie. Digit. Bilddiagn 1987b; 7: 95-103

Bielak LF, Kaufmann RB, Moll PP, McCollough CH, Schwartz RS, Sheedy PF: Small lesions in the heart identified at electron beam CT: calcification or noise? Radiology 1994; 192: 631-636

BfS (Bundesamt für Strahlenschutz). Umweltradioaktivität und Strahlenbelastung im Jahr 2003. Bundesministerium für Umwelt, Naturschutz und Reaktorsicherheit (BMU), Unterrichtung durch die Bundesregierung (Parlamentsbericht), Berichtjahr 2003

BMU (Bundesministerium für Umwelt, Naturschutz und Reaktorsicherheit): Umweltradioaktivität und Strahlenbelastung im Jahre 1996. Deutscher Bundestag 13. Wahlperiode. 1996; Drucksache 13/8630

Boone JM, Velazquez O, Cherry SR: Small Animal X-ray dose from MicroCT. Molecular Imaging 2004; 3(3): 149-158

Boyd DP: Transmission computed tomography. In: Newton Th, Potts DG (eds): Radiology of the skull and brain. Technical aspects of computed tomography. Vol. 5. C.V. Mosby Company, St. Louis 1981: 4357-4371

Boyd DP, Lipton MJ: Cardiac computed tomography. Proc. IEEE 1983; 71: 298-308

Bracewell RN: Strip integration in radioastronomy. J. Phys. 1956; 9: 198-217

Brenner DJ, Elliston CD, Hall EJ, Berdon WE: Estimated risks of radiation-induced fatal cancer from pediatric CT. Am. J. Roentgenol. 2001; 176: 289-296

Bresler Y, Skrabacz C: Optimal interpolation in helical scan 3D computerized tomography. National Science Foundation (MIP 88-10412) 1993: 1472-1475

Brix G, Nagel HD, Stamm G, Veit R, Lechel U, Griebel J, Galanski M: Radiation exposure in multi-slice versus single-slice spiral CT: results of a nationwide survey. European Radiology 2003; 13: 1979-1991

Brooks RA: Principles of computer assisted tomography (CAT) in radiographic and radioisotopic imaging. Phys. Med. Biol. 1976a; 21: 689-732

Brooks RA, DiChiro G. Statistical limitations in x-ray reconstructive tomography. Med. Phys. 1976b; 3(4): 237-240

Burger C: Image co-registration and co-registered image rendering. In: von Schulthess GK (ed.): Clinical molecular anatomic imaging. PET, PET/CT, and SPECT/CT. Lippincott Williams & Wilkins Philadelphia 2003: 72-82

Cameron JR: A radiation unit for the public. Physics and society 1991; 20 (2)

Chesler DA, Riederer SJ, Pelc NJ. Noise due to photon counting statistics in computed x-ray tomography. J. Comput. Assist. Tomog. 1977; 1(1): 64-74

Cohen G, Di Bianca FA: The use of contrast-detail-dose evaluation of image quality in a computed tomography scanner. J. Comput. Assist. Tomog. 1979; 3 (2): 189-195

Cormack AM: Representation of a function by its line integrals, with some radiological applications. J. Appl. Physics 1963; 34: 2722-2727

Cormack AM: 75 years of Radon transform. J. Comput. Assist. Tomogr. 1992; 16 (5): 673

Cotton PB, Durkalski VL, Pineau BC, Palesch YY, Mauldin PD, Hoffman B, Vining DJ et al.: Computed tomographic colonography (virtual colonoscopy): a multicenter comparison with standard colonoscopy for detection of colorectal neoplasia. J. Amer. Med. Assoc. 2004; 291: 1713-1719

Crawford C, King K: Computed tomography scanning with simultaneous patient translation. Med. Phys. 1990; 17: 967-982

DiGioia AM, Blendea S, Jaramaz B: Computer-assisted orthopaedic surgery: minimally invasive hip and knee reconstruction. Orthop. Clin. North Am. 2004; 35(2): 183-189

Edholm PR, Herman GT: Linograms in image reconstruction from projections. IEEE Transactions on Medical Imaging, 1987; MI-6(4): 301-307

European Commission's Study Group (Hrsg): Quality Criteria for Computed Tomography. EUR 16262. 1998

European Communities (Hrsg): Council Directive 97/43/Euratom of 30 June 1997 on health protection of individuals against the dangers of ionising radiation in relation to medical exposure. Official Journal of the European Communities No. L 180/22 1997

Fahrig R, Fox S, Lownie S, Holdsworth DW: Use of a C-arm system to generate true 3-D computed rotational angiograms. Am. J. Neuroradiology 1997; 18

Feinendegen LE, Bond VP, Sondhaus CA, Altman KI: Cellular signal adaptation with damage control at low dose versus the predominance of DNA damage at high doses. C.R. Acad.Sci., Science de la vie 1999; 322: 245-251

Feinendegen LE: Evidence for beneficial low level radiation effects and radiation hormesis. Br. J. Radiol. 2005; 78 (1): 3-7

Feldkamp LA, Davis LC, Kress JW: Practical cone-beam algorithm. J. Opt. Soc. Am. 1984; 1 (6): 612-619

Flohr T, Schaller S, Ohnesorg BM, Klingenbeck-Regn K, Kopp AF: Evaluation of image artifacts in multi-slice CT. Radiology 1999; 213(P): 317

Flohr T, Stierstorfer K, Bruder H, Simon J, Polacin A, Schaller S: Image reconstruction and image quality evaluation for a 16-slice CT scanner. Med. Phys. 2003; 30(5): 832-845

Flohr T, McCollough C H, Bruder H, Petersilka M, Gruber K, Süß C, Grasruck M, Stierstorfer K, Krauss B, Raupach R, Küttner A, Achenbach S, Becker C, Kopp A, Ohnesorge B. First performance of a dual-source CT (DSCT) system. European Radiology 2006; 16: 256-268.

Ford NL, Thornton MM, Holdsworth DW: Fundamental image quality limits for microcomputed tomography in small animals. Med. Phys. 2003; 30(11): 2869-2877

Fuchs T, Kachelrieß M, Kalender WA: Direct comparison of a xenon and a solid state CT detector system: measurements under working conditions. Physica Medica 1999a; XV (1): 48

Fuchs T, Krause J, Wolf H, Kalender WA: Experimental evaluation of image quality of four-slice spiral CT. Radiology 1999b; 213(P): 317

Fuchs T, Kalender WA. On the correlation of pixel noise, spatial resolution and dose in computed tomography: Theoretical prediction and verification by simulation and measurement. Physica Medica 2003; XIX(2): 153-164

Galanski M, Nagel HD, Stamm G: CT-Expositionsparaxis in der Bundesrepublik Deutschland – Ergebnisse einer bundesweiten Umfrage im Jahre 1999. RöFo 2001, 173: R1-R66

Gies M, Kalender WA, Wolf H, Süß C, Madsen MT: Dose reduction in CT by anatomically adapted tube current modulation. I. Simulation studies. Med. Phys. 1999; 26 (11): 2235-2247

Grasruck M, Suess C, Stierstorfer K, Popescu S, Flohr T. Evaluation of image quality and dose on a Flat-Panel CT-Scanner. In: MJ Flynn (ed). Physics of Medical Imaging. Proceedings of SPIE 2005; Vol. 5745: 179-188

Greess H, Wolf H, Baum U, Kalender WA, Bautz W: Dosisreduktion in der Computertomographie durch anatomieorientierte schwächungsbasierte Röhrenstrommodulation: Erste klinische Ergebnisse. Fortschr. Röntgenstr. 1999; 170 (1): 246-250

Greess H, Wolf H, Baum U, Lell M, Pirkl M, Kalender WA, Bautz WA: Dose reduction in computed tomography by attenuation-based online modulation of tube current: evaluation of six anatomical regions. European Radiology 2000; 10: 391-394

Hardacre JM, Ponsky JL, Baker ME: Colonoscopy vs CT colonography to screen for colorectal neopasia in average-risk patients. Surgical Endoscopy 2005; Jan (online)

Hounsfield GN: Computerized transverse axial scanning (tomography). Part I. Description of system. Br. J. Radiol. 1973; 46: 1016

Hsieh J, Chao EH, Grekowicz B, Horst A, McOlash S, Myers TJ: A reconstruction algorithm to extend the field-of-view beyond the scanner limit (SP). In: Radiological Society of North America (RSNA): Scientific Assembly and annual Meeting Program; Chicago 2003: 168

Hu H: Multi-slice helical CT: Scan and reconstruction. Med. Phys. 1999; 26 (1): 5-18

ICRP: International Commission on Radiological Protection. 1990 Recommendations of the ICRP. Publication 60. Annals of the ICRP 1991; 21(1-3)

ICRP: International Commission on Radiological Protection. Managing patient dose in computed tomography. Publication 87. Annals of the ICRP. 2000; 30 (4)

ICRU (International Commission on Radiation Units and Measurements): Tissue Substitutes in Radiation Dosimetry and Measurement, ICRU Report 44, Bethesda, MD 1989

IEC (International Electrotechnical Commission): Medical electrical equipment – 60601 Part 2-44: Particular requirements for the safety of X-ray equipment for computed tomography. Geneva, Switzerland 1999

IEC (International Electrotechnical Commission): Evaluation and routine testing in medical imaging departments – 61223-3-5 Part 3-5: Acceptance tests – Imaging performance of computed tomography X-ray equipment. Geneva, Switzerland 2004

Imanishi Y, Fukui A, Niimi H, Itoh D, Nozaki K, Nakaji S, Ishizuka K, Tabata H, Furuya Y, Uzura M, Takahama H, Hashizume S, Arima S, Nakajima Y: Radiation-induced temporary hair loss as a radiation damage only occurring in patients who had the combination of MDCT and DSA. European Radiology 2005; 15: 41-46

Jawarowski Z: Radiation risk and ethics. Physics Today 1999; September: 24-29

Kachelrieß M: Reduktion von Metallartefakten in der Röntgen-Computer-Tomographie. Dissertation am Institut für Medizinische Physik, Universität Erlangen-Nuremberg, 1998a

Kachelrieß M, Kalender WA: ECG-correlated image reconstruction from subsecond spiral CT scans of the heart. Med. Phys. 1998b; 25 (12): 2417-2431

Kachelrieß M, Kalender WA: Dose reduction by generalized 3D adaptive filtering for conventional and spiral single-, multi-row and cone-beam CT: Theoretical considerations, simulations, phantom measurements and patient studies. Radiology 1999; 213(P): 283

Kachelrieß M, Schaller S, Kalender W: Advanced single-slice rebinning in cone-beam spiral CT. Med. Phys. 2000a; 27 (4): 754-772

Kachelrieß M, Kalender WA: ECG-correlated image reconstruction from sub second multi-slice spiral CT scans of the heart. Med. Phys. 2000b; 27 (8): 1881-1902

Kachelrieß M, Ulzheimer U, Kalender WA: ECG-correlated imaging of the heart with subsecond multi-slice spiral CT. IEEE Trans. Med. Imaging 2000c; 19(9): 888-901

Kachelrieß M, Fuchs T, Lapp R, Sennst D.-A, Schaller S, Kalender WA: Image to volume weighting generalized ASSR for arbitrary pitch 3D and phase-correlated 4D spiral cone-beam CT reconstruction. Proc. Of the 6th Int. Meeting in Fully 3D Image Reconstruction, Nov. 2001a; 179-182

Kachelrieß M, Watzke O, Kalender WA. Generalized multi-dimensional adaptive filtering (MAF) for conventional and spiral single-slice, multi-slice and cone-beam CT. Med. Phys. 2001b; 28(4): 475-490

Kachelrieß M, Sennst D.A, Maxlmoser W, Kalender WA: Kymogram detection and kymogram-correlated image reconstruction from subsecond spiral computed tomography scans of the heart. Med. Phys. 2002; 29(7): 1489-1503

Kachelrieß M, Knaup M, Kalender WA: Extended parallel backprojection for standard three-dimensional and phase-correlated four-dimensional axial and spiral cone-beam CT with arbitrary pitch, arbitrary cone-angle, and 100 % dose usage. Med. Phys. 2004; 31(6): 1623-1641

Kachelrieß M, Knaup M, Penßel C, Kalender WA. Flying focal spot (FFS) in cone-beam CT. Records of the 2004 IEEE Medical Imaging Conference, 2005

Kalender WA, Perman WH, Vetter JR, Klotz E: Evaluation of a prototype dual-energy computed tomographic apparatus. I. Phantom studies. Med. Phys. 1986; 13(3): 334-339

Kalender WA, Bautz W, Felsenberg D, Suess C, Klotz E: Materialselektive Bildgebung und Dichtemessung mit der Zwei-Spektren-Methode. I. Grundlagen und Methodik. Digitale Bilddiagn. 1987a; 7: 66-72

Kalender WA, Hebel R, Ebersberger J: Reduction of CT artifacts caused by metallic implants. Radiology 1987b; 164: 576-577

Kalender WA, Klotz E, Suess C: Vertebral bone mineral analysis: an integrated approach with CT. Radiology 1987c; 164: 419-423

Kalender WA, Felsenberg D, Süß C: Materialselektive Bildgebung und Dichtemessung mit der Zwei-Spektren-Methode. III. Knochenmineralbestimmung mit CT an der Wirbelsäule. Digitale Bilddiagn. 1987d; 7: 170-176

Kalender WA, Klotz E, Kostaridou L: An algorithm for noise suppression in dual energy CT material density images. IEEE Transactions on Medical Imaging 1988; 7: 218-221

Kalender WA, Seissler W, Vock P: Single-breath-hold spiral volumetric CT by continuous patient translation and scanner rotation. Radiology 1989a; 173(P): 414

Kalender WA, Felsenberg D, Louis O, Lopez P, Klotz E, Osteaux M, Fraga J. Reference values for spongious and cortical vertebral bone mineral in single and dual energy quantitative computed tomography Europ J Radiology 1989b; 9:75-80

Kalender WA, Rienmüller R, Seissler W, Behr J, Welke M, Fichte H: Measurement of pulmonary parenchymal attenuation: use of spirometric gating with quantitative CT. Radiology 1990a; 175 (1): 265-268

Kalender WA, Seissler W, Klotz E, Vock P: Spiral volumetric CT with single-breath-hold technique, continuous transport, and continuous scanner rotation. Radiology 1990b; 176 (1): 181-183

Kalender WA, Fichte H, Bautz W, Skalej M: Semi-automatic evaluation procedures for quantitative CT of the lung. J. Comput. Assist. Tomogr. 1991a; 15 (2): 248-255

Kalender WA, Polacin A: Physical performance characteristics of spiral CT scanning. Med. Phys. 1991b; 18: 910-915

Kalender WA, Polacin A, Eidloth H, Kashiwagi S, Yamashita T, Nakano S: Brain perfusion studies by xenon-enhanced CT using washin/washout study protocols. J. Comput. Assist. Tomogr. 1991c; 15 (5): 816-822

Kalender WA: Spiral or helical CT: Right or wrong? Radiology 1994a; 193: 583

Kalender WA, Polacin A, Süss C: A comparison of conventional and spiral CT: An experimental study on the detection of spherical lesions. J. Comp. Assist. Tomogr. 1994b; 18: 167-176

Kalender WA: Principles and performance of spiral CT. In: L. W. Goldman and J. B. Fowlkes (Hrsg): Medical CT and Ultrasound: Current Technology and Applications. Madison, Wisconsin: Advanced Medical Publishing; 1995a: 379-410

Kalender WA, Felsenberg D, Genant HK, Fischer M, Dequeker J, Reeve J: The European Spine Phantom – a tool for standardization and quality control in spinal bone mineral measurements by DXA and QCT. Eur. J. Radiol. 1995b; 20: 83-92

Kalender WA. Thin-section three-dimensional spiral CT: Is isotropic imaging possible? Radiology 1995c; 197: 578-580

Kalender WA, Engelke K, Schaller S: Spiral CT: Medical Use and Potential Industrial Applications. Proceedings of SPIE. Developments in x-ray tomography 1997; 3149: 188-202

Kalender WA, Schmidt B, Zankl M, Schmidt M: A PC program for estimating organ dose and effective dose values in computed tomography. European Radiology 1999a; 9: 555-562

Kalender WA, Wolf H, Suess C: Dose reduction in CT by anatomically adapted tube current modulation: II. Phantom measurements. Med. Phys. 1999b; 26 (11): 2248-2253

Kalender WA, Wolf H, Suess C, Gies M, Greess H, Bautz WA: Dose reduction in CT by online tube current control; principles and validation on phantoms and cadavers. Eur. Radiol. 1999c; 9: 323-328

Kalender WA, Kachelrieß M: Computertomograph mit objektbezogener Bewegungsartefakte und Extraktion der Objektbewegungsinformation (Kymogramm). European Patent Office 2000a; Patent No. EP 99111708.6-2218

Kalender WA: Computertomographie. Grundlage, Gerätetechnologie, Bildqualität. 1. Aufl. Publicis MCD Verlag, Erlangen 2000b

Kalender WA, Kachelrieß M: Computertomograph mit Dosisoptimierung durch Festlegung der optimalen Wahl des Röhrenstroms in Echtzeit (Belichtungsautomatik), der Röhrenstrommodulation (Dosisminimierung) und darauf aufbauender Nachverarbeitung durch 3D adaptive Filter (Rauschreduzierung). European Patent Office 2002; Patent No. EP 1172069 A1

Kalender WA. Der Einsatz von Flachbilddetektoren für die CT-Bildgebung. Der Radiologe 2003; 43: 379-387

Katsevich A: A general scheme for constructing inversion algorithms for cone beam CT. International Journal of Mathematics and Mathematical Sciences 2003; 21:1305-1321

Kiessling F, Greschuss S, Lichy MP, Bock M, Fink C, Vosseler S, Moll J, Mueller MM, Fusening NE, Traupe H, Semmler W. Volumetric computed tomography (VCT): a new technology for non-invasive, high-resolution monitoring of tumor angiogenesis. Nature Medicine 2004; 10 (10): 1133-1138

König, M. Brain perfusion CT in acute stroke: current status. Eur J Radiol. 2003, 45, Suppl. 1: S11-22

Kopka L, Funke M, Breiter N, Hermann K-P, Vosshenrich R, Grabbe E: Anatomisch adaptierte Variation des Röhrenstroms bei der CT. Untersuchungen zur Strahlendosisreduktion und Bildqualität. Fortschr. Röntgenstr. 1995a; 163 (5): 383-387

Kopka L, Funke M, Fischer U, Vosshenrich R, Oestmann JW, Grabbe E: Parenchymal Liver Enhancement with Bolus-triggered Helical CT: Preliminary Clinical Results. Radiology 1995b; 195: 282-284

Lapp R. Interactively variable and isotropic resolution in computed tomography. Dissertation am Institut für Medizinische Physik, Universität Erlangen-Nürnberg, 2005

Luckey TD: Physiological benefits from low levels of ionization radiation. Health Physics 1982; 43 (6): 771-789

Matanoski GM: Health effects of low-level radiation in shipyard workers. Final report. DOE DE-AC02-79 EV10095. Baltimore, MD. 1991

McCollough CH, Zink FE: Performance evaluation of a multi-slice CT system. Med. Phys. 1999; 26 (11): 2223-2230

McCollough CH, Ulzheimer S, Halliburton S, Shanneik K, White RD, Kalender WA: A multi-institutional, multi-manufacturer, international standard for the quantification of coronary artery calcium using cardiac CT. Radiology 2005; submitted April 2005

Miles K, Dawson P, Blomley M (Hrsg): Functional Computed Tomography. Oxford: Isis Medical Media 1997

Mori I: Computerized tomographic apparatus utilizing a radiation source. United States Patent Number Dec. 16 1986; 4630202

Mori S, Endo M, Tsunoo T, Kandatsu S, Tanada S: Physical performance evaluation of a 256-slice CT-scanner for four-dimensional imaging. Med. Phys. 2004; 31(6): 1348-1356

Morneburg H (Hrsg): Bildgebende Systeme für die medizinische Diagnostik. München: Publicis-MCD 1995

Mossman KL: The linear no-threshold debate: Where do we go from here? Med. Phys. 1998; 25 (3): 279-284

Napel S, Rubin GD, Jeffrey RB: A new reconstruction technique for CT of the chest. J. Comp. Assist. Tomogr. 1993; 17: 832-838

Nikolaou K, Flohr T, Stierstorfer K, Becker CR, Reiser MF: Flat panel computed tomography of human ex vivo heart and bone specimens: initial experience. European Radiology 2005; 15: 329-333

Ohnesorge B, Flohr T, Schwarz K, Heiken JP, Bae KT: Efficient correction for CT image artifacts caused by objects extending outside the scan field. Med. Phys. 2000; 27 (1): 39-46

O'Sullivan JD: A fast sinc function gridding algorithm for Fourier inversion in computed tomography. IEEE Transactions on Medical Imaging 1985; MI-4(4): 200-207

Parker DL: Optimal short scan convolution reconstruction for fanbeam CT. Med. Phys. 1982; 9 (2): 254-257

Paterson A, Frush DP, Donnelly LF: Helical CT of the body: are settings adjusted for pediatric patients? Am. J. Roentgenol. 2001; 176: 297-301

Peng H, Stark H: Direct Fourier reconstruction in fan-beam tomography. IEEE Transactions on Medical Imaging 1987; MI-6(3): 209-219

Pickhardt PJ, Choi JR, Hwang I, Butler JA, Puckett ML, Kildebrandt HA, Wong RK, et al.: Computed tomographic virtual colonoscopy to screen for colorectal neoplasia in asymptomatic adults. New. Engl. J. Med. 2003; 349: 2191-2200

Polacin A, Kalender WA, Marchal G: Evaluation of section sensitivity profiles and image noise in spiral CT. Radiology 1992; 185 (1): 29-35

Polacin A, Kalender WA, Brink JA, Vannier M: Measurement of slice sensitivity profiles in spiral CT. Med. Phys. 1994; 21: 133-140

Radon JH: Über die Bestimmung von Funktionen durch ihre Integralwerte längs gewisser Mannigfaltigkeiten. Ber. vor Sächs. Akad. Wiss. 1917, 69: 262-277 (english translation available: J Radon: On determination of functions from their integral values along certain manifolds. IEEE Transactions on Medical Imaging 1986; MI-5(4): 170-176

Riedel T: Deterministic Simulation of Arbitrary CT Measurements with Experimental Verification. In: WA Kalender (ed): Berichte aus dem Institut für Medizinische Physik. Vol. 14, Aachen Shaker Verlag, 2005

Ritchie CJ, Godwin JD, Crawford CR, Stanford W, Anno H, Kim Y: Minimum scan speeds for suppression of motion artifacts in CT. Radiology 1992; 185 (1): 37-42

Robb R, Hoffmann E, Sinak LJ, Harris LD, Ritman EL: High-speed three-dimensional x-ray computed tomography: The dynamic spatial reconstructor. Proc. IEEE 1983; 71: 308-319

Rossmann K: Point spread-function, line spread function, and modulation transfer function. Radiology 1969; 93: 257-272

Rothenberg L, Pentlow KS: CT dosimetry and radiation safety. Advanced Medical Publishing. Madison, Wisconsin. Medical CT & Ultrasound. Current Technology and Applications. 1995: 519-556

Schaller S, Stierstorfer K, Bruder H, Kachelrieß M, Flohr T: Novel approximate approach for high-quality image reconstruction in helical cone beam CT at arbitrary pitch. SPIE Medical Imaging Conference Proc. 2001; 4322: 113-127

Schardt P, Deuringer J, Freudenberger J, Hell E, Knüpfer W, Mattern D, Schild M: New x-ray tube performance in computed tomography by introducing the rotating envelope tube technology. Med. Phys. 2004; 31(9): 2699-2706

Schomberg H, Timmer J: The gridding method for image reconstruction by Fourier transformation. IEEE Transactions on Medical Imaging 1995; 14(3): 596-607

Scudder HJ: Introduction to computer aided tomography. Proceedings of the IEEE 1978; 66 (6): 628-637

Shepp LA, Logan BF: The fourier reconstruction of a head section. IEEE Trans. on Nuclear Science 1974; NS-21: 21-43

Shope TB, Gagne RM, Johnson GC: A method for describing the doses delivered by transmission x-ray computed tomography. Med. Phys. 1981; 8: 488-495

Shrimpton PC, Jones DG, Hillier MC, Wall BF, Le Heron JC, Faulkner K: Survey of CT Practice in the UK; Part 2: Dosimetric Aspects. Oxon: National Radiological Protection Board – R 249, 1991

Simmons JA, Watt DE: Radiation protection dosimetry: a radical reappraisal. Madison, Wisconsin: Medical Physics Publishing, 1999

Sourbelle K: Performance evaluation of exact and approximate cone-beam algorithms in spiral computed tomography. In: WA Kalender (ed): Berichte aus dem Institut für Medizinische Physik. Vol. 10, Aachen Shaker Verlag, 2002

Sourbelle K, Kachelrieß M, Kalender WA: Reconstruction from truncated projections in cone-beam CT using adaptive detruncation. In: Radiological Society of North America (RSNA): Scientific Assembly and Annual Meeting Program; Chicago 2003: 692

Stark H, Woods JW, Paul I, Hingorani R: Direct Fourier reconstruction in computed tomography. IEEE Transactions on Acoustics, Speech, and Signal Processing, 1981; ASSP-29(2): 237-245

Stern SH, Kaczmarek RV, Spelic DC, Suleiman OH: United States Food & Drug Administration Center for Devices & Radiological Health. Nationwide evaluation of X-ray trends (NEXT) 2000-2001 survey of patient radiation exposure from computed tomographic (CT) examinations in the United States. United States Food & Drug Administration Center for Devices & Radiological Health, Rockville 2001

Stierstorfer K, Flohr T, Bruder H: Segmented multiple plane reconstruction – a novel approximate reconstruction for multi-slice spiral CT. Phys. Med. Biol. 2002; 47: 2571-2851

Süß C, Kalender WA: Performance evaluation and quality control in Spiral CT. In: L. W. Goldman and J. B. Fowlkes (Hrsg): Medical CT and Ultrasound. Madison, Wisconsin: Advanced Medical Publishing; 1995: 467-485

Süß C, Kalender WA, Coman JM: New low-contrast resolution phantoms for Computed Tomography. Med. Phys. 1999; 26 (2): 296-302

Taguchi K, Aradate H: Algorithm for image reconstruction in multi-slice helical CT. Med. Phys. 1998; 25 (4): 550

Taguchi K, Aradate H, Saito Y. The cause of the artefact in 4-slice helical computed tomography. Med. Phys. 2004; 31(7): 2033-2037

Toki Y: Principles of helical scanning. In: K. Kimura and S. Koga (Hrsg): Basic principles and clinical applications of helical scan: Application of continuous-rotation CT. Tokyo: Iryokagakusha; 1993: 110-120

Toth T, Crawford C, King K: Moving beam helical scanning. Radiology 1991; 181(P): 278

Townsend DW, Beyer T, Blodgett TM: PET/CT scanners: A hardware approach to image fusion. Sem. Nucl. Med. 2003; XXXIII (3): 193-204

Townsend DW: From 3-D positron emission tomography/computed tomography: what did we learn? Molecular Imaging & Biology 2004; 6(5): 275-290

Tuy HK: An inversion formula for cone-beam reconstruction. SIAM J. Appl. Math. 1983; 43(3): 546-552

Ulzheimer S, Kalender WA: Assessment of calcium scoring performance in cardiac computed tomography. European Radiology 2003; 13: 484-497

UNSCEAR: United Nations Scientific Committee on the Effects of Atomic Radiation 1994. Report to the General Assembly, with Scientific Annexes. United Nations Publications, 1994

Vining DJ, Liu K, Choplin RH, Haponik EF: Virtual bronchoscopy: relationships of virtual reality endobronchial simulations to actual bronchoscopic findings. Chest 1996; 109: 549 553

Vock P, Jung H, Kalender WA: Single-breathhold spiral volumetric CT of the lung. Radiology 1989; 173(P): 400

Watzke O, Kalender WA: A pragmatic approach to metal artifact reduction in CT: merging of metal artifact reduced images. European Radiology 2004; 14: 849-856

Zankl M, Panzer W, Drexler G: The calculation of dose from external photon exposures using reference human phantoms and Monte Carlo methods. Part VI: Organ doses from tomographic examinations. Neuherberg, 1991

Abkürzungen und Symbole

Abkürzungen und Symbole wurden, soweit möglich, in Übereinstimmung mit den gängigen Festlegungen gewählt. Um Neudefinitionen zu vermeiden, wurden auch einige wenige Doppelnennungen akzeptiert, wie zum Beispiel E für Energie eines Röntgenquants in keV und für effektive Dosis in mSv. Verwechslungen sollten aber durch den jeweiligen Textzusammenhang ausgeschlossen sein.

2D	zweidimensional
3D	dreidimensional
a	Abtastabstand im Drehzentrum in mm
a.p.	anterior-posterior
AEC	automatic exposure control, Dosisautomatik
AMPR	Adapted Multiple-Plane Reformation
ART	algebraische Rekonstruktionstechnik
ASSR	Advanced Single-Slice Rebinning
$B(x,y,z)$	Bildfunktion
B_i	Wert des Bildpunktes i
$\overline{B}$	Mittelwert mehrerer Bildpunkte
BERT	background equivalent radiation time
bpm	beats per minute, Herzschläge pro Minute
C	Fenstermitte (center) in HU
CT	Computertomographie
CTDI	CT-Dosisindex in mGy
D	Anzahl der Detektorzeilen
d	Absorberdicke in cm
d	Tischvorschub in mm/360°
d'	Tischgeschwindigkeit in mm/s
D_{FOM}	Messfelddurchmesser in cm
D_{FOV}	Bilddurchmesser in cm

DLP	Dosislängenprodukt in Gy·cm
E	Energie eines Röntgenquants in keV
E	Effektive Dosis in mSv
EBCT	Electron Beam CT, Elektronenstrahl-CT
EKG	Elektrokardiogramm
EPBP	Extended Parallel Backprojection
FBP	Filtered backprojection, gefilterte Rückprojektion
FDA	Food and Drug Administration
FOM	Field Of Measurement
FOV	Field Of View
FWHM	Full Width at Half Maximum (= Halbwertsbreite) in mm
FWTA	Full Width at Tenth Area in mm
FWTM	Full Width at one-Tenth of Maximum in mm
HE	Hounsfield-Einheiten
HU	Hounsfield Units
HWB	Halbwertsbreite (= FWHM) in mm
I	Röhrenstrom in mA
I	Intensität der Röntgenstrahlung
I_o	Primärintensität
ICRP	International Commission on Radiological Protection
ICRU	International Commission on Radiation Units and Measurements
IMP	Institut für Medizinische Physik der Universität Erlangen
iMPR	interaktives MPR
LNT	Linear no-threshold
M	Anzahl der simultan erfassten Schichten
MinIP	Minimum Intensity Projection
MIP	Maximum Intensity Projection
MPR	Multiplanare Reformatierung
MRT	Magnetresonanztomographie
MSAD	Multiple Slice Average Dose
MSCT	Mehrschicht-Spiral-CT
MÜF	Modulationsübertragungsfunktion
N_P	Anzahl der Pixel pro Matrixzeile bzw. -spalte

N_D	Anzahl der Detektorelemente pro Detektorzeile
N_{rot}	Anzahl der Einzelscans bzw. der Umdrehungen
$O(x,y,z)$	Objektfunktion
p	Pitch-Faktor
P	Projektionswert bzw. Schwächung
P	Leistung in W
p.a.	Posterior-anterior
PBF	Punktbildfunktion
PET	Positronenemissionstomographie
Pixel	Bildelement, Akronym zu „picture element"
pVR	perspektivisches Volume Rendering
Q	Röhrenstrom-Scanzeit-Produkt in mAs
QCT	quantitative CT
R	Scanbereich in mm
R_D	Radius der Detektorbahn in mm
R_F	Radius der Fokusbahn in mm
RI	Rekonstruktionsinkrement in mm
ROI	region of interest, 2D-Auswertebereich im Bild
S	Schichtdicke in mm (festgelegt durch die physikalische Kollimierung; gleichbedeutend mit kollimierte Schichtdicke)
S_{eff}	effektive Schichtdicke in mm (bestimmt durch die Bildrekonstruktion; $S_{eff} > S$); gleichbedeutend mit rekonstruierte Schichtdicke
$S/d/RI$	Zahlentripel zur Beschreibung der Spiral-CT-Parameter
SI	Scaninkrement in mm
SMPR	Segmented Multiple Plane Reformation
SNR	signal-to-noise ratio, Signal-zu-Rauschen-Verhältnis,
$SPQI$	Schichtprofilqualitätsindex
SSCT	Single-slice spiral CT
SSP	Slice sensitivity profile, Schichtempfindlichkeitsprofil
STS	sliding thin slab, gleitende Mittelung über Schichten
t_{rot}	Scanzeit pro 360° in s
T	Scanzeit pro Spiralscan in s
TLD	Thermolumineszenzdosimetrie
U	Spannung in kV

UFC	Ultra Fast Ceramic
UNSCEAR	United Nations Scientific Committee on the Effects of Atomic Radiation
VE	Virtuelle Endoskopie
VOI	volume of interest, 3D-Auswertebereich im Bildstapel
Voxel	Volumenelement, Akronym zu „volume element"
VR	Volume Rendering, Volumenvisualisierung
w	Interpolationsgewicht
W	Fensterweite (width) in HU
W	Filterweite
W_D	Detektorapertur
W_F	Fokusgrösse
W_{Pixel}	Pixelgrösse
x,y,z	Koordinatensystem
z	Schichtposition
Z	Ordnungszahl eines Elementes
Z_{eff}	effektive Ordnungszahl
ZF	Zoomfaktor
zFFS	z-flying focal spot (z-Springfokustechnologie)
α	Projektionswinkel bzw. Röhrenposition in °
β	Winkel eines Messstrahls im Fächer (x/y-Ebene) in °, $\beta \in [-\varphi/2,\ \varphi/2]$
γ	Winkel eines Messstrahls im Kegel (z-Richtung) in °, $\gamma \in [-\kappa/2,\ \kappa/2]$
ε	Effizienz des Gesamtsystems
ε_g	geometrische Detektoreffizienz
φ	Fächerwinkel in °
κ	Öffnungswinkel des Kegelstrahls in z-Richtung in °
μ	Linearer Schwächungskoeffizient in cm^{-1}
σ	Bildpunktrauschen in HU

Glossar

180°-Interpolation: Verfahren der → z-Interpolation, bei dem auf einen über $2 \times 180°$ gewonnenen Bereich der → Spiral-CT-Aufnahmedaten zugegriffen wird.

360°-Interpolation: Verfahren der → z-Interpolation, bei dem auf einen über $2 \times 360°$ gewonnenen Bereich der → Spiral-CT-Aufnahmedaten zugegriffen wird.

2D-Darstellung: Bildliche Darstellung einer 2D-Verteilung, z. B. einer Objektschicht. S. a. → 3D-Darstellung.

3D-Darstellung: Bildliche Darstellung einer 3D-Verteilung. Hierbei wird häufig versucht, durch Schattierungseffekte, Bewegung, Perspektive o. ä. einen subjektiven 3D-Eindruck zu erzielen. S. a. → 2D-Darstellung.

Abbildungsgeometrie: Anordnung von → Fokus und → Detektor zueinander und zur → Systemachse eines Gerätes.

Abklingverhalten: Zeitlicher Verlauf des Ausgangssignals eines → Detektors oder Verstärkers nach Beendigung eines Eingangssignals.

Abnahmeprüfung: Prüfung eines Gerätes nach Erstinstallation oder nach technischen Änderungen, ob die gesetzlichen Mindestanforderungen und die Herstellerspezifikationen erreicht werden. Gleichzeitig werden die Referenzwerte für spätere → Konstanzprüfungen festgelegt, (z. Zt. festgelegt in DIN 6868-53).

Absorptionsvermögen: Fähigkeit eines Materials, Röntgenstrahlung durch Photoeffekt oder Comptoneffekt in eine andere Energieform umzuwandeln. Die aufgenommene Energie kann z. B. in Licht, Wärme oder Fluoreszenzstrahlung umgesetzt werden.

Abtasteigenschaften: Kenngrößen eines CT-Gerätes, die Art und Weise der → Abtastung einer Projektion der Schwächungskoeffizientenverteilung durch die Messanordnung des CT-Systems bestimmen, z. B. Breite und Mittenabstand der einzelnen → Messstrahlenbündel, → Detektorviertelversatz und Winkelabstand der einzelnen Projektionen.

Abtastfrequenz: Kehrwert des Abstandes der äquidistanten Stellen, an denen bei einer → Abtastung mit dem Abtastabstand a:

$$u_s = \frac{1}{a}$$

der Wert der abzutastenden Funktion bestimmt wird.

Abtastung, diskrete: Erfassung einer kontinuierlichen Funktion an einzelnen, in der Regel äquidistanten Stellen. S. a. → Abtastfrequenz und → Abtasttheorem.

Abtasttheorem: Mathematischer Satz, der besagt, dass eine kontinuierliche, bandbegrenzte (d. h. keine Ortsfrequenzen jenseits eines bestimmten Ortsfrequenzwertes enthaltende) Funktion voll bestimmt ist durch ihre Werte an diskreten, äquidistanten Stellen, wenn die höchste in der Funktion vorkommende Ortsfrequenz kleiner als die → Nyquistfrequenz ist. S. a. → Abtastung und → Aliasing.

Algorithmus: Rechenvorschrift, in der CT speziell zur Berechnung des Bildes aus den gemessenen → Schwächungsprofilen. Anfangs wurde zur Bildrekonstruktion in der CT ein Iterationsverfahren verwendet, das inzwischen jedoch durch das so genannte → Faltungsverfahren ersetzt wurde.

Aliasing: Durch Verletzung des → Abtastheorems auftretende Überlagerung von Signal aus dem Bereich hoher Ortsfrequenzen (jenseits der halben → Abtastfrequenz) mit dem Signal aus dem Bereich unterhalb der → Nyquistfrequenz im Abtastungsergebnis bei der diskreten → Abtastung einer Funktion.

Aliasing-Artefakte: Artefakte, die auf eine Verletzung des → Abtasttheorems bei der Gewinnung der Schwächungsmessdaten für ein CT-Bild zurückzuführen sind. Derartige Artefakte können z. B. in Gestalt feiner Streifen oder eines feinen Netzes im Bild auftreten. S. a. → Aliasing.

Analog: In der Informationstheorie versteht man unter einer analogen Größe eine zur Signaldarstellung verwendbare physikalische Größe, deren Informationsparameter in bestimmten Grenzen beliebige Zwischenwerte annehmen können. Dies heißt z. B. für analoge Bilder, dass beliebig feine Grauabstufungen und hohe Ortsauflösung gegeben sein können. S. a. → digital.

Analog-Digital-Wandlung: Umsetzung eines in analoger Form gegebenen elektrischen Signals, meist einer Spannung, in ein digitales Zahlensignal, das die Größe des Eingangssignals be-

schreibt, durch eine elektronische Baugruppe.

Anode: Positive Elektrode, z. B. in einer Elektronenröhre oder Röntgenröhre. Bei Röntgenröhren unterscheidet man Festanodenröhren und → Drehanodenröhren.

Anodenbelastbarkeit: Zulässige Grenzwerte der Momentanleistung und der zeitlich gemittelten Leistung des zwischen Kathode und Anode einer Röntgenröhre fließenden Elektronenstromes. Die zulässige Momentanleistung wird im Wesentlichen durch den Schmelzpunkt des Anodenmaterials bestimmt, sie hängt also u. a. von der Anodentemperatur, der Stromdichte (Brennfleckgröße bei vorgegebenem Strom) und der Einwirkungszeit des Elektronenstrahls auf die Anode ab. Die zulässige mittlere Leistung über kürzere Zeiträume – z. B. über eine Aufnahmeserie oder einen Spiralscan – wird wesentlich von der Wärmekapazität der Anode bestimmt, während die zulässige mittlere Leistung über längere Zeiträume – z. B. Stunden – durch die Wärmeabgabe der Anode an die Umgebung begrenzt wird. S. a. → Drehanodenröhre, → Dauerleistung, → Röhrenleistung.

Anodenwinkel: Winkel zwischen dem Elektronenstrahl einer → Röntgenröhre und der Senkrechten auf der Anodenoberfläche.

Äquivalentdosis: Die Äquivalentdosis H ergibt sich als Summe der Produkte aus der → Energiedosis D_R und dem Strahlungsbewertungsfaktor w_R der Strahlungsart R:

$$H = \sum_R w_R \cdot D_R$$

Artefakt: Bestandteil des Bildes, der keine Entsprechung in der Verteilung der abzubildenden physikalischen Größe des Objektes hat. Im CT-Bild können sowohl Struktur- (→ Aliasing-Artefakte, → Aufhärtungsartefakte, → Bewegungsartefakte, → Teilvolumenartefakte) als auch Schwächungswertverfälschungen (CT-Zahl-Verfälschung) als Artefakte auftreten.

Artefakt, ringförmig: Zentrisch zum Bildort der → Systemachse auftretende Artefakte im CT-Bild, die bei → Fächerstrahlgeräten mit umlaufendem Detektorsystem z. B. durch geringfügige Unterschiede der Empfindlichkeit benachbarter Detektorelemente, bei → Translations-Rotations-Geräten und → Ringdetektorgeräten z. B. durch periodische, mit der Gerätebewegung oder Messwertabfrage synchron auftretende Schwankungen der Strahlungsintensität verursacht werden können.

Aufhärtungsartefakt: Struktur- und/oder CT-Zahl-Verfälschungen im Bild infolge von Nichtlinearitäten, die durch Änderungen des Röntgenstrahlenspektrums beim Durchdringen des Objektes bedingt sind. Aufhärtungsartefakte können im Bild auftreten, wenn das Objekt in seinen Strahlungsschwächungseigenschaften stark von den bei der Festlegung der → Aufhärtungskorrektur gemachten Annahmen abweicht. Dies ist typischerweise an der Schädelbasis der Fall.

Aufhärtungseffekt: Veränderung des Spektrums einer polychromatischen Röntgenstrahlung, z. B. der in der Röntgendiagnostik benutzten Bremsstrahlung, beim Durchdringen einer schwächenden Substanz. Da die niederenergetischen Spektralanteile (von Absorptionskanten abgesehen) stets stärker als die höherenergetischen geschwächt werden, verschiebt sich der Schwerpunkt des Spektrums zu höheren Energiewerten. Das Durchdringungsvermögen der Strahlung nimmt dadurch zu, sie wird „härter". Dies bewirkt, dass die gemessene Schwächung pro Längeneinheit desselben Materials auch von der Gesamtdicke des Objekts abhängt.

Aufhärtungskorrektur: Kompensation der → Aufhärtungseffekte durch entsprechende Korrektur erfolgt unter der Annahme, dass sich die Änderung des Spektrums beim Durchdringen des Aufnahmeobjektes nur unwesentlich von der beim Durchdringen eines homogenen Vergleichsobjektes unterscheidet. S. a. → Zwei-Spektren-CT.

Auflösung: S. geometrisches → Auflösungsvermögen, → Dichteauflösungsvermögen und → Niedrigkontrastauflösungsvermögen.

Auflösungsvermögen, geometrisches: Maß für die Darstellbarkeit feiner Strukturen bei (beliebig) hohem Kontrast. Zur quantitativen Beschreibung des geometrischen Auflösungsvermögens können die geometrische → Grenzauflösung, die → Grenzfrequenz, die → Punktbildfunktion, die → Kantenbildfunktion, die → Linienbildfunktion und die → Modulationsübertragungsfunktion verwendet werden.

Aufnahmegeometrie: Synonym für → Abbildungsgeometrie.

Auswertebereich: Bezüglich Lage, Größe und Form wählbarer Bereich der Bildmatrix, innerhalb dessen spezielle Auswertungen, z. B. die Berechnung der mittleren CT-Zahl, vorgenommen werden sollen. Üblich sind quadratische, rechteckige, kreisförmige, elliptische und frei bestimmbare Formen, die häufig auch als → ROI bezeichnet werden. S. a. → Mittelwert und → Standardabweichung.

Balkentest: Prüfkörper zur Bestimmung des geometrischen → Auflösungsvermögens, vorzugsweise ein Zylinder aus Kunststoff, der Einsätze enthält, die mit zueinander und zur Zylinderachse parallelen Fräsungen rechteckigen Querschnitts versehen sind. Diese Fräsungen sind in Reihen angeordnet, wobei innerhalb einer Reihe alle Fräsungen die gleiche Breite aufweisen und der Mittenabstand benachbarter Fräsungen dem Doppelten dieser Breite entspricht. Anstelle der Fräsungen werden auch entsprechende Anordnungen aus Kunststoffplättchen verwendet.

Bewegungsartefakt: Bildfehler, hervorgerufen durch Objektbewegungen während der Aufnahme. Im CT-Bild führen solche Objektbewegungen auf Grund der resultierenden Inkonsistenzen zwischen den Projektionen nicht nur wie im klassischen Röntgenbild zu Kantenverwischungen, sondern zu weitreichenden → Artefakten.

Bildauswertung, quantitative: Jede Auswertung von digitalen Bildern, z. B. CT-Bildern, bei der Maßzahlen für bestimmte Größen gewonnen werden, z. B. Längenmessungen, Winkelmessungen und insbesondere Dichtemessungen. S. a. → Auswertebereich.

Bildelement: Synonym für → Bildmatrixelement oder → Pixel.

Bildmatrix: Zweidimensionale Anordnung aus diskreten Bildpunkten (→ Pixel).

Bildmatrixelement: Einzelner Bildpunkt in einer Bildmatrix. Synonym für → Pixel oder → Bildelement.

Bildrauschen: Durch → Rauschen verursachter Bildinhalt.

Bildpunktrauschen: Durch → Quantenrauschen und elektronisches → Rauschen verursachte Schwankung der CT-Werte in den einzelnen Punkten im Bild eines homogenen Phantoms oder eines homogenen Phantombereichs. Man kann davon ausgehen, dass andere Rauschquellen wie Digitalisierungsrauschen bei der → Analog-Digital-Wandlung und Algorithmusrauschen heute keine Rolle mehr spielen. Als Maßzahl für das Bildpunktrauschen wird i. Allg. die → Standardabweichung der CT-Werte der Bildpunkte innerhalb eines → Auswertebereichs des Bildes verwendet. Als Größe zur Bildgütebeurteilung hat das Bildpunktrauschen allein nur begrenzte Bedeutung, da es z. B. mit dem geometrischen Auflösungsvermögen verknüpft ist. Bei sonst gleichen Bedingungen steigt das Bildpunktrauschen mit zunehmender Auflösung.

Bildrekonstruktion: Bildberechnung aus Projektionsdaten.

Bildrekonstruktionsalgorithmus: S. → Algorithmus.

Bildspeicherung, komprimierte: Aufzeichnung eines Computertomogramms auf einem Datenträger unter möglichst guter Ausnutzung der Informationskapazität dieses Datenträgers. Dies kann mit oder ohne Verlust an Information geschehen.

Bildspeicherung, unkomprimierte: Aufzeichnung eines Computertomogramms in voller Bittiefe auf einem Datenträger bei fester Zuordnung je eines Datenwortes zu jedem → Bildmatrixelement.

Bildzentrum: x/y-Koordinaten des Zentralpunktes des rekonstruierten Bildes in der → Scanebene; s. a. → Koordinatensystem.

Bit: Ziffer im binären Zahlensystem, die die Werte 0 oder 1 annehmen kann. Als Abkürzung zum engl. „binary digit" entstanden. S. a. → Byte.

Bittiefe: Anzahl der → Bits, mit denen der Wert einer numerischen Größe gespeichert wird. CT-Zahlen werden heute typ. mit 12 Bits gespeichert, entsprechend einem Wertebereich von −1024 bis +3071 → Hounsfield-Einheiten.

Blende: Vorrichtung zur Begrenzung eines → Messstrahlenbündels. In CT-Geräten werden in Richtung der → Systemachse verstellbare Blenden zwischen Röntgenröhre und Patient und in manchen Geräten zusätzlich unmittelbar vor dem Detektor zur Einstellung der → Schichtdicke verwendet. Erstere dienen dazu, das → Dosisprofil auf die für die gewünschte Schichtdicke erforderliche Mindestbreite einzuengen, letztere ermöglichen eine Verbesserung (im Sinne einer mehr rechteckigen Form) des → Empfindlichkeitsprofils. Gelegentlich werden kammförmige Blenden vor dem Detektor zur Verringerung der wirksamen Detektorbreite eingebracht, um das → Auflösungsvermögen zu steigern.

Bohrlochtest: Prüfkörper zur Bestimmung der → Grenzauflösung oder des → Niedrigkontrastauflösungsvermögens, vorzugsweise ein Zylinder aus Kunststoff mit zueinander und zur Zylinderachse parallelen Bohrungen. Die Bohrungen sind in Reihen angeordnet, wobei innerhalb einer Reihe alle Bohrungen den gleichen Durchmesser aufweisen und der Mittenabstand benachbarter Bohrungen dem Doppelten des Durchmessers entspricht. In Ausführungsformen zur Bestimmung des → Niedrigkontrastauflösungsvermögens oder des → Kontrast-Detail-Diagramms kann der Kontrast zwischen den Bohrungen mit verschiedenen Flüssigkeiten variiert werden.

Brennfleck einer Röntgenröhre: Bereich der Anode, in dem durch den Aufprall des von der → Kathode erzeugten Elektronenstrahlbündels Röntgenstrahlung entsteht. Häufig wird der Begriff → Fokus als Synonym benutzt. S. a. → elektronischer Brennfleck, → optischer Brennfleck und → optisch wirksamer Brennfleck.

Brennfleck, elektronischer- einer Röntgenröhre: Schnittfläche zwischen der Anodenoberfläche und dem von der Kathode erzeugten Elektronenstrahlbündel.

Brennfleck, optischer- einer Röntgenröhre: Projektion des → elektronischen Brennflecks parallel zu dem vom → Fokus durch die Mitte des Strahlenaustrittsfensters des Strahlers verlaufenden Strahl (Zentralstrahl) auf eine senkrecht zu diesem Strahl orientierte Ebene.

Brennfleck, optisch wirksamer- einer Röntgenröhre: Projektion des elektronischen Brennflecks parallel zu dem vom → Fokus durch das interessierende Objektelement (oder Detektorelement) verlaufenden Strahl auf die Bildauffangebene (oder Detektoreingangsfläche).

Brennfleckabmessungen einer Röntgenröhre für CT: Der → elektronische Brennfleck mit in radialer Richtung (auf den Anodenteller bezogen) wesentlich größerer Ausdehnung als in azimutaler Richtung. Die Röhre wird jedoch so im CT-Gerät eingebaut, dass der → optisch wirksame Brennfleck für die Detektormitte annähernd quadratisch wird. Ein besonders kleiner Brennfleck ist in der CT nicht unbedingt wünschenswert. Zur Unterdrückung von → Aliasing-Artefakten kann ein erhöhter Beitrag des Brennflecks zur → Streifenbreite nützlich sein.

Byte: Aus acht → Bit bestehende digitale Speichereinheit.

Cardio-CT: S. → Herzbildgebung.

CT-Dosisindex, CTDI: Quotient aus dem Integral über das Dosisprofil $D(z)$ (z. B. in der Systemachse) und der Strahlkollimierung $M \cdot S$ (vgl. → Pitch). Das Integral ist streng genommen in den Grenzen von $-\infty$ bis $+\infty$ zu bestimmen, in der Praxis wird es jedoch nur über je 7 → Schichtdicken (US-Gesetzgebung) bzw. 5 cm (zu erwartender Konsens) beiderseits der zentralen → Schichtebene ermittelt. D. h.

$$CTDI_{100} = \frac{1}{M \cdot S} \cdot \int_{-50\,mm}^{+50\,mm} D(z)\,dz.$$

Dieser wird häufig normiert auf ein Standard-mAs-Produkt und gewichtet für unterschiedliche Positionen angegeben (normierter gewichteter CTDI).

CT-Fluoroskopie: Kontinuierliche CT Bildgebung zur Kontrolle oder Führung von diagnostischen oder therapeutischen Interventionen.

CT-Wert: Synonym für CT-Zahl.

CT-Zahl: Angabe der Messgröße in der CT, des linearen → Schwächungskoeffizienten $\mu(x,y,z)$ des untersuchten Volumenelementes, relativ zu dem von Wasser: CT-Zahlen bzw. CT-Werte werden in → Hounsfield-Einheiten angegeben.

$$\text{CT-Zahl} = \frac{\mu(x, y, z) - \mu_{\text{Wasser}}}{\mu_{\text{Wasser}}} \cdot 1000\,HU.$$

Data Acquisition System, DAS: S. → Datenerfassungssystem.

Datenerfassungssystem: Elektronische Einrichtung zur Übertragung der Detektorsignale in den Computer eines CT-Systems. Typische Verarbeitungsschritte im Datenerfassungssystem sind Verstärkung, Integration, Multiplexing und → Analog-Digital-Wandlung (Digitalisierung).

Dauerleistung: S. → Röhrenleistung.

Detektor: Einrichtung zur Messung von Strahlungsintensitäten. Man verwendet in CT-Geräten → Festkörperdetektoren und → Gasdetektoren mit möglichst hohem → Absorptionsvermögen.

Detektorbreite, wirksame: Entsprechend der → Abbildungsgeometrie verkürzte, auf den Durchstoßpunkt der → Systemachse durch die → Schichtebene bezogene Breite des Detektorelementes. S. a. → Detektorelementabmessungen.

Detektorarray: Zweidimensionale Anordnung von diskreten Detektroelementen.

Detektorelementabmessungen: Senkrecht zur Strahleneinfallsrichtung ist die Querschnittsfläche der Detektorelemente eines CT-Gerätes ein Rechteck, wobei die Seite, die parallel zur Schichtebene verläuft, die wirksame → Detektorbreite und die → Streifenbreite bestimmt. Die Seite, die parallel zur z-Achse orientiert ist, im Falle von Mehrzeilendetektoren die Summe über alle D-Elemente, legt die maximal mögliche → Schichtdicke fest.

Detektorviertelversatz: Anordnung des Detektorsystems bei → Fächerstrahlgeräten mit umlaufendem Detektor in der Weise, dass die Senkrechte vom → Fokus auf die → Systemachse gerade um ein Viertel des Detektorelement-Mittenabstandes versetzt von der Trennebene zwischen den beiden zentralen Detektorelementen auf die Detektoranordnung trifft. Dadurch wird erreicht, dass einander entsprechende Messstrahlbündel entgegengesetzt gerichteter Projektionen gerade um eine halbe Detektorteilung gegeneinander versetzt sind und sich daher überlappen. Diese Überlappung dient der Verbesserung der Abtastung und der Verminderung von → Aliasing-Artefakten.

Dichteauflösungsvermögen: Das Vermögen, geringe Dichteunterschiede unterscheidbar darstellen zu können. S. a. → Niedrigkontrastauflösungsverögen.

Digital: Stufenförmig, nur diskrete Werte annehmend. Digitale Werte sind nicht stufenlos veränderlich, sondern nur in diskreten Einzelschritten. S. a. → analog.

Dosis: Ein Maß für die Energiedeposition auf Grund einer Strahlenexposition. S. a. → Äquivalentdosis, → effektive Dosis, → Energiedosis, → Ionendosis, → Organdosis

Dosislängenprodukt: Die Summe der Produkte aus mAs-Werten C_i, normierten gewichteten → CTDI-Werten, Strahlenkollimierung $M_i \cdot S_i$ und Anzahl der Rotationen N_i summiert über alle Scanserien oder Spiralaufnahmen einer Patientenuntersuchung:

$$DLP = \sum_i {}_n CTDI_{100,\mathrm{w},i} \cdot N_i \cdot M_i \cdot S_i \cdot C_i.$$

Dosisnutzung: Anteil der vom → Detektor absorbierten Strahlungsenergie an der gesamten auf die Detektoreingangsfläche auftreffenden Strahlungsenergie. Die Dosisnutzung wird bestimmt durch die geometrische → Dosisnutzung und das → Absorptionsvermögen der Detektorelemente.

Dosisnutzung, geometrische: Anteil der in den aktiven Detektorbereich eindringenden Strahlung von der gesamten auf die Detektoreingänge auftreffenden Strahlung. Die geometrische Dosisnutzung wird wesentlich bestimmt durch → Blenden und → Kollimatoren am → Detektor und durch konstruktionsbedingte inaktive Zonen zwischen benachbarten Detektorelementen. Bei Mehrzeilendetektoren stellt sie eine besonders wichtige Größe dar.

Dosisprofil: Örtlicher Verlauf der Dosis in Richtung der → Systemachse an einer vorgegebenen Stelle der Schicht (oft an der Systemachse). Wegen des Auftretens von Streustrahlung ist das Dosisprofil stets breiter als das → Empfindlichkeitsprofil, auch wenn keine detektornahe Schichteinblendung erfolgt.

Dosisverteilung: Räumliche Verteilung der Dosiswerte in der Schichtebene. Der Abfall der Dosis von der Körperoberfläche zum Körperinnern bei der CT unterscheidet sich erheblich von dem bei klassischen Röntgenaufnahmen. Da sich bei der CT durch den Umlauf der Strahlenquelle um das Aufnahmeobjekt im Gegensatz zur klassischen Röntgenaufnahme die Strahleneinfallsrichtung während des Aufnahmeablaufs ständig ändert, ist bei der CT das Verhältnis zwischen der → Oberflächendosis und der Dosis in der Körperachse wesentlich geringer.

Dotierung: Einbau von Fremdatomen in eine Keramik oder in das Kristallgitter einer chemisch reinen kristallinen Substanz. Bei Leuchtstoffen kann durch geeignete Dotierung die Lichtausbeute erheblich gesteigert werden; jedoch sollte die Dotierung nicht zu einer Verschlechterung des → Abklingverhaltens führen.

Drehanodenröhre, Drehanodenröntgenröhre: Röntgenröhre, bei der die Anode scheibenförmig ausgebildet und mit einem motorischen Antrieb versehen ist, der den Teller in rasche Drehung um seine Achse versetzt. Der Brennfleck wird dabei außerhalb der Achse angeordnet, so dass er wegen der Drehbewegung des Tellers ständig seine Lage auf der Scheibe ändert. Da so das Anodenmaterial immer nur kurzzeitig dem Elektronenbombardement ausgesetzt ist, lassen sich bei gleichen Brennfleckabmessungen mit Drehanodenröhren wesentlich höhere Werte der Momentanleistung realisieren als mit Festanodenröhren. Die Kühlung der Anode erfolgt bei Drehanodenröhren im Wesentlichen über die Wärmeabstrahlung der Anode, so dass sie i. Allg. eine geringere → Dauerleistung aufweisen als flüssigkeitsgekühlte Festanodenröhren.

effektive Dosis: Summe der gewichteten mittleren Äquivalentdosen H_T in den einzelnen Organen oder Geweben T, wobei die Gewichte w_T die von der ICRP ermittelten organspezifischen normierten Strahlenempfindlichkeitswerte widerspiegeln:

$$E = \sum_T w_T \cdot H_T.$$

Eigenfilterung: Strahlenfilterung, die im Nutzstrahl eines Röntgenstrahlers durch Komponenten (Anode selbst, Röhrenglas, Kühlöl, Strahlenaustrittsfenster, fest eingebauter Filter usw.) des Strahlers geschieht. Die Eigenfilterung wird i. Allg. in Aluminium-Äquivalentwerten angegeben. S. a. → Zusatzfilterung.

Eingangsfenster: Abdeckung eines → Detektors oder einer Detektoranordnung auf der Strahleneintrittsseite, die für die mechanische und elektrische Sicherheit notwendig ist, aber unausweichlich eine Verringerung der → Dosiseffizienz bedeutet.

EKG-orientierte Bildrekonstruktion: Phasenselektive Bildrekonstruktion aus Spiral-CT-Daten, die retrospektiv zur → Herzbildgebung erfolgt.

EKG-Triggerung: Auslösen des Scans auf der Basis des in Echtzeit ausgewerteten EKGs, die prospektiv zur → Herzbildgebung erfolgt.

Elektrokardiogramm, EKG: Aufzeichnung der elektrischen Aktivität des Herzmuskels, die für die Bildgebung insbesondere eine zeitliche Zuordnung von langsamen (Diastole, Füllungsphase) und schnellen (Systole, Pumpaktion) Bewegungsphasen erlaubt.

Elektronenstrahl-CT (EBT, EBCT): Alternatives CT-Gerätekonzept ohne bewegliche Teile, bei dem ein Elektronenstrahl mit hoher Geschwindigkeit über eine den Patienten umschließende Ringanode geführt wird. Hinsichtlich der Bildqualität, der Kosten und der universalen Einsatzmöglichkeiten hat sich die Spiral-CT aber inzwischen als klar überlegen erwiesen.

Empfindlichkeit: Verhältnis zwischen Ausgangssignaländerung und Eingangssignaländerung eines Verstärkers, → Detektors usw. S. a. → Kanalempfindlichkeit, individuelle.

Empfindlichkeitsprofil: Auf den Maximalwert normiertes Signal eines in Richtung der → Systemachse nur sehr wenig ausgedehnten (im Idealfall unendlich kleinen) Objektdetails im CT-Bild als Funktion der Lage des Details längs einer zur → Systemachse parallelen Geraden. Das Empfindlichkeitsprofil kann vom Abstand dieser Geraden von der → Systemachse, d. h. von der Position innerhalb des → Messfeldes abhängen.

Energiedosis: Quotient aus $d\bar{\varepsilon}$ und dm; dabei ist $d\bar{\varepsilon}$ die mittlere Energie, die durch die ionisierende Strahlung auf das Material in einem Volumenelement dV übertragen wird, und dm die Masse des Materials mit der Dichte ρ in diesem Volumenelement.

$$D = \frac{d\bar{\varepsilon}}{dm} = \frac{1}{\rho} \cdot \frac{d\bar{\varepsilon}}{dV}.$$

Die Energiedosis wird in Gray angegeben: 1 Gy = 1 J/kg.

Fächerstrahl: Röntgenstrahlung, die sich ausgehend vom punktförmig angenommenen → Fokus fächerförmig ausbreitet. Die Dicke des Fächers wird von den → Blenden zur Regelung der → Schichtdicke bestimmt. S. a. → Fächerwinkel, → Kegelstrahl, → Nadelstrahl.

Fächerstrahlgerät: CT-Gerät, bei dem der gesamte Objektquerschnitt vom fächerförmigen Messstrahlbündel erfasst wird und somit nur eine rein rotatorische Bewegung der Strahlenquelle zur Abtastung des Objektes erforderlich ist. Es gibt Fächerstrahlgeräte mit feststehendem Detektorring, sog. → Ringdetektorgeräte und solche, bei denen eine bogenförmige Detektoranordnung gemeinsam mit der Röntgenröhre um das Aufnahmeobjekt umläuft. Geräte vom zuletzt genannten Typ werden häufig kurz als „Fächerstrahlgerät" im Gegensatz zu „Ringdetektorgeräten" bezeichnet.

Fächerwinkel: Öffnungswinkel φ des Fächers in der → Transversalebene; s. a. → Messfeld.

Faltung: Bildung einer neuen mathematischen Funktion g aus zwei gegebenen mathematischen Funktionen f und k gemäß

$$g(x) = f(x) * k(x) = \int dt\, f(t)k(x-t).$$

Die Funktion $k(x)$ wird dabei als Faltungskern bezeichnet. Ersetzt man das Integral durch eine Summe, so lässt sich die Faltung für eindimensionale Funktionen anschaulich beschreiben. Zur Berechnung der Funktion g an der Stelle x_1 sind folgende Rechenschritte erforderlich: Spiegelung der Funktion $k(x)$ an der Ordinalachse zur Funktion $k(-x)$, Verschiebung der Funktion $k(-x)$ um x_1 längs der Abzisse, elementweise Multiplikation der beiden Funktionen und Aufsummierung der Multiplikationsergebnisse. Das Symbol $*$ steht als Kurzform für das Faltungsintegral.

Faltungskern: S. → Faltung.

Faltungsverfahren: Bildrekonstruktionsalgorithmus, bei dem die gemessenen → Schwächungsprofile vor der → Rückprojektion einer → Faltung unterworfen werden. Durch die Faltung, die im Wesentlichen einer Hochpassfilterung (d. h. Anhebung des Signals bei hohen Ortsfrequenzen) entspricht, werden weitreichende Verschmierungen der einzelnen Objektdetails im Bild vermieden, die sich bei unmittelbarer Rückprojektion der gemessenen Schwächungsprofile ergeben würden.

Fenster: Der durch → Fensterung gewählte Bereich der am Bildmonitor dargestellten → CT-Zahlen.

Fensterung: Wiedergabe eines wählbaren Teilbereichs des CT-Zahlumfangs eines Computertomogramms mit dem vollen Leuchtdichteumfang des Bildmonitors. → Bildmatrixelemente mit CT-Zahlen außerhalb des gewählten Bereiches („Fensters") werden weiß bzw. schwarz wiedergegeben.

Fensterweite: Weite des → Fensters in → Hounsfieldeinheiten (HU).

Fensterzentrum: Zentrum des → Fensters in → Hounsfieldeinheiten (HU).

Festkörperdetektor: → Detektor aus festen Substanzen. Als Festkörperdetektoren kommen reine → Halbleiterdetektoren oder Kombinationen aus → Szintillationskristallen oder -keramiken und lichtempfindlichen Halbleiterdioden zur Anwendung.

Filterung: Einbringung von → Eigenfilterung und → Zusatzfilterung in den Strahlengang zwischen Fokus und Aufnahmeobjekt. Die Filterung bewirkt eine Reduzierung der niederenergetischen

Anteile in dem von der Röntgenröhre ausgesendeten Strahlungsspektrum. Da diese Spektralanteile ohnehin weitgehend im Aufnahmeobjekt absorbiert würden, ergibt sich dadurch bei gleichem Signal am Detektor eine geringere → Strahlenexposition des Aufnahmeobjektes. Außerdem wird die Aufhärtung der Strahlung durch das Objekt geringer. Dies wiederum vereinfacht die → Aufhärtungskorrektur und reduziert das Auftreten von → Aufhärtungsartefakten. S. a. → Formfilter.

Fluoroskopie: → CT-Fluoroskopie.

Fokus einer Röntgenröhre: Flächenschwerpunkt des elektronischen → Brennflecks. Der Begriff Fokus wird häufig auch als Synonym zu Brennfleck gebraucht, z. B. in → Fokusgröße.

Fokusweg: Ortsveränderung des → Fokus während des Messvorganges zur Bestimmung eines Schwächungsmesswertes. S. a. → Streifenbreite.

Formfilter: Strahlungsfilter, dessen Dicke innerhalb des zu filternden Strahlenbündels variiert. Formfilter werden in CT-Systemen verwendet, um durch Dickenunterschiede (z. B. zwischen Körpermitte und Körperrand) in der zu untersuchenden Objektschicht verursachte Signalunterschiede und in peripheren Körperabschnitten entstehende Streustrahlung zu verringern; zusätzlich wird auch die Patientendosis reduziert. Eine vollständige Dickenkompensation ist wegen der Vielfalt der Aufnahmeobjekte und der von der Kreisform abweichenden Objektquerschnitte naturgemäß nicht möglich.

Gantry: Die Abtasteinheit bei CT bestehend aus Röntgeneinheit, → Detektor und mechanischem Aufbau.

Gantryneigung bzw. Gantrytilt: Neigung der → Gantry von typischerweise bis zu 30°, bezogen auf die Standardebene senkrecht zur → Vorschubrichtung; die → Scanebene wird dabei um die x-Achse (→ Koordinatensystem) rotiert.

Gasdetektor: → Detektor für CT-Systeme, der zur Messung der Intensität der Röntgenstrahlung mit Edelgas unter hohem Druck gefüllte Ionisationskammern verwendet. Gasdetektoren für CT-Geräte bestehen i. Allg. aus einem mit Xenon gefüllten Druckgefäß, in dessen Innern auf den → Fokus ausgerichtete Bleche isoliert angebracht sind, die als Ionisationskammern dienen und mit isolierten Gehäusedurchführungen zur Signalübertragung aus dem Druckgefäß heraus verbunden sind.

Generator, Mittelfrequenz-Röntgengenerator, bei dem zur Erzeugung der Hochspannung für die Röntgenröhre die Netzspannung zunächst gleichgerichtet, dann diese Gleichspannung in eine Wechselspannung mit einer Frequenz von einigen kHz umgesetzt, hochtransformiert und erneut gleichgerichtet wird. Dieses Prinzip hat gegenüber dem klassischen Röntgengenerator, bei dem die Netzspannung von meist 50 oder 60 Hz unmittelbar hochtransformiert und gleichgerichtet wird, den Vorteil wesentlich kleinerer Transformatorabmessungen und einer guten Regelbarkeit der Hochspannung.

Grenzauflösung, geometrische: Auflösungsgrenze in Längeneinheiten, gemessen bei (beliebig) hohem Objektkontrast.

Grenzdurchmesser: Kleinster Bohrlochdurchmesser eines → Bohrlochtests, bei dem die einzelnen Bohrungen unter vorgegebenen Aufnahmebedingungen gerade noch getrennt abgebildet werden können. S. a. → Grenzauflösung.

Grenzfrequenz: Ortsfrequenz, bei der die → Modulationsübertragungsfunktion einen bestimmten Mindestwert hat, der die Erkennbarkeit einer sinusförmigen Modulation entsprechend dieser Frequenz gerade noch zulassen soll. Der erwähnte Mindestwert, z. B. 2 %, ist nicht allgemein festgelegt, er muss daher zusammen mit der Grenzfrequenz angegeben sein, wenn die Angabe für Gerätevergleiche herangezogen werden soll. S. a. → Grenzauflösung und → Grenzdurchmesser.

Halbleiterdetektor → Festkörperdetektor aus einem Halbleitermaterial, das bei der Wechselwirkung mit Röntgenstrahlung ein elektrisches Signal (Strom oder Spannung) abgibt. S. a. → Festkörperdetektor.

Halbwertsbreite: Breite einer Verteilung bei der Hälfte des Maximalwertes. S. a. → Schichtdicke und → Empfindlichkeitsprofil.

Hardware: Zusammenfassender Begriff für elektrische und elektronische Schaltungen aller Art; in der CT die physikalische Messapparatur im Gegensatz zur Datenvorverarbeitungs-, Rekonstruktions- und Nachbearbeitungssoftware.

Helical-CT: S. → Spiral-CT.

Herzbildgebung: Aufnahmen des Herzens ohne Bewegungsunschärfe müssen entweder in ausreichend kurzer Zeit erfolgen, wie z. B. mit 100 ms bei → Elektronenstrahl-CT, oder bei simultaner Aufzeichnung des → EKG mit prospektiver → EKG-Triggerung gemessen bzw. mit → EKG-orientierter Bildrekonstruktion retrospektiv phasenselektiv berechnet werden.

Homogenität: Bildqualitätseigenschaft, die beschreibt, in welchem Grade ein aus einem homogenen Material (z. B. Wasser) bestehender Prüfkörper auch mit entsprechend konstantem mittleren → CT-Wert an verschiedenen Stellen des Bildes wiedergegeben wird.

Hounsfield-Einheit, HE oder HU: Einheit der CT-Werteskala, bei welcher der CT-Wert eines Materials als mit dem Faktor 1000 multiplizierte relative Abweichung des effektiven linearen Schwächungskoeffizienten μ dieses Materials vom effektiven linearen Schwächungskoeffizienten des Wassers definiert ist. S. → CT-Zahl.

Ionendosis: Die Ionendosis I ist der Quotient aus dQ und dm_{Luft}, wobei dQ der Betrag der elektrischen Ladung der Ionen eines Vorzeichens ist, die in Luft in einem Volumenelement dV durch ionisierende Strahlung unmittelbar oder mittelbar gebildet werden, und $dm_{\text{Luft}} = \rho_{\text{Luft}} dV$ die Masse der Luft mit der Dichte ρ_{Luft} in diesem Volumenelement:

$$I = \frac{dQ}{dm_{\text{Luft}}} = \frac{1}{\rho_{\text{Luft}}} \cdot \frac{dQ}{dV}.$$

Die Ionendosis wird in C/kg angegeben.

Isozentrum: Schnittpunkt der → Rotationsachse und der → Scanebene

Kalibrierung: Bestimmung der individuellen →Kanalempfindlichkeit für die einzelnen Messkanäle eines CT-Systems, z. B. mit Hilfe einer →Luftmessung, zum Zwecke der → Messdatenkorrektur bei der Aufnahme eines strahlenschwächenden Objektes.

Kammerseptum: Parallel zur Richtung der einfallenden Röntgenstrahlung und der Systemachse orientiertes Trennblech zwischen zwei benachbarten Zellen eines → Gasdetektors.

Kanalempfindlichkeit, individuelle: Verhältnis zwischen Ausgangssignaländerung und Eingangssignaländerung im einzelnen Messkanal. Durch geringe Materialunterschiede und Fertigungstoleranzen weisen die einzelnen Messkanäle eines CT-Systems unterschiedliches → Absorptionsvermögen und somit eine unterschiedliche → Empfindlichkeit auf, die z. B. mit Hilfe einer → Luftmessung ermittelt werden kann.

Kantenbildfunktion: Bild eines Dichtesprunges längs einer senkrecht zur Schichtebene verlaufenden Ebene zwischen zwei homogenen Objektbereichen. Die Bestimmung der Kantenbildfunktion ist z. B. durch Aufnahme eines Computertomogramms eines homogenen Kunststoffkörpers in einem Wasserphantom möglich, wobei dieser Kunststoffkörper mindestens eine ebene Begrenzungsfläche aufweisen muss, die bei der Aufnahme senkrecht zur Schichtebene verläuft.

Kardio-CT: S. → Herzbildgebung.

Kathode: Negative Elektrode, z. B. in einer Elektronenröhre oder Röntgenröhre.

Kegelstrahl: Kegelförmiges Röntgenstrahlbündel, ausgehend von dem punktförmig angenommenen → Fokus des Strahls. S. a. → Fächerstrahl, → Kegelstrahlwinkel.

Kegelstrahl-CT: CT-System, das auf der Messung von Projektionen eines → Kegelstrahls beruht.

Kegelstrahlwinkel: Öffnungswinkel κ des → Kegelstrahls in Richtung der → System-achse. S. a. → Fächerwinkel.

Keramikdetektor: Auf Sinterkeramikmaterialien basierende → Festkörperdetektoren.

Kollimator: Mechanische Blendensysteme zwischen Röntgenröhre und Patient zur Einengung des Strahlenbündels oder vor dem Detektor zur Verminderung der Streustrahlung.

Konstanzprüfung: Prüfung eines Gerätes in regelmäßigen Zeitabständen, typischerweise monatlich, ob die in der → Abnahmeprüfung ermittelten Werte weiterhin erreicht werden (z. Zt. festgelegt in DIN 6868-6).

Kontrast: In der CT üblicherweise als CT-Zahlendifferenz angegebener Signalunterschied zwischen zwei benachbarten Bildarealen oder -strukturen.

Kontrastauflösung: S. → Niedrigkontrastauflösungsvermögen.

Kontrast-Detail-Diagramm: Darstellung des minimalen Objektkontrastes, der zur Trennung der Bohrungen im Bild eines → Bohrlochtests bei festgelegten Aufnahmebedingungen gerade noch ausreicht, als Funktion des Bohrungsdurchmessers. Kontrast-Detail-Diagramme müssen detaillierte Angaben zum Material und den Abmessungen des verwendeten Prüfkörpers, zur gewählten Schichtdicke und zur applizierten Dosis enthalten, da diese Größen einen wesentlichen Einfluss auf das → Bildrauschen haben und so das Kontrast-Detail-Diagramm entscheidend mitbestimmen. S. a. → Niedrigkontrastauflösungsvermögen.

Koordinatensystem: Die → Scanebene der CT definiert die x/y-Ebene, im anatomischen Sinne der → Transversalebene des Körpers entsprechend. Die x-Achse zeigt in laterale, die y-Achse in a.p.- oder p.a.-Richtung. Die darauf senkrecht stehende z-Achse entspricht der → Systemachse und zeigt gleichzeitig die → Vorschubrichtung an. Die x/z- und die y/z-Ebene sind damit in guter Näherung parallel orientiert zur anatomischen → Koronalebene bzw. → Sagittalebene.

Koronalebene: Anatomische Ebene senkrecht zu → Sagittal- und → Transversalebene, häufig auch als Frontalebene bezeichnet. Im → Koordinatensystem der CT entspricht sie der x/z-Ebene.

Leuchtstoff: Substanz, die bei der Wechselwirkung mit Strahlung Licht aussendet. S. a. → Szintillationskristall.

Linienbildfunktion: Bild einer senkrecht zur Schichtebene verlaufenden Ebene. Die Bestimmung der Linienbildfunktion könnte (analog zur Bestimmung der → Punktbildfunktion) z. B. durch Aufnahme eines Computertomogramms eines parallel zur Systemachse gespannten dünnen Bleches erfolgen. Dabei ergäben sich jedoch durch → Artefakte experimentelle Schwierigkeiten, so dass es zweckmäßiger ist, die Linienfunktion durch Differentiation der → Kantenbildfunktion zu gewinnen.

Luftmessung: Messung ohne Objekt im Strahlengang, mit der eventuelle Unterschiede in der Empfindlichkeit einzelner Detektorkanäle ermittelt und für eine Kalibrierung genutzt werden.

Matrix: Zweidimensionale Zahlenanordnung. Im Zusammenhang mit CT Kurzbezeichnung für → Bildmatrix.

Mehrschicht-CT: Simultane Aufnahme mehrerer Schichten. Die technische Voraussetzung hierfür ist ein → Mehrzeilendetektor oder ein → Detektorarray.

Mehrschicht-Spiral-CT, MSCT: Simultane Spiralaufnahme mehrerer Schichten. Die technische Voraussetzung hierfür ist ein → Mehrzeilendetektor oder ein → Detektorarray.

Mehrzeilendetektor: Ein → Detektorarray mit typischerweise 4 bis 64 unabhängigen Detektorzeilen.

Messdatenkorrektur: Korrektur der mit der Messanordnung des CT-Systems gewonnenen Schwächungsmesswerte bezüglich → Aufhärtungseffekte, → Empfindlichkeit der einzelnen Messkanäle, ungleichmäßiger Anordnung der einzelnen Messelemente u. a. Die genannten Korrekturen sind vor der eigentlichen → Bildrekonstruktion (z. B. → Faltung mit anschließender → Rückprojektion) durchzuführen.

Messfeld: Der vom Messsystem erfasste Bereich des Objekts; dieser Bereich hängt von der → Abbildungsgeometrie und dem → Fächerwinkel ab.

Messstrahlenbündel: Gesamtheit der primären (d. h. vom Röhrenbrennfleck ausgehenden) → Nadelstrahlen, die zum Signal für einen Schwächungsmesswert beitragen.

Mittelwert: Arithmetisches Mittel der in einem → Auswertebereich enthaltenen → CT-Werte x_i. Durch die Mittelung kann der → CT-Wert eines Objektdetails mit hoher statistischer Genauigkeit quantifiziert werden, obwohl die einzelnen CT-Werte unvermeidbar mit → Quantenrauschen behaftet sind. S. a. → Standardabweichung.

$$\bar{x} = \sum_{i=1}^{n} \frac{1}{n} x_i .$$

Modulation: Periodische Signaländerung, wobei eine Periodizität im zeitlichen oder räumlichen Sinne gemeint sein kann. Im Zusammenhang mit Angaben zum → Auflösungsvermögen sind sich örtlich sinusförmig (→ Modulationsübertragungsfunktion) oder rechteckförmig (→ Rechteck-MÜF, → Balkentest) verändernde Schwächungsmuster von besonderer Bedeutung.

Modulationsübertragungsfunktion, MÜF, Sinus-MÜF: Fourier-Transformierte der → Punktbildfunktion. Die MÜF gibt den relativen Bildkontrast (bezogen auf den Bildkontrast bei der

Ortsfrequenz Null) als Funktion der Ortsfrequenz an, mit dem eine sinusförmige → Modulation (bei konstantem Objektkontrast) wiedergegeben wird. Die MÜF kann aus dem Bild eines Drahtes (→ Punktbildfunktion), einer Kante (→ Kantenbildfunktion, → Linienbildfunktion) oder eines → Balkentests (→ Rechteck-MÜF) ermittelt werden.

Modulationsübertragungsfunktion, Rechteck-MÜF: Die Rechteck-MÜF ist die Darstellung des relativen Bildkontrasts (bezogen auf den Bildkontrast) bei der Ortsfrequenz, mit dem eine rechteckförmige Modulation (bei konstantem Objektkontrast) wiedergegeben wird. Die Rechteck-MÜF kann unmittelbar durch Auswertung einer Aufnahme eines → Balkentests ermittelt werden. Eine Umrechnung einer Rechteck-MÜF in die entsprechende Sinus-MÜF ist möglich. Die Rechteck-MÜF liefert stets günstigere Werte als die Sinus-MÜF, da die Fläche unter einer Halbwelle bei einer Rechteckkurve stets größer ist als bei einer Sinuskurve gleicher Frequenz. Ein Vergleich bezüglich der MÜF ist daher nur bei gleichem Typ der MÜF zulässig.

Nadelstrahl: Röntgenstrahlbündel, das idealisiert als mit punktförmigem Querschnitt angenommen wird.

Niedrigkontrastauflösungsvermögen: Geometrisches Auflösungsvermögen bei kleinen Kontrasten im Objekt. Die Trennbarkeit kleiner Objektstrukturen im Bild hängt bei niedrigen Werten des Objektkontrastes nicht nur von der → Modulationsübertragungsfunktion des CT-Systems, sondern auch vom Quantenrauschen und von im System enthaltenen Rauschquellen ab. S. a. → Kontrast-Detail-Diagramm.

Nyquistfrequenz: Ortsfrequenz, die über den Abtastabstand a gemäß

$$u_{\text{Nyquist}} = \frac{1}{2a}$$

festgelegt ist. S. a. → Abtastfrequenz, → Abtasttheorem.

Oberflächendosis: An der Körperoberfläche auftretender Dosiswert.

Organdosis: Über das komplette interessierende Organ gemittelter Wert der Dosis. Die Organdosis ist notwendig zur Berechnung der effektiven Dosis.

Ortsauflösung: Die Fähigkeit eines Systems, räumlich verteilte Strukturen getrennt darzustellen. S. → Grenzauflösung, → Grenzfrequenz, → Modulationsübertragungsfunktion.

Ortsdosis: Verteilung der Dosis im Untersuchungsraum.

Ortsfrequenz: Kehrwert der Periodenlänge einer periodischen räumlichen Struktur.

Overscan: Einzelschichtaufnahme über mehr als 360°. Der Overscan-Bereich von typ. 10°-40° dient dazu, eventuelle Inkonsistenzen zwischen den Daten, die zu Beginn und zu Ende des Scans aufgenommen wurden, auszugleichen, z. B. durch Mittelung zu reduzieren.

Phantom: Aufnahmeobjekt aus totem Material, meist zur Nachbildung der Strahlenschwächungs- und Streuverhältnisse in biologischen Objekten, jedoch auch physikalischer Prüfkörper.

Phantom, homogenes: Phantom mit örtlich konstanter Zusammensetzung.

Phantom, physikalisch: Künstlich erzeugtes Objekt, das die geometrischen, die → Schwächungs- und → Streustrahlungseigenschaften biologischer Objekte nachbildet; physikalische Phantome werden oft auch exakt mathematisch definiert und zu Testzwecken eingesetzt (z. B. → Konstanzprüfung).

Phantom, virtuell: Mathematische Beschreibung eines virtuellen Objektes für die Simulation von CT-Systemen und -Messungen; dabei werden sowohl abstrakte (z. B. Kugeln, Zylinder u. a.) als auch anthropomorphe virtulle Objekte erzeugt.

Phantom, Wasser-: Im Zusammenhang mit CT meist wassergefüllter Kunststoffzylinder oder Zylinder aus wasseräquivalentem Kunststoff.

Pitch: Quotient aus dem Vorschub pro 360°-Rotation d und der Strahlenkollimierung $M \cdot S$:

$$p = \frac{d}{M \cdot S}.$$

Diese Definition gilt für → Spiral-CT ($M = 1$) und → Mehrschicht-Spiral-CT ($M > 1$) in gleicher Weise. Üblicherweise werden Pitch-Faktoren $1 \leq p \leq 2$ gewählt.

Pixel: Synonym für → Bildelement oder → Bildmatrixelement. Vom englischen picture element abgeleitet.

Projektion: In der CT Synonym für → Schwächungsprofil.

Punktbildfunktion: Bild einer senkrecht zur → Schichtebene verlaufenden Geraden. Die Punktbildfunktion kann z. B. durch Aufnahme eines Computertomogramms eines parallel zur → Systemachse gespannten dünnen Drahtes bestimmt werden. Die Drahtdicke ist dabei klein gegenüber der zu erwartenden → Halbwertsbreite der Punktbildfunktion zu wählen.

Qualitätssicherung: S. → Abnahmeprüfung, → Konstanzprüfung.

Quant: S. → Röntgenquant.

Quantenrauschen: Durch Zufallsprozesse bei der Röntgenstrahlerzeugung und die statistische Gesetzmäßigkeit der Schwächung verursachtes → Rauschen. S. a. → Röntgenquant.

Quantitative CT: CT-Anwendung mit dem Ziel, quantitative Ergebnisse wie geometrische Parameter, Dichtewerte, Perfusionswerte o. ä. bereit zu stellen.

Rauschen: Durch Zufallsprozesse verursachte Beiträge zum Signal, die keine Information über die mit dem Signal zu erfassende Messgröße enthalten.

Rauschen, elektronisches: Durch elektronische Bauelemente verursachter → Rauschanteil in elektrischen Signalen.

Rauschkorrelation: Gegenseitige Beeinflussung bzw. Gleichverhalten des → Rauschens zweier rauschbehafteter Größen. In der CT besteht z. B. beim → Bildpunktrauschen eine Korrelation, d. h. das Rauschen in einem Bildpunkt ist nicht unabhängig von dem in den anderen Punkten des Bildes. Die Ursache hierfür ist der Umstand, dass bei der CT jeder Schwächungsmesswert – wenn auch mit unterschiedlichem Gewicht – zu jedem Bildpunkt beiträgt.

Rauschstruktur: Im Bild sichtbare, durch → Rauschen und → Rauschkorrelationen verursachte unregelmäßige Muster.

Rechteck-MÜF: S. → Modulationsübertragungsfunktion, Rechteck-MÜF.

Rechteckrastertest: S. → Balkentest.

Region of Interest, ROI: S. → Auswertebereich.

Rekonstruktionsalgorithmus: S. → Algorithmus.

Rekonstruktionsinkrement: Bei der Spiral-CT-Bildrekonstruktion der frei wählbare Abstand der Bildmitten.

Rekonstruktionszentrum: Punkt der → Schichtebene, der auf den Mittelpunkt des Bildes abgebildet wird.

Ringdetektorgerät: → Fächerstrahlgerät mit einer ringförmigen Anordnung aus einzelnen Detektorelementen. Bei den meisten derartigen Geräten ist der Detektorring während der Aufnahme ortsfest, und die Röntgenröhre läuft innerhalb des Detektorringes um das Aufnahmeobjekt um. Es gab jedoch auch Ringdetektorgeräte, bei denen die Röntgenröhre außerhalb des Detektorringes umlief und der Detektorring während des Aufnahmeablaufs eine Nutationsbewegung ausführte, derart dass die jeweils röntgenröhrennahen Detektorelemente aus dem Strahlengang entfernt sind.

Röhrenleistung: Elektrischer Energieumsatz je Zeiteinheit in einer Röntgenröhre. Für den praktischen Betrieb sind die zulässige Spitzenleistung und die zulässige Dauerleistung von besonderer Bedeutung. Erstere bestimmt bei vorgebener Aufnahmedauer die erreichbare Dosis bzw. bei vorgegebener Dosis die erforderliche Aufnahmedauer; letztere legt fest, wieviel Aufnahmen je Zeiteinheit bei vorgegebenem Energieumsatz je Aufnahme im zeitlichen Mittel angefertigt werden können. Die zulässige Anzahl der Aufnahmen in einer Serie bzw. die mögliche Dauer eines Spiralscans wird von der Wärmespeicherfähigkeit der Röntgenröhre und deren Abkühlrate bestimmt. S. a. → Anodenbelastbarkeit.

Röntgenquant: Kleinster Energiebetrag einer Röntgenstrahlung gegebener Wellenlänge bzw. Frequenz, der mit Materie in Wechselwirkung treten kann. Seine Energie ergibt sich als Produkt aus dem Planckschen Wirkungsquantum und der Frequenz des Röntgenquants gemäß:

$$E = \hbar\omega = \frac{hc}{\lambda}.$$

Röntgenröhre: Die Quelle für Röntgenstrahlung in üblichen CT-Systemen; die Röntgenröhre beinhaltet eine → Anode und eine → Kathode in einem Vakuumgefäß.

Röntgenspektrum: → Spektrum

Röntgenspektrum, monochromatisch bzw. monoenergetisch: Röntgenstrahl, dessen Quanten alle die gleiche Energie besitzen.

Röntgenspektrum, polychromatisch: Röntgenstrahl, dessen Quanten eine breite Energieverteilung aufweisen (→ Spektrum); → die in der diagnostischen Bildgebung eingesetzten Röntgenröhren erzeugen polychromatische Strahlung.

Rückprojektion: Berechnung des Beitrages der einzelnen gemessenen und gefalteten (s. → Faltung) → Schwächungsprofile zu den einzelnen Bildpunkten.

Sagittalebene: Anatomische Ebene parallel zur Symmetrieebene des Körpers, der Medianebene. Im → Koordinatensystem der CT entspricht sie der y/z-Ebene.

Scanebene: Ebene senkrecht zur Systemachse. Sie entspricht anatomisch meist der → Transversalebene. Im → Koordinatensystem der CT entspricht sie der x/y-Ebene.

Scanogram: S. → Übersichtsaufnahme.

Schichtdicke: Halbwertsbreite des → Empfindlichkeitsprofils.

Schichtebene: Senkrecht zur → Systemachse verlaufende, zentral innerhalb der abzubildenden Objektschicht gelegene Bezugsebene.

Schwächung: Der funktionale Zusammenhang zwischen der Strahlungsintensität I hinter einem strahlenschwächenden homogenen Objekt der Dicke d und der Intensität I_0, die an demselben Messort ohne Objekt im Strahlengang gemessen würde:

$$I = I_0 e^{-\mu d}.$$

Diese auch als Lambert-Beersches Gesetz bezeichnete Beziehung gilt in der angegebenen einfachen Form nur für monochromatische Röntgenstrahlung (d. h. Röntgenstrahlung, die nur Quanten einer einzigen Energie enthält) und für enge Strahlenbündel, bei denen die → Streustrahlung vernachlässigt werden kann. Die Konstante μ wird als linearer Schwächungskoeffizient des Objektmaterials bezeichnet.

Schwächungseigenschaften: Gesamtheit der Eigenschaften, die das → Strahlenschwächungsvermögen charakterisieren.

Schwächungskoeffizient, linearer: S. → Schwächungsgesetz.

Schwächungsprofil: Örtliche Verteilung der Gesamtschwächung der untersuchten Objektschicht in einer bestimmten Projektionsrichtung.

Schwächungsvermögen: S. → Strahlenschwächungsvermögen.

ScoutView: S. → Übersichtsaufnahme.

Sekundärschnitt: Aus einer Serie von Computertomogrammen aneinanderliegender oder einander überlappender Objektschichten berechnetes Schichtbild mit anderer Orientierung als der Schichtebene, meist senkrecht zu der → Schichtebene. S. a. → Sagittalebene, → Koronalebene.

Sigma-Wert: Übliche Bezeichnung für → Standardabweichung.

Signal-Rausch-Verhältnis: Quotient aus dem Signal und der Standardabweichung des Rauschens, das dem Signal überlagert ist. S. a. → Kontrast.

Software: Zusammenfassende Bezeichnung für Rechnerprogramme aller Art.

Spektrum: Die Verteilung der Röntgenquanten entsprechend ihrer Energie; s. a. → polychromatisches Röntgensprektrum und → Strahlenqualität.

Spiral-CT: An Stelle der Aufnahme einzelner Schichten wird das Objekt bei kontinuierlicher Rotation von Röhre und Detektor in → z-Richtung gleichmäßig verschoben und kontinuierlich abgetastet. Der → Fokus der Röhre beschreibt relativ zum Objekt einen spiral- bzw. helixförmigen Pfad. Zur Bildrekonstruktion ist der zusätzliche Schritt der → z-Interpolation erforderlich.

Standardabweichung: Die Standardabweichung einer infolge von Zufallsprozessen schwankenden, in einer Anzahl von Stichproben bestimmten Größe ist die Wurzel aus dem Quotienten aus der Summe der quadratischen Abweichungen der Einzelwerte vom → Mittelwert und der um eins verminderten Anzahl der Stichproben. Bezeichnen n die Anzahl der Stichproben, x_i die einzelnen Messwerte, $\bar{x}$ den Mittelwert und σ die Standardabweichung, so gilt demnach

$$\sigma = \sqrt{\frac{1}{n-1} \cdot \sum_{i=1}^{n} (x_i - \bar{x})^2}.$$

Strahlenexposition: Energieaufnahme durch den menschlichen Körper bei der Bestrahlung mit ionisierender Strahlung (z. B. Röntgenstrahlung). Wegen der

Möglichkeit einer Schädigung infolge der Exposition ist bei der diagnostischen Anwendung ionisierender Strahlung stets zwischen möglichem Schaden und Nutzen abzuwägen.

Strahlenqualität: Spektrale Zusammensetzung einer Röntgenstrahlung. Die Strahlenqualität wird bestimmt durch die Röntgenröhrenhochspannung, das Anodenmaterial, den Anodenzustand, den Anodenwinkel, die im Strahlengang befindlichen Filter und ggf. durch das Aufnahmeobjekt.

Strahlenschwächungsvermögen: Fähigkeit, Röntgenstrahlung zu absorbieren oder zu streuen und dadurch in der Intensität zu reduzieren, wird quantitativ durch den → Schwächungskoeffizienten μ gegeben.

Streifenbreite: In der Schichtebene senkrecht zur Strahlrichtung zu messende wirksame Breite des zur Bestimmung eines Schwächungsmesswertes benutzten Strahlenbündels. Die Streifenbreite wird bestimmt durch die → Aufnahmegeometrie, die → Brennfleckabmessungen, den → Fokusweg und die → Detektorelementabmessungen. S. a. → Messstrahlenbündel.

Streustrahlenkollimierung: Verminderung des → Streustrahlenanteils in der auf den → Detektor treffenden Strahlung durch Verwendung eines geeigneten → Kollimators.

Streustrahlen: Röntgenstrahlung, die bei der Wechselwirkung mit Materie entweder nur ihre Ausbreitungsrichtung (Rayleigh-Streuung, kohärente Streuung) oder ihre Ausbreitungsrichtung und ihre Quantenenergie (Compton-Streuung) geändert hat.

Systemachse: Drehachse des Messsystems (Röntgenröhre oder Röntgenröhre mit Detektor) eines CT-Gerätes.

System-Software: Gesamtheit aller Rechnerprogramme, die Bestandteil einer CT-Anlage sind und zur Steuerung, Korrektur, Rekonstruktion, Darstellung und Auswertung von CT-Aufnahme dienen. S. a. → Hardware.

Szintillationskeramik: Material auf keramischer Basis, das durch geeignete → Dotierung die Eigenschaft erhält, bei Wechselwirkung mit Strahlung Licht auszusenden.

Szintillationskristall: Einkristall mit geeigneter Dotierung, der aus einem → Leuchtstoff besteht.

Szintillator: S. → Leuchtstoff.

Teilkreisrekonstruktion: Bildrekonstruktion bei → Fächerstrahlgeräten unter Verwendung eines Satzes von Projektionen, der nicht den vollen Projektionswinkelbereich von 360° abdeckt. Der verwendete Projektionswinkelbereich muss mindestens der Summe aus 180° und dem Fächerwinkel entsprechen. Die Möglichkeit zur Teilkreisrekonstruktion wird genutzt bei der Realisierung besonders kurzer Aufnahmezeiten, zur Steigerung der zeitlichen Auflösung bei CT-Serien und bei → EKG-orientierter Bildrekonstruktion und → Herzbildgebung.

Teilvolumenartefakte: Durch erhebliche Materialinhomogenität (z. B. Knochen-Luft) innerhalb eines Messstrahlbündels verursachter Artefakt. Der lineare → Schwächungskoeffizient μ, die bei der CT primär abzubildende Eigenschaft des Objektmaterials, ist über das → Schwächungsgesetz mit der Objektdicke d und den Strahlungsintensitäten I (mit Objekt) und I_0 (ohne Objekt im Strahlengang) durch die Beziehung

$$\mu \cdot d = ln\frac{I}{I_0}$$

verknüpft. Jedes Detektorelement mittelt die Intensität im zugeordneten Messstrahlenbündel, nicht jedoch den Logarithmus der Intensität, wie es die obige Beziehung fordern würde. Zwischen Messstrahlenbündeln, die eine Materialinhomogenität unterschiedlich erfassen, entstehen dadurch Messwertdiskrepanzen, die sich in Artefakten äußern können. Teilvolumenartefakte treten innerhalb der Schicht (→ Transversalebene) vor allem aber in → Vorschubrichtung bei zunehmender → Schichtdicke auf.

Topogramm:
S. → Übersichtsaufnahme.

Translations-Rotations-Gerät: CT-Gerät, bei dem das Messsystem aus Röntgenröhre und Detektoranordnung zur Bestimmung der → Schwächungsprofile lineare Abtastbewegungen parallel zur → Schichtebene ausführt und nach jeder dieser Translationsbewegungen um die → Systemachse in die nächste Projektionsrichtung gedreht wird. Effektiv werden dabei → Projektionen mittels → Nadelstrahlen gemessen.

Transversalebene: Anatomische Ebene senkrecht zur Körperlängsachse. In der CT synonym für → Scanebene. Im → Koordinatensystem der CT entspricht sie der x/y-Ebene.

Übersichtsaufnahme mit CT-Geräten: Projektionsradiogramm (ähnlich einer konventionellen Röntgenaufnahme), erzeugt durch zeilenweises Aneinanderfügen von Projektionen, die sich ergeben, wenn zwischen der Erfassung aufeinanderfolgender Projektionen das Aufnahmesystem aus Röntgenröhre und Detektor seine Position nicht verändert, sondern das Aufnahmeobjekt in Richtung der→ Systemachse verschoben wird. Während eine konventionelle Röntgenaufnahme eine reine Zentral-

projektion wiedergibt, liegt bei der digitalen Übersichtsaufnahme mit CT-Scannern in z-Richtung eine Zylinderprojektion vor. Gebräuchliche Firmenbezeichnungen sind Topogramm, Scout View, Scanogram u.ä.

Vorschubrichtung: Vorschub von Schicht zu Schicht oder während eines Spiralscans entlang der → Systemachse bzw. → z-Achse.

Voxel: Synonym für Volumenelement, definiert durch die Kantenlänge der → Pixel und die → Schichtdicke.

Xenondetektor: S. → Gasdetektor.

Zentralstrahl: Strahl der vom Fokus durch die Mitte des Strahlaustrittsfensters der Röhre verläuft und die → Systemachse schneidet.

z-Interpolation: Der notwendige Rechenschritt zwischen Datenakquisition und Bildrekonstruktion bei → Spiral-CT, in dem aus den Spiral-CT-Aufnahmedaten durch meist lineare Interpolation Daten erzeugt werden, die eine einzelne planare Schicht repräsentieren. S. a. → 360°-Interpolation und → 180°-Interpolation.

z-Richtung bzw. z-Achse: Die Vorschubrichtung zwischen einzelnen Scans bzw. bei Spiralscans. S. a. → Koordinatensystem.

Zoomfaktor: Verhältnis zwischen dem Durchmesser des → Messfeldes und dem Durchmesser des im Bild vollständig wiedergegebenen Objektbereiches. Der wiedergegebene Objektbereich wird festgelegt durch Zoomfaktor und → Rekonstruktionszentrum.

Zoomrekonstruktion: Bildrekonstruktion mit großem → Zoomfaktor, der eine Ausschnittsvergrößerung bietet, wie eine Lupen- oder Magnify-Funktion, aber wegen der entsprechend geringeren Pixelkantenlänge einen negativen Einfluss der → Matrix auf die → geometrische Ortsauflösung vermeidet.

Zusatzfilterung: Zusätzlich zur → Eigenfilterung des Röntgenstrahlers eingebrachte → Filter, die als flache Bleche dazu dienen, vor allem niederenergetische Strahlungsanteile, die wenig zum Signal beitragen werden, zu schwächen. S. a. → Formfilter.

Zwei-Spektren-CT: Verfahren, bei dem Schwächungsmessdatensätze von der gleichen Objektschicht mit zwei unterschiedlichen Röntgenstrahlungsspektren aufgenommen werden. Aus den im gleichen Messstrahlbündel gewonnenen beiden Messwerten kann auf die Zusammensetzung (effektive Kernladungszahl) des Materials im Strahlengang geschlossen werden. Mit dieser Information ist es z. B. möglich, Knochenmineralgehaltsbestimmungen durchzuführen, Bilder zu berechnen, wie sie sich mit monochromatischer Röntgenstrahlung wählbarer Energie ergäben, und eine perfekte → Aufhärtungskorrektur durchzuführen.

Stichwortverzeichnis

1-2-3-Regel 136
180°CD 95
180°CI 95
180°LI 88
180°MAF 185
180°MCD 95
180°MCI 95
180°MFI 91
180°MLI 91
2D-Darstellung 203
360°LI 85
3D-Darstellung 206

A

Abnahmeprüfung 157
Abtastabstand 44, 108
Abtastfehler 122
Abtastung 44, 50, 145
adaptive Filterung 185
Advanced Single Slice
  Rebinning 97, 281
AMPR 284
Artefakt 122, 143
Aufnahmegeometrie
  44, 108
Aufnahmemodus 64
Auswertebereich 105

B

Bewegungsartefakt 80,
  124
Bewegungsunschärfe
  108
Bildauswertung 202
Bildberechnung 28
Bildelement 19
Bildmatrix 19, 112
Bildpunktrauschen 105,
  126, 145
Bildqualität 41, 102,
  125

Bildrekonstruktion 28,
  84, 263
Bildrekonstruktion,
  algebraisch 263
Bildrekonstruktion, ana-
  lytisch 263
Bildrekonstruktion,
  Fourier 267
Bildrekonstruktion, sta-
  tistisch 265
Bildverarbeitung 202
Blende 51

C

Cardio-CT 94, 225, 255
CT-Angiographie 218
CTDI-Phantom 162
CT-Dosisindex 165,
  178
CT-Fluoroskopie 68,
  221
CT-Koronarangiogra-
  phie 226, 231
CT-Wert 31, 103, 202
CT-Wertprofil 202
CT-Zahl 31, 33

D

Datenerfassungssys-
  tem 53
Dauerrotation 39
Deltaphantome 116,
  130
Detektor 53
Detektorabklingen 58
Detektorapertur 108
Detektorarray 54
Detektoreffizienz 54
Detektornachleuchten
  58
Detektorteilung 108

Detektortypen 55
Detektorviertelversatz
  43, 112
Dichtebestimmung 33,
  222
digitales Bild 18
Dosis 153, 160, 176
Dosisautomatik 189
Dosislängenprodukt
  168
Dosismessung 158, 172
Dosisprofil 164
Dosisverteilung 162
Dynamische CT 218

E

effektive Dosis 179
EKG-korrelierte z-Inter-
  polation 94
Elektronenstrahl-CT 69
Elektronikrauschen 54
EPBP (extended parallel
  backprojection) 101,
  278
EPBP Rebinning 280
EPBP, verallgemeinert
  279

F

Fächerstrahl 37
Fächerstrahl-FBP 270
Fächerstrahlgeometrie
  269
Fächerstrahlrekonstruk-
  tionsformel 272
Faltung 29
Faltungskern 29
Feldkampalgorithmus
  276
Filter 51
Fokusbewegung 108

Fokusgröße 108
Formfilter 53
Fourier-Slice-Theorem 267
Full Width at Half Maximum 116
FWHM-Wert 130
FWTM-Wert 130

G

Gantry 41
Gasdetektor 56
Genauigkeit 223
geometrische Effizienz 59, 109
Gerätekonstruktion 41
Gütefaktor 156

H

Halbleiterdetektor 55
Halbschattenbereich 51
Halbwertsbreite 116, 130
Helical-CT 82
herzphasenselektive Darstellung 226
Hirngewebeperfusion 219
Hochauflösungs-CT 119
Hochauflösungskamm 53, 112
Hochdosisverfahren 160
Homogenität 103
Hounsfield-Balken 124
Hounsfield-Einheit 31

I

interventionelle CT 68, 218, 233
Ionisationskammer 54
isotrope Ortsauflösung 136, 154
iSTS-MPR 205

K

Kegelstrahl 72

Kegelstrahl-CT 72, 141, 149
Kegelstrahlprojektion 276
Kegelwinkel 73
Knochendichte 222
Kollimator 51
Konstanzprüfung 157
Kontrast 23, 103, 126
Kontrastauflösung 119
Kontrast-Detail-Diagramm 121
Koronarkalkmessung 225, 231
Kymogramm 95, 229

L

Längenkorrekturfaktor 277
Linearität 104
Lungendichte 222

M

Matrix 20, 112
Mehrschicht-Spiral-CT 59, 91, 138, 172
Mehrzeilendetektor 59
Messelektronik 53
Messfeld 43, 112
Metallartefakt 124
Mikro-CT 74, 237
MIP 206, 208
Modulationsübertragungsfunktion 109
multiplanare Reformatierung 205
Myokardperfusion 218

N

Nachleuchten 54
navigierte Intervention 233
Nennschichtdicke 116
Niedrigkontrasterkennbarkeit 107, 120, 245
Niedrigkontrastmessung 119, 158
nominelle Schichtdicke 117

O

Oberflächendarstellung 206
optisches Trackingsystem 235
Organdosis 179
Ortsauflösung 107, 131, 153
Ortsdosis 162, 170

P

Parallelgeometrie 266
Patientenbewegung 122, 144
Patientendosis 175
Patientenpositionierung 64
PET/CT 75
Pitch-Faktor 83, 128, 178
Pixel 19
Pixelgröße 19, 114
Pixelrauschen 126
Projektionsdaten 27, 266
Punktbildfunktion 102
pVR 206, 211

Q

Qualitätssicherung 160, 223
Quanteneffizienz 53, 105
quantitative CT 219, 222

R

Radontransformation 28, 266, 275
Rampenphantome 116, 130
Rauschen 53, 105, 153, 175
Rebinning 87, 119, 274
Rechteckrastertest 109
Referenzdosiswert 161
Rekonstruktionsebene 282

Rekonstruktionsformel, allgcmein 284
Rekonstruktionsformel, exakt 287
Rekonstruktionsinkrement 84, 134
Rekonstruktionskern 29
Reproduzierbarkeit 223
Röhrenleistung 46
Röhrenstrom 47
Röhrenstrommodulation 186
ROI 106
Röntgenkomponenten 46
Röntgenröhre 48
Rotationssystem 39
Rückprojektion 29
Rückprojektion, gefiltert 29, 266, 268

S
Schichtdicke 41, 117, 134
Schichtempfindlichkeitsprofile 114, 126, 129
Schichtprofilqualitätsindex (SPQI) 118, 131
Schleifringe 40
Schwächungskoeffizient 26, 31
Sequentielle CT 65

Series Expansion Methods 263
Signal-Rausch-Verhältnis 121
SMPR 284
Spektrum 52
Spezialanwendungen 218
Spiral-CT 68, 79, 125, 171
Springfokus 43, 50, 112, 145
SSD 206
Standardabweichung 105, 127
Strahlaufhärtung 122
Strahlaufhärtungseffekt 122
Strahlungsintensität 24
Straton Röhre 48
Streustrahlenkollimator 44
Streustrahlung 122, 166
Szintillationsdetektor 54

T
Teilscan 65
Teilvolumeneffekt 122, 144
Tischgeschwindigkeit 82
Topogramm 64
Translations-Rotations-System 37

U
Übersichtsaufnahme 64
Untersuchungsparameter 66

V
virtuelle Endoskopie 210, 219
Volumenvisualisierung 209
Volumerendering 206, 209
Vorfilterung 51, 182
Voxel 19

W
wasseräquivalenter Kunststoff 162

X
Xenon-Detektor 55

Z
z-Filterung 91
z-flying focal spot (zFFS) 50, 146
z-Interpolation 84
Zoomfaktor 112
Zwei-Spektren-CT 35, 67, 250

Kalender, Willi A.

Computed Tomography

Fundamentals, System Technology,
Image Quality, Applications

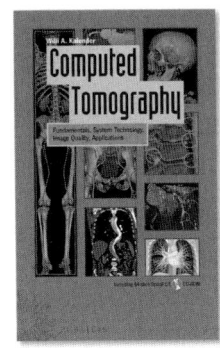

2nd revised and enlarged edition, 2005
306 pages, 130 illustrations, hardcover
ISBN 3-89578-216-5
€ 49.90 / sFr 80.00

The book offers a comprehensive and user-oriented description of the theoretical and technical system fundamentals of computed tomography (CT) for a wide readership, from conventional single-slice acquisitions to volume acquisition with multi-slice and cone-beam spiral CT. It covers in detail all characteristic parameters relevant for image quality and all performance features significant for clinical application. Readers will thus be informed how to use a CT system to an optimum depending on the different diagnostic requirements. This includes a detailed discussion about the dose required and about dose measurements as well as how to reduce dose in CT. All considerations pay special attention to spiral CT and to new developments towards advanced multi-slice and cone-beam CT.

For the 2nd edition many sections of this book have been updated. In particular, material on new x-ray technology, on 64-slice spiral and cone-beam CT scanning have been added.

The enclosed CD-ROM again offers attractive case studies, including many examples from the most recent 64-slice acquisitions, and interactive exercises for image viewing and manipulation.

This book is intended for all those who work daily, regularly or even only occasionally with CT: physicians, radiographers, engineers, technicians and physicists. A glossary describes all the important technical terms in alphabetical order.

Contents

System concepts • System components • Image reconstruction • Spiral CT • Multi-slice spiral CT • Dynamic CT • Quantitative CT • Image quality • Spatial resolution • Contrast • Pixel noise • Homogeneity • Routine and special applications • 3D displays • Post-processing • Quality assurance.

www.publicis-erlangen.de/books

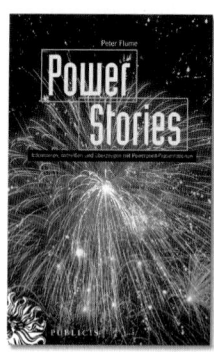

Flume, Peter

PowerStories

Informieren, mitreißen und überzeugen
mit Powerpoint-Präsentationen

2003, 145 Seiten, 30 farbige
Abbildungen, gebunden
ISBN 3-89578-212-2
€ 34,90 / sFr 56,00

Langweilige Präsentationen sind out. Sprechen
Sie die Zuhörer wirklich an!

Peter Flume vermittelt Ihnen neue Wege zum Entwickeln von Präsentationen.
Er zeigt, wie Sie aus Ihren Inhalten spannende Geschichten für Ihr Publikum
machen. Ihre Begeisterung und Ihr Fachwissen können Sie so zu intensiven,
wirksamen Präsentationen verknüpfen, deren Botschaften viel besser angenommen und gespeichert werden.

Zielgruppen des Buchs sind alle, die mit Präsentationen informieren, überzeugen und begeistern müssen: Manager, Vertriebsbeauftragte, Projektmana-
ger, Wissenschaftler, Entwickler, Planer, Controller, Unternehmensberater,
Werbeberater.

Inhalt

Präsentation mit Leidenschaft • Ziele setzen • Die Audienz analysieren· Sam-
meln • Analogien suchen • Den Titel finden • Das Storyboard schreiben • Die
Audienz einbeziehen • Den Inhalt gestalten • Die Präsentation gestalten • Die
Präsentation leben • Pretesten • Das Nachspiel vorbereiten • Etwas zurücklas-
sen • Inszenierungen jenseits Powerpoint.

www.publicis-erlangen.de/books

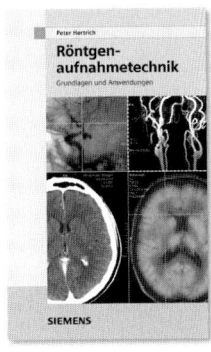

Hertrich, Peter

Röntgenaufnahmetechnik

Grundlagen und Anwendungen

2004, 344 Seiten, gebunden
ISBN 3-89578-209-2
€ 49,90 / sFr 80,00

MTRAs, Radiologen, Technikern, Entwicklern und Vertriebsingenieuren bietet dieses Buch eine einmalige Darstellung der Verfahren und Anwendungen der Röntgenaufnahmetechnik. Aufbauend auf den physikalischen Grundlagen und der Qualität und Wirkung von Röntgenstrahlen beschreibt das Buch Röntgensysteme für Diagnostik und Intervention, die Technik der Röntgenaufnahme, Bildqualität, das Patientendatenmanagement und die Datenarchivierung und -kommunikation mit PACS im Krankenhaus sowie zwischen Arztpraxen und Krankenhäusern. Alle Beschreibungen entsprechen dem technischen und diagnostischen Stand heutiger Forderungen an moderne, meist digitale Aufnahme- und Bildverarbeitungsverfahren und -systeme.

Inhalt

Medizin und Technik, Physikalische Grundlagen • Eigenschaften und Qualität von Röntgenstrahlen • Strahlenexposition, Dosis, Strahlenschutz • Röntgensysteme für verschiedene Anwendungen • Komponenten • Bildempfängersysteme, Bildbetrachtungsstationen • Röntgenaufnahmetechnik: Projektionen, Kontrastmittel, Aufnahmeparameter, Digitale Aufnahmetechnik • Bildqualität • Patientendatenmanagement • PACS

Englische Ausgabe

Hertrich, Peter

Practical Radiography

Principles and Applications

2005, 316 pages, hardcover
ISBN 3-89578-210-6
€ 49.90 / sFr 80.00

www.publicis-erlangen.de/books

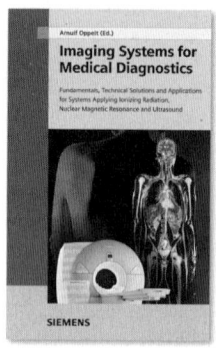

SIEMENS

Oppelt, Arnulf (Editor)

Imaging Systems for Medical Diagnostics

Fundamentals, technical solutions and applications for systems applying ionization radiation, nuclear magnetic resonance and ultrasound

2nd revised and enlarged edition, 2005
996 pages, 692 illustrations, hardcover
ISBN 3-89578-226-2
€ 119.00 / sFr 188.00

The book provides a comprehensive compilation of fundamentals, technical solutions and applications for medical imaging systems. It is intended as a handbook for students in biomedical engineering, for medical physicists, and for engineers working on medical technologies, as well as for lecturers at universities and engineering schools. For qualified personnel at hospitals, and physicians working with these instruments it serves as a basic source of information. This also applies for service engineers and marketing specialists.

The book starts with the representation of the physical basics of image processing, implying some knowledge of Fourier transforms. After that, experienced authors describe technical solutions and applications for imaging systems in medical diagnostics. The applications comprise the fields of X-ray diagnostics, computed tomography, nuclear medical diagnostics, magnetic resonance imaging, sonography, molecular imaging and hybrid systems. Considering the increasing importance of software based solutions, emphasis is also laid on the imaging software platform and hospital information systems.

Contents

Physiology of vision • Subjective assessment of image quality • Image rendering • Image fusion • Navigation • X-ray and gamma-radiation • Concepts in magnetic resonance imaging • Physical principles of medical ultrasound • System theory • Principles of image reconstruction • Image displays • X-ray systems • Computed X-ray tomography • Nuclear medicine • Magnetic resonance imaging • Ultrasound imaging systems • Special and hybrid systems • Molecular imaging • Software platform for medical imaging • Computer-aided detection and diagnosis (CAD) • Hospital information systems.

www.publicis-erlangen.de/books